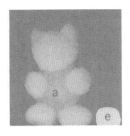
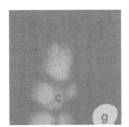
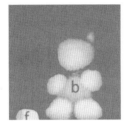
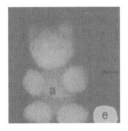
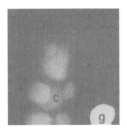
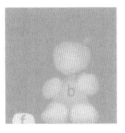
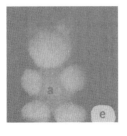

Introdução à Radiologia Clínica

Da Imagem ao Diagnóstico

Este livro é dedicado a Gustav Bucky –
radiologista, inventor, professor.
E, com amor, a Mary e Jerry Crockett.

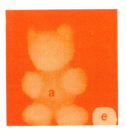
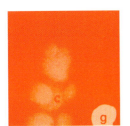
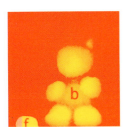
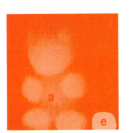
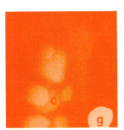
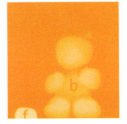
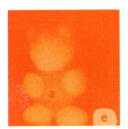

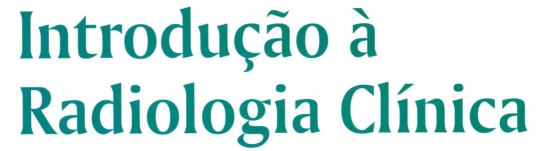

Introdução à Radiologia Clínica

Da Imagem ao Diagnóstico

Jörg-Wilhelm Oestmann, M.D.
Professor of Radiology
Virchow Campus of the Charité
Humboldt University and Free University of Berlin
Berlin, Germany

Christoph Wald, M.D., Ph.D.
Assistant Professor of Radiology
Tufts University School of Medicine
Boston, USA
Department of Radiology
Lahey Clinic
Burlington, MA, USA

Jane Crossin, M.D.
Senior Lecturer Medical Imaging
Department of Medical Imaging
Royal Brisbane Hospital
Brisbane, Australia

1.035 ilustrações

Tradução
Willy F. Vater
Ex-Médico-Residente do Departamento de Radiologia do
Hospital Universitário Charité – Campus Virchow Klinikum – Berlim, Alemanha
Doutorando em Radiologia pela Universidade Humboldt de Berlim, Alemanha

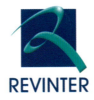

REVINTER

Tradução:
WILLY F. VATER (Caps. 1 a 5, 7 e 10 a 14)
Ex-Médico-Residente do Departamento de Radiologia do Hospital Universitário Charité –
Campus Virchow Klinikum – Berlim, Alemanha
Doutorando em Radiologia pela Universidade Humboldt de Berlim, Alemanha

KAREN V. PONTES (Caps. 1 a 5, 7 e 10 a 14)
Mestrado em Engenharia Química pela UNICAMP, SP
Doutoranda em Engenharia Química pela UNICAMP/RWTH Aachen

ERICH F. VATER (Caps. 6, 8 e 9)
Acadêmico de Medicina da Escola Bahiana de Medicina e Saúde Pública – EBMSP

Revisão Técnica:
WILLY F. VATER
Ex-Médico-Residente do Departamento de Radiologia do Hospital Universitário Charité –
Campus Virchow Klinikum – Berlim, Alemanha
Doutorando em Radiologia pela Universidade Humboldt de Berlim, Alemanha

GILBERTO JOSÉ S. FILHO (Revisor Colaborador)
Médico-Ortopedista e Traumatologista
Pós-Graduação em Saúde Pública pela Universidade de Ribeirão Preto – UNAERP, SP

Contato com o Revisor Técnico:
willy.vater@yahoo.com

Prefácio da Edição Brasileira

Quando o jovem colega brasileiro Willy Vater questionou-me sobre a possibilidade de traduzir o meu livro para a língua portuguesa, senti-me extremamente honrado e fiquei muito feliz. O Sr. Willy Vater era um dos mais competentes jovens radiologistas estrangeiros que faziam sua especialização no Charité Berlim, onde aproveitou muito a radiologia humana e profissionalmente. O ponto de partida para um trabalho em parceria era também um ideal. A intenção do livro é apresentar o fascinante mundo da radiologia, em contínuo desenvolvimento, aos jovens colegas de todo o mundo. Deste modo, devem ser abordados todos os aspectos essenciais à graduação, aos exames e à rotina clínica dos jovens médicos. Para isto, a versão original em alemão foi revista em conjunto com radiologistas dos EUA e da Austrália. Os estudantes protagonistas do livro tornaram-se ainda mais internacionais. A primeira versão global teve o incentivo de vários estudantes de todas as partes do mundo. O presente trabalho para a versão em português, realizado pela competente equipe do Sr. Willy Vater, Karen Pontes, Erich Vater e Gilberto José, também contribuiu de maneira relevante para a obra. O capacitado apoio da editora Revinter foi igualmente apreciável. O contínuo trabalho em equipe foi uma experiência positiva. Aos leitores desta edição desejo muita diversão à leitura e ampla visão do interessante mundo da imagem.

Prof. Dr. Jörg-W. Oestmann
Berlim, Maio de 2008

Vorwort für die Auflage in Portugiesischer Sprache

Als der junge brasilianische Kollege Willy Vater mich ansprach, ob er mein Buch für den portugiesischen Sprachraum übersetzen dürfe, fühlte ich mich sehr geehrt und war hocherfreut. Herr Vater war einer der fähigen jungen Radiologen aus dem Ausland, die in der Charité Berlin eine Zusatzausbildung machten und von denen die Radiologie des Hauses menschlich und auch fachlich sehr profitierte. Die Ausgangsposition für eine Zusammenarbeit war also eine ideale. Die Intention des Buches ist es ja, die sich kontinuierlich entwickelnde und faszinierende Welt der Radiologie jungen Kolleginnen und Kollegen in aller Welt zu vermitteln. Dabei sollten alle Aspekte angesprochen werden, die für das Studium, die Prüfungen und die klinische Routine des jungen Arztes wesentlich sind. Die deutsche Urversion war dafür zusammen mit Radiologen aus den USA und Australien noch einmal durchgesehen worden. Die studentischen Protagonisten des Buches wurden noch internationaler. In die erste globale Version gingen Anregungen von vielen Studenten aus aller Herren Länder ein. Auch die jetzige Bearbeitung für die portugiesischsprachige Ausgabe durch das fähige Team von Herrn Willy Vater, Karen Pontes und Erich Vater hat dem Buch sehr gut getan. Die fähige Unterstützung durch den Verlag Revinter sei ebenfalls gewürdigt. Die Zusammenarbeit war eine durchgehend positive Erfahrung. Den Lesern dieser Ausgabe wünsche ich viel Spaß beim Lesen und einen breiten Einblick in die spannende Welt der Bildgebung.

Prof. Dr. Jörg-W. Oestmann
Berlin, im Mai 2008

Agradecimentos

Gostaríamos de agradecer a todos aqueles que tão generosamente contribuíram para o desenvolvimento de todo o conceito e realização final deste livro. Antes de tudo, há os muitos estudantes e residentes que foram persuadidos a servirem como "cobaias didáticas". Seus comentários foram críticos e construtivos, algumas vezes sutilmente observados: "Estilo desajeitado!". Suas contribuições foram substanciais. O mesmo é verdade para os vários residentes e *fellows*, assim como os preceptores da radiologia em nossos respectivos departamentos, refletindo sobre partes do livro e dividindo as opiniões em particularidades. Para garantir que os casos fornecidos não estavam apenas radiologicamente corretos, mas também do ponto de vista do médico do paciente, pedimos a muitos colegas de outras especialidades que revisassem os respectivos capítulos. Somos gratos, particularmente, ao Professor Hartmann (Oftalmologia), Dr. Schlunz (Cirurgia Facial e Plástica), Dr. Matthias (Otorrinolaringologista), Dr. Kandziora (Cirurgia de Trauma), todos do Hospital Charité, em Berlim; ao Professor Wagner (Radiologia), da Universidade de Marburg; e ao Professor von Kummer (Neurorradiologista), da Universidade de Dresden. Todas as analogias usadas no Capítulo 3, "Ferramentas da Radiologia", foram duplamente verificadas pelo engenheiro Dr. Anton, da Siemens Medical Systems. Gostaríamos, também, de agradecer o apoio de Thavaganeshan Vasuthevan, da GE Medical Systems.

Nossa gratidão, em especial, ao Professor Wermke, do Charité, pela permissão de uso das imagens de ultra-som para o Capítulo 9, "Radiologia Gastrintestinal".

Somos gratos a uma longa lista de colegas (veja a seguir) que ajudaram neste livro, fornecendo-nos material de alguns de seus melhores casos ou através de outros meios.

Nada teria acontecido sem o suporte dos editores da Thieme. Agradecimentos especiais vão para Cliff Bergman, Juergen Luethje e Antje Voss. Eles adotaram prontamente o conceito e acentuaram ou atenuaram partes dele onde se mostrou necessário. Acompanharam o livro – com paciência e motivação – do início ao fim da produção.

Cada um de nós se beneficiou – em diferentes momentos de nossa vida profissional – por ter trabalhado com radiologistas inspirados que tiveram a habilidade de cultivar o entusiasmo da prática e do ensino da radiologia em nossas mentes e corações. Por parte de G.W.E, eles foram os Drs. Jürgen Freyschmidt, Hans-Stefan Stender, Klaus Langenbruch, Reginald Greene, Dan Kopans, Ad van Voorthuizen e Jan Vielvoye. Entre outros, os Drs. Robert E. Wise, Frank Scholz, Alain Pollak e Roger Jenkins, da Lahey Clinic, em Boston, foram uma inestimável inspiração para C.W. permanecer na carreira acadêmica e olhar além do óbvio. J.C. agradece aos Drs. Gord Weisbrod, Steve Herman e Naeem Merchant, em Toronto, por partilharem tanto os entusiasmos pela radiologia quanto os conhecimentos enciclopédicos sobre a mesma. Todos nós adoramos ter aprendido com os livros de Benjamin Felson, Clyde Helms e Lucy Frank Squire.

Sobretudo, nossas famílias sentiram os altos e baixos deste projeto. A despreocupação e as diversas maneiras com que nossas crianças descobrem este mundo em que vivemos foi uma grande fonte de inspiração. As mentes críticas das nossas esposas colocaram um ponto final a muitas pequenas idéias iniciais que, após reflexão, teriam sido insensatas incluir no livro. Muito obrigado pela sua paciência.

Finalmente, esta obra – como tudo em radiologia – é uma coisa dinâmica. Quaisquer comentários, críticas e sugestões para melhoria são muito bem-vindos e serão considerados para desenvolvimento adicional. Todos aqueles envolvidos com o ensino que queiram contribuir com material de excelente qualidade estão, também, convidados a fazê-lo.

Jörg-W. Oestmann
Chris Wald
Jane Crossin

Apresentação

A frase de abertura já diz tudo: "A radiologia pode ser bem divertida!" Isto resume o que é singular neste livro.

Livros de radiologia dirigidos a estudantes têm como principal objetivo a introdução à ciência e à arte da imagenologia na medicina. Por trás deste propósito óbvio, está uma intenção implícita de fascinar os estudantes e, assim, inspirar alguns dos mais suscetíveis e capazes a escolher uma carreira na radiologia. Uma tentativa inicial de inspirar os estudantes amadureceu de um programa de ensino para estudantes de medicina, no qual o radiologista Lucy Frank Squires era assistido por estudantes e estagiários em radiologia como eu. Este curso teve um êxito fantástico e atraiu muitos estudantes para o interesse vitalício pela radiologia. O que fez deste programa único foi a abordagem despreocupada e alegre com o uso de assuntos do cotidiano doméstico para explicar os princípios da radiologia aos estudantes e, desta maneira, deixá-los confortáveis no processo.

O texto de Jörg-W. Oestmann, Chris Wald e Jane Crossin é, em vários sentidos, uma extensão desta fórmula humanística de ensino dirigida aos estudantes de medicina. Os autores prenderam nossa atenção ao introduzir o assunto através dos olhos de estudantes de medicina fictícios, aos quais eles deram forma, substância e personalidades com emoções e medos. Apesar de fictícios, os personagens são realistas nos seus pontos fracos. O que é novo e diferente neste livro é o uso inteligente dos estudantes para deixar-nos curiosos sobre eles, assim como sobre o assunto em si. Este processo ameniza parte da frieza inerente ao assunto, envolvendo nossos corações ao compartilhar as incertezas e preocupações dos personagens, prendendo, então, a nossa atenção.

O fio de conexão humana com nossos estudantes fictícios tece seu caminho ao longo do livro. Na introdução, somos apresentados às diferentes experiências dos estudantes, algo sobre suas vidas privadas, e temos uma idéia da interação entre eles. No capítulo de radiologia torácica, conhecemos, com simpatia, o desafio do assunto exposto através dos seus olhos.

A complexidade da radiologia moderna é refletida na organização e no conteúdo do livro. A introdução dos estudantes à radiologia começa com os aspectos técnicos básicos da aquisição de imagem e estende-se aos fundamentos da psicofísica na percepção da imagem, um tópico importante, mas muitas vezes omitido nos textos de radiologia. O que segue inclui princípios de detecção da doença, diagnóstico da doença e seleção do exame apropriado. Como alguém que foi estagiário de radiologia nos anos de 1960, continuo surpreso com a simplicidade da vida naquele tempo. Optava-se entre o filme radiográfico e a fluoroscopia; não havia nada além da medicina nuclear, a qual estava, ainda, nos seus primórdios. Agora, a vasta gama de modalidades de imagem torna essencial o aprendizado de como escolher entre elas para fazer o melhor uso da imagem.

Para esta viagem do estudante de medicina ao mundo da radiologia, os autores ajustaram a vela do barco em direção à única estrela polar que compreende humanismo, bem como abrangente ciência da imagem. O texto promete introduzir e guiar uma nova geração de estudantes no mundo fascinante da imagem radiológica.

Reginald Greene

Colegas e Colaboradores que Contribuíram com as Imagens deste Livro

Capítulo 6

Paul Bode of Leiden,   Fig. 6.7

Ulrike Engert of Berlin,   Fig. 6.25

Hans-Holger Jend of Bremen,   Fig. 6.31

Matthias Jürgens and Michaela Fahrenkrug of Berlin,
  Fig. 6.33

Udo Kaisers of Berlin,   Fig. 6.43c

Ajay Chavan of Oldenburg,   Fig. 6.56

Capítulo 7

Hans-Frank Böttcher of Berlin,   Fig. 7.2 b, c

Jörg Hendrik Seemann of Berlin,   Figs 7.2d-f; 7.16c, d; 7.18a-d

Matthias Gutberlet of Berlin,   Fig. 7.2g, h, j

Peter Ewert of Berlin,   Fig. 7.2i

Jens Ricke of Berlin,   Fig. 7.3a-c

Ulf Karl-Martin Teichgräber of Berlin,   Fig. 7.14

Hans-Joachim Wagner of Marburg,   Fig. 7.12a, b

Petr Podrabsky of Berlin,   Fig. 7.13a, b

Capítulo 8

Walter T. Kating of Berlin,   Fig. 8.11

Thomas Schnalke and Christa Scholz,   Figs. 8.19b; 8.21b

Johannes Hierholzer of Potsdam,   Fig. 8.24c

Helga Bertram of Berlin,   Fig. 8.26

Gerwin Lingg and Corinna Schorn of Bad Kreuznach,
Figs. 8.48-8.51; 8.72-8.75

Special thanks to the Rugby Club of Berlin,   Fig. 8.29c

Capítulo 9

Rainer Roettgen of Berlin,   Figs. 9.1a, b; 9.25b

Ulrike Engert of Berlin,   Fig. 9.2c

Dieter Gläser of Berlin,   Figs. 9.7b; 9.70l

Joachim Werner Kaufmann of Berlin,   Figs. 9.20a; 9.25a

Johannes Hierholzer of Potsdam,   Fig. 9.22a, b

Thomas Riebel of Berlin,   Fig. 9.26a-d

Petr Podrabsky of Berlin,   Fig. 9.37a-c

Helga Bertram of Berlin,   Fig. 9.37d, e

Wolfram Wermke of Berlin,   Figs. 9.41a; 9.42a; 9.43a (esquerda), b; 9.45a; 9.47a; 9.48a; 9.49a; 9.50a; 9.56a, 9.59

Michael Westphal of Berlin,   Fig. 9.70k

Matthias Grothoff of Berlin,   Fig. 9.70n

Capítulo 10

Ricarda Rühl of Berlin,   Fig. 10.1a, b

Capítulo 11

Thomas Liebig of Hanover,   Figs. 11.4; 11.30

Stefan Niehus and Michael Werk of Berlin,   Fig. 11.7f-i

Karl-Titus Hoffmann of Berlin,   Figs. 11.15; 11.28

Harald Bruhn of Berlin,   Fig. 11.32

Capítulo 12

Uta Zaspel of Berlin,   Fig. 12.5

Regina Bartezko of Berlin,   Fig. 12.17a

Hanno Stobbe of Berlin,   Fig. 12.17a, b

Magdalena Bostanioglo of Berlin,   Figs. 12.11-12.14

Capítulo 13

Arne Lemke of Berlin,   Fig. 13.18

Rüdiger von Kummer of Dresden,   Fig. 13.19b-d

Capítulo 14

Walter T. Kating of Berlin,   Fig. 14.9a, b

Sumário

Pranchas em cores XIII

1   Por que outro livro-texto sobre radiologia? . 1
Você pode imaginar divertir-se com a radiologia? . . . 1
O que é tão especial no aprendizado (e ensino) de
radiologia? 1
O que faz este livro-texto diferente dos outros?. 1
Como este livro está estruturado? 1
Quem lhe acompanhará até o fim deste livro? 2
O que há para dizer sobre o estilo do livro? 3

2   O papel da radiologia na medicina 4
O que é tão diferente na radiologia em oposição às
demais disciplinas clínicas? 4
Quais os outros aspectos que devem ser
considerados? 4
O que mais pode aumentar a sua compaixão pelos
radiologistas? 4

Um Pequeno Passeio sobre as Bases da Radiologia

3   Ferramentas da radiologia 6

3.1   Radiografia 6
Geração de raios X 6
Atenuação de raios X 6
Detecção dos raios X 6
Técnicas de exposição 8
Exames contrastados 8
Processamento de imagem 8

3.2   Tomografia computadorizada 9
Princípio de funcionamento 9
Meios de contraste 10

3.3   Ultra-sonografia 10
Princípio de funcionamento 10

3.4   Tomografia de ressonância magnética 10
Geração do sinal de RM 11
O que há de tão especial quanto aos campos
magnéticos "externo" e "interno"? 13
Como geramos um sinal de RM em um salame? 13
Alocação espacial do sinal de RM 14
Análise do sinal de RM 14

3.5   Nossa percepção 15
O que, além disto, influencia a nossa percepção? . . . 17

4   Fenômenos em imagem e percepção 18

4.1   O que preciso saber para a análise da imagem? . 18
A qualidade do estudo é tecnicamente adequada? . . . 18
Como analiso uma imagem? 18
Características do tecido nas imagens radiográficas . . 18

O que é um achado normal, o que é um
achado patológico? 21
Onde está a patologia? 21
O que pode dar errado na percepção? 25

**4.2   Podemos chegar a um diagnóstico que
se aproxime da exatidão histológica?** 26
Há alguma mudança de volume? 26
O que acontece com a anatomia adjacente? 26
Como é a estrutura interna? 26
Que patologia ocorre comumente em uma região
anatômica específica? 26

**5   Riscos, minimização do risco e
medidas profiláticas** 27

5.1   O exame não-indicado 27

5.2   O exame mal preparado 28

5.3.   Estudos com meio de contraste 29
Meios de contraste em radiografia e TC 29
Meios de contraste em tomografia de ressonância
magnética 31
Meios de contraste em ultra-sonografia 31

5.4   O falso achado 31

5.5   Risco dos procedimentos radiológicos 32
Riscos da radiografia e da tomografia
computadorizada 32
Riscos do ultra-som 35
Riscos da tomografia de ressonância magnética 35

5.6   Riscos da Intervenção 36

Da Detecção ao Diagnóstico

6   Tórax 40

6.1   Como analiso uma radiografia do tórax? 40
Primeiro determine a qualidade da imagem 40
Agora, prossiga e analise o tórax 40
Agora, adquira algumas informações adicionais
    sobre a radiografia do tórax em perfil 46
Eu vejo uma anormalidade – O que faço agora? . . . 46

6.2   Opacidades no pulmão 47
Opacidade solitária, circunscrita do pulmão 47
Lesões múltiplas no pulmão 56
Opacidade homogênea difusa do pulmão 60

6.3   Alterações pulmonares agudas 63
Padrão linear, reticular, reticulonodular (intersticial)
    difuso agudo 63
Padrão acinar, confluente difuso agudo (alveolar) . . . 69

6.4   Doença crônica do pulmão 72
Padrão linear, reticular, micronodular crônico
    (intersticial) 72

**6.5   Sintomas pulmonares sem achados
    correlacionados na radiografia torácica** 78

6.6   Lesões no mediastino 83
Alargamento do mediastino superior 83
Achados anormais no mediastino inferior 86

6.7   Alargamento hilar 91

6.8   O último exame 93

**7   Radiologia cardiovascular e
    intervencionista** 97

7.1   Intervenção em doença vascular oclusiva 99
Oclusão arterial 99
Obstrução venosa 102

7.2   Biopsias teciduais 104

7.3   Inserção de um dreno 107

**7.4   Implantação de uma derivação portossistêmica
    intra-hepática transjugular – TIPSS** *(Transjugular
    Intrahepatic Portosystemic Stent-Shunt)* 108

7.5   Implantação de um filtro de veia cava 109

7.6   Implantação de um *port* 110

7.7   Embolização 111

7.8   Bloqueios neurais 113

7.9   Teste de Gregory 114

8   Osso e Tecidos Moles 115

8.1   Como se analisa uma imagem óssea? 120
Osso 120
Articulações 120
Tecidos moles 120
Eu vejo uma anormalidade – O que faço agora? . . . 121

8.2   Doenças do Osso 121
Lesões ósseas focais 121
Doenças ósseas generalizadas 132

8.3   Doenças da coluna vertebral 139

8.4   Doenças das articulações 146
Articulações da extremidade superior 147
Articulações da extremidade inferior 151

8.5   Fratura e luxação 161

8.6   Tumores de tecidos moles 162

8.7   Testes de Gregory 164

9   Radiologia gastrintestinal 168

9.1   Como analisamos uma radiografia abdominal? 174
O que você pode avaliar em uma radiografia
    abdominal? 174
Por que você está interessado na radiografia simples
    de tórax padrão em um paciente com
    dor abdominal? 176
Eu vejo uma anormalidade – O que faço agora? . . . 176

9.2   Paciente com dor abdominal aguda 177

9.3   Doenças do esôfago 182

9.4   Doenças do intestino delgado 188

9.5   Doenças do intestino grosso 192

9.6   Problemas com a defecação 198

9.7   Doenças do fígado e sistema biliar intra-hepático . 200
Lesão hepática focal 200
Doença hepática difusa 208

9.8   Doenças do sistema biliar extra-hepático 210

9.9   Doenças do pâncreas 211

9.10 Doenças do peritônio e retroperitônio 214

9.11 Teste de Gregory 216

10 Trato Geniturinário 219

10.1 Como se avalia uma ultra-sonografia renal? . . . 220
Eu vejo uma anormalidade – O que faço agora? 220

10.2 Massas renais 221

10.3 Perda de volume renal/Atrofia renal 225

10.4 Aumento do volume renal 226

10.5 Cálculo renal 227

10.6 Tumores supra-renais 228

10.7 Onde está Greg? 229

11 Sistema Nervoso Central 231

**11.1 Como você analisa um
exame seccional do crânio?** 233
Pontos principais da análise completa da imagem . . 233
Eu vejo uma anormalidade – O que faço agora? 234
Você está pronto para o seu primeiro caso? 234

11.2 Distúrbios de perfusão cerebral 235
Hemorragia cerebral. 235
Infarto cerebral 237

11.3 Tumores cerebrais 240
Tumores cerebrais perisselares. 250
Tumores do ângulo cerebelopontino 253

11.4 Doenças neurodegenerativas 255

11.5 Transtornos cerebrais congênitos 258

11.6 Tumores da medula espinal 261

11.7 O *vernissage* de Gregory 266

12 Mama 268

12.1 Como analisar uma mamografia? 270
Como avaliar a qualidade da imagem? 270
Em que você deve prestar atenção na análise da
imagem? 270
Pronto para o seu primeiro caso? Vamos lá! 272

12.2 Lesões benignas e malignas da mama 272

12.3 Implante mamário. 280

12.4 Tumores da mama masculina 282

12.5 Teste da Dra. Skywang 283

13 Imagem da Face e do Pescoço 285

13.1 Doenças do nariz e seios 286

13.2 Doenças das orelhas 292

13.3 Doenças da articulação temporomandibular . . . 293

13.4 Lesões e doenças da órbita 294

13.5 Doenças do pescoço 299

13.6 Os dentes de que você precisa 302

14 Trauma 304

14.1 Politrauma 304

14.2 Luxações e fraturas 331

14.3 Teste de Hannah 339

Soluções para os Estudos de Casos 342

Posfácio 344

Índice Remissivo 345

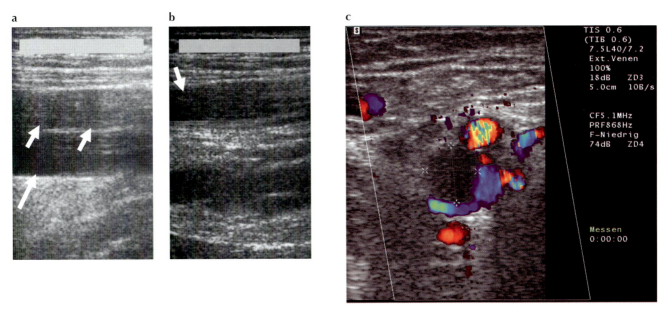

Fig. 7-**5**

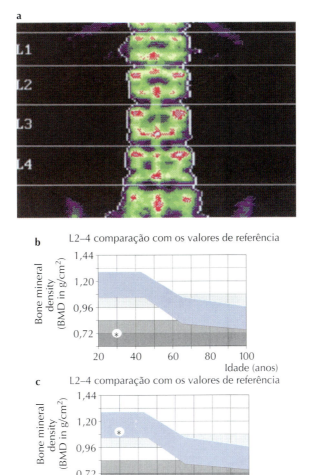

Fig. 8.**26**

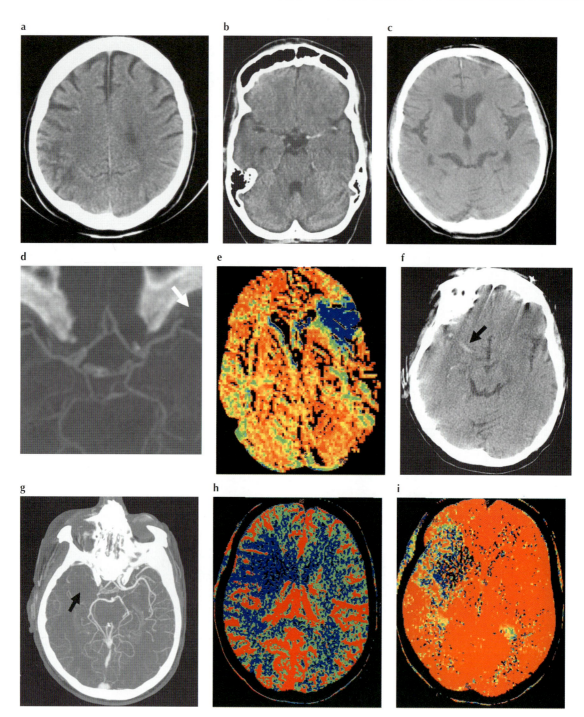

Fig. 11-**7**

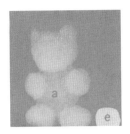
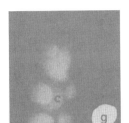
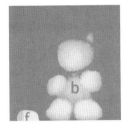
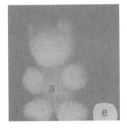
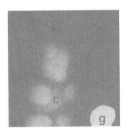
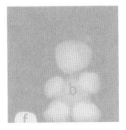
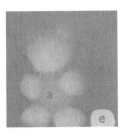

Introdução à Radiologia Clínica

Da Imagem ao Diagnóstico

1   Por que outro livro-texto sobre radiologia?

Você pode imaginar divertir-se com a radiologia?

A radiologia pode ser bem divertida! É esta experiência pessoal dos autores que irá lhe acompanhar por todo esse livro e, esperançosamente, pelo resto da sua vida médica. Esta é também a principal razão pela qual consideramos esse livro necessário. Será que o diagnóstico por imagem e a terapia dos pacientes podem ser tarefas agradáveis? A resposta é um retumbante "sim". Uma conduta de sucesso na medicina depende de manter certa distância dos eventos. Empatia e respeito são essenciais para uma relação de confiança com o paciente. O caminho preciso para o diagnóstico correto e subseqüente terapia adequada, entretanto, requer, principalmente, raciocínio lógico. Raciocínio lógico, por sua vez, depende muito de motivação, otimismo e prazer que alguém tem naquilo que está fazendo. O entusiasmo do radiologista por um "belo caso", o qual temporariamente parece ignorar os freqüentes fatos pessoais trágicos do paciente, não pode ser perdido. O mesmo é verdade para o aprendizado da radiologia – como estudante ou como um jovem médico: Alguém tem que entusiasmar os novatos pelo fascinante campo da radiologia!

O que é tão especial no aprendizado (e ensino) de radiologia?

A radiologia é uma gigantesca e continuamente crescente especialidade que se torna mais complexa a cada dia. Ela não deve ser aprendida com o coração por diversos motivos. As ferramentas de aquisição e análise da imagem têm que ser dominadas, isto é, seus princípios têm que ser entendidos. O entendimento dos princípios em imagem – assim como o entendimento de qualquer imagem separadamente – é, acima de tudo, um desafio intelectual. É com essa base que o conhecimento específico pode ser adquirido, obviamente através do estudo da literatura, mas, acima de tudo, através da troca de experiências: "Não há substituto para um professor experiente de radiologia." Em poucas áreas da medicina, a troca de conhecimento entre o professor e o estagiário pode ser tão intensa, interativa e multifacetada quanto na radiologia. A radiologia, por esta razão, é uma especialidade didática "por excelência". Usando material de imagem exemplar, as técnicas de diagnóstico mais relevantes podem ser ensinadas e aprendidas. Aí está a grande vantagem da radiologia acadêmica – devemos, apenas, aproveitá-la.

O que faz esse livro-texto diferente dos outros?

Bem... muitas coisas. Mas uma das principais idéias que nós tentamos transmitir nesse livro é a suma importância de uma correta indicação para cada terapia ou exame radiológico. O número de exames mal indicados infelizmente é alto; as forças motrizes são diversas: demanda, exames que estão "na moda", médicos que preferem solicitar um exame a examinar o paciente e a prática da auto-referência ("*self referral*") por não-radiologistas que, por interesse financeiro, realizam os exames de imagem do paciente em seu próprio consultório ou instituição. Tudo isso leva a muitos exames diagnósticos desnecessários com conseqüências impensadas para nossos pacientes. A sobreutilização também apresenta uma ameaça para o futuro – isto é, sua vida profissional e nosso sistema de saúde – já que este não é economicamente sustentável em nenhuma sociedade atual. Gostaríamos de instruí-los sobre como tomar as atitudes corretas e oferecer uma orientação adequada de quando e qual exame deve ser indicado em cada caso. Sendo assim, introduzimos e adaptamos a esse livro as diretrizes de indicação do *British Royal College of Radiologists* sob o título *Making the best use of a Department of Clinical Radiology*.

Como este livro está estruturado?

A primeira parte desse livro, intitulada "Um pequeno passeio sobre as bases da radiologia", irá descrever e, esperançosamente, permitir-lhes entender os princípios básicos da imagem. O iniciante será introduzido aos princípios técnicos da aquisição da imagem. Para tornar essa parte digerível, analogias com a "vida cotidiana" foram utilizadas. Subseqüentemente, nós os levaremos através dos fenômenos e procedimentos que ajudam a lidar com a análise das imagens radiológicas. Tomamos especial cuidado para alertá-los sobre a importância da percepção psicossomática: em um mundo recheado de equipamentos de imagem extremamente caros, ainda é seu sistema nervoso central e visual que detecta e categoriza as doenças. Esse fato é freqüentemente sub-representado em outros textos. Por último, mas nem por isso menos importante, você aprenderá sobre os riscos óbvios e não-óbvios da imagem e das terapias guiadas por imagem.

A segunda parte desse livro, a clínica, é intitulada "Da detecção ao diagnóstico...". Você conhecerá não apenas as modalidades de exames específicas para cada sistema orgânico, mas também vai saber realizar um diagnóstico de forma mais eficiente em radiologia de emergência – sob circunstâncias que você encontrará em breve na sua vida médica profissional, na qual terá que tomar decisões cruciais por conta própria. Será confrontado com casos a resolver como se já estivesse mergulhado na rotina clínica. Cada problema é introduzido juntamente às imagens a serem analisadas, levando em consideração as histórias disponíveis e todos os sintomas clínicos relevantes que você esteja apto a verificar sozinho. O caminho para o diagnóstico correto é, então, exposto – você tem apenas que segui-lo. Os diagnósticos diferenciais são descritos na ordem aproximada de probabilidade, caso dessa forma não se interfira com a maneira didática de se realizar o diagnóstico. A sistemática tradicional de abordagem das patologias, agora, dá um passo atrás para dar o seu lugar de personagem principal à morfologia radiológica: agora é apenas você e a imagem a ser avaliada.

Quem lhe acompanhará até o fim deste livro?

Cinco estudantes de medicina lhes acompanharão por todo o livro: Giufeng, Hanah, Joey, Paul e Ajay. Eles são jovens espertos, altamente motivados e bem preparados por seus professores. Todos eles estão ávidos por resolver os casos por iniciativa própria. É lógico que no final eles apresentam seus achados aos "seus" radiologistas responsáveis – para obter a aprovação final e para aprender cada vez mais.

Suas primeiras semanas em radiologia os fizeram diagnosticadores inspirados, perseguindo casos interessantes sem desistir antes de chegar a um diagnóstico convincente. Eles formam um grupo realmente internacional, todos foram atraídos por esse hospital acadêmico em Sidney (do outro lado da Terra) por diversas razões. (Hannah, Giufeng, Joey, Paul e Ajay são, obviamente, pessoas fictícias. Todas as histórias relativas a eles são também pura ficção. Nós gostaríamos de agradecer a nossos jovens colegas e colaboradores. Juliane Stoll, Il-Kang Na, Ralph Patrick Chukwedo, Ansgar Leidinger e Tino Bejach por nos permitirem fazer uso de suas fotos. Trabalhar com eles foi realmente muito divertido. Um muito obrigado vai para nosso divertido jovem colega Gero Wieners, que posou como Gregory. Os nomes dos pacientes são também fictícios. Similaridades com pessoas reais não são intencionais e trata-se de pura coincidência. Os casos são didaticamente otimizados e comprimidos para se ajustarem ao objetivo deste livro).

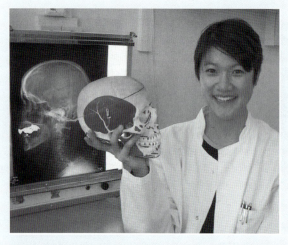

Giufeng (do chinês, "a meiga") (Fig. 1.**1**) é nativa de Sidney, para onde seus familiares se mudaram nos anos 1980 diretamente de Singapura. Como você pode notar indubitavelmente na figura, ela desenvolveu um interesse especial por neurorradiologia. Ela sabe tudo sobre os nervos cranianos, seus tratos e núcleos. Os órgãos sensoriais também fazem parte de suas especialidades. Por esta e outras razões, Gregory, o residente sênior, dedicado à neurorradiologia, freqüentemente a visita.

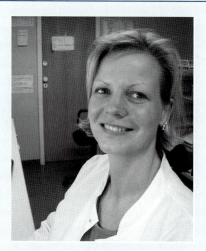

Hannah (Fig. 1.**2**) veio de Berlim para seu último ano na escola de medicina. Seu amor pelo sol, praia e música clássica a levou para a "cidade esmeralda". Se ela tivesse que optar por uma área em radiologia, ela provavelmente escolheria a radiologia musculoesquelético. Ela já fez sua cabeça para tentar sorte em radiologia, mas, se isso não der certo, ela tentará ortopedia. Ela nunca perde o controle, por mais que as coisas se confundam. Jovens sabichões são destruídos por ela com apenas poucas palavras escolhidas cuidadosamente. Sua paixão pessoal é – você já deve imaginar – surfar em Bondi Beach, Sidney.

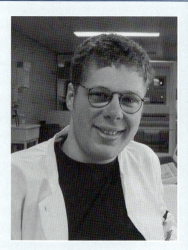

Paul (Fig. 1.**3**) diz que tem a radiologia no sangue. Seu pai é médico, sua mãe, uma pintora de arte abstrata de sucesso, seu irmão trabalha em Melbourne como corretor de investimentos, estes quase sempre incólumes a qualquer ataque de ursos. Paul adora mergulhar em casos complexos da mesma forma que os outros mergulham em filmes de Michael Crichton. De qualquer forma, ele considera a radiologia uma área muito atrativa – quase tão atrativa quanto... bem, no que diz respeito a Paul, ele está ficando saturado desse rapaz da neurologia e de suas intervenções.

O que há para dizer sobre o estilo do livro?

A radiologia é uma área próspera com padrões, humor, personalidades fascinantes e muita história para contar. Radiologistas amam atribuir nomes a fenômenos, sinais e técnicas. Muitos destes são globalmente conhecidos – a radiologia era algo verdadeiramente global desde o início. Logo, existem muitos termos em latim, alemão e francês – adicione um pouquinho de grego, ocasionalmente. Se eles nos ajudam a compreender, nós devemos usá-los. Alguns nos relembram médicos notáveis, que também foram inventores, pesquisadores, professores. Não faz mal agradecer suas proezas e confirmamos isso oferecendo, eventualmente, informações que valem à pena ou que são possivelmente úteis nesse livro.

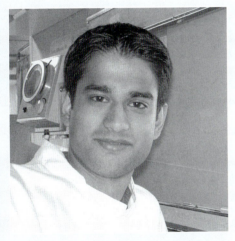

Ajay (Fig. 1.**4**) é originário de Johannesburg, África do Sul, onde seu avô costumava trabalhar com um certo Mahatma Ghandi. Há rumores de que a família é obscenamente rica – fabricação de carro, *status* de realeza. Ele já é casado com 25 anos, para tristeza das mulheres à sua volta. Sua esposa é vistosamente bela e do casamento vieram três lindas crianças que são parecidíssimas com o pai. Ajay tem um desejo indomável de contar delicadas piadas para todos, em uma das quatro línguas. Ele se interessa por radiologia porque ama lidar com equipamentos caros.

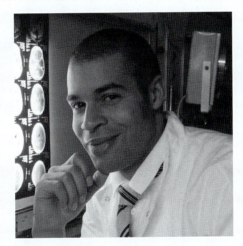

Joey (Fig. 1.**5**) vem treinando para fazer os diagnósticos histológicos corretos através apenas de uma radiografia – e parece estar gostando da experiência. Esperançosamente, ele fará disso um hábito. Joey simplesmente ama intervenção. Toda vez que assiste a um difícil procedimento angiográfico ou de drenagem, seus dedos pegam em cateteres, fios-guia e agulhas imaginárias. O pessoal da intervenção reconheceu sua paixão e o deixa trabalhar sempre que possível. Em sua vida social, ele se mostra um "grande solitário". À exceção disso, é um animado rapaz de Nova York que deixou essa cidade pela primeira vez na sua vida para estudar radiologia em Sidney.

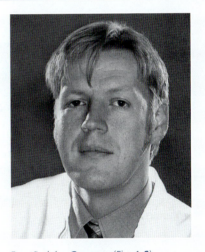

E então há o **Gregory** (Fig. 1.**6**), naturalmente. Como já mencionado, ele é um residente sênior jovem e empreendedor com interesse especial por neurorradiologia. Ele fez por hábito cuidar dos estudantes de medicina – com preferências bem definidas e mais do que um sentido. Está buscando uma carreira acadêmica. Seu *status* hormonal é reconhecido com interesse benevolente por muitas no departamento. Um rapaz legal de coração, pode se transformar em um filho da... às vezes. Quando você cai na real, percebe que ele é apenas um de nossos rapazes normais do meio acadêmico.

2   O papel da radiologia na medicina

O que é tão diferente na radiologia em oposição às demais disciplinas clínicas?

O radiologista aproxima-se de seu paciente pela primeira vez através da visualização de imagens, um procedimento quase similar ao que o patologista normalmente segue, mas bastante diferente do que acontece nas demais especialidades. A análise imparcial da imagem é o primeiro, e indubitavelmente abstrato, passo intelectual. Isto implica, certamente, que o radiologista deve ser bastante inteligente, senão ele poderá se render rapidamente. Então deve existir um pouco de Sherlock Holmes em todos eles, apesar de existirem relatos de que alguns xerifes de distritos também têm conseguido sobreviver. Como segundo passo estudamos os sintomas clínicos na tentativa de verificar, melhorar, ou, até mesmo, desprezar o nosso diagnóstico e começar outra vez do princípio. Esta conduta tem muitas vantagens, mas deixa o radiologista vulnerável quando informações são omitidas ou não podem ser corretamente avaliadas.

Quais os outros aspectos que devem ser considerados?

O departamento de radiologia é, basicamente, uma unidade de serviço consultivo para o hospital. Poucas disciplinas podem funcionar sem ele. Por essa razão, a comunicação com os colegas dos outros setores é extremamente importante e nem sempre isenta de problemas. Na mesma hora fica transparente para o médico solicitante o que o radiologista faz e o que ele não faz; poucos colegas discutem e documentam os seus trabalhos tão bem como o radiologista. O tratamento do paciente, a confecção de um relatório, assim com a distribuição da imagem servirão como base para a realização de diagnósticos e intervenções rápidas e efetivas.

O que mais pode aumentar a sua compaixão pelos radiologistas?

Uma pequena e convincente lista pode te ajudar. Um radiologista é:

- O herói que apresenta – rápida e corretamente – centenas de imagens para vários cirurgiões de trauma estressados na sessão matutina, sendo que alguns deles analisaram essas imagens com muito mais tempo e com o paciente e seus sintomas em mãos. Certamente algum cirurgião irá lhe dizer: Antes de um belo dia na sala de cirurgia não existe nada equiparável a devorar um radiologista no café da manhã. Você necessita de um grande coração e muita simpatia para esses colegas que, muitas vezes, passam por pressões psicológicas que superam as sofridas pelo profissional radiologista.
- Uma pessoa que em um único dia declara que centenas de pacientes têm coração e pulmões saudáveis com base apenas em um filme de tórax. Ele(a) ainda se atreve a documentar tudo por escrito, para todos os colegas verem e questionarem até a eternidade.
- A pessoa que com base em dados clínicos rudimentares, se estes existirem, apresenta-se meio-dia com o material de imagem disponível na sessão radiológica dos médicos internistas. Apresenta consigo uma lista de diagnósticos diferenciais classificados minuciosamente para cada paciente, enquanto ao mesmo tempo surge da escuridão, no fundo da sala, a milagrosa informação que até agora era desconhecida e que torna ridículo dois terços desses diagnósticos diferenciais.
- A pessoa que tem que reconsiderar todos os procedimentos diagnósticos e intervencionistas a cada 6 meses porque o rápido desenvolvimento tecnológico e científico em radiologia torna isso necessário.
- E, finalmente, é aquela pessoa que começa a se arrepiar, suspirar e dar aquela risadinha tola quando se depara com o brilhante exemplo de sinovite vilonodular pigmentada que tinha sido perdida de sua coleção para aulas.

Isso é o suficiente para justificar a elaboração deste livro e oferecer uma breve visão da vida e da alma da radiologia.

Um Pequeno Passeio sobre as Bases da Radiologia

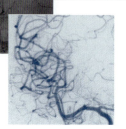

3   Ferramentas da radiologia

3.1   Radiografia

A velha e boa radiografia permanece entre os elementos mais importantes da radiologia, apesar de esta já existir há pouco mais de 100 anos. Ela não pode ser considerada de forma alguma obsoleta, mesmo se tratando de uma época em que existem equipamentos de imagem de alta tecnologia que custam milhões de dólares. A maior parte dos diagnósticos por imagem ainda continua sendo feita através dessa tecnologia. A mamografia, uma representante notável deste grupo, é o único estudo de imagem que, quando realizado corretamente, obviamente, apenas em mulheres, tem demonstrado diminuição significativa na mortalidade das pacientes. O princípio técnico básico da radiografia é simples, entretanto, a cadeia completa de eventos da geração do feixe de raios X até a visualização da imagem revelada pode ser cheia de surpresas, dando trabalho até mesmo a quem já é profissional da área. Estes devem se assegurar de que tudo foi realizado corretamente e de que a radiografia que se tem à mão é um produto de qualidade.

Devido a insuficiência de conhecimento ou falta de experiência e cuidado, as coisas podem facilmente descarrilar – já existem estudos catastróficos suficientes para provar esta questão.

Geração de raios X

Uma corrente de alta voltagem é gerada entre um catodo e um anodo, tudo isso dentro de um tubo de vácuo (Fig. 3.1). O catodo é aquecido a cerca de 2.000°C por um filamento aquecido. Elétrons são emitidos pelo catodo, acelerados pelo campo elétrico entre o catodo e o anodo, e atingem o anodo com energia considerável, onde ele induz radiação eletromagnética, do tipo denominado raios X. Quanto maior for a voltagem aplicada, mais ricos em energia serão esses raios. A área onde os elétrons atingem o anodo é denominada ponto focal. Como muito calor é gerado nesse processo, o anodo consiste de um disco resistente ao calor coberto, na maioria dos casos, com tungstênio. Este disco gira rapidamente para dissipar o calor ao longo de sua circunferência, formando assim uma pista focal. O tubo de vácuo fica imerso em óleo dentro de uma carcaça revestida internamente por chumbo, que apresenta apenas um pequeno orifício para o escape da radiação.

A radiação gerada tem um espectro, ou distribuição de energia, da qual apenas uma parte pode ser usada para a formação da imagem. Alguns dos raios conhecidos como "*soft*" ou de muito baixa energia seriam completamente absorvidos pelos tecidos moles do corpo, portanto, apenas aumentariam a dose para o paciente, sem contribuir em nada com a imagem. Por esta razão eles são removidos, normalmente por uma chapa de alumínio ou cobre. Além disso, a radiação que sai da caixa do tubo é constrangida por colimadores de chumbo que mantêm o feixe limitado exatamente à área corpórea que se tem interesse.

Atenuação de raios X

Os raios X são atenuados conforme atravessam o corpo do paciente. Dois processos são importantes: absorção e espalhamento. Com radiação de baixa energia (correspondente à voltagem de exposição mais baixa), predomina a **absorção**. Esta se correlaciona bem com o número atômico da matéria irradiada. A mamografia faz uso apropriado desta característica e emprega radiação de baixa energia para detectar os pontos minúsculos de cálcio na mama, o que pode indicar câncer.

Na radiação de alta energia (correspondente à voltagem de alta exposição), o **espalhamento** é o principal responsável pela atenuação. Neste processo, o feixe de radiação perde energia e é desviado em todas as direções (espalhado). A radiação espalhada aumenta de acordo com o volume do corpo irradiado. Isso é perigoso para os pacientes e para os que os cercam, ou seja, o angiografista que permanece ao lado do paciente para trabalhar com seus cateteres. Quando o feixe desviado atinge o detector, este gera uma sombra cinza desorganizada que diminui o contraste da imagem. Uma grade antidifusora (Fig. 3.1), posicionada em frente ao detector, reduz a radiação "desviada".

O rapaz que cuidou do espalhamento
O nome de Gustav Bucky é conhecido pelos radiologistas em todo o mundo pela invenção da grade, em 1912. Após sua apresentação inicial em uma conferência médica, alguns colegas insinuaram que as imagens estavam tão boas que aquilo deveria ser uma fraude. Por ser forçado a emigrar, pelos nazistas, ele deixou Berlim em direção a Nova York, onde continuou seu trabalho inovador. Com a invenção da grade, que ainda hoje é usada em todo aparelho de raios X, ele acabou ganhando a extraordinária soma de US$ 25 – ingenuidade, definitivamente, não é uma unidade monetária.

Detecção dos raios X

Uma variedade de detectores pode tornar os raios X visíveis. O mais simples é o **filme fotográfico**; por causa da alta resolução espacial que se pode alcançar, este é usado em ensaios não destrutivos de materiais industriais, como tubulações de gás e rodas de liga para automóveis. Somente para expor o filme é necessária uma dose extremamente alta de raios X, mas que, neste caso, não tem importância. O filme é muito menos sensível aos raios X do que à luz – qualquer exame de raios X na segurança de aeroportos irá lhe mostrar o interior de sua câmera sem danificar, significativamente, as valiosas fotos de suas férias, o que comprova esse ponto. Como a luz expõe o filme muito melhor, em radiologia diagnóstica usa-se uma combinação de filme e **telas intensificadoras**, feita de lantanídeos (gadolínio, bário, lantânio, ítrio). Essas telas fluorescem quando irradiadas (exatamente igual à lâmina metálica de "platinocianeto de

Geração de raios X

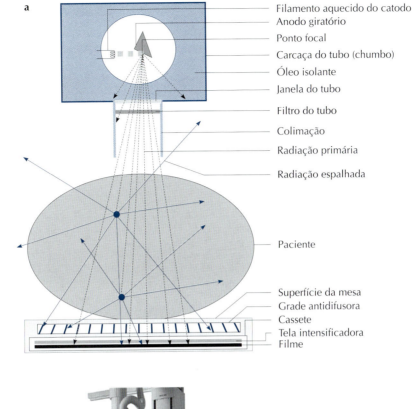

a

Filamento aquecido do catodo
Anodo giratório
Ponto focal
Carcaça do tubo (chumbo)
Óleo isolante
Janela do tubo
Filtro do tubo
Colimação
Radiação primária
Radiação espalhada

Paciente

Superfície da mesa
Grade antidifusora
Cassete
Tela intensificadora
Filme

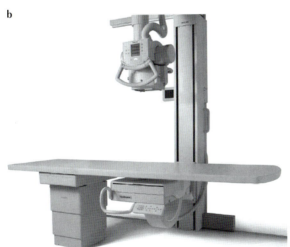

b

Fig. 3.1a A figura mostra a geração de raios X, sua atenuação devida ao espalhamento e sua detecção. **b** Esta é uma moderna unidade de radiografia digital usada, principalmente, para exames esqueléticos (Philips Medical Systems).

bário" que Wilhelm Conrad Roentgen usou em seus experimentos iniciais) e, então, expõem o filme. Normalmente o filme fica imprensado entre duas telas intensificadoras dentro de um cassete hermético à luz.

> **!** Combinações filme-tela variam muito na sua sensibilidade aos raios X e resolução espacial, logo, devem ser selecionadas de acordo com o problema de imagem específico a ser resolvido. Se a representação de pequenos detalhes é importante, a dose requerida é geralmente maior. Quando é necessário manter a dose a menor possível, como em crianças, pequenos detalhes freqüentemente devem ser renunciados.

Algumas telas intensificadoras emitem a fração principal de sua luz apenas após o estímulo por um feixe de *laser*. Essas **telas** são chamadas de **fluorescentes**. Após a sua exposição, elas são escaneadas por um sistema de leitura e o seu conteúdo de informação é imediatamente digitalizado. Essas telas podem registrar uma faixa maior de intensidade de radiação, esse é o motivo porque a sobre ou subexposição é bastante tolerada pelo sistema digital. Apesar de a imagem parecer normal à primeira vista, o conteúdo de informação da imagem e a dose para o paciente, entretanto, podem ser inadequados.

Outro detector digital que atualmente vem se tornando popular consiste em uma camada de cristais de **iodeto de césio**

Angiografia de subtração digital (ASD)

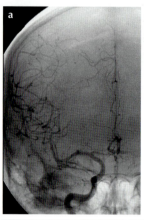 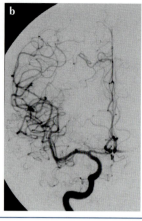

Fig. 3.**2a** A vasculatura arterial cerebral é muito complexa. O crânio ósseo também não é simples.
b Se uma imagem pré-contraste é subtraída da imagem após a admissão do contraste, a estrutura óssea, especialmente na base do crânio, desaparece e a visualização da árvore vascular melhora consideravelmente.

e um painel de fotodiodo de silício amorfo. Os cristais iluminam-se quando atingidos pelos raios X, e sua luz é, então, convertida em uma carga eletrônica pelo fotodiodo. Isso é imediatamente lido por dispositivos eletrônicos especiais.

Para a fluoroscopia (p. ex., em trânsito de intestino delgado ou em intervenção vascular), são usados **sistemas intensificadores de imagem.** Uma camada luminescente que cobre uma grande área do catodo absorve os raios X. A luz emitida libera elétrons no material catódico. Esses elétrons são focados por lentes eletrônicas e atingem uma pequena tela que serve de anodo. Tudo isso ocorre dentro de um grande tubo evacuado. A imagem resultante é muito brilhante e registrada por uma câmera de televisão externa e mostrada em um monitor.

Outros detectores digitais são usados em tomografia computadorizada (p. 9) ou estão sendo testados para radiografia. O sinal resultante é sempre do tipo digital, permitindo o pós-processamento de imagens, arquivamento e transmissão de imagem com uma facilidade desconhecida em sistemas analógicos.

Técnicas de exposição

Radiografia: A radiografia simples é uma soma de imagens das partes expostas do corpo. Um nódulo observado sobre os campos pulmonares, por exemplo, não pode, indiscriminadamente, ser atribuído ao pulmão, parede do tórax anterior ou posterior, ou até mesmo à superfície cutânea, já que todas essas estruturas estão superpostas umas sobre as outras. Verificar a clínica do paciente, colocar o cérebro para funcionar um pouco, solicitar uma projeção lateral, uma fluoroscopia ou uma tomografia convencional ou computadorizada são fatores que podem ajudar na interpretação do exame.

> **!** Em radiografia, uma diminuição na transparência ou uma sombra (p. ex., um tumor) é clara; um aumento na transparência (p. ex., ar no intestino) é escuro.

Tomografia convencional: Na tomografia convencional apenas um corte isolado do corpo (p. ex., na articulação do quadril) é representado, enquanto todos os outros ficam obscurecidos pelo movimento. Durante a exposição, o tubo de raios X e o

detector movem-se em direções opostas, paralelas ao plano de imagem. Uma viga de aço conecta os dois e gira-os em torno de um eixo móvel. A posição do eixo marca a camada do corpo que é retratada sem movimento – o plano tomográfico. Movendo o eixo ventral ou dorsalmente, outros planos podem ser selecionados. A tomografia convencional é um estudo bonito, mas em extinção – departamentos bem equipados continuam a usá-la para exames especiais, em sua maioria estudos do esqueleto.

Fluoroscopia: Em um número considerável de exames diagnósticos e intervencionistas, a função e a morfologia de órgãos ocos, por exemplo, são primeiramente avaliados em tempo real sob fluoroscopia com sistemas intensificadores de imagem. Exposições de regiões específicas, projeções e achados são, então, realizados separadamente, mas freqüentemente com os mesmos sistemas. As exposições podem ser vistas imediatamente em um monitor.

Exames contrastados

Para obter uma visão mais próxima do **trato gastrintestinal**, este é preenchido com uma solução de contaste iodado ou uma suspensão de bário. Iodo e bário têm números atômicos elevados, portanto, eles absorvem os raios X de forma formidável e são bastante visíveis na radiografia. Suspensões de bário podem, também, ser preparadas e instiladas para cobrir a parede interna do intestino preenchido com ar ou com líquido (p. ex., no enema baritado com duplo-contraste).

Para observar o **sistema vascular**, por exemplo, em procedimentos intervencionistas como dilatação de artérias através de balão, uma solução de contraste iodado é injetada no vaso. Em angiografia, usa-se a subtração para melhorar a representação dos vasos: as imagens antes do contraste são subtraídas das imagens após a administração do contraste. As radiografias resultantes mostram apenas a árvore vascular sem o fundo anatômico. Isso ajuda especialmente em imagens do abdome e base do crânio (Fig. 3.2).

Processamento de imagem

Pode ter certeza que a química do processamento do filme tradicional ou o pós-processamento de radiografias digitais é tudo, menos trivial. Os efeitos na qualidade da imagem e na

Reconstrução em 3D

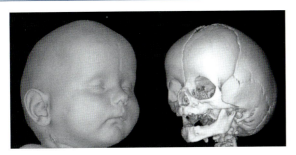

Fig. 3.**3** Esta reconstrução completa em 3D da cabeça de uma criança foi realizada como um serviço especial para os cirurgiões plásticos. Eles queriam uma documentação precisa antes da abordagem cirúrgica de uma anormalidade esquelética congênita. A parte esquerda da imagem mostra a cabeça rodeada por tecido mole e também o achado que preocupou os pais do paciente. De que se trata?

Resp.: Existe uma sutura mediana acessória no osso frontal.

dose de radiação recebida pelo paciente podem ser imensos. Detectar e corrigir quaisquer erros que numerosos sistemas possam apresentar é um passatempo regular e excitante de radiologistas experientes.

3.2 Tomografia computadorizada

A tomografia computadorizada (TC) é, atualmente, o burro de carga da radiologia. Desenvolvimentos técnicos recentes permitem grandes varreduras de forma extremamente rápida que possibilitam a geração de cortes bidimensionais em todas as orientações possíveis, assim como reconstruções tridimensionais sofisticadas (Fig. 3.3). A dose de radiação, entretanto, permanece alta e o planejamento de uma TC continua a exigir uma indicação muito precisa.

Princípio de funcionamento

Na tomografia computadorizada, o tubo de raios X gira continuamente em torno do eixo craniocaudal do paciente. Um feixe de radiação atravessa o corpo e atinge um anel ou um segmento de anel de detectores em movimento. A radiação que chega é continuamente registrada, o sinal é digitalizado e inserido em uma matriz de dados, levando em conta as diferentes angulações do feixe (Fig. 3.4). A matriz de dados pode ser transformada em uma imagem de saída. Nas máquinas modernas de TC, a rotação do tubo continua enquanto o paciente é introduzido através do *gantry* circular da TC, deixando de gerar uma varredura de cortes simples para gerar uma **varredura espiral** de segmentos maiores do corpo. Para cada elemento da imagem

Tabela 3.**1 Atenuação de diferentes componentes corpóreos**

Componente corpóreo	Unidades Hounsfield (UH)
Osso	1.000 a 2.000
Trombo	60 a 100
Fígado	50 a 70
Baço	40 a 50
Rim	25 a 45
Substância branca cerebral	20 a 35
Substância cinzenta cerebral	35 a 45
Água	−5 a 5
Gordura	−100 a −25
Pulmão	−1.000 a −400

Princípio de funcionamento da tomografia computadorizada

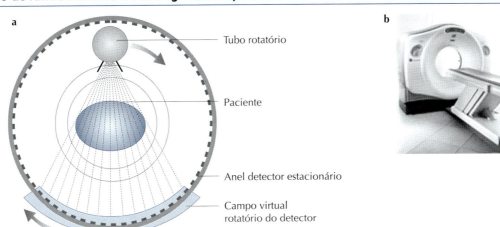

a
— Tubo rotatório
— Paciente
— Anel detector estacionário
— Campo virtual rotatório do detector

b

Fig. 3.**4a** O tubo de raios X gira continuamente em torno do eixo longitudinal do paciente. Um campo rotatório curvo do detector, oposto ao tubo, registra o feixe em leque atenuado após ele ter passado através do paciente. Considerando a posição do tubo em cada instante de medição, os valores de atenuação resultantes alimentam uma matriz de dados e são computados para a criação de uma imagem.
b Este é um moderno escaneador de TC (GE Medical Systems).

(*pixel*) a atenuação da radiação é calculada e expressa como unidades Hounsfield (UH) (Tabela 3.**1**). A água tem, por definição, unidade Hounsfield de valor zero.

Meios de contraste

Os meios de contraste são usados na TC para visualizar os vasos e a vascularização de diferentes sistemas orgânicos. Eles atenuam a radiação devido ao seu elevado número atômico (p. ex., iodo e bário). Meios de contraste contendo gadolínio (o qual também tem alto número atômico), normalmente indicados para uso em tomografia de ressonância magnética, poderiam, teoricamente, também ser usados em TC, em casos nos quais a administração de iodo é contra-indicada. Eles são, entretanto, incrivelmente caros e não são registrados para esse uso ainda. Para mais bem avaliar o interior de vísceras ocas, meios de contraste a base de iodo ou bário também são administrados oralmente ou instilados no reto.

> **!** Gordura e ar são sempre pretos na TC; córtex ósseo e meios de contraste de alto número atômico são sempre brancos.

3.3 Ultra-sonografia

A ultra-sonografia (ultra-som) é a tecnologia mais barata e mais "inofensiva" da radiologia. Por essas razões, muitos médicos não-radiologistas também utilizam esta modalidade. Em qualquer situação em que o ultra-som forneça informações suficientes e onde a dose de radiação para o paciente tiver que ser, a qualquer custo minimizada (pediatria e obstetrícia), ele é a primeira modalidade de imagem a ser escolhida. Para o exame dos vasos e do fluxo sanguíneo, pode-se fazer uso da ultra-sonografia com Doppler colorido.

Princípio de funcionamento

A tecnologia do ultra-som é simples — qualquer morcego a domina. Na ultra-sonografia médica, as ondas sonoras são geradas artificialmente por meio de **cristais piezoelétricos**. Esses cristais são dispositivos mágicos: quando conectados a uma corrente alternada de certa freqüência, eles irão vibrar e emitir uma onda sonora de mesma freqüência. Se, por outro lado, eles são expostos a ondas sonoras de certa freqüência, produzirão uma corrente alternada com essa freqüência.

> **!** Para fins médicos, ondas sonoras com freqüência de 1-15 MHz são usadas – ondas sonoras inaudíveis.

Caso, através do gel de ultra-som, os cristais sejam postos em contato direto com o corpo, as **ondas de ultra-som** emitidas irão se propagar pelo tecido. O tecido as absorve, espalha, ou reflete.

Absorção e resolução espacial aumentam com freqüências mais elevadas. Por esta razão, a máxima penetração das ondas de ultra-som e a representação de detalhes finos da imagem correlacionam-se com a freqüência: em imagens da mama podem ser usados sistemas de alta resolução de 7,5 a 10 MHz,

enquanto que em imagens abdominais os sistemas de 3,5 a 5 MHz são adequados também para a visualização de regiões mais profundas. Ossos e calcificações absorvem o som totalmente, daí porque enxergamos uma "sombra" acústica atrás deles (Fig. 3.**5**). Muito pouco som é absorvido em vísceras preenchidas com líquido, levando ao efeito oposto: o sinal de eco atrás do líquido é mais forte que no tecido ao redor dele.

Apenas a *reflexão* do som que retorna ao cristal piezoelétrico irá resultar em um sinal que servirá de base para uma imagem. Interfaces grandes e precisas de tecidos refletem o som. Se existe uma interface entre tecido mole e ar/gás, a reflexão é total – estruturas atrás dela não podem ser visualizadas, também resultando em uma sombra acústica (Fig. 3.**5**). O *scanner* de ultra-som projeta uma imagem bidimensional – mas, como ele consegue fazer isso? A partir do tempo decorrido entre ver o relâmpago e ouvir o trovão resultante nós podemos estimar a distância entre nós e a tempestade. O sistema de ultra-som mede, para cada cristal separadamente, o tempo entre cada pulso sonoro emitido e os pulsos de eco recebidos, refletidos pelo tecido. O tempo decorrido define a linha da matriz de *pixel*, à qual o sinal é atribuído. A intensidade do eco define o respectivo valor de cinza do *pixel*. Centenas de elementos de cristais piezoelétricos são arrumados em uma linha e seus dados combinados se fundem em uma imagem bidimensional de ultra-som.

> **!** Em ultra-som, estruturas císticas são escuras e mostram um aumento de sinal atrás delas. Ossos e ar são claros e causam uma sombra acústica.

Doppler colorido: Ao ouvir o som de uma motocicleta passando podemos descobrir se ela está indo ou vindo e estimar o quão rápida está. Se as ondas de ultra-som são refletidas por interfaces em movimento (assim como eritrócitos em sangue corrente) em um ângulo de 10° a 60°, o mesmo efeito (o efeito Doppler) entra em jogo: o eco sofre uma mudança de freqüência dependendo da velocidade e da direção do fluxo sanguíneo. Essa informação pode ser codificada em cores para uma imagem comum de ultra-som. Em ultra-som Doppler colorido, o tipo e a intensidade da cor dizem-nos a direção e a velocidade do fluxo sanguíneo. Por convenção, o fluxo venoso centrípetal é codificado em azul; fluxo arterial centrífugo, em vermelho. Mas tome cuidado: Se você acidentalmente gira o transdutor em 180°, as cores mudam! E, quando o transdutor se aproxima do ângulo de 90° relativo ao vaso, seu sinal Doppler desaparece completamente. Meios de contraste especiais para ultra-som promovem o aumento do efeito Doppler.

3.4 Tomografia de ressonância magnética

A tomografia de ressonância magnética é a modalidade de imagem tecnicamente mais complexa em radiologia, mas ela também possui o maior potencial diagnóstico. Muitos se apavoram pela perspectiva de ter que entender os princípios básicos da ressonância magnética (RM). Tudo isso é completamente desnecessário, é claro: o assunto, em sua essência, nada mais é que um dínamo de bicicleta. Mas vamos começar do início.

Princípio de funcionamento da ultra-sonografia

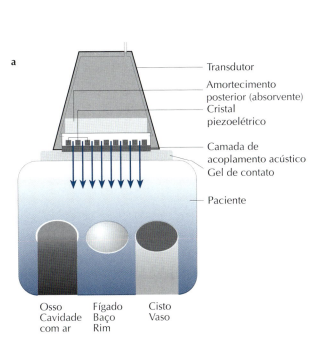

Transdutor

Amortecimento
posterior (absorvente)

Cristal
piezoelétrico

Camada de
acoplamento acústico
Gel de contato

Paciente

Osso   Fígado   Cisto
Cavidade   Baço   Vaso
com ar   Rim

b

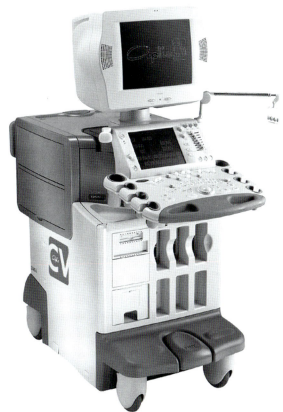

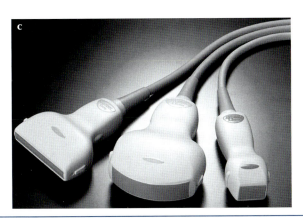

Fig. 3.5a Quando uma corrente elétrica alternada é enviada a um cristal piezoelétrico, ele vibra com a freqüência da corrente, produzindo ondas sonoras com esta freqüência. Em ultra-som médico, freqüências típicas variam entre 1 a 15 MHz. O gel de ultra-som une, acusticamente, o transdutor do ultra-som ao corpo, no qual as ondas de ultra-som podem se propagar. Dentro do corpo o som é absorvido, espalhado ou refletido. Estruturas preenchidas com líquidos (cistos) aparecem escuras e mostram reforço acústico posterior. Osso e ar aparecem claros porque absorvem e refletem o som, mostrando uma "sombra acústica" posterior.
b Este é um moderno *scanner* de US (Toshiba Medical Systems).
c Esses são transdutores para diferentes finalidades.

Geração do sinal de RM

Você conhece a freqüência de Larmor?

Qualquer um que tenha sentado em um balanço, movendo as pernas e o tronco em ritmo baixo para balançar cada vez mais alto, ou quem já empurrou sua irmãzinha ou irmãozinho, filha ou filho em um balanço compreende que os objetos têm uma certa freqüência inerente na qual eles oscilam (ou ressonam): sua **freqüência de ressonância**. Se você não conhece ou sente essa freqüência ou não é capaz de mover seu corpo adequadamente (como uma pequena criança), você nunca será capaz de balançar

a si próprio. Se você é, entretanto, capaz de aplicar a freqüência apropriada, pode ir longe utilizando uma força muito pequena. Isso também se aplica a átomos e moléculas, é claro.

Os núcleos dos átomos giram em torno de seus eixos (*spin*) com alta freqüência e alguns núcleos (como o núcleo do hidrogênio – o próton) têm momentos magnéticos resultantes. Nós estamos, na realidade, olhando para pequenos "magnetos" que giram rapidamente. Como os átomos se movem aleatoriamente, esses "magnetos" rolam desordenadamente, uns neutralizando os campos magnéticos dos outros. Um ordenamento é necessário antes que qualquer benefício possa resultar disso.

Tomografia de ressonância magnética

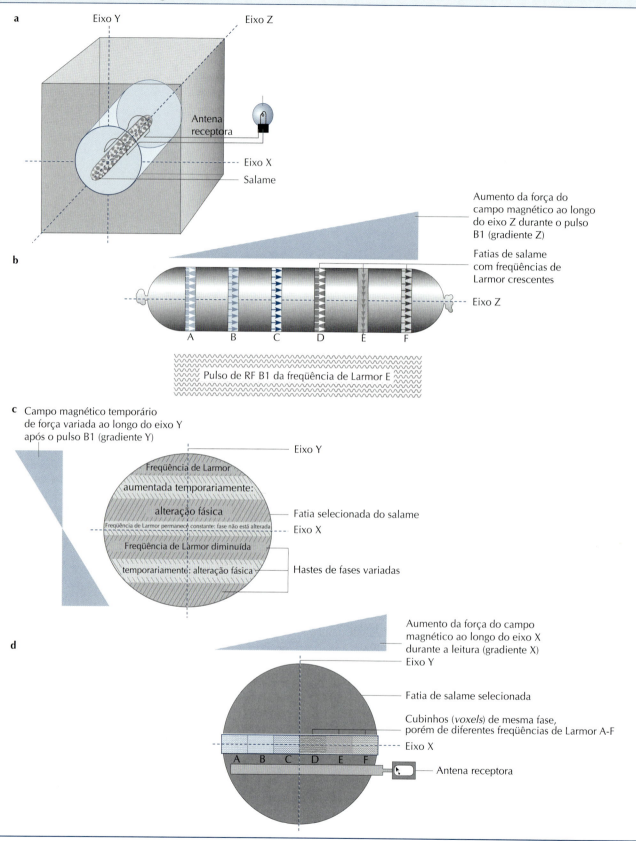

a

Eixo Y

Eixo Z

Antena
receptora

Eixo X

Salame

Aumento da força do
campo magnético ao longo
do eixo Z durante o pulso
B1 (gradiente Z)

b

Fatias de salame
com freqüências de
Larmor crescentes

Eixo Z

A   B   C   D   E   F

Pulso de RF B1 da freqüência de Larmor E

c Campo magnético temporário
de força variada ao longo do eixo Y
após o pulso B1 (gradiente Y)

Eixo Y

Freqüência de Larmor
aumentada temporariamente:

alteração fásica

Fatia selecionada do salame

Freqüência de Larmor permanece constante: fase não está alterada

Eixo X

Freqüência de Larmor diminuída

temporariamente: alteração fásica

Hastes de fases variadas

Aumento da força do campo
magnético ao longo do eixo X
durante a leitura (gradiente X)

d

Eixo Y

Fatia de salame selecionada

Cubinhos (*voxels*) de mesma fase,
porém de diferentes freqüências de Larmor A-F

Eixo X

A   B   C   D   E   F

Antena receptora

Você provavelmente lembra desse experimento físico, ainda da época de escola: limalhas de ferro organizam-se ao longo das linhas de um campo magnético. Em RM, um campo magnético externo constante (chamado B0 pelos físicos de RM) ordena os pequenos "magnetos" nucleares. Os prótons alinham-se ao longo do eixo do campo magnético e, adicionalmente à sua rotação *(spin)*, começam a rodar em torno do eixo do campo magnético B0, como giroscópios oscilando no campo gravitacional da Terra.

> ! Esta freqüência rotacional é idêntica à freqüência de ressonância, que é também chamada **freqüência de Larmor**. Essa freqüência varia com a força do campo magnético.

Sem a freqüência deste irlandês, nós não poderíamos fazer nada.
Sir Joseph Larmor foi um físico irlandês que lecionava em Cambridge, Inglaterra, por volta do início do século passado. Uma das suas áreas especiais de atuação era a teoria matemática do eletromagnetismo. A freqüência de Larmor é apenas um dos vários fenômenos físicos que leva o seu nome. Ele era um homem conservador, algumas vezes opondo-se a muitas idéias de Einstein e à

◀ Fig. 3.**6**
a O sistema de coordenadas com três eixos (Z, X e Y) dentro de um aparelho de RM é mostrado. Dentro do *gantry* você pode ver o salame e a antena ao lado, na qual o sinal RM é induzido. **b** Se um gradiente é superposto ao campo estático ao longo do eixo Z (gradiente Z), todas as fatias do salame assumem o seu próprio "endereço de freqüência de Larmor". Um pulso de excitação B1 com freqüência E irá, agora, excitar apenas a fatia E. **c** Logo após a excitação B1 da fatia E, um gradiente temporário é superposto ao longo do eixo Y (gradiente Y). Como os prótons na fatia agora giram com diferentes freqüências de Larmor, os sinais defasam exceto na haste que mantém a freqüência original. A alteração fásica persiste até a leitura. **d** Durante a leitura, um terceiro gradiente é superposto ao longo do eixo X (gradiente X). Cada cubo na haste tem agora seu próprio "endereço de freqüência de Larmor". O sinal medido desta freqüência específica pode, agora, ser atribuído a um *voxel* específico na imagem.
e Este é um moderno escaneador de RM de corpo inteiro (Siemens Medical Systems). ▼

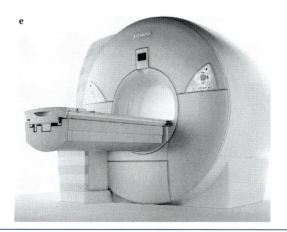

e

introdução de locais de banho na sua faculdade, em Cambrige: "Nós já vivemos sem eles há 400 anos, por que começar agora?" No final, ele tornou-se um ávido banhista logo após a instalação dos banhos públicos.

O que há de tão especial quanto aos campos magnéticos "externo" e "interno"?

Os magnetos para a aplicação do campo magnético externo (B0) são grandes e extremamente fortes (0,5, 1 ou 1,5 tesla, o último correspondendo a 30.000 vezes a força do campo magnético natural da Terra). Por que precisamos de um campo tão forte? Nossos prótons alinham-se ao longo dos eixos do campo e esperam, pacientemente, pela chegada de estímulos – eles podem, entretanto, escolher uma orientação paralela ou antiparalela. Aí é onde a história do simples magneto chega ao fim. A orientação paralela é a que menos consome energia, é por isso, então, que mais da metade dos prótons a escolhe. Os outros prótons assumem a orientação antiparalela. À medida que o campo magnético externo aumenta em força, a orientação antiparalela requer sempre mais energia e, então, se torna cada vez menos popular. O domínio dos prótons paralelos aumenta e, junto a isso, a magnetização do corpo examinado. Esse campo magnético "interno" inicialmente tem a mesma orientação do campo externo B0. Seu eixo corresponde ao eixo longitudinal do *gantry* da RM, também chamado de eixo Z (Fig. 3.**6a**). Agora o terreno está preparado: insira uma amostra biológica para examinar – o que acha de um bom salame?

Como geramos um sinal de RM em um salame?

Acontece que prótons (*i. e.*, núcleos dos átomos de hidrogênio) – que podem ser bem estudados pela RM – são abundantes em salames e em outros materiais orgânicos: mais de 90% do material orgânico consiste de hidrogênio. Após ter sido movido pelo campo magnético externo B0 do sistema de RM, a maioria dos prótons dentro do salame alinhou-se paralelamente a B0 e gerou um campo magnético "interno". Se agora quisermos que eles nos revelem tudo, é melhor excitá-los. Isso é feito por meio de um **pulso de radiofreqüência** (pulso RF), um campo magnético de RF externo temporário que oscila com a freqüência de Larmor do hidrogênio (também chamado B1 pelos físicos de RM). Lembre-se: prótons de hidrogênio não dão a mínima para os pulsos de RF com freqüências mais altas ou mais baixas. Quanto mais tempo o pulso de RF B1 estiver ativo, e quanto mais forte ele for, mais inclinado fica o eixo dos prótons, distanciando-se do eixo Z em direção ao plano X–Y. Para simplificar, vamos considerar um pulso que tem a força e a duração para inclinar o eixo do próton em 90°. Como isso não ocorre apenas com um próton, mas simultaneamente com muitos prótons no salame, o campo magnético "interno" também inclina 90° e gira com a freqüência de Larmor do hidrogênio, como uma hélice – *ou o magneto dentro do dínamo da bicicleta* (no plano X–Y; Fig. 3.**6a**). Se você posiciona agora uma bobina de arame longitudinalmente ao salame (correspondendo à bobina receptora ou à antena do aparelho de RM), uma corrente alternada mensurável é induzida – assim como nas bobinas do dínamo de uma bicicleta. Esta corrente é o sinal de RM com o qual nós podemos começar nosso trabalho. Lembre-se posteriormente que o sinal do campo é mais forte se todos os prótons estiverem em fase ("seguirem o mesmo compasso"), que é sempre o caso logo após o pulso B1.

Depois do pulso de RF B1 e a resultante inclinação de 90° do campo magnético "interno", a corrente medida pela antena – nosso sinal – diminui novamente. Para isso, existem duas razões: por um lado, o eixo do campo magnético "interno" retorna ao eixo Z – lembre-se que o campo magnético externo B0 está sempre presente e é muito forte. Por outro lado, os prótons perdem a sincronização de fase à qual foram forçados pelo pulso de RF B1. Quando eles perdem a coerência de fase (defasagem), a força do campo magnético "interno" também diminui. Mais tarde você aprenderá mais sobre esse processo.

Nós agora temos a prova de que existem prótons dentro do salame: claro que nós tínhamos o pressentimento de que eles existiam. Para observar as fatias do salame, temos que atribuir posições aos sinais em um sistema de coordenadas tridimensional.

Alocação espacial do sinal de RM

A freqüência com a qual eu balanço ou empurro meu filho no balanço depende, além de outras coisas, da gravidade terrestre. A freqüência de Larmor com a qual eu posso excitar um próton depende da força do campo magnético que o envolve. Campos magnéticos podem ser construídos assimetricamente de modo que suas forças aumentem ao longo do eixo. Esses tipos de campos são chamados gradientes.

Gradiente Z: Se tal gradiente é posicionado ao longo do eixo longitudinal ou eixo Z do sistema (gradiente Z) (Fig. 3.6a), o campo magnético aumenta ao longo do comprimento do salame, dando a todas as fatias do salame uma freqüência de Larmor diferente. Se agora aplicarmos o pulso B1, ele não excitará todo o salame, mas apenas uma fatia – um pedaço –, aquela com a freqüência de Larmor do pulso B1 (Fig. 3.6b). A largura de banda (*band width*) e a forma do pulso B1 determinam a espessura da fatia selecionada.

Gradiente Y: Depois que a excitação do pulso B1 termina, um segundo gradiente é posicionado ao longo do eixo Y do sistema (gradiente Y). Enquanto perdura este gradiente, os prótons possuem diferentes freqüências de Larmor, dependendo de suas posições ao longo do eixo Y; ou seja, eles rodam com velocidades diferentes. A subseqüente alteração fásica persiste depois que o gradiente Y é novamente desligado. A fatia do salame consiste, agora, em hastes com fases diferentes (Fig. 3.6c). Aqui está a analogia para ilustrar o fenômeno: se três carros diferentes andam em uma rodovia de pista tripla e seguem um limite de velocidade, eles permanecem lado a lado. Uma vez que o limite de velocidade é aumentado, eles andam com diferentes velocidades e o intervalo entre eles aumenta. Quando o limite de velocidade é novamente imposto, eles andam à mesma velocidade (a mesma freqüência de Larmor para os prótons) e o intervalo entre eles (a alteração fásica) persiste. Isso se aplica apenas a motoristas que seguem a lei, é claro. O gradiente pode ser projetado para deixar a freqüência de Larmor inalterada em uma haste que, subseqüentemente, não sofre a alteração fásica (*phase shift*). Freqüência e fase são, então, idênticas

ao pulso B1 original. Nós agora iremos cortar essa haste em elementos de volume (*voxels*).

Gradiente X: O último gradiente é ligado durante a fase de leitura e é posicionado ao longo do eixo X (gradiente X). Ele divide a haste em cubos e atribui um "endereço de freqüência de Larmor" específico para cada um deles (Fig. 3.6d).

Agora temos os cubos isolados (ou *voxels*) que precisamos para uma imagem bidimensional: uma fatia seletivamente excitada com espessura definida, e uma haste na fase correta, que é subdividida em cubos com diferentes freqüências de Larmor com locais designados em um sistema de coordenadas. Para calcular a imagem, uma medida separada deve ser realizada para cada haste (*voxel* ou linha de *pixel*) da matriz de imagem; ou seja, para uma matriz de 256 x 256 *voxels*, precisamos repetir o processo 256 vezes. O resto é engenharia elétrica complexa.

Análise do sinal de RM

Quais os fenômenos que precisamos conhecer?

Como descrito anteriormente, o sinal de RM mensurável logo após o pulso RF decai rapidamente. Isso se deve a dois fenômenos que podem ser quantificados separadamente:

- Relaxação longitudinal: Este é o processo do campo magnético "interno" retornando à orientação original (eixo Z) ao longo do campo magnético "externo" B0. Este é um processo muito rápido. O parâmetro correspondente é o **valor T1**.
- Relaxação transversal: Este é o processo de perda de sinal provocado pela defasagem dos prótons. Iniciando com a mesma freqüência rotacional e a mesma fase logo após o pulso B1, diferentes prótons em diferentes locais são influenciados pelas forças magnéticas dos átomos vizinhos e pela inomogeneidade geral do campo, perdendo, assim, a sua sincronização (eles "perdem o compasso"). Uma outra analogia para ilustrar o fenômeno: imagine uma orquestra de cordas gastando o seu tempo com uma partitura musical. Ela é uma orquestra especial – os músicos escutam apenas a sua própria música e não vêem ninguém além do maestro. É o maestro quem dá o sinal para começar (pulso B1). Se ele saísse logo após o começo, os músicos, individualmente, poderiam continuar a tocar suas partituras, mas a música da orquestra rapidamente ficaria desarmônica – ou defasaria. Quando os prótons defasam, a força do campo magnético "interno" diminui. Este processo leva tempo; ele é chamado relaxação transversal e é descrito pelo **valor T2**.

Como o valor T2 nos diz sobre o ambiente dos prótons, ele é um parâmetro muito importante. Você pode imaginar que T2 pode nos dizer muito sobre a estrutura dos tecidos.

Como nós medimos os valores T1 e T2?

Se, algum tempo depois da excitação do pulso B1, aplicarmos adicionalmente um pulso de RF de 180°, podemos virar ao contrário o eixo dos prótons girantes e deixá-los girar em sentido contrário para produzir um sinal de eco. Aqui está a última analogia: Se vários carros com diferentes velocidades máximas partem com velocidade total, os intervalos entre eles aparecerão e crescerão ao longo do tempo. Se todos eles receberem uma ordem de rádio para retornar o mais rápido possível, eles alcançarão o ponto de partida ao mesmo tempo. Acontece o mesmo com nossos prótons girantes: após o pulso de 180°, o sinal cresce novamente, culminando em um eco (*spin*-eco) do sinal original. A influência das inomogeneidades magnéticas constantes, que podem ser provocadas pelo campo magnético externo, felizmente é subtraída neste processo.

> ! A diferença na intensidade do sinal entre o sinal original e o seu eco nos diz algo sobre (a) a reorientação do campo magnético interno para o eixo Z (T1; relaxação longitudinal) e (b) as inomogeneidades do campo magnético local, aleatoriamente distribuídas, que não podem ser compensadas pelo pulso de 180° (T2; relaxação transversal).

Se você quer uma imagem ponderada em T1, coloque o pulso de 180° logo após o sinal primário. Como a relaxação longitudinal é rápida, a perda de sinal representa, então, T1. Se você quer uma imagem ponderada em T2, espere um longo tempo antes de dar o pulso de 180° para assim dar tempo de ocorrer a defagem (relaxação transversal). A perda de sinal, então, representa T2.

Os valores T1 e T2 da água, gordura, músculo e fígado são bem diferentes um do outro. Esta é a razão para o magnífico contraste do tecido mole na imagem de RM. Se os átomos excitados de hidrogênio deixam a fatia excitada antes da leitura (como ocorre em sangue corrente), não há nenhum sinal a medir, por isso, então, que na maioria das imagens de RM os vasos são pretos. Se há apenas poucos átomos de hidrogênio (p. ex., no córtex ósseo ou em tendões), o sinal permanece baixo. Uma série de meios de contraste para RM podem mudar os valores T1 e T2. O componente mais popular é o gadolínio.

> ! Em imagens ponderadas em T1, o líquido (p. ex., fluido espinhal, urina) é escuro, enquanto, em imagens ponderadas em T2, ele é claro. O córtex ósseo não gera nenhum sinal de RM – ele é sempre preto.

3.5   Nossa percepção

O resultado de um exame de imagem (ou uma intervenção) não é confiável apenas devido à sua indicação ou à qualidade da sua execução técnica. O radiologista diagnosticador com todo seu conhecimento e experiência é a última ligação na cadeia diagnóstica. O radiologista procura por informações relevantes na imagem, compreende, classifica, avalia e, finalmente, chega a um (esperançosamente correto) diagnóstico. A procura, a detecção e a avaliação preliminar são os componentes predominantes da percepção.

> ! Sem a percepção íntegra e otimizada do diagnosticador, todo exame de imagem, por mais sofisticada que seja a tecnologia, é uma perda de tempo e dinheiro. Ele também aumenta os riscos para o paciente.

De que maneira enxergamos melhor?

Em imagens diagnósticas como as mamografias, estruturas incrivelmente pequenas e de baixo contraste, como microcalcificações, devem ser reconhecidas.

> Uma estrutura é mais bem observada se vista a uma distância na qual ela subtenda um ângulo de 5° (Fig. 3.**7a**).

No nosso trabalho diário, quando procuramos por detalhes muito pequenos, implementamos esse fato fisiológico aproximando-nos à imagem – até chegarmos ao limite de acomodação. A acomodação é, evidentemente, fenomenal em crianças (se elas lhe mostram um pedaço de papel para ler, elas o colocarão perto do seu nariz). Radiologistas com uma idade biológica adequada, entretanto, precisam usar lentes de aumento para compensar deu déficit de acomodação. É interessante notar que o fenômeno também acontece de maneira inversa: lesões grandes, de baixo contraste, são mais bem observadas quando vistas com lentes de redução. O número de radiologistas que carrega consigo lente de redução é, entretanto, muito pequeno. A grande maioria apenas dá um passo atrás e, então, olha a imagem mais uma vez.

A boa observação de pequenas estruturas depende também da claridade, ou da densidade óptica, como é chamada pelos cientistas. Como típicos animais de estepe, nós vemos melhor os contrastes sob a claridade de uma tarde de verão. Nesta densidade óptica nossos cones ópticos trabalham otimamente, enquanto a dispersão intra-ocular é mínima. Quando escurece, mudamos para a visão dos bastonetes. A detectabilidade diminui significativamente e é por isso que você tem uma luminária na sua mesinha de cabeceira.

As janelas de uma sala de enfermaria típica podem ser usadas como "negatoscópio" somente quando a visita médica acontece em uma tarde de verão com céu claro – nesse caso dentro dos hospitais e apenas para uma minoria privilegiada. Tarde da noite, entretanto, um público maior parado no estacionamento também pode verificar a evolução dos pacientes.

Assim como nossos olhos se adaptam ao brilho do campo visual total, uma imagem no "negatoscópio" deve ser bem mascarada se você não quiser perder lesões de baixo contraste. A luz da sala (ambiente) também deve ser adaptada para prevenir reflexões na imagem e a dilatação das pupilas, o que poderia aumentar a dispersão intra-ocular e ativar a visão dos bastonetes.

A observação adequada de uma imagem que foi gerada com muito cuidado está, então, longe de ser trivial (Fig. 3.**7b**). Negatoscópios especiais assistidos por computador ou monitores que também controlam a luz ambiente otimizam nossa percepção (Fig. 3.**7c**).

Percepção

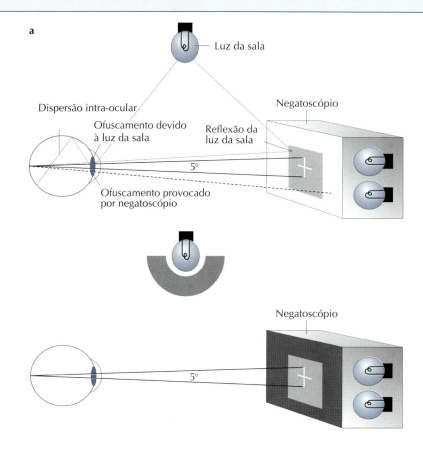

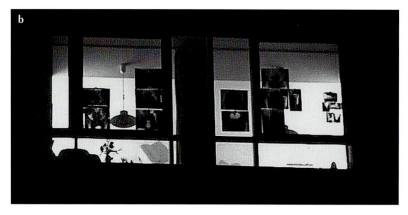

Fig. 3.**7**
a Ofuscamento e reflexões no campo visual, dispersão intra-ocular e mascaramento insuficiente da imagem no negatoscópio são razões para uma percepção prejudicada (acima). Se esses erros são corrigidos e se estruturas são vistas de modo que elas subentendam um ângulo de 5°, a percepção é ótima (abaixo). **b** O chefe visita a enfermaria cirúrgica. Os filmes foram fixados às janelas. Obviamente as visitas têm que acontecer antes do pôr-do-sol nessa enfermaria. É bom saber também que o progresso terapêutico pode ser verificado outra hora, tarde da noite, enquanto se caminha pelo estacionamento. **c** Este é um negatoscópio assistido por computador que mascara o filme e adapta a luz ambiente automaticamente, otimizando, então, a percepção (Smartlight, Inc.). **d** Este é um moderno *display* de tela plana usado em mamografia digital. Nesse campo especial as exigências por qualidade são extremamente altas. O *display* também precisa ser colocado em ambiente reservado, com luz ambiente ajustada (Fuji Medical Systems). ▶

O que, além disto, influencia a nossa percepção?

Mesmo se uma estrutura seja opticamente bem visível, ela também deve ser percebida e, finalmente, avaliada e classificada. A estrutura é patológica, normal, ou apenas uma variante do normal? A imagem é escaneada opticamente e comparada a padrões normais, o *gestalt*, por exemplo, de uma radiografia do tórax. Quanto mais complexa a imagem normal, isto é, a anatomia radiológica, mais difícil é a detecção da patologia. Um determinado nódulo é facilmente distinguível na periferia do pulmão, mas passa facilmente despercebido quando se encontra próximo ao hilo pulmonar, isso porque os grandes vasos podem se assemelhar ao nódulo ou camuflá-lo. A influência negativa da anatomia complexa na detectabilidade da patologia é também chamada de "**ruído anatômico**" (*anatomical noise*) (p. 21).

Após detectar uma estrutura definitivamente patológica, sua atenção pode diminuir, especialmente se você ainda for inexperiente. Este efeito chamado de "*satisfaction of search*" (p. 25) impede a avaliação cuidadosa do resto da imagem. Aproveite isso como um sinal para dedicar mais algum tempo para uma segunda passagem completa sobre a imagem!

A revisão independente de um exame por outro colega ("*double reading*") pode aumentar significativamente o seu valor diagnóstico (p. 32) – quatro olhos enxergam melhor que dois!

> ! Imagens são geradas com equipamentos extremamente caros e sofisticados, muitas vezes com risco substancial para o paciente. Elas devem ser analisadas com todo o cuidado e sob ótimas condições.

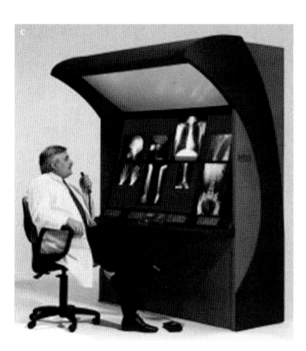

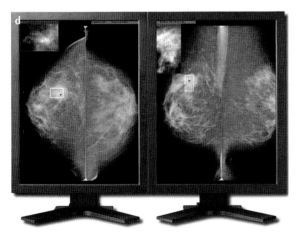

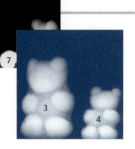
O conhecimento de alguns procedimentos básicos e regras em imagem seccional e de projeção é essencial para o entendimento da criação de uma determinada imagem médica. Outros fenômenos são muito úteis na interpretação de tais imagens radiológicas. Alguns deles podem ser aplicados em todos os aspectos da imagem, outros são cruciais apenas para subespecialidades em radiologia. O que é verdade na vida real também é verdade aqui: Se você conhece os fundamentos e um conjunto de pequenos truques, sua fama espalhar-se-á rapidamente.

4.1   O que preciso saber para a análise da imagem?

A qualidade do estudo é tecnicamente adequada?

> **Checklist:** Determinando a qualidade do estudo
>
> - Foi escolhido o melhor método/modalidade para o contexto clínico apresentado?
> - Foram examinadas as partes corretas do corpo e de forma completa?
> - O estudo foi realizado apropriadamente ou a imagem foi comprometida devido ao estado do paciente ou à sua situação durante o exame?

Todo radiologista experiente olha primeiro "a qualidade do exame" antes de começar uma análise completa da imagem. O objetivo de uma primeira verificação técnica não é descartar o exame ou ignorar um achado (apesar de isso também ser necessário em poucos casos), mas estabelecer uma base sólida para o processo de percepção e de tomada de decisão. Este é um hábito precioso que você também deve obedecer. Obviamente deve-se, primeiro e antes de tudo, assegurar-se que a imagem em mãos de fato pertence ao paciente em questão.

Para determinar a **qualidade do estudo**, fazemos as seguintes perguntas:

- Foi selecionado o método diagnóstico ou intervencionista correto, considerando a indicação clínica em questão? As listas de indicação nesse livro irão te dar uma orientação de quais estudos são realizados e para qual problema, baseando-se na ciência e na experiência clínica.

- A região correta do corpo foi examinada e está completamente representada? Esta é uma pergunta crucial. Como exemplo, verifique a Figura 4.1a-c, que justifica essa pergunta. A adição, por exemplo, de uma segunda projeção confirmatória é totalmente imprescindível em radiografia esquelética (Fig. 4.2).

- O estudo foi realizado corretamente ou a imagem foi comprometida pelo estado do paciente ou pela situação durante o exame? Isso inclui não apenas a técnica de exame (p. ex., voltagem para a exposição; o uso de uma grade antidifusora em radiografia de projeção; a escolha da janela e do filtro na TC ou a freqüência e o tipo de sonda em ultra-sonografia; a seleção adequada da bobina, a seqüência e a projeção na RM, mas também o posicionamento (o paciente permaneceu ereto?) e o grau de cooperação do paciente (o paciente pode manter-se quieto [Fig. 4.3]? Ele prendeu a respiração? Ele inspirou profundamente?).

Ao terminar de ler esse livro você deve ser capaz de responder as duas primeiras perguntas em 95% dos casos. Se o estudo é de qualidade satisfatória, você está no caminho para o diagnóstico correto.

Como analiso uma imagem?

Se você acompanhar o movimento dos olhos de um radiologista experiente, descobrirá que eles se movimentam de forma não-sistemática, ou até mesmo caótica. Sua percepção de achados acontece, na realidade, em questão de décimos de segundos. O principiante, entretanto, tem que seguir a uma seqüência rígida para suprir a necessidade de um tempo médio maior de observação, o que gera conflito com o curto tempo de atenção momentânea do indivíduo. Você encontrará sugestões para cada seqüência nos capítulos individuais.

Características do tecido nas imagens radiográficas

Falando em termos de densidade característica em radiografia simples, o corpo humano consiste de diferentes componentes básicos, especificamente gordura, água, tecido mole e osso. Essas quatro densidades básicas são reconhecíveis quando uma estrutura contém uma quantidade predominante de um tipo particular de tecido. Obviamente esse não é sempre o caso e, para piorar o problema, como radiografias convencionais são imagens de projeção, freqüentemente olhamos para uma sombra composta feita da densidade característica de vários tecidos. Alguns componentes adicionais, como calcificações ou metal, são introduzidos por doença ou eventos externos. As funções do corpo também podem ser observadas com modalidades de imagem; por exemplo, o fluxo nos vasos sanguíneos ou no espaço do líquido cefalorraquidiano ou a absorção do meio de contraste em um tipo específico de tecido.

Toda modalidade de imagem tem suas características específicas, pontos fortes e fragilidades no que diz respeito à representação desses componentes e funções. Algumas modalidades podem ter excelente resolução espacial (como o ultra-som de

Atenção, aqui você deve tomar cuidado!

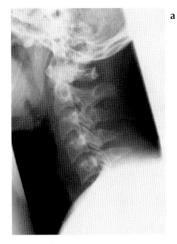
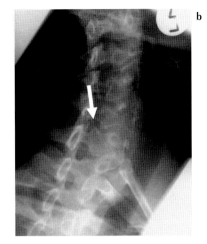
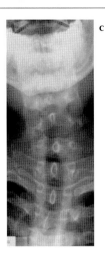

Fig. 4.**1a** Olhe bem para a coluna cervical lateral desse paciente, que caiu de sua bicicleta. O colar cervical pode ser tirado com segurança?

R. Apenas cinco corpos vertebrais cervicais são visíveis – esta visão lateral é insuficiente.

b A incidência oblíqua adicional (dois fortes cirurgiões de trauma puxaram os ombros caudalmente) mostra o deslocamento de C6 em relação a C7 (seta). **c** A radiografia ântero-posterior prova a distorção no segmento C6/7. Se o colar tivesse sido tirado antes de se realizar uma estabilização, isso poderia ter resultado em uma contusão da medula espinal.

Diagnóstico à segunda vista

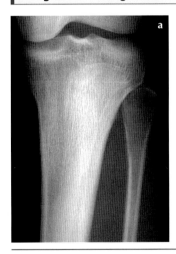
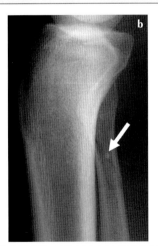

Fig. 4.**2a** A radiografia ântero-posterior não mostra nenhuma anormalidade óbvia.
b Apenas a projeção lateral demonstra a fratura fibular (seta).

Não, doutor.

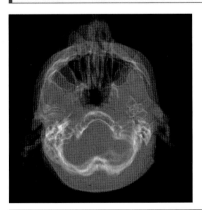

Fig. 4.**3** Depois de ter sido questionado se ele poderia ficar quieto para apenas mais uma varredura, este paciente simplesmente balançou sua cabeça. Nem tudo é possível.

Como eles aparecem nas diferentes modalidades?

a Visualização dos componentes corporais

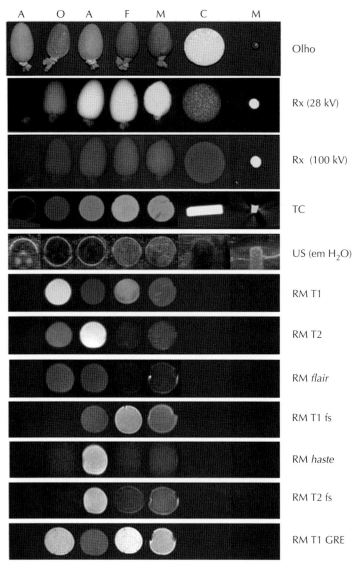

A = ar; O = óleo; A = água; F = fígado; M = músculo; C = cálcio; M = metal

Fig. 4.**4a**   Aqui você vê os mais importantes componentes corporais à medida que eles são representados pelas diferentes modalidades de imagem. As amostras estão rodeadas de ar. Gás, líquidos e tecidos moles estão contidos nos dedos de luva de borracha. Para o ultra-som as amostras estão imersas em água fresca da torneira – as pequenas bolhas são causadas por gás dentro da água. O tablete de cálcio não poderia, logicamente, ser colocado na água sem se dissolver imediatamente e produzir gás, então o meu próprio rádio (J.W.O.) teve que tomar o seu lugar. A propósito, que metal devemos escolher? Cobre, chumbo ou ferro? Por quê?

b Teste você mesmo!

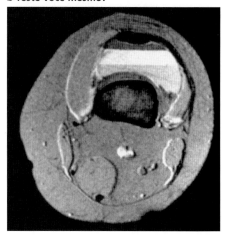

b Você vê uma parte de um exame de um paciente que sofreu uma lesão. Tente classificar o exame o mais precisamente possível e, então, sugira o diagnóstico clínico. Use a Figura 4.**4a**, um pouco de anatomia e sua massa cinzenta no processo.

Esse é um exame seccional axial do joelho imediatamente cranial à patela. Você pode ver todo o contorno do membro – uma ultra-sonografia é, então, impossível. O córtex ósseo e os tendões são pretos – o que prova que esta é uma imagem de RM. O osso esponjoso e a gordura subcutânea são comparativamente escuros – a saturação da gordura poderia explicar isso. Três camadas dentro da bolsa suprapatelar são observadas através de duas interfaces líquido-líquido. A camada do meio é clara – compatível com o líquido seroso da articulação em imagens ponderadas em T2. A camada inferior adjacente tem um sinal intermediário que combinaria bem com o sangue. A camada superior com baixo sinal é novamente gordura – lembre-se da saturação de gordura. No quadro diagnosticamos uma fratura de joelho com envolvimento da articulação, muito provavelmente uma fratura do platô tibial. A gordura é liberada na articulação a partir da medula óssea através da linha de fratura. J.W.O. gosta de chamar isso de sinal da **bandeira holandesa.**

É claro que isto é chumbo. O cobre seria mais bem penetrado a 100 kV; o ferro teria voado para dentro da máquina de RM e poderia danificar o sistema (e, o que é pior, o caixa do nosso departamento).

"Ruído anatômico" ("*anatomical noise*")

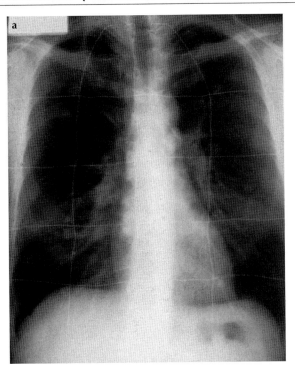
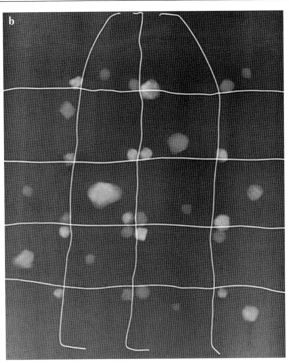

Fig. 4.**5a** Analise a radiografia de tórax desse voluntário, que tem uma combinação de esferas de cera fixadas em suas costas: grandes esferas na região hilar são omitidas. **b** Compare com a radiografia das esferas de cera sozinhas: Quantas você não notou?

alta freqüência), mas uma pobre penetração profunda no tecido. Algumas têm boa resolução espacial (habilidade para discernir dois objetos pequenos/pontos no espaço), mas uma resolução inferior de contraste de tecidos moles (habilidade para discernir dois tipos diferentes de tecidos moles, como as substâncias branca e cinzenta do cérebro). Um exemplo é a escolha entre TC cerebral *versus* RM. Adicionalmente existem, nas modalidades, individualmente, modos especiais de melhorar um ou outro aspecto. Para o iniciante é difícil – se não impossível – ter uma visão geral abrangente. A Figura 4.4a procura ajudar um pouco. Ela mostra os componentes relevantes e como eles são representados pelas modalidades de imagem pertinentes. A Figura 4.4b coloca o seu novo conhecimento em teste. Por favor, tenha em mente que em radiografia de projeção não é apenas a densidade (Fig. 4.4.), mas também a espessura do objeto exposto que determina a intensidade do sinal (ou seja, a atenuação da radiação, nesse caso).

O que é um achado normal, o que é um achado patológico?

O objetivo da imagem é a detecção e a localização de doenças relevantes ou a exclusão de achados significativos. O que nós consideramos ser patológico depende muito do paciente, do contexto social, e algumas vezes até mesmo da situação política ou socioeconômica imediata (um período clínico de depressão consecutivo a uma catástrofe como o 11 de setembro de 2001 em Nova York pode ser considerado uma reação normal

em vez de uma doença). Calcificações na parede da aorta abdominal ou hérnia de disco vertebral sem sintomas não são patológicas em uma pessoa de 90 anos, a menos que a sua forma sugira um grande aneurisma, mas em um adulto jovem esses achados certamente levariam ao planejamento de diagnóstico adicional e possível terapia. Achados incidentais como defeito de fechamento do arco vertebral S1, um lobo da veia ázigos pulmonar, ou uma veia renal circum-aórtica são variantes anatômicas que não têm nenhuma relevância em geral, exceto sob circunstâncias extraordinárias: por exemplo, quando a cirurgia da região é planejada, como a ressecção laparoscópica de um rim esquerdo de um doador vivo saudável.

Como já foi mencionado no capítulo anterior, a anatomia normal pode ser tão confusa que a detecção, localização e classificação de achados podem se tornar extremamente difíceis. A árvore vascular pulmonar, por exemplo, com suas veias e artérias pulmonares e brônquicas entrelaçadas, é tão complicada que grandes nódulos podem ser completamente ocultados (Fig. 4.5). Essa interferência da anatomia normal com a detecção de achados patológicos é também chamada de "**ruído anatômico**" ("*anatomical noise*") – em analogia ao incômodo ruído que você ouve no antigo aparelho de som do seu pai.

Onde está a patologia?

Para determinar o local correto de uma lesão, precisamos de **três dimensões**, assim como em visualização estereoscópica.

Posso ter outro corte?

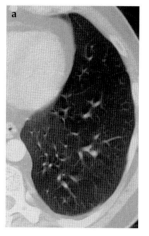 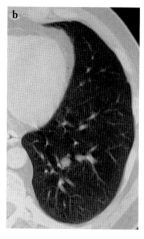 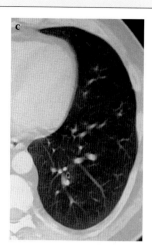

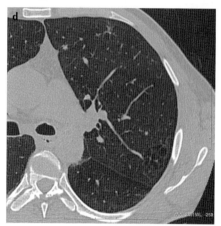 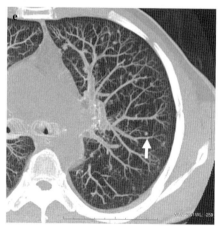

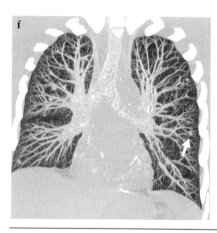

Fig. 4.**6**   A visão ampliada da TC de tórax mostra diversas pequenas estruturas arredondadas (**b**). Apenas a revisão do próximo corte cranial (**a**) e caudal (**c**) indica que a mancha central em **b** representa um nódulo, enquanto outras estruturas são tubulares e, então, representam vasos pulmonares. Se uma reconstrução em corte espesso for usada, as coisas tornam-se mais fáceis: Em **d**, um único corte de TC mostra algumas lesões suspeitas arredondadas. É o corte espesso axial (**e**) e horizontal (**f**) que se diferencia claramente entre os vasos tubulares e o nódulo metastático (seta).

Em imagem seccional, são os *cortes vizinhos,* as reconstruções ou as chamadas reconstruções em corte espesso (*thick slab reconstructions)* que conduzem à terceira dimensão. A revisão interativa de imagens finas de TC em um sistema de visualização eletrônica, como uma estação de trabalho (*workstation)* ou sistema PACS (sistema de arquivamento e comunicação de imagens), está se tornando cada vez mais popular; o rolar do *mouse* através de pilhas de imagens contíguas permite ao radiologista formar em sua cabeça a impressão em 3D. Olhar para a terceira dimensão e para a vizinhança é a única forma de dife-

renciar entre uma esfera (como um nódulo no pulmão) e um cilindro (como a secção de um vaso na TC de tórax) (Fig. 4.6). Em radiografia de projeção, especialmente do esqueleto, a segunda projeção obrigatória, oblíqua ou perpendicular, é a que, em conjunto com a radiografia inicial, oferece-nos esta informação (Fig. 4.7) – caso vejamos a anormalidade nas outras projeções, o que sem dúvida não acontece em todos os casos. No entanto, uma projeção simples isolada realizada com feixe sagital de raios X também nos pode dar dicas sobre a localização da lesão. Usamos essa informação sempre que a segunda proje-

Um segundo ponto de vista válido

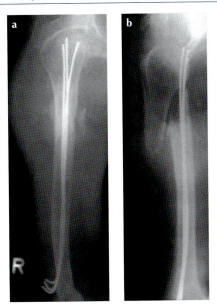

Fig. 4.**7a** O que você vê é uma fratura do úmero que foi estabilizada com diversos pinos de Rush. Olhando para essa projeção, tudo parece bem.
b A segunda projeção desperta, de repente, a nossa atenção: os pinos encontram-se fora do fragmento proximal da fratura.

ção não está presente ou não mostra claramente a lesão em questão.

Interfaces perceptíveis radiograficamente existem entre os tecidos sempre que sua densidade (ou intensidade de sinal), na determinada modalidade de imagem, é diferente o suficiente para ser detectada pelo sistema de imagem usado (resolução de contraste, veja acima). Isso tem importância especial em radiografia de projeção. O contorno renal e a borda do músculo iliopsoas, por exemplo, são bem observados em filmes abdominais porque essas estruturas com densidade de tecido mole (rim ou músculo) são rodeadas pela gordura retroperitoneal de densidade muito menor (Fig. 4.8). Se esta interface é perdida ou se sua continuidade é alterada, deve-se suspeitar de um processo patológico na região. No rim, este fenômeno poderia indicar um carcinoma renal com invasão da cápsula renal; no caso do músculo iliopsoas, fibrose retroperitoneal ou um grande abscesso no psoas poderiam resultar na perda desse contorno. Na análise detalhada de radiografias do tórax, usaremos bastante esse fenômeno (também chamado "sinal da silhueta").

A **geometria da exposição** também influencia na aparência da imagem e pode-nos ajudar a atribuir um local específico a um achado. Para o olho nu do observador, objetos distantes resultam em uma projeção pequena, enquanto objetos próximos resultam numa grande projeção em nossa retina. Em radiografia acontece exatamente o contrário: olhando para uma radiografia, vemos de fato através do paciente, em um ponto fonte de radiação, o foco. Tudo o que está mais perto do foco, ou seja, mais distante do detector, projeta-se maior no detector. (É como olhar para sua própria sombra na parede – quanto mais perto você chega da parede, menor torna-se a sombra, e

Radiologistas simplesmente amam gordura!

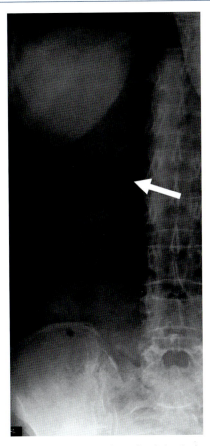

Fig. 4.**8** A visão colimada de uma radiografia abdominal mostra o curso oblíquo do músculo iliopsoas quando ele se estende da coluna para a pelve, visível devido à sua interface com a gordura adjacente (seta). O contorno renal também é óbvio. Com um pouco de imaginação pode-se observar a glândula supra-renal sentada sobre o rim. O seio da paciente está sobreposto a ela. Todas essas estruturas retroperitoneais são perceptíveis em virtude de suas interfaces com a gordura adjacente, que possui diferente radiopacidade. As áreas escuras, irregulares, representam o ar intestinal.

Uma imagem mais nítida, por favor!

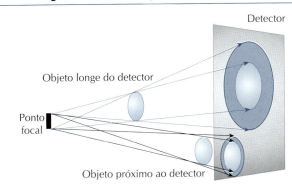

Fig. 4.**9** O tamanho finito do foco causa a obscuridade das margens do objeto, que cresce com o aumento da distância para o detector.

Ursos de goma para você exercitar

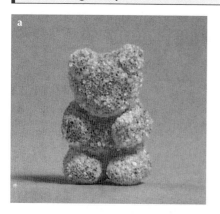

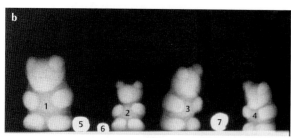

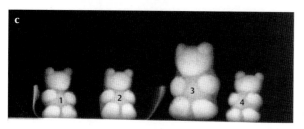

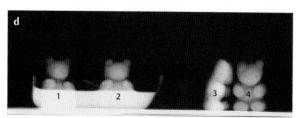

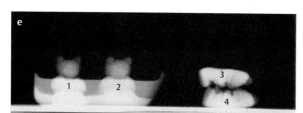

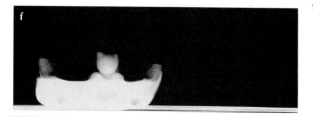

Fig. 4.**10a** Um urso de goma feito de uma gelatina equivalente ao tecido mole com cobertura de açúcar. Todos os seus colegas são do mesmo tamanho e tipo.
b Quatro ursos de goma (1-4) jogam bola de "chumbo" (5-7). Quais ursos estão próximos ao detector? Qual deles está distante? Qual é a menor bola? Qual é a maior bola?

Os ursos 2 e 4 estão próximos ao detector, o urso 1 mais distante dele. As bolas 5 e 6 são do mesmo tamanho e estão próximas aos ursos 1 e 2. A bola 7 é a menor – seu contorno indistinto diz tudo: ela foi pendurada com fita (veja a sombra dela esmaecida) a penas alguns centímetros do foco.

c Após o jogo os ursos de goma retiraram-se para o banheiro. Os ursos 1 e 2 querem tomar banho, ursos 3 e 4 não estão tão certos. Qual urso está na banheira? Em que ele se banha? Quão perto estão os ursos 3 e 4 um do outro? Eles se vêem?

A banheira está vazia; é impossível dizer qual urso está dentro da banheira. Os ursos 3 e 4 estão distantes um do outro; eles olham um para o outro e comentam as novidades, mas isso não podemos concluir a partir da radiografia.

d Dez minutos depois um urso está na banheira. Qual? O urso 3 mudou a sua posição.

O urso 2 deve estar sentando na banheira, pois ele perdeu seu contorno ou "silhueta" – ele desloca o líquido (água), que tem aproximadamente a mesma densidade da gelatina. O urso 1 deve estar sentado fora da banheira, pois sua sombra é somada à atenuação da água da banheira, que ele não desloca – sua silhueta permanece visível. Ursos 3 e 4 aproximaram-se e comentam as novidades. Ambos estão próximos ao detector. Urso 3 está a um ângulo de 90° do urso 4. Nessa projeção lateral, ele absorve mais radiação que o urso 4 na posição ântero-posterior. O mesmo é válido para os seres humanos: uma radiografia lateral de tórax requer o triplo da dose do exame-padrão! Lembre-se disso quando for submetido a um exame de raios X do tórax ou quando você o solicitar para um paciente jovem.

e A noite avança vagarosamente. Vá adiante e analise a situação. O que aconteceu na banheira?

Existem dois líquidos diferentes na banheira agora. O urso 2 deve, ser, ainda, ser o que está na banheira porque o seu contorno ainda está perdido no líquido inferior. Entretanto, a sua silhueta permanece discernível no líquido superior: a densidade deste líquido deve ser significativamente menor que a densidade da gelatina. Que líquido maravilhoso poderia ser esse? Claro, um óleo de banho para um luxuoso relaxamento: a água permanece no fundo, o óleo – ou gordura líquida – flutua no topo. O urso 1 ainda senta fora da banheira, apático. Os ursos 3 e 4 projetam-se, agora, ambos lateralmente. O urso 4 está agora tão claro quanto o urso 3 porque ele absorve a mesma quantidade de radiação.

f A festa está chegando ao final. Todos os ursos estão sentados na banheira ou algum deles saiu prematuramente e frustrado? E agora, qual é o problema com a banheira?

Não, ninguém saiu. Dois ursos estão sentados em plena harmonia no centro da banheira, um de frente para o outro (não tente isso na sua própria banheira) – suas densidades somam-se para um valor maior que os ursos visualizados lateralmente. Existe outro líquido na banheira agora. Os ursos deslocam esse líquido, este apresenta menor densidade que o líquido circundante. O líquido deve, então, ter atenuação de radiação muito mais alta que o material do qual esses ursos são feitos. Isto é um meio de contraste iodado.

Efeito de somação (*summation effect*)

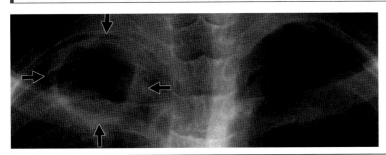

Fig. 4.**11** Você pode ver áreas hiperluscentes em ambos os ápices pulmonares. No lado direito do paciente existe um achado real representando um abscesso com paredes espessas, que podem ser acompanhadas ao redor de todo o perímetro da lesão. A área hiperluscente à esquerda está limitada pela primeira e segunda costela, a clavícula e a coluna vertebral. Este é um efeito de somação típico – seu cérebro tenta lhe fazer de tolo.

quanto mais perto você chega da fonte de luz, maior torna-se a sombra). Nós também temos que considerar que o foco dos raios X tem um tamanho (em radiografia plana entre 0,1 e 2 mm), e que o seu tamanho está atribuído à *falta de nitidez* inerente da imagem. Quanto maior o foco ou quanto mais perto um objeto está do foco, menos definidas serão as margens reais visíveis das estruturas na radiografia correspondente (Fig. 4.9).

Você pode ir em frente e testar suas novas habilidades analisando a Figura 4.**10b-f**. A Figura 4.**10a** mostra um urso de goma e todos os ursos de goma mostrados têm o mesmo tamanho.

O que pode dar errado na percepção?

O fato de uma lesão existir no corpo do paciente não significa, automaticamente, que ela seja visível. E o fato de uma lesão ser visível não significa que ela é sempre percebida pelo observador. O processo diagnóstico não está completo e também não vale um centavo para o paciente até que o diagnóstico tenha sido verbalmente comunicado ou por escrito para o clínico responsável em tempo satisfatório para ele agir de acordo. Durante a percepção de uma lesão visível, um número de efeitos neurofisiológicos e cognitivos interessantes entra em jogo, para os quais se deve estar atento.

Como faces humanas, imagens radiográficas têm um *gestalt* que se pode observar e recordar após muito pouco treinamento. Se vemos o rosto de um grande amigo no ônibus, nós o reconhecemos imediatamente – nós iremos perceber a nova espinha em seu rosto num piscar de olhos. Um radiologista treinado também detectará de primeira um nódulo em uma radiografia de tórax, em menos de um segundo e, portanto, sem uma procura sistemática. O modo-padrão de geração e apresentação da imagem auxilia nesta rápida detecção. Se um amigo estivesse deitado de costas em uma praia e você estivesse passando por trás dele, acharia muito mais difícil reconhecer seu rosto com exatidão e, ainda mais, sua espinha, naturalmente. Esta orientação não-usual ou *gestalt* desse rosto que, por outro lado, já é bem conhecido, é responsável pela criação desse problema. O mesmo é verdade para outras representações: olhar para os fragmentos de um conjunto de dados de imagem (como em janelas estreitas múltiplas de uma imagem digital ou como em análise de uma imagem apenas com lentes de aumento) não torna supérflua a análise global de uma imagem. Preferencialmente, a combinação de observação detalhada e em maior contexto de toda a imagem permite percepção e interpretação adequadas. A experiência e a ciência trazem sem-

pre bons argumentos para a geração, a apresentação, a visualização e a análise das imagens radiológicas (como radiografias do tórax e mamografias) de maneira altamente padronizada.

Algumas vezes, durante a análise de uma imagem radiológica, descobrimos lesões que não são reais, mas são concebidas, por nosso sistema visual da seguinte forma: partes de diferentes estruturas anatômicas são fundidas em uma "lesão" aparente, que corresponde a um **efeito de somação** (*summation effect*). Esse efeito pode fazer com que os cruzamentos de costelas se assemelhem a "nódulos". O ápice do pulmão é outra

Efeito *satisfaction of search*

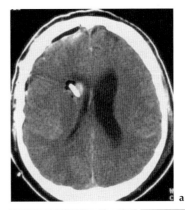

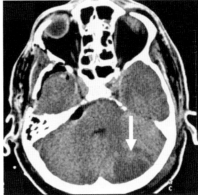

Fig. 4.**12a** Esta TC de crânio mostra um dreno ventricular deslocado que levou a uma hemorragia na substância branca cerebral. O cirurgião responsável estava presente. O achado foi vigorosamente discutido, comunicado e mostrado aos outros colegas. **b** O infarto adicional no hemisfério cerebelar esquerdo (seta) fugiu à atenção nesse momento e foi diagnosticado em uma revisão posterior.

área onde a superposição da primeira e segunda costela, a clavícula e a coluna vertebral podem simular uma pseudolesão – uma zona de "hiperinsuflação" neste caso (Fig. 4.**11**). Se presumirmos a existência de tal fenômeno, devemos determinar os contornos da pseudolesão e classificá-los em seus componentes individuais. Mas tome cuidado para não explicar apenas dessa forma todos os achados: em um fumante, não atribua automaticamente todos os nódulos aparentes a fenômenos de somação simplesmente porque você aprendeu isso agora – nós disponibilizamos de outras modalidades para nos assegurarmos que, de fato, não há razão para se preocupar. Comparação com radiografias anteriores, imagem adicional, ou exame de acompanhamento depois de poucas semanas, podem ajudar a planejar o que deve ser feito.

Conhecimento ou achados prévios podem influenciar nossa análise subseqüente e tirar nossa atenção para achados relevantes na imagem. Ainda continua a discussão se a história do paciente deve ser lida antes ou depois da análise inicial do exame. Nós sugerimos uma análise preliminar da imagem sem nenhum conhecimento sobre os sintomas do paciente para obter uma primeira impressão imparcial. Subseqüentemente, a história do paciente é lida e o exame é analisado com estas informações em mente. O foco dos médicos nas queixas do paciente não é sempre uma vantagem, já que isso nos pode afastar de achados menos diretos e de diagnósticos incidentais. O papel da história e queixas do paciente no que diz respeito à interpretação dos achados é, naturalmente, incontestável: pontos clínicos relevantes têm que ser comunicados ao radiologista ou o processo de diagnóstico será prejudicado. O diagnóstico final, então, leva em consideração ambas as perspectivas e consiste, idealmente, de uma lista de diagnósticos diferenciais, em ordem de plausibilidade e probabilidade.

Um fenômeno particularmente enganador já foi mencionado no Capítulo 3 – o efeito *satisfaction of search* (p. 17). Se o observador (muitas vezes inexperiente) se concentrar no achado de uma primeira lesão relevante, o posterior interesse na imagem pode-se deteriorar rapidamente: informação relevante adicional é negligenciada ou ignorada (Fig. 4.**12**). Então, embora seja bom para o novato encontrar imediatamente um importante achado, a análise do exame deve ser continuada com muita disciplina e cuidado.

4.2   Podemos chegar a um diagnóstico que se aproxime da exatidão histológica?

Se um achado patológico for detectado, este tem que ser classificado e os diagnósticos diferenciais têm que ser considerados. A realização das seguintes perguntas pode-lhe ajudar a se aproximar de uma lista mais concisa de diagnósticos potenciais.

Há alguma mudança de volume?

Cicatrizes em órgãos parenquimatosos e atelectasias pulmonares são associadas à perda de volume; ou seja, tecidos elásticos adjacentes movem-se em direção ao processo patológico.

Abscessos, tumores e metástases agem de modo bastante diferente: eles tendem a crescer em volume e ocupar espaço – eles deslocam estruturas elásticas vizinhas.

O que acontece com a anatomia adjacente?

Muitos achados radiográficos (sozinhos ou combinados) podem sugerir um processo agressivo: como a invasão de vasos vizinhos, a destruição de ossos e a infiltração de órgãos e tecidos gorduroso e muscular. Se a lesão tem uma margem irregular e/ou um forte realce após a administração de contraste, a inflamação ou a malignidade precisam ser fortemente consideradas. Caso o corpo tenha tido tempo para a formação de uma cápsula, em que exista uma margem esclerótica no osso ou no qual a lesão esteja bem circunscrita, um processo benigno, de desenvolvimento lento, é mais provável.

Como é a estrutura interna?

A estrutura interna e o potencial realce pelo contraste podem ser homogêneos ou heterogêneos. Gordura, líquido, calcificações, ossificações ou mesmo presença de dentes (*i. e.*, em um teratoma) ajudam a restringir os diagnósticos diferenciais. Em espaços preenchidos por líquido, interfaces líquido-líquido ou líquido-gás permitem deduções sobre os seus componentes (Fig. 4.**4b**).

Que patologia ocorre comumente em uma região anatômica específica?

Cada região tem um número de achados patológicos típicos que tendem a se relacionar com os órgãos locais ou com a função da parte específica do corpo. Um bom exemplo é a diferenciação de lesões expansivas no mediastino anterior – os quatro grandes Ts: "**t**imoma, **t**ireóide, **t**eratoma e... **t**errível linfoma".

Sexo, idade e a história aguda e/ou geral do paciente reduzem ainda mais o número de diagnósticos diferenciais. No fim de tudo isso, respira-se fundo e recorre-se à lista dos diagnósticos "remanescentes". Dependendo do seu humor e do seu senso de suspense e drama, você irá abordar, inicialmente ou por último, os diagnósticos mais prováveis. A satisfação obtida ao chegar a um diagnóstico complexo e relevante através de uma lógica cristalina, amplo conhecimento e boa familiaridade com a literatura é difícil de ser superada por qualquer outra experiência – bem, exceto uma, talvez.

> **!** Por favor, nunca esqueça: coisas raras são raras e coisas comuns são comuns.

No mundo desenvolvido, o som do galope do cavalo tende a indicar a chegada de um cavalo, não de uma zebra, embora essa seja mais interessante para se ver. Mais que um "diagnóstico-zebra" por semana deve ser altamente duvidoso, mesmo em hospitais-escola.

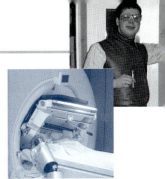

5 Riscos, minimização do risco e medidas profiláticas

Todo procedimento diagnóstico e intervencionista abriga riscos potenciais para o paciente. Os riscos podem ser bem reais e imediatos, ou seja, eles podem prejudicar diretamente a saúde do paciente, ou indiretamente, resultando em outros exames de risco para provar ou contestar um achado preliminar suspeito. O contrabalanço do risco de um exame é, naturalmente, o benefício potencial que ele traz ao paciente: um procedimento invasivo pode levar a um diagnóstico detalhado, permitindo terapia imediata, como no caso de uma angiografia seguida por dilatação com balão.

> ! A explicação cuidadosa de um exame ou de um procedimento planejado pelo médico visa informar o paciente sobre os riscos e benefícios para que assim ele possa decidir se irá ou não proceder com o exame.

O ponto de partida é diferente para cada paciente. Por causa da dose de radiação incorrida, a tomografia computadorizada do abdome em uma jovem mulher grávida de 3 meses será realizada apenas em caso de emergência com risco de vida, por exemplo, após trauma grave de abdome. Em um paciente idoso com câncer, em programa de radioterapia, por outro lado, a dose de radiação administrada durante uma TC abdominal não tem relevância clínica. Obviamente, o cancelamento de um exame também acarreta riscos: um tumor pode permanecer sem diagnóstico ou uma terapia inadequada ou errada pode ser escolhida. Portanto, existem muitas razões para gastar tempo em uma conversa particular e abrangente com o paciente e para lembrar a você mesmo dos riscos e da relevância de suas próprias ações.

> ! Na maioria dos países a obtenção do consentimento informado assinado pelo paciente ou pelo seu representante legal (p. ex., para as crianças) é um pré-requisito obrigatório para a realização de procedimentos de alto risco (administração de meios de contraste, medidas intervencionistas). É necessário que exista uma conversa preparatória entre o paciente e o médico e que seja dado tempo suficiente para que aquele possa ponderar sobre as opções antes do estudo.

Quando se pretende administrar do contraste, o consentimento do paciente deve ser obtido antes da entrada na sala de procedimento. Se for planejada uma angiografia eletiva ou uma dilatação por balão, o consentimento deverá ser obtido, no mínimo, 24 h antes da intervenção. Perguntar sobre o consentimento do paciente quando ele já está na mesa de procedimento não é uma obrigação legal, exceto em caso de emergência com risco de vida. Uma rubrica do médico é geralmente necessária. Deve-se criar o hábito de rascunhar desenhos explicativos e de

fazer notas à mão no formulário de consentimento, pois isso prova a qualidade bastante pessoal da conversa. Se um paciente em plena consciência rejeita o procedimento sugerido – por qualquer razão – isso deve ser aceito; ou seja, o paciente deve ter a possibilidade de recusar o procedimento sem maiores interferências. Um exame ou procedimento realizado apesar da recusa do paciente significa imposição de dano físico, com possíveis consequências legais. Se o paciente perde sua capacidade legal de realizar decisões – no decorrer dos eventos – torna-se inconsciente, desenvolve uma psicose etc. – o caso deve ser reconsiderado para melhor benefício do paciente.

5.1 O exame não-indicado

Um exame não é indicado quando, em um determinado quadro clínico, não se pode esperar nenhuma informação dele que possa alterar a conduta futura de alguma maneira. Isso deve soar trivial. A execução de qualquer procedimento não-indicado, entretanto, pode conduzir ao atraso ou impedimento de medidas diagnósticas ou intervencionistas necessárias. De fato, isso algumas vezes pode vir a ser fatal para o paciente:

Paciente Paellé: Brazil Paellé (56) caiu do ônibus que o trazia e também a seus amigos de volta para casa após uma vitória fora de casa do seu time de futebol. Ele não está totalmente sóbrio e sofreu uma laceração no crânio com sangramento. Assim como todos os seus amigos que o levaram para o departamento de emergência, ele está bastante animado e totalmente orientado em relação aos últimos resultados da liga. Uma radiografia do crânio é realizada para excluir uma fratura e mostra-se normal. Após sua ferida ter sido suturada e coberta pelo jovem médico de plantão, os amigos de Paellé o levaram para descansar em seu luxuoso apartamento de solteiro. Nessa noite ele ficou desorientado e desamparado e, finalmente, ficou inconsciente, indo ao encontro de seu "juiz" e criador supremo, no início da manhã. Seu corpo é examinado pelo departamento de medicina forense. Os colegas de lá descobriram um hematoma intracraniano epidural/extradural letal (p. 236). O promotor público confiscou os documentos do paciente. O que será que deu errado?

Para começar, não se deve permitir que ninguém com trauma significativo de crânio fique sem ser supervisionado de perto nas primeiras 24 horas – amigos ou esposo(a) também podem monitorar o nível de consciência em casos menos graves. Em segundo lugar, a radiografia simples de crânio acalmou o médico de plantão na falsa crença de que nenhuma lesão grave tinha ocorrido. Essa foi uma concepção errônea fatal, já que não é a possível fratura de crânio que determina o curso dos eventos, mas sim uma

Primum Nihil Nocere

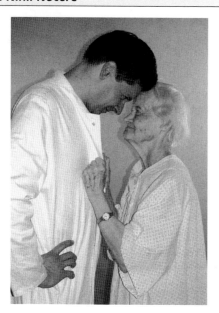

Fig. 5.1 *Primum nihil nocere* ("primeiro não faça mal") Hipócrates e/ou Galeno costumavam dizer. Na Grécia, entretanto, era então como é hoje: pacientes submetidos a qualquer tipo de tratamento precisam confiar em nós com suas vidas e eles deveriam ter todas as razões para fazerem isso.

hemorragia intracraniana, expansiva e potencialmente letal, que pode se desenvolver lentamente. Uma radiografia não pode excluir hematoma intracraniano ou outra anormalidade significante, sendo, portanto, irrelevante. Caso qualquer distúrbio de consciência se desenvolva após traumatismo craniano, caso uma fratura de crânio seja provável, ou caso a presença de laceração ou o mecanismo do acidente sugiram a possibilidade de trauma intracraniano significante, uma TC de crânio é indicada.

Entretanto, muito mais freqüentemente, são realizados exames que sobrecarregam o paciente e custam tempo e dinheiro sem melhora alguma na saúde ou na qualidade de vida do paciente. Um profissional experiente deve saber muito bem quando não se deve autorizar investigações adicionais. Os pacientes depositam sua confiança em nós e aqueles que não podem ou não querem questionar nossas ações não devem ficar decepcionados com uma aproximação tão cavalheira dos seus médicos (Fig. 5.1).

Agora, como você pode verificar rapidamente a indicação de um exame marcado ou encontrar o procedimento correto para seu paciente, se você não tem experiência suficiente? As diretrizes do *Royal College of Radiologists*, (*Making the best use of a Department of Clinical Radiology*), fornecem algumas orientações e foram integradas neste livro. Uma seleção específica adaptada precede cada um dos capítulos clínicos.

> **!** O diagnóstico por imagem, apesar de poder ser dispendioso e impressivo, não substitui um minucioso exame físico e uma terapia bem planejada. Em emergências, indicações claras ajudam a acelerar o processo diagnóstico; a escolha apropriada da modalidade depende de sua capacidade de examinar detalhadamente o problema clínico em questão.

5.2   O exame mal preparado

Qualquer exame pode levar a uma conduta errada ou gerar falsos achados se for inadequadamente executado. As razões para isso podem ser a falta de experiência do médico examinador, especialmente em problemas clínicos menos freqüentes, ou quando se trata de um exame que requer considerável habilidade técnica, que este médico, particularmente, não o realiza já há algum tempo. Quando se considera a escolha da modalidade radiográfica, o fator operador-dependência também deve ser levado em conta. Se no momento estiver de plantão seu ultra-sonografista menos capacitado e que, ainda por cima, apresenta-se indisposto devido a uma noitada na véspera, você deve considerar a possibilidade de você mesmo fazer o exame ou escolher um método mais objetivo, como a TC.

> **!** A preparação insuficiente do paciente, entretanto, é, sem dúvida, a causa mais freqüente de estudos deficientes.

A responsabilidade pela preparação do paciente é, principalmente, do médico solicitante. Se o paciente estiver inquieto e incapaz de cooperar, a sedação deverá ser considerada. Medidas preparatórias especiais têm que ser comunicadas e explicadas ao paciente com bastante cuidado, assegurando-se de que a informação foi entendida. Uma dama sendo submetida a um ultra-som de abdome, por exemplo, deve, preferencialmente estar em jejum porque um estômago cheio de ar dificulta uma visualização ótima do pâncreas. Um cavalheiro mais velho e nervoso que está agendado para um exame da porção superior do trato gastrintestinal com bário e ar seguido de trânsito do intestino delgado também deve estar em jejum para permitir um bom revestimento da mucosa gástrica pelo contraste. O jejum significa, nesse contexto: não tomar café da manhã, não beber café, não fumar, não escovar os dentes e, é claro, não ingerir álcool. Por razões óbvias, o exame deve ser agendado pela manhã, e, em primeiro lugar, devem ser examinados os pacientes diabéticos. Se aplicável, considerar uma redução na dose matinal de insulina desses pacientes. O médico solicitante e o radiologista têm que cooperar bastante nesses casos; erros são mais do que irritantes para o paciente.

Paciente Maggie Snatcher: Sra. Maggie Snatcher (78) vem se queixando de movimentos irregulares no intestino há algum tempo. O exame retal é normal, mas foi detectado sangue oculto nas fezes. Você envia seu paciente à radiologia para realizar um enema com duplo contraste (ar + bário; p. 193) para excluir patologia de intestino grosso. Você, entretanto, esqueceu de preparar e informar adequadamente a Sra. Snatcher. Não foi dito a ela que ela deveria tomar um laxante no dia anterior; ela comeu produtos lácteos até a noite anterior, em vez de ingerir apenas líquidos claros e sopas por 2 dias antes do exame. O radiologista Smith não cancelou o exame quando ficou sabendo da falta de preparo. Ele luta para fazer o melhor que pode para poupar o paciente (e você) e para não ter que marcar outro exame. O exame demora três vezes mais que o normal porque cada pedaço de resíduo fecal tem que ser diferenciado de tumor intraluminal. Finalmente, Smith se rende, afirmando que nenhum tumor pode ser encontrado.

Quatro semanas depois, o exame é repetido após um preparo digno de livro e, então, um pólipo maligno, com o tamanho de uma ameixa, é diagnosticado pelo amigo especial de Smith, o professor-assistente Newman. Você não deve contar com nenhum favor de Smith nos próximos meses. E todo o crédito que você adquiriu com a Sra. Snatcher também foi por água abaixo.

 Um exame mal preparado pode, no mínimo, custar-lhe caro em termos de tempo, nervos e amigos. Isso certamente irá arruinar seu dia.

5.3 Estudos com meio de contraste

Substâncias que realçam o contraste são comumente usadas em radiografia simples, TC, RM e, algumas vezes, até mesmo no ultra-som. Elas servem para melhorar a visualização de órgãos ocos, vasos e órgãos parenquimatosos, e para documentar a perfusão ou o metabolismo dos tecidos. Meios de contraste podem resultar em uma maior ou menor intensidade de sinal das estruturas de interesse em relação à adjacência anatômica imediata – na radiografia e na TC, a atenuação da radiação é aumentada ou diminuída.

Meios de contraste em radiografia e TC

Meios de contraste iodados intravasculares

➡ **Definição:** Os meios de contraste iodados (MCs), sejam estes administrados intravascularmente ou por qualquer outra via, geralmente são os tipos de meios de contraste mais freqüentemente usados. Eles são, na maioria dos casos, substâncias não-iônicas de baixa osmolaridade. Devido à sua viscosidade relativamente alta, eles, em geral, são aquecidos antes da administração. O uso de MCs iônicos vem diminuindo nos últimos anos porque eles estão associados a um maior índice de reações alérgicas. São também, mais neurotóxicos e nefrotóxicos que os MCs não-iônicos.

➡ **Dosagem:** Administração intravascular: 1 g de iodo/kg de peso corporal em adultos e 0,6 g de iodo/kg de peso corporal em crianças não devem ser excedidos. Como os MCs são eliminados por via renal, o paciente deve ser adequadamente hidratado, ou seja, ele deve beber bastante líquido ou uma infusão adicional deve ser administrada.

 A hidratação é de suprema importância na administração de contraste. Terapia de infusão pode ser necessária em alguns pacientes.

Doenças do coração, doenças hematológicas ou doenças oncológicas: Pacientes com insuficiência cardíaca grave (classe funcional III e IV da NYHA) e arritmias podem descompensar após a administração de contraste. Isto vale também para pacientes com mieloma múltiplo, policitemia vera ou anemia falciforme.

Doenças metabólicas: Pacientes diabéticos devem suspender o uso de metformina por 2 dias após o estudo com contraste devido ao risco de acidose lática. Se a creatinina sérica permanece estável após a administração do contraste (48 horas), o uso de metformina pode ser reiniciado. Uma dose baixa de contraste deve ser usada em pacientes com homocisteinúria.

Doenças renais: Em pacientes com insuficiência renal latente ou manifesta (creatinina sérica maior que 2 mg/dl), a função renal pode se deteriorar ainda mais ou cessar completamente. Uma boa hidratação precisa ser assegurada. Se necessário, deve-se infundir solução salina, a quantidade de MC deve ser minimizada, e a diálise deve ser considerada. Em caso de ausência de função renal, isto é, insuficiência renal terminal tratada com diálise regular, a dosagem de MC pode ser normal. Em caso de dúvida, consulte o médico/nefrologista do paciente para determinar a melhor forma de agir e as opções nefroprotetoras.

 Em doenças renais, meios de contraste devem ser administrados apenas após a checagem da creatinina sérica.

Doenças da tireóide: Em pacientes com suspeita de hipertireoidismo (latente), MC iodado pode ser administrado apenas após análise laboratorial detalhada (Tabela 5.1) e após prévia consulta com o médico solicitante. A abrupta carga de iodo introduzida no paciente durante a administração de MC pode conduzir a um hipertireoidismo grave e, em alguns casos, até mesmo à crise tireotóxica. Esta é uma doença potencialmente letal que requer cuidados intensivos e que pode se manifestar em semanas ou até mesmo meses após os MCs serem administrados.

➡ **Reações alérgicas aos meios de contraste:** Meios de contraste iodados podem causar reações adversas e alérgicas graves. Reações adversas leves são vistas em cerca de 1% dos pacientes, uma reação anafilática com risco de vida em aproximadamente 1 em 1.000 pacientes. É, então, essencial estar familiarizado com o tratamento dessas reações e possuir as drogas apropriadas e outros instrumentos disponíveis no local onde o contraste é administrado. O trabalho em equipe é extremamente importante em muitos incidentes graves com MC, por isso um treinamento do grupo incluindo técnicos e médicos deve ser realizado regularmente.

 Em exames com MC iodado intravascular é requerida a obtenção de um acesso venoso calibroso e firmemente fixado. Uma mesa de ressuscitação bem equipada para ressuscitação cardiorrespiratória também é essencial, assim como o número do telefone ou do *bip* da equipe de ressuscitação, claramente visível na parede.

Tabela 5.**1 Níveis normais de hormônios tireoidianos**
(podem variar de um laboratório para outro)

TSH: 0,23-4,0 mcU/ml	
TT_3 : 0,8-1,8 ng/ml	TT_4: 45-115 ng/ml
T_3L: 3,5-6,0 pg/ml	T_4L: 8,0-20,0 pg/ml

L, livre; T, total.

Pacientes com história de asma, dermatite atópica e alergias (p. ex., febre do feno) ou reações ao meio de contraste em exames prévios necessitam de atenção particular. Reações aos MCs que datam de mais de 15 anos não são tão preocupantes como as ocorridas em ocasiões mais recentes: a razão é a mudança dos meios de contraste iônicos para tipos não-iônicos mais bem tolerados durante os anos 1990. O paciente sempre consegue descrever precisamente as circunstâncias de uma reação prévia ao MC, assim como avaliar a importância e a gravidade da reação anterior – um período de tratamento intensivo após o incidente serve como um grande sinal de alerta. Inicialmente, deve-se reavaliar criticamente a indicação do estudo solicitado. O aumento potencial na geração de informações supera o aumento do risco da administração do MC? Se a resposta é "sim", a história das reações moderadas ao MC deve induzir à administração oral de esteróides (p. ex., 50 mg de Benadryl 1 hora antes do exame). Os pacientes são advertidos de que não é seguro dirigir veículos até 8 horas após esta medicação ter sido administrada devido ao seu efeito sedativo e que não devem ser deixados sozinhos. Em caso de pacientes com história de reação grave ao MC, exames com administração de MC só devem ser realizados na presença de um anestesiologista ou outro médico igualmente qualificado que esteja pronto para intervir.

Reações adversas moderadas: Sensação de calor, mal-estar, tosse, bocejo, espirros, náusea, vômito, prurido, edema palpebral, urticária, assim como rubor e edema cutâneo ou de membranas mucosas são sinais de reações moderadas. Vá e fale com o paciente calmamente (!), confira os batimentos cardíacos e a pressão arterial e, se julgar necessário, misture antagonistas H_1 e H_2 em 50 ml de solução salina e administre através do acesso venoso no decorrer de aproximadamente 5 minutos. Adicionalmente, corticosteróides também podem ser administrados por via intravenosa. O médico responsável deve ficar com o paciente e transmitir tranqüilidade! Este é o momento para dar ao paciente a impressão de que, como profissionais, estamos cuidando muito bem dele, mesmo durante um incidente mínimo. Após tal incidente, o paciente deve ser monitorado por algumas horas e não deve deixar o local antes que o médico tenha tido uma chance de lhe reavaliar.

Checklist: Reações adversas moderadas

1. Fique calmo e acalme o paciente!
2. Assegure um acesso venoso em funcionamento.
3. Monitore o paciente de perto; verifique a pressão arterial e o pulso.
4. Administre antagonistas H_1 e H_2 em solução salina.
5. Tenha corticosteróides disponíveis.

Reações adversas graves: Transpiração súbita, palidez, exantema generalizado, calafrio, medo, dor nas costas, dispnéia, broncoespasmo, asma, edema de glote, taquicardia, perda da pressão arterial, perda de consciência, cólicas e falta de pulso são características de uma reação grave. O primeiro passo após reconhecer uma reação grave é declará-la como emergência médica e informar à equipe de ressuscitação do hospital ou à equipe de ressuscitação local, caso você esteja fora de um hospital. Se ainda não existe um acesso venoso calibroso ou se este não está mais funcionando, obtenha um imediatamente. Inicia-se uma infusão, realiza-se um eletrocardiograma caso haja disponibilidade. As pernas são elevadas. O médico fica com o paciente! E deve permanecer calmo, "Afinal, é o paciente que está doente!" Um anti-histamínico intravenoso é administrado; a dosagem dos corticosteróide é aumentada. Se o paciente entrar em choque, deve-se aplicar as **regras usuais do ABC:**

• Abrir vias aéreas (*airways*): Tracione o queixo para frente e incline a testa para trás para facilitar a passagem do ar pela faringe, se necessário proteja as vias aéreas com o uso de instrumentos.
• Assegurar a **respiração** (*breathing*): Ventile o paciente boca-a-boca ou boca-a-nariz, se necessário, ou com protetor de vias aéreas e ambu/máscara, se disponível; forneça oxigênio (3-6 l/min); a intubação fica reservada ao médico experiente
• Restaurar a **circulação**: Em caso de assistolia tente um soco precordial; se não surtir efeito, comece a massagem cardíaca com ventilação intermitente (15:2 se você estiver sozinho ou 5:1 caso tenha assistência). O paciente deve estar deitado sobre um suporte rígido; a parte inferior do esterno é deprimida em 4-5 cm com uma freqüência de 70/min; em crianças a freqüência é maior e a depressão menos profunda. A massagem cardíaca deve ser realizada com cuidado e com a força correta. Fratura de costelas em ressuscitação é normal, porém não é desejada. Utilize o desfibrilador cardíaco conforme indicado.

Checklist: Reações adversas graves

1. Chame a equipe de ressuscitação imediatamente.
2. Assegure um acesso venoso, administre volume (fluidos), corticosteróides, anti-histamínicos intravenosos (em infusão) rapidamente.
3. Desobstrua as vias aéreas; oxigênio 3-6 l/min; respire via boca/nariz ou máscara.
4. Monitore a pressão arterial e o pulso; faça um ECG; use um oxímetro de pulso.
5. Em caso de perda de pressão arterial, eleve as pernas a 60° ou mais; administre volume (fluidos); epinefrina intravenosos lentamente (1:10.000; 0,1 ml dissolvido em 1 ml de solução salina).
6. Em assistolia, tente um soco precordial; se este falhar, inicie a massagem cardíaca; epinefrina intravenosa lentamente (1:10.000; 0,5 ml dissolvido em 5 ml de solução salina).

Se o risco de uma reação adversa importante for considerado muito alto, o exame deverá ser realizado sem MC (p. ex., em TC) ou substituído por outras modalidades como ultra-som ou RM. Se for necessária apenas uma quantidade muito pequena de MC, como posicionamento do cateter em um acesso venoso central; alguns colegas têm usado o gadolínio, que é um meio de contraste para RM extremamente caro, porém de baixo risco, que também aparece opaco na radiografia. Isso, entretanto, representa *off-label use*.

➜ **Contra-indicações:** Uma história prévia de reação adversa grave ao MC iodado representa uma contra-indicação relativa ao seu uso, devido a sua significante associação à potencial morbidade e mortalidade. A administração de MC interfere na terapia da glândula da tireóide com radioisótopos, por exemplo, em pacientes com câncer de tireóide ou com doença de Basedow/Graves com orbitopatia tireoidiana, já que a capacidade de absorção do iodo pelo tecido tireoidiano pode se esgotar por muitos meses ao administrar-se o MC iodado. Nesses casos, você deve consultar o médico que está tratando o paciente antes da administração do MC para discutir os riscos e benefícios, assim como o melhor momento de se realizar o exame.

Meios de contraste para uso extravascular

➜ **Definição:** MCs baritados ou iodados são usados preferencialmente para estudos do trato gastrintestinal. Freqüentemente substâncias contendo bário são administradas juntamente com ar ou metilcelulose para que se obtenha um revestimento radiopaco da superfície luminal dos órgãos ocos, a qual é bastante distinguível em relação ao ar adjacente durante os exames conhecidos como de "duplo-contraste".

➜ **Dosagem:** Estes MCs são administrados por via oral ou retal. A dosagem exata, viscosidade etc., depende da indicação clínica, da anatomia e de outras circunstâncias.

➜ **Contra-indicações:** Se existe a suspeita de uma ruptura/perfuração de uma víscera oca ou formação de fístula do trato gastrintestinal (TGI) para a cavidade peritoneal, MCs baritados geralmente são contra-indicados. Isto se deve à grave reação granulomatosa de corpo estranho que eles podem induzir na cavidade peritoneal quando saem do TGI. Eles também não devem ser administrados em pacientes com íleo parcial ou total porque tendem a aglutinar e agravar ainda mais os problemas peristálticos. O mesmo vale em exames pré-operatórios imediatos, já que distúrbios peristálticos são, de qualquer modo, freqüentes após cirurgia abdominal. Nesses casos, um MC iodado hiperosmolar hidrossolúvel pode ser usado, apesar de sua eficácia diagnóstica tender a ser inferior. Ele tem radiodensidade mais baixa e dilui mais rapidamente. A sua hiperosmolaridade também explica o efeito terapêutico que este tem: quando o MC é diluído, ele puxa o fluido intersticial para dentro da luz intestinal e, dessa forma, estimula a peristalse. Por isso, o paciente deve ser bem hidratado. Se MC hiperosmolar for aspirado para dentro da árvore brônquica, o mesmo princípio se aplica – O fluido transferido para dentro da luz brônquica leva a edema pulmonar. Por esta razão, pacientes com distúrbio de deglutição em risco de aspiração devem ser examinados com MC isoosmolar não-iônico, geralmente administrado intravascularmente para diminuir o risco de edema pulmonar, ou com MCs contendo pequena quantidade de bário diluído, que não irrita de forma alguma a árvore brônquica ou o mediastino (apesar de este permanecer por aí por um bom tempo...).

Meios de contraste em tomografia de ressonância magnética

Os meios de contraste utilizados em ressonância magnética tendem a encurtar o tempo de relaxamento dos prótons. O tipo de MC mais freqüentemente usado é um **gadolínio quelado**. Este é administrado em uma dosagem de 0,1 a 0,3 mmol/kg de peso corporal e excretado pelos rins. Este tipo de MC é muito bem tolerado – significativamente melhor que todos os MCs iodados

em radiografia e TC – e induz, consideravelmente, menos reações alérgicas.

Um outro tipo de meio de contraste utilizado em RM consiste de **compostos de ferrita** que se acumulam no sistema reticuloendotelial (SRE) íntegro, especialmente no baço e fígado. O contraste entre o tecido sadio e o patológico é, então, reforçado. O desenvolvimento de MCs especializados em RM continua andando em passos vertiginosos e esperamos ter algumas surpresas no futuro.

Meios de contraste em ultra-sonografia

Os meios de contraste em ultra-sonografia consistem em bolhas de ar microscópicas estabilizadas galenicamente. Eles são muito bem visíveis dentro dos vasos com ultra-som Doppler. Atualmente eles são raramente usados na rotina clínica, mas prometem se tornar muito úteis, por exemplo, na caracterização de lesões do fígado ou em qualquer outra situação onde a vascularização de um órgão ou de um processo patológico for examinada.

5.4 O falso achado

Existem dois tipos de falsos achados: o achado falso-negativo, que ignora ou omite uma lesão, e o achado falso-positivo, que indica uma lesão onde não há. Ambos os tipos de informações falsas podem ter enormes conseqüências para o paciente, mas elas não podem ser completamente evitadas na prática do dia-a-dia. Entretanto, seu número deve ser mantido o mais baixo possível, e falsos achados descobertos retrospectivamente devem sempre ser revistos para melhora do processo diagnóstico.

O achado falso-negativo: Um tumor em uma radiografia de tórax, por exemplo, é diagnosticado quando sua conspicuidade excede o limiar de detecção do observador. O nível desse limiar depende da experiência e da concentração do observador, assim como de fatores objetivos, como a exposição da radiografia e as condições de visualização (brilho do monitor ou do negatoscópio, luz ambiente etc.). Se a lesão é detectada, ela tem que ser avaliada. Trata-se de um achado benigno, por exemplo, um inofensivo granuloma pós-inflamatório, ou poderia ser um processo maligno, por exemplo, um carcinoma broncogênico? Exames retrospectivos em pacientes com carcinoma broncogênico mostraram que, em até 30% dos casos, o tumor já poderia ser detectado em filmes prévios que foram relatados como normais – se olharmos bem de perto e em retrospecto, naturalmente. (Este não é de modo algum um fenômeno que pertence exclusivamente aos radiologistas. Até 50% de todos os infartos coronarianos são negligenciados pelos internistas, mesmo em hospitais universitários – quando é perguntado ao patologista). Até mesmo radiologistas seniores com anos de experiência não serão capazes de evitar completamente falsos achados. No pior cenário, uma terapia que poderia salvar a vida do paciente não é realizada a tempo em virtude do retardo no diagnóstico.

O achado falso-positivo: O achado falso-positivo também traz um risco considerável ao paciente. Se, por exemplo, há uma falsa suspeita de malignidade em uma microcalcificação na mamografia, uma biopsia é realizada. Ainda que, hoje em dia, esta seja realizada muito provavelmente no ambulatório, através de uma biopsia estereotáxica com agulha sob anestesia local (em vez de uma biopsia cirúrgica sob anestesia geral), o estresse psicológico para o paciente é ainda considerável e pode levar a complicações futuras. Já que a incidência de câncer de mama potencialmente letal é muito alta, e a distinção de calcificações benignas e malignas é difícil, achados falso-positivos são um preço a pagar para uma alta taxa global de detecção de câncer. Em geral, somente após a quarta biopsia de uma lesão de mama suspeita apresenta-se resultado de câncer.

Um modo cientificamente provado para reduzir achados falso-positivos, assim como falso-negativos, é realizar "*double-read*" nos exames por diagnosticadores experientes. Esta é uma prática dispendiosa, mas que vem sendo incorporada com sucesso no mundo inteiro pela maioria dos programas com controle de qualidade de triagem em larga escala do câncer de mama.

5.5   Riscos dos procedimentos radiológicos

Riscos da radiografia e da tomografia computadorizada

As experiências apavorantes dos antigos pioneiros em raios X, alguns de seus pacientes, e das vítimas de Hiroshima, Nagasaki e de Chernobyl, demonstram os riscos da exposição às altas doses de radiação ionizante com uma clareza terrível. Entretanto, o número de seres humanos que foram ajudados pelo uso da radiação em diagnósticos e terapias excede o de vítimas, em muitas ordens de grandeza. Os danos que podem ser induzidos pelos procedimentos normais em radiologia diagnóstica são menos freqüentes e menos graves que aqueles que ocorrem no decurso de outras terapias médicas de rotina (p. ex., intoxicação por drogas) ou outros procedimentos diagnósticos (p. ex., pancreatite após ERCP). Ainda assim, muitos pacientes continuam preocupados com os raios X. Eles precisam ser confortados com informações confiáveis, e nós precisamos nos esforçar para limitar o uso diagnóstico de radiação ionizante para as indicações corretas.

Efeito não é igual a efeito

Efeito estocástico: *Até mesmo doses mínimas de radiação têm um efeito*. Elas aumentam a probabilidade de desenvolvimento de tumores malignos (efeito somático) e propiciam danos genéticos (efeito genético) que podem, por outro lado, também ocorrer sem interferência da tecnologia feita pelo homem, embora menos freqüentemente. Portanto, não há valores limiares reais abaixo dos quais a administração de raios X seja totalmente segura. Esse efeito é também chamado de efeito estocástico. É um efeito fundamental associado ao uso de todas as radiações ionizantes em radiologia diagnóstica e é, hoje, a maior razão para o empenho que se tem com a proteção à radiação em geral.

Efeito não-estocástico (determinístico): *Doses de radiações mais elevadas produzem efeitos diretos*. Estes são, por exemplo, danos à pele, medula óssea hematopoiética, e ao cristalino ocular, e a

síndrome da radiação. Existe uma clara relação entre a gravidade da doença e a dose. Esses efeitos não-estocásticos ocorrem, principalmente, em radioterapia. Em radiologia intervencionista e em neurorradiologia, como em *stent* cardiovascular ou em tratamento percutâneo de malformações arteriovenosas complexas no SNC, efeitos não-estocásticos como eritema induzido por radiação, ulcerações ou perda de cabelo e outros fatos isolados têm sido relatados em pacientes. Obviamente isso também apresenta um sério perigo ao médico envolvido. Danos de cristalino induzidos por radiação têm sido relatados em radiologia intervencionista.

 Efeito estocástico?
Wilhelm Conrad Röntgen morreu devido a um íleo, 28 anos após ter descoberto os raios X. O jovem e famoso cirurgião Sauerbruch, um pioneiro da cirurgia intratorácica, tentou salvá-lo com uma operação de última hora, mas não obteve sucesso. Um carcinoma de intestino grosso, como a causa mais provável do íleo paralítico, só poderia ser atribuído ao efeito estocástico. Os tubos de raios X eram proibitivamente caros, mesmo naquele tempo – no entanto eles subsistiam apenas a poucas exposições. Por esta razão, a exposição total à radiação de Röntgen foi provavelmente baixa. Além disso, a velha raposa precavida costumava deixar o laboratório enquanto seus experimentos estavam em execução. Interessantemente, não existem radiografias do próprio Röntgen, mas existe uma da mão – adivinhe de quem – de sua esposa Anna-Bertha.

A Figura 5.2 mostra um efeito não-estocástico típico dos primórdios da radiologia, que foi sofrido por Max Levy-Dorn, um dos pioneiros e uma das primeiras vítimas da nova tecnologia.

Dose não é igual à dose

Dose de energia: A *irradiação de um objeto inanimado* é propriamente descrita pela dose de energia. Isso representa a energia de radiação (J; joules) que é absorvida por unidade de massa (kg) e é medida em unidades de Gray (1 Gy = 1 J/kg). Qualquer impacto que a radiação possa ter no organismo é completamente ignorado por esse conceito.

Dose equivalente: O *efeito dos raios X em organismos vivos* é descrito pela dose equivalente. Para calculá-la, a dose de energia é multiplicada por um fator de correção que representa o efeito biológico da radiação. Esta é medida em unidades de sieverts (Sv). Para os raios X usuais, este fator de correção felizmente equivale a 1, logo, 1 Sv = 1 Gy = 1 J/kg. A dose equivalente e a dose de energia são naturalmente difíceis de medir em qualquer organismo vivo, sem falar no ser humano. O paciente teria que engolir o dosímetro, que deveria ser lido após a passagem intestinal – um pouco impraticável é o mínimo que se pode dizer.

Dose pessoal: Para quantificar o efeito da radiação em um indivíduo, foi adotada a dose pessoal – também medida em sieverts (Sv). Ela representa a dose equivalente em locais representativos específicos da superfície corporal, onde se pode usar um dosímetro. Agora a dose se torna um parâmetro com o qual a gente pode trabalhar. Doses limites foram estipuladas (Tabela 5.2). Para colocar isso em uma perspectiva distinta, aqui está uma com-

Efeito não-estocástico

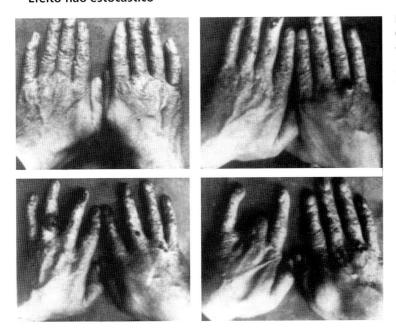

Fig. 5.**2** Essas fotografias históricas mostram o desenvolvimento do dano causado pela radiação nas mãos de Max Levy-Dom, que adquiriu ao longo de muitos anos como chefe de um dos primeiros departamentos de radiologia no mundo. Antes de iniciar um exame, ele costumava testar a função do tubo de "Röntgen" — infelizmente usando suas próprias mãos como objeto para o teste.

paração: a exposição à radiação natural das gônadas é cerca de 1,1 mSv/ano, enquanto a exposição à radiação para essa área devido às atividades humanas (proveniente de exposições médicas, partículas radioativas de bombas atômicas etc.) equivale, aproximadamente, a 0,6 mSv/ano.

A melhor forma de proteção da radiação é aderir a uma lista rigorosa de indicações, reduzindo número de exames para o mínimo absolutamente necessário e, sempre que possível, optar por outra modalidade de exame de imagem que não requeira radiação.

A execução técnica do exame por um diagnosticador experiente vem depois na fila: os tempos de fluoroscopia são mantidos curtos, o volume irradiado é mantido pequeno através de colimação cuidadosa, é mantida uma curta distância entre o paciente e o detector, e os protocolos de exame (p. ex., em TC) têm dose otimizada por médicos experientes e pela tecnologia de *scanner inteligente*. Dose mínima significa uma dose em que

Tabela 5.**2 Limites legais de dose de exposição do profissional à radiação**

Órgãos/região do corpo	Dose-limite (mSv)
Gônadas, útero, medula óssea	50
Tireóide, periósteo, pele	300
Mãos, antebraços e coxas, tornozelos	500
Todos os outros órgãos	150

se tem apenas uma pequena diminuição no desempenho diagnóstico do exame. Isso também é chamado de princípio de **ALARA**: tão baixo quanto for razoavelmente exeqüível (*as low as reasonably achievable*). A escolha de um sistema detector que evite o desperdício da dose, ou seja, uma combinação filme-tela apropriada ou um detector digital plano otimizado, acrescido da filtração adequada do feixe, é essencial. Para o paciente, a colimação do feixe de raios X é importante para manter baixa a exposição à radiação espalhada (Capítulo 3, p. 6). Protetores de chumbo devem ser usados para minimizar a exposição das gônadas se as circunstâncias permitirem: em politrauma, a proteção plumbífera para os ovários em mulheres não é possível, já que fraturas do anel pélvico poderiam ser omitidas. Novos escaneadores inteligentes de TC modificam constantemente a exposição e a corrente do tubo de acordo com a espessura do paciente em cada local, à medida que procedem a um vão, dando continuidade ao exame.

Proteção gonadal: quando e onde
A proteção da radiação em mulheres é mais difícil que em homens, por razões anatômicas. Em politrauma agudo, a proteção é secundária em ambos os sexos. Em filmes pélvicos normais, a proteção das gônadas pode obscurecer a região de interesse em mulheres. A fase fértil feminina termina com a menopausa, o que torna a proteção gonadal menos importante. A lei diz que os homens precisam de proteção onde for apropriado. O antigo chefe do autor costumava dizer assim: "Todo homem até os 60 anos recebe proteção gonadal. Homens idosos a recebem apenas se quiserem – mas eles recebem junto a ela um pedaço de chocolate."

Se convertêssemos a dose de um único exame para uma dose corporal total que resultasse no mesmo risco de adquirir um dano genético ou doença maligna, o resultado seria este mostrado na Tabela 5.**3**.

Tabela 5.**3 Dose corporal efetiva total em exames radiológicos**

Exame de órgãos/ regiões do corpo	Dose corporal efetiva total típica (mSv)	Número equivalente de radiografias de tórax	Período equivalente de radiação natural ou de fundo (background radiation)
Radiografia			
Membros e articulações	0,01	0,5	1,5 dia
Tórax em PA	0,02	1	3 dias
Crânio	0,1	5	2 semanas
Coluna cervical	0,1	5	2 semanas
Coluna torácica	1,0	50	6 meses
Coluna lombar	2,4	120	14 meses
Quadril	0,3	15	2 meses
Pelve	1,0	50	6 meses
Abdome	1,5	75	9 meses
Trânsito esofagiano	2,0	100	1 ano
Trânsito gastroduodenal	5,0	250	2,5 anos
Trânsito do intestino delgado	6,0	300	3 anos
Clister opaco	9,0	450	4,5 anos
Mamografia	0,5	25	10 semanas
Tomografia computadorizada			
Cabeça	2,0	100	1 ano
Tórax, abdome	8,0	400	4 anos
Cintigrafia			
Osso	5,0	250	2-5 anos
Tireóide	1,0	50	6 meses
Coração (tálio)	18	900	9 anos

Proteção do médico examinador

A maioria dos fatores que servem como proteção da radiação para o paciente também diminui a exposição do radiologista à radiação. Eles incluem a experiência adequada do médico examinador, curtos tempos de fluoroscopia, colimação cuidadosa do feixe de raios X, equipamento de raios X que minimize a dose, e a adesão rigorosa à lista de indicações. Uma medida de proteção muito eficaz é manter a maior distância possível (a dose diminui com o quadrado da distância) das fontes de radiação primária e secundária (o tubo e o paciente). Outra medida é proteger o médico com paredes revestidas de chumbo (algumas delas móveis), aventais plumbíferos, luvas, protetores de tireóide e deselegantes óculos de proteção com lentes de vidro plumbífero (Fig. 5.3).

A propósito, radiologistas britânicos, que trabalharam entre 1920 e 1945, apresentaram a mesma incidência de câncer que os seus colegas clínicos não-radiologistas e viveram mais tempo que a média geral dos médicos no Reino Unido daquele tempo.

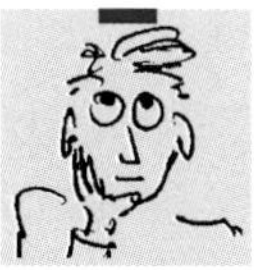

Os raios X estão em toda parte
Uma radiografia de tórax padrão concede uma dose de radiação de cerca de 0,2 mSv; o exame de TC do tórax excede 20 mSv. Uma mamografia chega a cerca de 2 mSv. Um vôo transatlântico da agradável Nova York até a velha Europa, para aquele fim de semana cultural, ou vice-versa, atinge 0,1 mSv de radiação cósmica. A vida saudável na pastagem de uma alta montanha austríaca aumenta a exposição natural em até 10 mSv/ano.

Paul agora decidiu entrar em ação

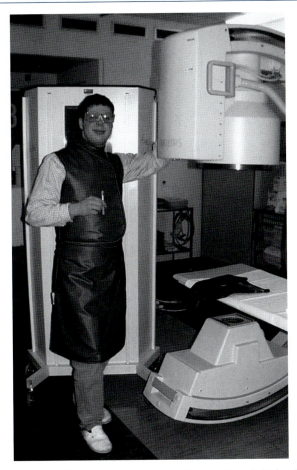

Fig. 5.**3** Paul está bem equipado para uma intervenção radiológica. Ele está vestindo uma saia de chumbo que coloca o peso nas suas cristas ilíacas, e não na sua coluna. O colete de chumbo, o protetor de tireóide e os óculos plumbíferos, super na moda, completam o seu traje. Em sua mão ele segura um dosímetro de fibra de quartzo que é utilizado durante o exame, assim como o dosímetro de filme, por baixo do colete de chumbo. Atrás dele você vê um biombo de chumbo móvel. Paul jogou em cima da mesa as desajeitadas luvas de chumbo que são usadas em fluoroscopia não-intervencionista (como em enemas baritados).

Riscos do ultra-som

Riscos relevantes diretos das técnicas de ultra-som não são conhecidos. Entretanto, os resultados de um exame de ultra-som dependem fortemente da qualidade e experiência do examinador e são freqüentemente difíceis de documentar. O risco indireto para o paciente, devido a procedimentos não-ultra-sonográficos, que seguem os achados falso-positivos ou incorretos do ultra-som é, portanto, muito maior que qualquer risco direto. Existe, entretanto, um consentimento geral de que múltiplos exames de ultra-som do feto no ventre materno, sem indicação clínica (*baby-video*), não devem ser realizados devido à suscetibilidade do feto aos perigos externos.

Riscos da tomografia de ressonância magnética

Os campos magnéticos extremamente fortes podem causar o mau funcionamento em equipamentos mecânicos e eletrônicos. Testes por conta própria com o Rolex herdado ou com o cartão American Express não são muito recomendados, mas variações do tema são regularmente relatadas. Baldes de metal cheios com água para limpeza são levados para dentro da sala de exame de RM pelo pessoal inexperiente da limpeza, fora do horário de expediente, e são milagrosamente lançados para dentro do *gantry* do sistema, esvaziando-se e deixando a máquina de RM inutilizável por semanas – já se tem conhecimento de histórias desse tipo. A Figura 5.4 mostra uma aproximação particularmente inoportuna a uma máquina de RM de 1,5 tesla que levou à perda total do sistema, felizmente sem nenhum dano à vida ou à saúde humana. Existe a história de um engenheiro de RM, nos Estados Unidos, que estava tentando consertar algo dentro do *gantry* de uma máquina de RM (1,5 tesla) em funcionamento, sustentada no reboque de um caminhão baú. Uma empilhadeira passou pelo caminhão; o seu garfo não fixo foi arrancado da empilhadeira e atravessou a parede do baú indo até o *gantry* da máquina, matando o engenheiro. Isso serve para salientar: RM não é, de maneira alguma, uma tecnologia inofensiva ou livre de risco. Os seguintes perigos devem ser considerados:

- A indução de correntes elétricas.
- O movimento de objetos metálicos.
- O ruído que é gerado pela rápida mudança de gradientes.

Afinidade fatal

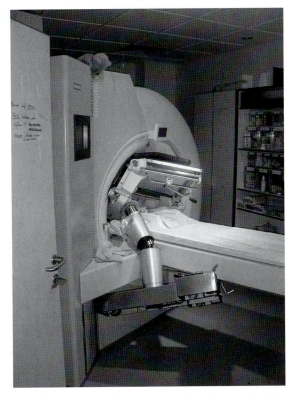

Fig. 5.**4** Onde forças naturais agem sem razão... O que você vê no *gantry* dessa máquina de RM é uma mesa cirúrgica de 200 kg.

Indução de correntes: Correntes não são apenas induzidas na bobina de recepção ou antena da RM. Isso ocorre em todas as estruturas condutoras. Sangue corrente é um tipo de condutor. A corrente resultante impulsiona a curva de ECG no tempo de pico do fluxo sanguíneo: a onda T é elevada. Em cabos, particularmente em circuitos (marca-passos cardíacos), correntes são geradas, podendo levar a um superaquecimento e até mesmo a queimaduras. Circuitos como esses também podem ser causados pelo posicionamento errado do paciente: se as mãos do paciente ou as panturrilhas despidas se tocam, pode-se, então, resultar em uma queimadura.

> Implantes auriculares, marca-passos cardíacos e desfibriladores (incluindo fios residuais), neuroestimuladores e implantes de bombas de infusão eletrônica proíbem qualquer exame de RM.

Material de osteossíntese firmemente fixado pode perturbar o processo de formação da imagem e esquentar. Implantes metálicos maiores que 20 cm devem ser abordados com cuidado especial. Se o paciente se sente mal durante o exame, este deve ser finalizado imediatamente. Materiais paramagnéticos, os quais são pouco atraídos pelo campo magnético e materiais ferromagnéticos, que podem ser magnetizados, podem comprometer gravemente a formação da imagem. Tatuagens também podem dificultar a formação da imagem e esquentar, a depender dos seus componentes. Pela mesma razão, as sombras para os olhos, usadas na maquiagem feminina, (que frequentemente contêm metal) e jóias de todos os tipos (anéis, braceletes, *piercings* etc.) têm que ser removidas (Fig. 5.5).

Movimento de objetos metálicos: O perigo extraordinário devido aos objetos metálicos fora do corpo já foi mencionado. Mas e sobre o metal dentro do corpo? Deve-se assegurar, antes do exame (p. ex., com uma radiografia das órbitas), que estilhaços de

metal retidos ou outros corpos estranhos metálicos não estejam localizados nas adjacências de estruturas cruciais como o olho. As válvulas cardíacas protéticas comuns não constituem uma contra-indicação para o exame de RM. Entretanto, como regra geral, pacientes com espirais (*coils*) vasculares soltas ou filtros não devem ser examinados. No mínimo 6 semanas devem se passar após a implantação, antes que um procedimento de RM seja considerado. O movimento dos clipes de aneurisma nos vasos cerebrais induzidos pela RM é realmente perigoso. Incidentes letais têm sido relatados. O tipo de clipe – que está esperançosamente documentado no relatório cirúrgico – e sua compatibilidade com o exame de RM devem ser determinados com muito cuidado. Listas com a compatibilidade de quase todos os materiais implantáveis com o exame de RM estão disponíveis na Internet (veja a página da *Food and Drug Administration*, FDA: http://www.fda.gov; ou a da *International Society for Magnetic Resonance in Medicine*, http://www.ismrm.org).

O que diz a FDA?
"Para um sistema operatório adequado, os perigos associados a interações diretas desses campos (magnético estático, pulso de gradiente e radiofrequência) e o corpo são desprezíveis. É a interação desses campos com os dispositivos médicos... que cria preocupações com a segurança".

Ruído gerado durante a mudança de gradiente: A mudança extremamente rápida de gradientes, particularmente em modernas, rápidas e complexas sequências de RM, pode levar a níveis de ruído que ultrapassam os 100 dB. Apenas para te relembrar: a música ouvida durante uma noite em uma exuberante boate atinge 140 dB, uma britadeira, cerca de 120 dB. Tampões ou fones de ouvido protetores especiais são, então, obrigatórios para o paciente e qualquer outra pessoa que esteja na mesma sala (e para a sua visita à boate, obviamente...).

Outros riscos para a vida e saúde humana em virtude de técnicas de RM comumente usadas, não são conhecidos. Exames eletivos de RM em mulheres que se apresentam no início da gestação (até o 3° mês) são, entretanto, desaconselhados devido à preocupação residual com a segurança. Em indicações vitais nesse grupo de paciente, entretanto, a RM é sempre preferida em relação à TC devido à ausência de radiação ionizante definitivamente prejudicial e também porque a RM frequentemente tem uma capacidade diagnóstica igual ou melhor.

> A sala de RM só pode ser acessada após um esclarecimento conciso e na companhia de funcionários da RM. Qualquer cabo dentro do corpo proíbe estudos de RM.

Piercing. Sim, mas...

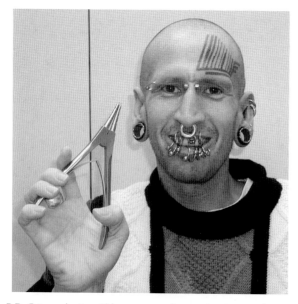

Fig. 5.**5** Este paciente está bem preparado para seu exame. Ele trouxe consigo um alicate para retirar suas bijuterias. Isto lhe custou cerca de meia hora.

Uma proporção considerável dos riscos em imagem invasiva (como em angiografia) provocada por uso de meios de contraste, que já foram comentados. Outros riscos significantes são:

Em **angiografia**, uma lesão direta ao vaso pode ocorrer, incluindo dissecção da parede vascular, hematoma, formação de fístula arteriovenosa, ou o desenvolvimento de pseudo-aneurismas no local de entrada no vaso. Além disso, cateteres podem deslocar material tromboembólico aderido às placas (em pacientes mais velhos) ou induzir espasmo vascular (em pacientes jovens).

Durante a **embolização** de tumores ou aneurismas, materiais de embolização (cola, espirais, balões) podem ocluir outros vasos, que não são das áreas-alvo.

Na **implantação de** *stents* (próteses endovasculares) ou **filtros de cava**, a ruptura ou oclusão do vaso-alvo pode ocorrer, ou um ramo lateral pode ser inadvertidamente ocluído.

No **procedimento de drenagem** de um órgão oco ou de um abscesso e em **biópsia de tecido guiada por imagem**, pode ocorrer hemorragia dentro do parênquima orgânico, do peritônio, ou da cavidade pleural; também pode ocorrer perfuração de estruturas intestinais (com o risco de uma peritonite), do pulmão (com resultante hemorragia e pneumotórax), ou dos vasos; fístulas podem se formar.

Todas essas potenciais complicações são boas razões para que o esclarecimento do paciente antes de uma intervenção seja feito pelo próprio médico que realizará o procedimento. Permita ao paciente, no mínimo, uma boa noite de sono antes que ele ou ela tenha que tomar alguma decisão em relação ao procedimento agendado, especialmente se este for arriscado e não se tratar de uma emergência.

Da Detecção ao Diagnóstico...

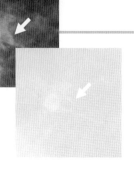

O exame do tórax é, em todo o mundo, o estudo radiológico executado com maior freqüência. Ele é, também, um dos estudos mais importantes e exigentes, particularmente para um iniciante em radiologia, em especial quando requisitado sozinho em um plantão noturno e em situações de emergência. A análise abrangente de uma radiografia do tórax (RXT) é, também, sem dúvida, uma tarefa intelectual – assim como uma boa história criminal e, felizmente, nesse caso, muitas vezes divertida.

O pré-requisito básico para uma análise correta da imagem é um bom conhecimento da aparência anatômica normal e de outros fenômenos essenciais das RXT. A anatomia e a fisiologia dos órgãos torácicos têm que ser conhecidas, assim como importantes fatores ópticos e perceptivos que podem influenciar no processo diagnóstico (Capítulo 4). Um treinamento contínuo da faculdade de análise da imagem é, naturalmente, essencial – felizmente não há carência de radiografias interessantes para a prática. Se você é mestre na arte de interpretar uma RXT, haverá muitas oportunidades para obter sucesso – com seus colegas, nos seus exames e, o que é mais importante, com os seus pacientes.

Obviamente, você deve estar familiarizado com as indicações de uma RXT – isto é, saber o que o método é capaz de demonstrar (Tabela 6.1). Os problemas torácicos agudos em pacientes traumatizados são discutidos no Capítulo 14, em "Trauma".

Diagrama do tórax

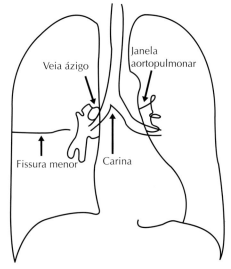

Veja algumas estruturas anatômicas importantes do tórax

Em primeiro lugar, é importante que você se aproxime da RXT sem medo – sua análise não é nenhuma magia negra. Em segundo lugar, deve-se sempre seguir uma seqüência rígida de análise da imagem, porém de bom senso, para não deixar escapar achados importantes uma vez que, no momento, você não adere ao esquema sugerido em seguida e o testa em uma RXT sem achados anormais (Fig. 6.1a, b)?

A dose de exposição é adequada? Eu consigo visualizar a vasculatura pulmonar atrás do coração e embaixo do contorno diafragmático? (um terço do pulmão e até um terço dos achados patológicos estão situados nestas áreas densas). Posso ver bem os vasos na região central do pulmão em torno do hilo ou eles estão muito escuros para serem avaliados?

O tempo de exposição foi curto o suficiente? O contorno do coração está realmente nítido? Esta é a estrutura móvel mais rápida do tórax (tem uma surpreendente velocidade máxima de 7 km/h!).

O paciente estava em pé ou deitado? Eu vejo um nível hidroaéreo no estômago (Figs. 6.1c e 6.2a)? A escápula se projeta para fora dos campos pulmonares (Figs. 6.1, e 6.2, paciente em pé)? O contorno medial da escápula se projeta sobre os pulmões? O mediastino está alargado e diminuído na direção vertical (Fig. 6.3, paciente deitado)?

O paciente está posicionado corretamente? Os processos espinhosos estão centralizados entre as articulações esternoclaviculares (Fig. 6.1c)? A extremidade anterior da primeira costela se projeta exatamente no nível do quarto corpo vertebral torácico (Fig. 6.1c)?

O paciente permaneceu imóvel e conseguiu segurar a respiração? Os contornos diafragmáticos e das costelas são nítidos? Nem todos os pacientes entendem a língua local ou podem fazer aquilo que lhe foi solicitado.

Antes de começar com a análise propriamente dita da radiografia padrão do tórax, atente rapidamente para o nome, a idade e o sexo do paciente.

Tabela 6.**1 Sugestões para modalidades diagnósticas em imagem torácica**

Problema clínico	Investigação	Comentários
Dor torácica inespecífica	RXT	Não indicada inicialmente. A sua principal finalidade é tranqüilizar o paciente.
Infecção do trato respiratório superior	RXT	Não indicada.
Doença obstrutiva crônica das vias aéreas ou asma; acompanhamento	RXT	Apenas se houver alteração nos sinais ou sintomas, quando a asma traz risco de vida, ou nos casos de falha no tratamento.
Pneumonia	RXT	A maioria dos pacientes com pneumonia comunitária apresentará resolução radiológica em 4 semanas. Em fumantes, idosos e portadores de doenças crônicas das vias aéreas, a resolução pode ser prolongada. Se os pacientes se tornarem completamente assintomáticos, a RXT de controle não será necessária.
Pneumonia em adultos: acompanhamento	RXT	Se os pacientes se tornarem completamente assintomáticos, não há necessidade de RXT de controle em jovens ou na ausência de história de tabagismo significativo. Caso os sintomas persistam, nos idosos e nos fumantes, é aconselhável uma RXT de controle após 6 semanas.
Infecção pulmonar aguda em crianças	RXT	Não é indicada rotineiramente. Estão indicados exames na apresentação e no acompanhamento, em caso de sinais ou sintomas clínicos persistentes ou nas crianças gravemente enfermas. As crianças com pneumonia podem não apresentar sinais clínicos da doença.
Derrame pleural	RXT	Pode não detectar um derrame pequeno, especialmente numa RXT frontal.
	US	Indicada. Para avaliar a consistência do líquido e guiar a aspiração.
	TC	A TC é ocasionalmente necessária para uma melhor localização, determinação de componentes sólidos etc.
Hemoptise	RXT	Indicada. Projeção póstero-anterior e lateral. Caso normal e a hemoptise seja significante ou esteja fora do contexto de uma infecção torácica concomitante, são necessárias investigações adicionais.
	TC	Em associação à broncoscopia. Pode detectar malignidades não identificadas na RXT e na broncoscopia, mas é insensível para doenças sutis da mucosa e submucosa.
Doença pulmonar oculta	TC de alta resolução (TCAR)	A TCAR pode revelar anomalias não evidentes na RXT e ser mais específica; Pode dar informações valiosas sobre a reversibilidade ou prognóstico da doença.
Infarto do miocárdio	RXT	Determina a área cardíaca, edema pulmonar, revela diagnósticos diferenciais como tumores, pleurite e pneumonia.
Pericardite, derrame pericárdico	Ecocardiografia	Determina o tamanho do derrame, a conveniência da drenagem, o desenvolvimento de tamponamento e patologia concomitante. A melhor para o acompanhamento.
Doenças valvares	RXT	Para uma avaliação inicial.
	Ecocardiografia	Melhor método para um acompanhamento seqüencial. A ETE pode ser necessária para valvas protéticas.
	RM	Útil em doenças cardíacas congênitas. Contra-indicada em muitos pacientes submetidos à implantação de valva cardíaca mecânica.
Hipertensão	RXT	Determina a área cardíaca e uma possível patologia associada à coarctação da aorta ou à erosão concomitante de costelas.
	Ecocardiografia	Método mais prático para avaliar a hipertrofia do VE.

TC, tomografia computadorizada; RXT, radiografia do tórax; UTI, unidade de terapia intensiva; VE, ventrículo esquerdo; RM, ressonância magnética; MN, medicina nuclear; PA, póstero-anterior; EP, embolia pulmonar; PET, do inglês, tomografia por emissão de prótons; ETE, ecografia transesofágica; US, ultra-sonografia.

Tabela 6.**1** (Continuação) **Sugestões para modalidades diagnósticas em imagem torácica**

Problema clínico	Investigação	Comentários
Embolia pulmonar	TC	Exame de escolha. Irá mostrar e excluir embolia pulmonar relevante, assim como outros diagnósticos diferenciais (p. ex., dissecção aórtica); Protocolos especiais para EP (*one-stop shop*) também irão demonstrar tromboses venosas profundas localizadas acima dos joelhos no mesmo procedimento.
	Rxt	Para demonstrar consolidações e derrame pleural; não pode excluir êmbolo pulmonar.
	MN	A cintilografia de ventilação-perfusão (V-Q) pode ser diagnóstica em pacientes sem DPOC e consolidações na RXT. Cintilografia com perfusão normal exclui embolia pulmonar significante.
Dissecção aórtica	TC	Exame de escolha: Irá mostrar e excluir dissecção, assim como outros diagnósticos (p. ex., embolia pulmonar)
	RXT	Investigação inicial para excluir outras causas. Raramente diagnóstica.
Paciente em tratamento intensivo	RXT	A RXT é útil, sobretudo em caso de alteração dos sintomas, ou na inserção ou remoção de um dispositivo. O valor da RXT diária de rotina está sendo cada vez mais questionado. A TC é um suplemento útil para a resolução de problemas nos doentes críticos.
Exames médicos de admissão a um emprego ou de triagem	RXT	Não indicada. Justificada em poucas categorias de alto risco (p. ex., imigrantes em risco sem RXT recentes). Algumas devem ser efetuadas por motivo de caráter profissional (p. ex., mergulhadores) ou para fins de emigração (categoria 2 do Reino Unido).
Pré-operatório	RXT	Não indicado rotineiramente. Exceto em caso de possível admissão na UTI, suspeita de tumor maligno ou de tuberculose, ou antes de cirurgia cardiopulmonar. Os anestesistas também podem requisitar RXTs para os pacientes com dispnéia, com doenças cardíacas confirmadas e nos muito idosos. Muitos pacientes com doenças cardiorrespiratórias dispõem de RXT recentes. Nesse caso, geralmente não é necessário repetir a RXT.
Pacientes com câncer		
Diagnóstico	RXT e PA lateral	Pode ser, entretanto, normal, especialmente em caso de tumor central. A marcação dos mamilos pode reduzir o número de fluoroscopias em pacientes com tumor e suspeita de metástases.
	TC	Muitos centros avançam diretamente para a broncoscopia, que permite efetuar biopsia. A TC é muito útil para a identificação de lesões que causam hemoptise.
Estadiamento	TC do tórax e do abdome superior	Indicada, apesar das limitações em relação à especificidade do envolvimento ganglionar etc.
	Medicina nuclear	Alguns centros recorrem à cintilografia óssea em caso de suspeita de metástases ósseas.
	RM	Auxilia na estimação da invasão local da parede torácica, especialmente nas lesões apicais e periféricas, bem como da invasão mediastínica. Contribui para diferenciar o adenoma da supra-renal de metástases.
	PET	Exame especializado. Um único exame de alto custo para identificar pequenos focos metastáticos pode evitar muitos outros exames e uma intervenção cirúrgica inadequada.

[1]Modificado de acordo com: *RCR Working Party. Making the best use of a Department of Clinical Radiology. Guidelines For Doctors*, 5th ed. London: The Royal College of Radiologists, 2003.
DPOC, doença pulmonar obstrutiva crônica; TC, tomografia computadorizada; RXT, radiografia do tórax; UTI, unidade de terapia intensiva; VE, ventrículo esquerdo; RM, ressonância magnética; MN, medicina nuclear; PA, póstero-anterior; EP, embolia pulmonar; PET, do inglês, tomografia por emissão de pósitrons; ETE, ecografia transesofágica; US, ultra-sonografia.

Radiografia de tórax em posição ereta: achados normais

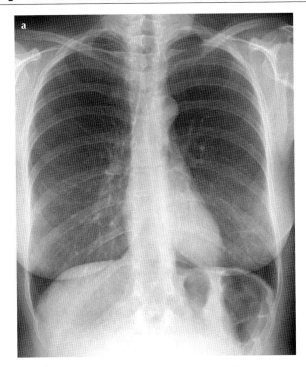

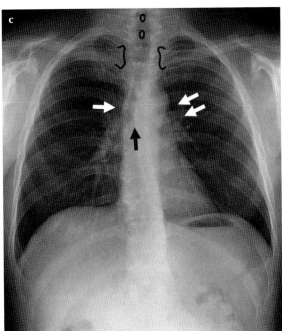

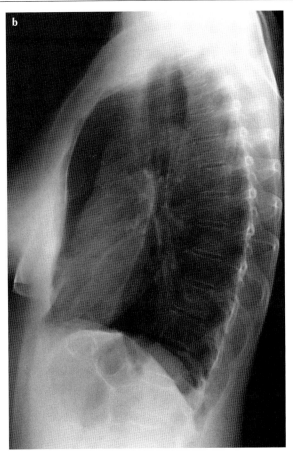

Fig. 6.**1a**   Esta é uma radiografia normal do tórax de uma mulher. Note a elevada densidade da base pulmonar devido às glândulas mamárias. Os contornos das mamas não estão sempre tão visíveis como nesta radiografia. Numa paciente mastectomizada, o lado operado deve estar menos radiopaco, resultando num relativo aumento do lado contralateral! Se uma das mamas está ausente, isso pode resultar em uma rotação involuntária da paciente quando ela é instruída a abraçar o detector ou cassete do filme — Em **c** explicamos como você pode controlar isto.

b Aqui você vê o perfil normal de uma mulher magra. Uma vez que os hemidiafragmas direito e esquerdo forem identificados (sinal da silhueta cardíaca, ar no cólon e o estômago!) você também pode determinar o lado correto do seio costofrênico posterior e da margem posterior do pulmão. Agora, ache o arco aórtico. Desenhe em sua mente a artéria pulmonar (veja também Fig. 6.**2a**).

c Esta é uma RXT normal de um homem. Você pode observar o conveniente "nível de bolha" que todos nós carregamos por aí – a bolha gástrica. Os contornos mediais das escápulas estão visíveis nas extremidades dos pulmões. Não há dúvida: Esta radiografia foi realizada com o paciente em pé. Os processos espinhosos de C7 e T1 estão marcados como pontos de referência posterior, as margens mediais das clavículas como ponto de referência anterior. Este paciente está bem posicionado!

Primeiro siga o contorno diafragmático: Ele está bem demarcado e o seio costofrênico mostra uma profundidade normal e uma extremidade pontiaguda? Ou existe uma linha curva ascendente (como no caso de um derrame pleural)? O lobo inferior direito do pulmão recobre toda a superfície do hemidiafragma direito; no hemitórax esquerdo, o coração está em contato com o hemidiafragma anteriormente e o lobo inferior esquerdo toca o restante dele. Se o lobo inferior não estiver aerado, o contorno hemidiafragmático não será mais perceptível e nós perderemos sua silhueta (esse é o "sinal da silhueta", pp. 23 e 24).

Sinal da silhueta

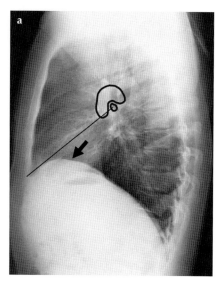

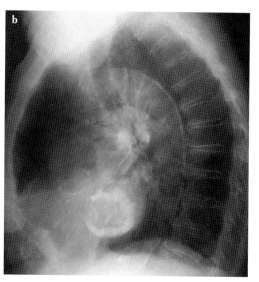

Fig. 6.**2a** O sinal da silhueta ajuda-nos a designar o lado correto dos hemidiafragmas. O coração está situado sobre o hemidiafragma esquerdo, sendo assim a parte anterior do contorno hemidiafragmático não é visível. Juntamente à bolha de ar gástrica, a flexura esplênica do cólon está localizada abaixo do diafragma esquerdo. Aprendeu a disposição de todos eles? A seta aponta para o hemidiafragma direito. Siga seu contorno de volta à margem pleural posterior direita e ao seio costofrênico direito. Você pode, agora, designar o lado exato de lesões pleurais bem como de um derrame pleural. A vírgula invertida foi desenhada para servir como orientação. – Ela corresponde à artéria pulmonar direita. Você reconhece o

"buraco negro" que a vírgula se curva ao redor? As fissuras maior e menor são ambas facilmente identificáveis em radiografias adequadamente expostas, e elas fornecem dicas para a orientação no processo de designação de uma lesão a um lobo específico. Observe até onde o lobo inferior se estende superiormente.
b Agora, prossiga em frente e use seu conhecimento recém-adquirido na análise desta imagem. Qual valva cardíaca está calcificada neste paciente?

Esta é a valva mitral que está mais proeminente, porém a valva aórtica também está visível.

Radiografia torácica realizada em aparelhos móveis: achados normais

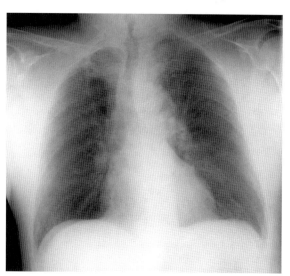

Fig. 6.**3** Esta RXT foi executada sem uma grade (antidifusora) com o paciente no leito – por isso o contraste inerente da imagem é baixo. O mediastino está comprimido, o diafragma está elevado devido ao aumento da pressão abdominal. Os vasos pulmonares do lobo superior estão bem preenchidos porque a pressão hidrostática no ápice pulmonar de um paciente deitado é similar à pressão na base do pulmão. O mediastino superior está um pouco mais alargado que o habitual numa RXT de um paciente acamado. Você precisa se preocupar? Você checou a rotação do paciente?

Agora siga o curso da margem pleural visível até o ápice pulmonar: A pleura está lisa? Está aderida firmemente à caixa torácica ou não – como, por exemplo, em uma cicatriz pleural, em um derrame pleural num paciente deitado, ou em um paciente com um pneumotórax?

Inspecione o parênquima pulmonar: A densidade radiográfica dos pulmões é homogênea e simétrica? (a assimetria pode ser causada, por exemplo, por derrame pleural móvel, provocando uma aparência mais radiopaca do lado afetado no paciente em posição supina). Há aumentos e/ou diminuições na radioluminescência (p. ex., hiperinsuflação regional, opacidades)? Podem ser vistas opacidades circunscritas (nódulos, consolidações)? Os vasos aparecem nítidos e com calibre normal ou indistintos e proeminentes (como, p. ex., no edema pulmonar)? Eles se ramificam de maneira harmônica ou como galhos de uma macieira velha (como no enfisema)? Verifique brevemente a posição da fissura menor, o delgado folheto pleural que separa os lobos superior e médio no lado direito (Fig. 6.1a).

Dê uma olhada no mediastino superior: Ele tem largura normal? A traquéia está na linha média e tem calibre normal? Ou ela está deslocada e estreitada (como em um paciente com bócio)? O arco aórtico apresenta uma conformação normal ou parece alargado (como pode ser o caso em pacientes com aneurisma de aorta ou pseudo-aneurisma traumático)? Seu contorno lateral está visível ("sinal da silhueta", pp. 23 e 24)? A margem da traquéia está imediatamente adjacente ao arco aórtico ou há uma separação perceptível entre essas duas estruturas (p. ex., causada pelo aumento de linfonodos)? A veia ázigo tem calibre normal (aprox. 1 cm; Fig. 6.1c) ou está alargada (como, p. ex., na obstrução da veia cava superior ou disfunção cardíaca direita)? A bifurcação traqueal e a carina têm aspecto normal (Fig. 6.1c)? Ou elas aparentam estar elevadas e alargadas (como no aumento do átrio esquerdo ou aumento dos linfonodos subcarinais)?

Agora, vamos revisar o hilo: O hilo esquerdo é mais alto que o direito em uma distância aproximada equivalente à largura de um dedo (devido à artéria pulmonar esquerda cruzando sobre o brônquio-fonte esquerdo), ou um dos hilos está deslocado (p. ex., por perda de volume ou cicatrização no lobo superior daquele lado)? A janela aortopulmonar – o ângulo entre o botão aórtico e a artéria pulmonar esquerda – está vazia? Os hilos estão bilateralmente alargados (p. ex., na hipertensão pulmonar ou no aumento bilateral de linfonodos), ou apenas um hilo tem aspecto irregular (p. ex., devido a um tumor)?

Olhe para o mediastino inferior: O contorno do coração tem tamanho e configuração normais? A largura do coração não pode ultrapassar a metade do diâmetro máximo do tórax. Você vê sombras adicionais se projetando sobre o coração (p. ex., calcificações pericárdicas na pericardite constritiva, calcificações coronarianas ou valvares, substituição por valvas metálicas, marcapasso ou eletrodos de desfibrilador)? Você consegue delimitar todo o contorno cardíaco? O contorno cardíaco direito está adjacente ao lobo médio, e o contorno esquerdo à "língula" do lobo superior do pulmão esquerdo (estas são outras possíveis localizações para o sinal da silhueta, pp. 23 e 24). Se o contorno inferior do coração esquerdo estiver arredondado e se apresentar bastante avançado lateralmente, significa que o ventrículo esquerdo está aumentado (p. ex., na hipertrofia muscular cardíaca devido à hipertensão arterial ou estenose de valva aórtica). Se a concavidade da parte superior do contorno do coração esquerdo se tornar convexa, isto poderá ser causado por dilatação da artéria pulmonar em pacientes com doenças valvares ou, algumas vezes, em pacientes com hipertensão arterial pulmonar grave.

Observe a sombra do coração e o espaço abaixo do contorno diafragmático: Quase 1/3 do pulmão está localizado nestas áreas; em conseqüência, aproximadamente 1/3 das patologias também se esconde aí. Tente seguir o curso dos vasos na sombra do coração e abaixo das cúpulas diafragmáticas! Em radiografias ideais de pacientes também ideais, você pode enxergar as margens anterior e posterior dos seios costofrênicos.

Dê uma última verificada na parede torácica e nos tecidos moles: Qual a largura da cobertura de tecidos moles do tórax: Quanto de tecido muscular, adiposo ou edematoso tem o paciente? Há, por acaso, ausência de uma mama ou há clipes na axila em um paciente que foi submetido a um tratamento de câncer de mama? Agora, analise a região cervical: Existe ar nos tecidos moles (p. ex., no enfisema de tecidos moles devido a um trauma ou um dreno de tórax mal vedado)? as cordas vocais estão visíveis na extremidade superior da traquéia (essencial para determinar a posição correta de um tubo endotraqueal!)?

Por último, dê uma olhada no esqueleto torácico: Primeiro olhe rapidamente para os ombros e clavículas, depois cheque a coluna. Agora, gire a radiografia em 90 graus para melhor apreciar as costelas sem dispersar sua atenção com o coração e o pulmão (Fig. 6.4). Radiologistas experientes irão aplaudir este procedimento e dar pontos adicionais em seu exame oral. Agora, siga cada costela até a sua extremidade ventral. Preste atenção às descontinuidades e irregularidades nas margens e à sombra do tecido mole ao longo das costelas: Há variações presentes, tais como costelas bífidas ou você vê fraturas, metástases ou destruições causadas por tumores, como no mieloma múltiplo?

Checando as costelas: achados normais

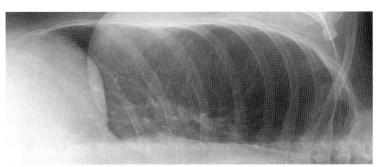

Fig. 6.**4**   É assim que você pode avaliar melhor o esqueleto torácico – rotação em sentido horário ou anti-horário (90°). Siga cada costela por todo o seu trajeto. Para problemas ósseos específicos, uma série para costelas do hemitórax afetado com uma voltagem de exposição diferente (menor) é realizada (aprox. 80 kVp).

Agora, adquira algumas informações adicionais sobre a radiografia do tórax em perfil

Quando se olha a RXT realizada em perfil, as coisas só se tornam mais complicadas: os dois pulmões e hilos estão, agora, sobrepostos. O primeiro passo é tornar-se tão familiar com a aparência normal das estruturas anatômicas que você possa reconhecê-las numa RXT em perfil como bons e velhos amigos e observar quando uma delas estiver ausente.

Comece com os dois hemidiafragmas: Qual deles é o hemidiafragma esquerdo (Fig. 6.2a)? Siga o contorno de ambos os hemidiafragmas anteriormente, partindo da parte mais baixa do respectivo seio costofrênico posterior. Agora, siga a borda pleural posterior em direção à parte superior do tórax. Localize tanto a fissura lobar maior quanto a menor (a propósito, em qual lado estava a fissura menor?)

Neste momento, analise o hilo: A artéria pulmonar esquerda faz uma curva por fora do tronco pulmonar sobre o brônquio principal esquerdo, assemelhando-se a uma vírgula invertida. O brônquio principal esquerdo faz parte do "buraco negro" que você vê na maioria dos filmes. Numa RXT normal, essencialmente todas as estruturas densas visíveis dentro dos pulmões deveriam mostrar um curso vascular ramificado típico em direção ao hilo. Se este não é o caso, você precisa de uma investigação adicional.

O que o contorno do coração diz para você? O contorno anterior do coração corresponde à parede anterior do ventrículo direito e é visto atrás da parede torácica anterior, na parte compreendida, principalmente, pelo esterno, por isso este espaço é chamado de "espaço retroesternal". Se a borda do ventrículo direito atingir a porção média e superior do esterno, isso significa que o ventrículo está aumentado. O contorno posterior do coração na RXT em perfil corresponde ao átrio esquerdo em sua parte superior e ao ventrículo esquerdo na inferior. Uma pequena quantidade de bário deglutida pelo paciente antes da realização da RXT esboça a trajetória do esôfago e possibilita a você apreciar melhor o contorno do átrio, se isto tiver importância clínica.

Finalmente, coloque todo o restante em ordem: O contorno do arco aórtico é completamente visível durante a maior parte de seu trajeto. Ele segue formando um largo arco acima do hilo. A aterosclerose da aorta é facilmente visualizada nesta projeção. O "buraco negro", mencionado anteriormente, pode nos ajudar mais uma vez (Fig. 6.2): Se nós desenharmos uma linha partindo dele e indo até o seio costofrênico anterior, a valva aórtica geralmente se projeta em sentido superior a esta linha, e a valva mitral, inferiormente a ela. Uma dica muito boa, não é? Finalmente, damos uma boa olhada no espaço retroesternal superior, que deveria estar razoavelmente radioluminescente, já que aqui ambos os pulmões se encontram anteriormente ao mediastino. No enfisema, este espaço pode estar alargado; se houver um tumor ou um bócio presente, este espaço ficará radiopaco.

Eu vejo uma anormalidade – O que faço agora?

Você procederá tão sistematicamente quanto você fez na análise da imagem descrita anteriormente. Antes de tudo, o raciocínio diagnóstico precisa estar apontado na direção certa!

Se a anormalidade concernir ao **parênquima pulmonar**, as seguintes questões precisarão ser respondidas:

- É uma opacidade ou uma radioluminescência anormal?
- É um processo mais circunscrito ou difuso?
- Trata-se da presença de uma lesão solitária ou existem múltiplas lesões?
- A lesão é homogênea ou heterogênea?
- O processo difuso tem um padrão de condensações irregulares (acinar), linear fino (reticular) ou nodular difuso?

Se a anormalidade estiver localizada no **mediastino**, apenas localizar a lesão já é suficiente: região hilar, mediastino superior ou inferior, anterior ou posterior.

Se a lesão for na **parede torácica**, qualquer envolvimento das costelas precisará ser determinado.

Estudos adicionais podem ajudar a mostrar a lesão mais claramente e em maiores detalhes; por exemplo, uma rápida fluoroscopia de um nódulo pulmonar central ou de um hemidiafragma elevado, assim como uma tomada apical em lordose quando se trata de uma anormalidade nos ápices pulmonares (Fig. 6.5). Após isto, o acesso ao diagnóstico começa a mudar. Nós veremos e exercitaremos isto nos respectivos casos. Agora, você já deve estar praticamente pronto para tentar resolver o primeiro caso clínico.

Tomada em hiperlordose

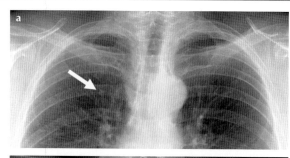

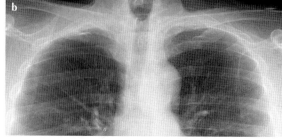

Fig. 6.**5a**   Há um pequeno nódulo visto acima do hilo direito (seta). É um achado real?
b A tomada apical em lordose mostra um pulmão superior normal (o paciente inclina-se para trás durante a exposição e, desta forma, eleva as clavículas acima dos ápices pulmonares). Em retrospecto, o "nódulo" deve ter sido um vaso proeminente representado ortogonalmente.

6.2 Opacidades no pulmão

Opacidade solitária, circunscrita do pulmão

Checklist: **Opacidade singular, circunscrita do pulmão**

- A aparência radiológica da lesão é homogênea ou inomogênea?
- A margem com o parênquima adjacente é nítida ou indistinta?
- O seu contorno é liso ou irregular, retificado ou lobulado?
- Há interfaces obscurecidas com as estruturas adjacentes (diafragma, contorno cardíaco, arco aórtico)?
- A lesão desloca os tecidos vizinhos ou causa uma diminuição de volume gerando deslocamento de estruturas adjacentes em sua direção?

De repente – uma mancha no pulmão

Sidel Zastro (78) veio ao hospital para ter sua hérnia inguinal corrigida. Uma vez que ele realmente não vinha se sentindo bem nos últimos meses (ele não tem apreciado mais seus charutos como antigamente) e tendo em vista que ele já tem certa idade, uma RXT pré-operatória é realizada. Com um paciente desta idade, Paul espera ver alguns vestígios de uma vida passada – trabalho longo e exaustivo, guerra, subnutrição, doenças, tabagismo, cirurgia e vícios de qualquer natureza podem deixar vestígios no tórax do paciente. Ele espera encontrar aderências pleurais apicais (Fig. 6. 6a), e possivelmente basais, marcas vasculares irregulares como em um enfisema senil e, possivelmente, algumas cicatrizes decorrentes de pneumonias passadas (Fig. 6.6b). Sr. Zastro, é claro, não trouxe filmes anteriores – porque cargas d'água ele deveria se dar ao trabalho? A última vez que ele viu o interior de um hospital foi há 30 anos. Paul e Joey examinam a RXT (Fig. 6.7) juntos, seguindo o esquema de análise descrito acima (pp. 40, 43-46).

➡ **Qual é o seu diagnóstico?** Paul descobriu que a base pulmonar direita não está tão radioluminescente como deveria. Ou seria isto apenas uma ilusão? Em uma mulher, a remoção do seio contralateral poderia, algumas vezes, causar uma acentuação em sua aparência, argumenta Joey. O que acha de uma anomalia na parede torácica? A técnica de RX disse que o tórax do paciente parecia normal para ela. Deve-se considerar uma hiperinsuflação enfisematosa da base do pulmão esquerdo num paciente desta idade? Neste caso, as marcas vasculares deveriam estar irregulares e diminuídas, o que não é o que Paul e Joey vêem. Os dois, finalmente, concordam que a verdadeira anormalidade está na base do pulmão direito. Eles continuam e respondem a todas as questões da lista de perguntas-padrão, uma por uma:

A estrutura interna da lesão é homogênea ou inomogênea?
Lesões com estrutura interna homogênea: Neste caso, o parênquima está isento de ar. Um tumor sólido substituirá os alvéolos e os brônquios pelo tecido tumoral (Fig. 6. 8). Num derrame pleural, seja ele móvel (Fig. 6.9a) ou loculado (Fig. 6.9b), o pulmão estará intacto, mas deslocado pela anormalidade. Na obstrução endobrônquica, o ar distal ao ponto de obstrução é reabsorvido – resultando em uma atelectasia pós-obstrutiva (Fig. 6.10).

Radiografia torácica apropriada para a idade

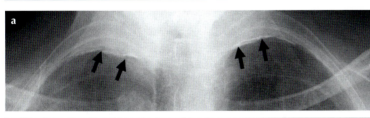
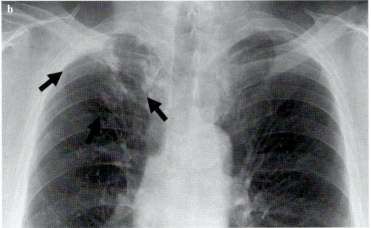

Fig. 6.**6a** Durante o curso das infecções pulmonares usuais de uma longa vida, este paciente desenvolveu uma cicatrização pleural apical com algumas calcificações (setas). Não precisa ficar exaltado – este achado é apropriado para a idade.
b Este senhor idoso deve ter apresentado uma pneumonia grave que deixou uma grande área cicatricial (setas). Um carcinoma broncogênico poderia ser ocultado por ela? Claro! Qualquer cicatriz pulmonar pode se tornar maligna, "*scar cancer*". Somente a comparação cuidadosa com filmes anteriores irá lhe oferecer a certeza necessária. O paciente possivelmente irá tranqüilizá-lo, referindo que ele já tem esta cicatriz no pulmão há muitos anos. Ele pode, entretanto, não constatar se houve uma mudança no tamanho ou na aparência desde as suas radiografias anteriores.

O caso de Sidel Zastro

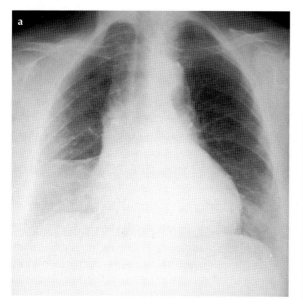

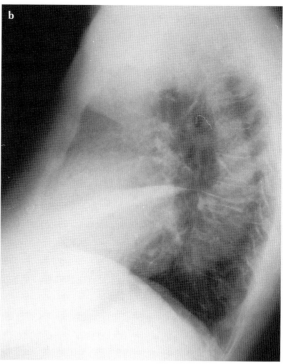

Fig. 6.**7**   Dê uma olhada nas RXTs de Sidel Zastro. Algo digno de nota?

Carcinoma broncogênico

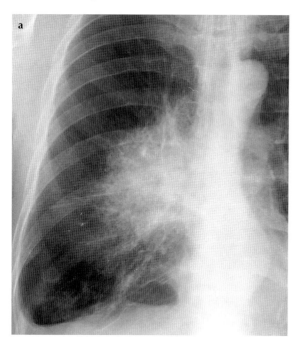

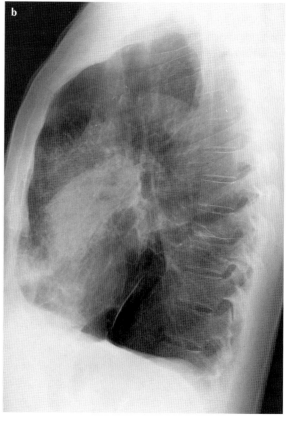

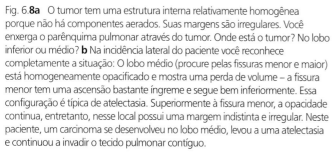

Fig. 6.**8a**   O tumor tem uma estrutura interna relativamente homogênea porque não há componentes aerados. Suas margens são irregulares. Você enxerga o parênquima pulmonar através do tumor. Onde está o tumor? No lobo inferior ou médio? **b** Na incidência lateral do paciente você reconhece completamente a situação: O lobo médio (procure pelas fissuras menor e maior) está homogeneamente opacificado e mostra uma perda de volume – a fissura menor tem uma ascensão bastante íngreme e segue bem inferiormente. Essa configuração é típica de atelectasia. Superiormente à fissura menor, a opacidade continua, entretanto, nesse local possui uma margem indistinta e irregular. Neste paciente, um carcinoma se desenvolveu no lobo médio, levou a uma atelectasia e continuou a invadir o tecido pulmonar contíguo.

Derrame pleural

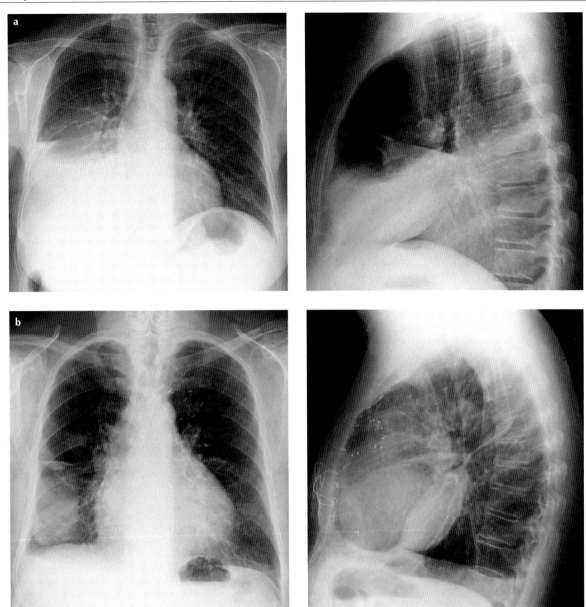

Fig. 6.**9a** Observe o grande derrame pleural à direita, que obscurece todas as estruturas (ele é homogêneo). O lobo médio flutua sobre ele; os lobos superior e médio são comprimidos pelo líquido na cavidade pleural. À esquerda, na porção média do pulmão, próximo ao hilo, você vê uma estrutura escura ramificada – este é o broncograma aéreo do brônquio do lobo médio cercado por atelectasia compressiva. **b** Neste paciente, um grande derrame pleural prévio foi absorvido, exceto uma pequena quantidade de líquido residual na base (esquerda) e de líquido loculado ao longo do curso da fissura menor (direita). Este derrame interlobar pode persistir e se organizar ao longo do tempo.

Lesões com estrutura interna inomogênea: Estas precisam ser mais bem analisadas. Você vê estruturas radiotransparentes tubulares e ramificadas, isto é, broncograma aéreo (Fig. 6.11a)? Na pneumonia, os alvéolos se enchem de pus e exsudato, enquanto os brônquios maiores permanecem cheios de ar na fase inicial. Por esta razão, eles se tornam repentinamente visíveis contra um plano de fundo circunjacente formado por alvéolos desprovidos de ar (Fig. 6.11b). Se os alvéo-los estão preenchidos com líquido do interstício, com edema (Fig. 6.12) ou com sangue, numa contusão pulmonar (Fig. 14.6, p. 313) o mesmo fenômeno se desenvolve. Se o pulmão estiver sofrendo uma compressão externa, por exemplo, por um derrame pleural extenso, os alvéolos colabam enquanto os brônquios permanecem abertos devido à relativa rigidez de suas paredes: a atelectasia compressiva é o resultado final (Fig. 6.9a).

Atelectasia pós-obstrutiva

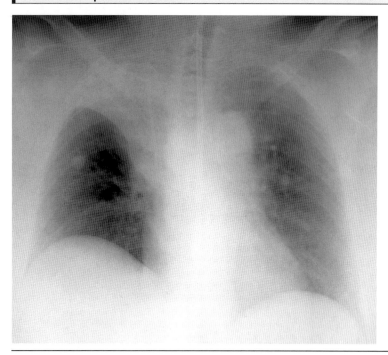

Fig. 6.**10** A opacidade do lobo superior direito tem uma estrutura interna homogênea. A fissura menor e o hilo estão deslocados superiormente, o que aponta para uma perda de volume. O brônquio do lobo superior está obstruído e uma atelectasia pós-obstrutiva se desenvolveu. O ar nos alvéolos e brônquios foi absorvido.

Pneumonia

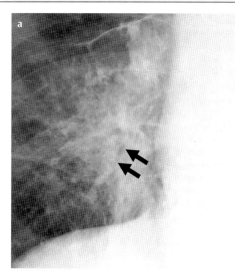
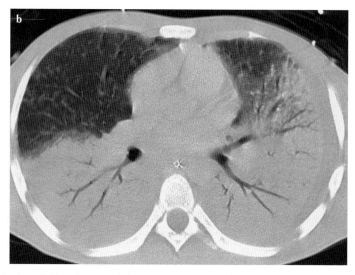

Fig. 6.**11a** Broncograma aéreo numa pneumonia do lobo inferior (setas). Um câncer poderia se apresentar desta forma? Infelizmente sim! O carcinoma broncoalveolar tende a destruir, primeiramente, o alvéolo e deixar, inicialmente, os brônquios abertos. A completa resolução de qualquer tipo de infiltração "pneumônica" deve, então, ser documentada radiologicamente, logo que o tratamento for completado, especialmente em idosos. **b** Neste garoto, uma pneumonia pneumocócica grave precisou ser tratada na unidade de terapia intensiva. Os alvéolos estão preenchidos com pus; os brônquios podem ser vistos até a periferia.

Lesões expansivas no pulmão também podem se tornar parcialmente necróticas. Se a necrose atingir a árvore brônquica, uma parte do tecido necrótico pode ser expectorada e o ar pode entrar na cavidade resultante (Fig. 6.13a). O conteúdo de uma lesão necrótica pode ser espalhado ao longo da árvore brônquica (Fig. 6.13b). Quase todas as infecções, especialmen-

te a tuberculose, podem formar cavidades, não obstante elas também podem ser causadas por tumores malignos podem fazer a mesma coisa (Fig. 6.14). Se as cavidades infectadas forem tratadas, a espessura de sua parede poderá diminuir e elas poderão se transformar em cistos. Naturalmente, esses espaços escuros, quentes e úmidos fornecem condições perfeitas

Edema alveolar pulmonar

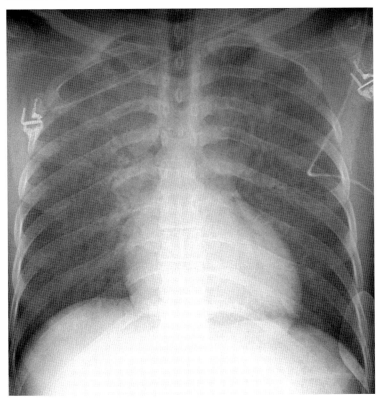

Fig. 6.**12** Esta é a RXT de um paciente politraumatizado que, para o tratamento de sua grave perda sanguínea, recebeu grande quantidade de líquido de reposição em um curto período de tempo. Isto terminou se tornando um excesso de uma coisa boa. A opacificação simétrica de ambos os centros pulmonares com broncogramas aéreos indica um edema pulmonar alveolar. A fissura menor está proeminente, as paredes brônquicas estão espessadas e os septos interlobulares, especialmente na periferia da base esquerda, são bem apreciados (linhas B de Kerley). Isto é um indício de que existe deposição de líquido no interstício pulmonar. Conclusão: seria melhor ele colocar os rins para trabalhar rapidamente.

Tuberculose

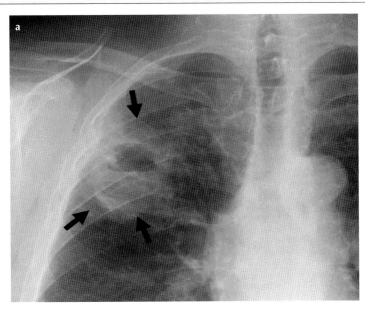

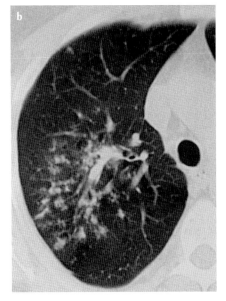

Fig. 6.**13a** Aqui vemos uma consolidação com uma luminescência central (setas), indicativa de uma cavidade. Essa radiografia de um jovem presidiário levou toda a equipe da unidade torácica a um alvoroço. Antes que Gregory, que havia sido chamado urgentemente, tivesse chance de declarar "Ei, colegas, isto é uma baita de uma tuberculose", a sala da unidade torácica já havia sido fechada e a equipe de desinfecção já tinha sido chamada pelo jovem técnico encarregado. Um achado bastante

típico, de fato. Os guardas do presídio que acompanhavam o garoto foram imediatamente orientados a realizar um *check-up* com seus médicos.
b Esta TC demonstra com clareza o que acontece quando a cavidade erode para dentro do sistema brônquico: o material infeccioso é distribuído por todo o sistema brônquico e origina lesões satélites.

Carcinoma broncogênico

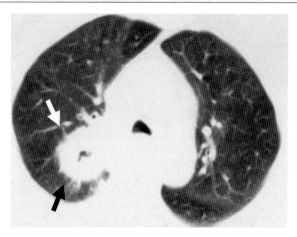

Fig. 6.**14**   Este carcinoma broncogênico (setas) necrosou em sua parte central e erodiu um vaso da parede brônquica. O paciente está expectorando sangue – este foi o seu primeiro sintoma.

de crescimento para fungos (Fig. 6.15), que podem superinfectar uma cavidade preexistente.

Finalmente, tem-se que compreender que uma RXT é uma imagem de projeção bidimensional de um objeto tridimensional. Diferentes opacidades pulmonares anteriores e posteriores sobrepostas podem criar a impressão visual de um infiltrado inomogêneo isolado quando, na verdade, representam múltiplos infiltrados focais. Isto pode acontecer em processos inflamatórios e neoplásicos.

A lesão possui borda nítida ou obscura? A margem nos diz algo sobre a localização e o tipo da lesão. Bordas que são ao mesmo tempo lisas e retas são freqüentemente formadas por uma fissura adjacente (Fig. 6.10). Se você reconhecer a fissura envolvida, você saberá em qual lobo a lesão mais provavelmente se apresenta. Se a lesão tem uma interface nítida com a parede torácica, primeiro verifique se há um derrame pleural ou se as costelas estão destruídas. Se as bordas em relação à parede torácica e ao pulmão são lisas, um processo pleural como um derrame pleural loculado ou um lipoma (Fig. 6.16) pode estar presente.

O contorno é regular ou irregular, liso ou lobulado? Um contorno lobulado, relativamente nítido, é encontrado em muitos nódulos pulmonares, por exemplo, em metástases (Fig. 6.17). Uma margem irregular, pontiaguda e denteada sugere um distúrbio da arquitetura do parênquima pulmonar circundante e é visto não apenas em tumores pulmonares primários, por exemplo, no carcinoma broncogênico (Fig. 6.18), como também em infecções.

Existe alguma das interfaces fisiológicas ar–tecido mole (diafragma, borda do coração, arco aórtico) obliterada? Interfaces normais entre estruturas de tecidos moles, como o diafragma, o coração e o arco aórtico de um lado e o pulmão preenchido com ar, do outro lado, desaparecem se o pulmão adjacente perder seu conteúdo de ar no sítio de contato (pp. 23, 24 e 44). Este fenômeno, também chamado "sinal da silhueta", permite atribuir a localização de lesões radiopacas subjacentes a determinadas áreas do tórax:

Aspergiloma

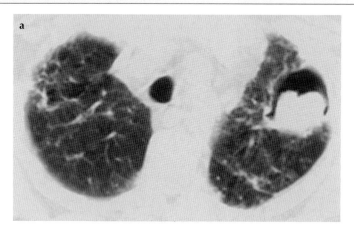

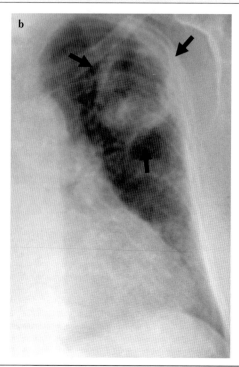

Fig. 6.**15a**   Este paciente tem doença pulmonar intersticial associada a bolhas devido à exposição prévia ao asbesto. Uma das bolhas foi colonizada por *Aspergillus*.
b Na fluoroscopia, a bola fúngica (seta) pode ser vista rolando ao redor da bolha. Um momento glorioso para qualquer radiologista é o sinal patognomônico de um aspergiloma.

Lipoma pleural

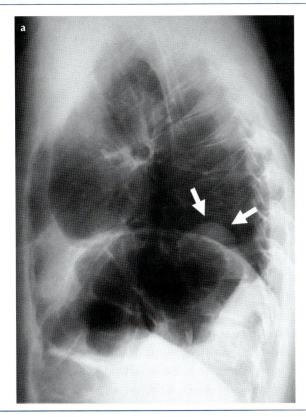

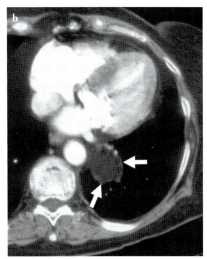

Fig. 6.**16a** Este tumor (setas) adjacente ao diafragma (hemidiafragma esquerdo ou direito?) foi encontrado na ocasião de um *check-up* torácico pré-operatório. Ele tem uma margem lisa e não está associado a um derrame pleural. Ele aparenta, provavelmente, ser benigno.

Este é o hemidiafragma esquerdo. O ar no cólon logo abaixo comprova isto.

b A TC confirma o caráter benigno da lesão: o tumor (setas) exibe claramente uma densidade de gordura (compare com a densidade da gordura subcutânea!). Isto é um lipoma.

Metástases

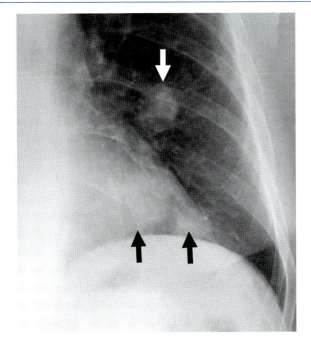

Fig. 6.**17** Esta é a aparência típica das metástases (setas): nódulos arredondados múltiplos com margens relativamente nítidas cercadas pelo parênquima pulmonar.

Carcinoma broncogênico

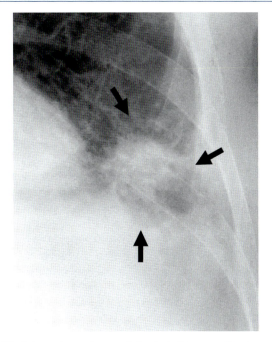

Fig. 6.**18** Este carcinoma broncogênico (setas) tem uma borda espiculada. Durante seu progresso, o tumor invade e distorce o parênquima pulmonar circundante (Fig. 6.**8a**).

Atelectasia

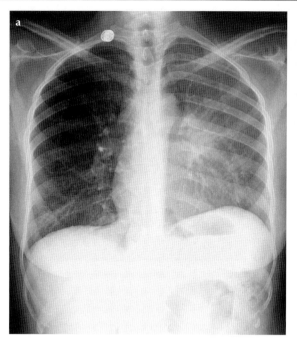
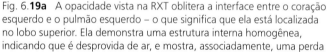
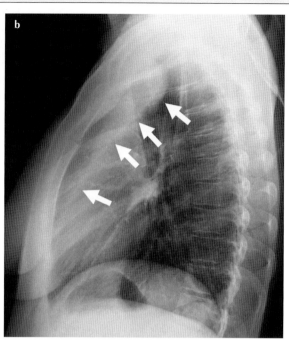

Fig. 6.**19a**   A opacidade vista na RXT oblitera a interface entre o coração esquerdo e o pulmão esquerdo – o que significa que ela está localizada no lobo superior. Ela demonstra uma estrutura interna homogênea, indicando que é desprovida de ar, e mostra, associadamente, uma perda de volume no pulmão afetado (o hemidiafragma direito está elevado). **b** A vista lateral confirma uma densa faixa retroesternal (setas). Isto é compatível com o colapso do lobo superior esquerdo (atelectasia lobar total).

• Perda da borda inferior direita ou esquerda do coração: posição anterior, lobo médio (direito) ou língula (esquerdo).
• Perda da definição do contorno do arco aórtico: Porção média do tórax, lobo superior esquerdo.
• Perda do contorno da aorta descendente e/ou da sombra do tecido mole paravertebral: localização dorsal, lobo inferior.

Agora você pode continuar e aplicar seus novos conhecimentos na Figura 6.19a. Onde está o achado patológico?

O que é o efeito de volume da lesão? O efeito de volume da lesão tem uma relevância especial. O deslocamento de estruturas adjacentes (p. ex., as fissuras, o diafragma, o mediastino) em direção à lesão implica numa perda de volume: uma perda na aeração pulmonar (atelectasia, Fig. 6.19) ou cicatrização (ver Fig. 6.6b) causam este comportamento, mas um tumor de crescimento lento ou uma infecção crônica podem também conduzir a este fenômeno. Um *aumento no volume* apontaria na direção de uma infecção aguda ou de um tumor de crescimento rápido (Fig. 6.8a).

➜ **Diagnóstico:** Paul e Joey entram agora em um consenso. A temperatura do Sr. Zastro está normal. Na opinião deles, a estrutura interna da lesão é homogênea. O contorno é nítido e retificado: é a fissura menor. O contorno do coração direito está apagado. A lesão parece causar uma diminuição de volume em vez de um aumento. Eles, então, concluíram: é uma atelec-

tasia obstrutiva do lobo médio. Assim que eles resolveram consultar o médico do Sr. Zastro, Greg, o residente sênior da neurorradiologia, passava pelo local à procura de Giufeng e interrompeu os estudantes: "vocês pensam que já concluíram o diagnóstico apenas porque o Sr. Zastro tem uma atelectasia? Sempre pensem em um carcinoma broncogênico em um paciente nesta idade! Olhem para o hilo novamente e analisem cuidadosamente, então prossigam e procurem as cadeias linfonodais". Juntos, eles verificam a janela aortopulmonar, o arco ázigo e a região subcarinal (abaixo da bifurcação da traquéia). Nada! Greg, então, os deixa resmungando. Uma broncoscopia será necessária para encontrar a causa da obstrução e verificá-la histologicamente.

Um carcinoma broncogênico deve ser a causa, uma TC do tórax seria necessária para se realizar o estadiamento correto do tumor, seguindo o sistema TNM, e para determinar a operabilidade, assim como o regime quimioterápico ideal (Fig. 6.20a, b). Alguns irão realizar essa TC antes mesmo da broncoscopia a fim de dar uma melhor orientação ao broncoscopista. De qualquer forma, esta TC deve – via de regra – incluir o abdome superior e as glândulas supra-renais (Fig. 6.20c) pois são localizações freqüentes e iniciais sítios de metástases. Raramente um estudo especial de RM é necessário (Fig. 6.20d). Se o tecido tumoral não pôde ser coletado na broncoscopia, deve-se tentar realizar uma biopsia por agulha (*core needle biopsy*) guiada por TC (Fig. 6.20e).

Estadiamento em carcinoma broncogênico

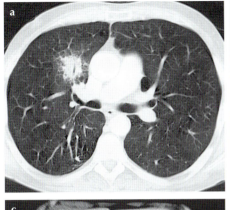

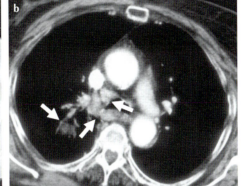

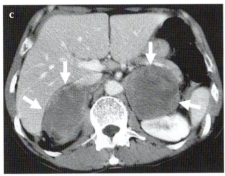

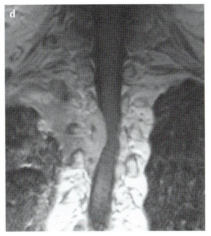

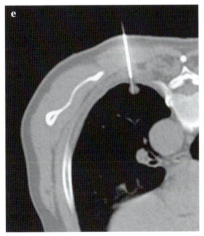

Fig. 6.**20a**   As janelas para parênquima pulmonar nesta TC ilustra o contorno espiculado e o tamanho do tumor. O câncer não parece infiltrar o mediastino – por isso não é um estádio T4.
b As janelas para tecido mole de uma TC realizada em outro paciente mostra linfonodos aumentados ao longo do percurso da veia ázigo e ventralmente à traquéia (setas). Eles correspondem a um estádio N2 de um carcinoma broncogênico localizado no lado direito.
c O carcinoma broncogênico freqüentemente metastatiza para as glândulas supra-renais (setas).
d Esta RM em um terceiro paciente representa um carcinoma broncogênico (estádio T4). Este tumor de Pancoast se estende cranialmente e para dentro do canal vertebral.
e Se os testes de coagulação sanguínea forem normais, uma biopsia com agulha guiada por TC é a maneira mais rápida, menos invasiva e, para o paciente, possivelmente a forma mais confortável de se obter uma biopsia tecidual para diagnóstico histológico.

Atelectasia obstrutiva em crianças

As crianças também desenvolvem atelectasias pós-obstrutivas. No entanto, as causas diferem daquelas da população adulta: Corpos estranhos e tampões mucosos são as causas mais comuns. Corpos estranhos típicos em bebês são os olhos de vidro do ursinho de pelúcia favorito já mastigados ou a aspiração de amendoins que possuem o calibre exato para bloquear a traquéia ou um brônquio principal. A propósito, as crianças na Holanda já sabem o que fazer para diminuir este risco: como regra, qualquer criança que consegue, passando o braço por cima da cabeça, colocar seu dedo no canal auditivo externo do lado oposto, pode comer amendoins. Como você pode ver, Philipp pode desfrutar de seus amendoins, mas Paula não está apta para isto ainda. Suas vias aéreas não possuem calibre grande o suficiente.

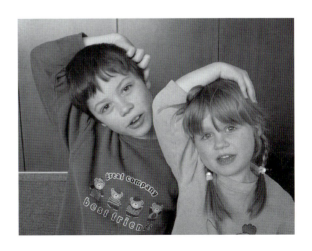

! O tempo de uma radiologia puramente "contemplativa" definitivamente já passou. A análise de um achado é essencial, mas o próximo passo diagnóstico ou terapêutico deve ser sempre considerado.
Tente chegar a conclusões que melhorem o tratamento do paciente
em termos de tempo necessário para o diagnóstico e para a
recuperação. Levar o paciente de volta à sua rotina utilizando métodos diagnósticos e terapias minimamente invasivas – esta é a meta!

Lesões múltiplas no pulmão

Checklist: Lesões múltiplas no pulmão

- As lesões possuem margens distintas ou indistintas?
- Elas são calcificadas ou ossificadas?
- Elas são sólidas ou necróticas?
- Você sabe a idade, a história e os sintomas do paciente?

E tem mais e mais a cada mês

Isadora Pumpkin (65) o tem se sentindo doente e deprimida
por alguns meses. Ela perdeu peso e o médico da família
diagnosticou uma anemia. Ele solicitou um *check-up* completo. A USG do abdome não demonstrou nenhuma alteração
significativa. Joey e Ajay estão passando um tempo na unidade de imagem torácica e são os primeiros a revisar a RXT
da Sra. Pumpkins (Fig. 6.21). O achado é óbvio: Múltiplos
nódulos em ambos os pulmões. Eles, então, discutem os
diagnósticos diferenciais relevantes.

➜ Qual é o seu diagnóstico?

Metástases: As lesões múltiplas mais comuns do pulmão são,
evidentemente, metástases (Fig. 6.22). Elas tendem a ser arredondadas e nitidamente demarcadas (ver Fig. 6.17). Os cânce-
res de mama, rim e cólon, assim como os carcinomas da região
da cabeça e do pescoço, são os tumores primários que mais freqüentemente progridem para o envolvimento metastático do
pulmão; em homens jovens, o câncer de testículo assume a
liderança como fonte de metástases pulmonares. Alguns tumores mostram características específicas: osteossarcomas, por
exemplo, tendem a se ossificar, não apenas em seu sítio primário, mas também em suas metástases. Múltiplos nódulos pulmonares ossificados são, então, quase patognomônicos deste
tumor no respectivo – infelizmente, freqüentemente, jovem –
grupo de pacientes (Fig. 6.23).

O caso de Isadora Pumpkin

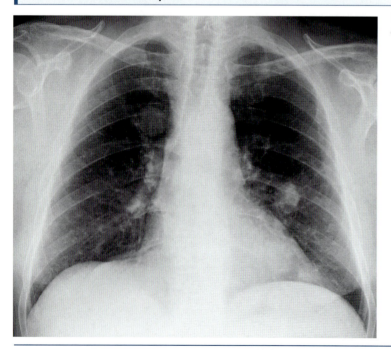

Fig. 6.**21**   Esta é a RXT da Sra. Pumpkin. Quais diagnósticos você
considera?

Metástases de carcinoma de testículo

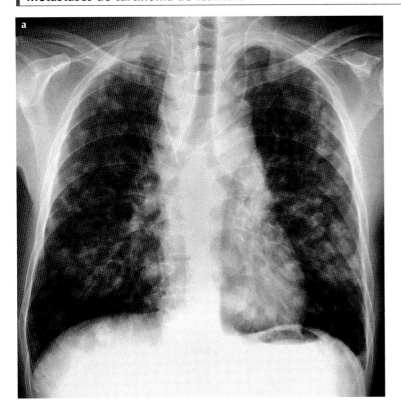

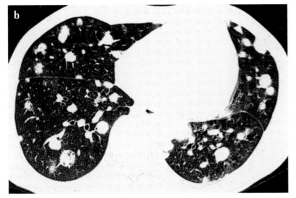

Fig. 6.**22a** Você vê os achados assustadores de uma RXT de um homem jovem com uma história de carcinoma de testículo. Metástases maiores que nozes são observadas espalhadas em ambos os pulmões. Tome nota dos nódulos que se projetam sobre a sombra do coração e abaixo do contorno diafragmático. Você precisa procurar lá, também! Você observou o alargamento do mediastino superior? A janela aortopulmonar e o ângulo da veia ázigo (recesso ázigo-esofágico) estão preenchidos com linfonodos aumentados. A faixa paratraqueal está alargada pela mesma razão (comparar com Fig. 6.**1**). **b** Com apenas um pouco de sorte essas massas irão praticamente desaparecer com uma moderna terapia de combinação e restarão apenas algumas cicatrizes dispersas.

Metástases de um osteossarcoma

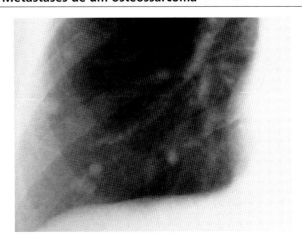

Fig. 6.**23** Os nódulos neste pulmão são razoavelmente densos – mais densos que a interseção das costelas! A alta densidade sugere ossificação; em um paciente com 17 anos de idade, o osteossarcoma é um diagnóstico infeliz, mas provável. Obviamente, granulomas calcificados ulteriores a uma infecção por tuberculose também podem ser bastante densos. Entretanto, nós tendemos a esperar por eles em pacientes mais velhos ou em pacientes provenientes de áreas endêmicas.

Embolia séptica causada por infecção fúngica

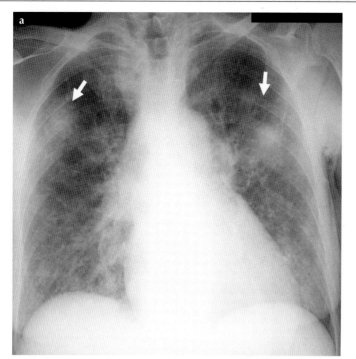

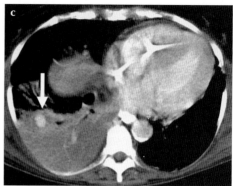

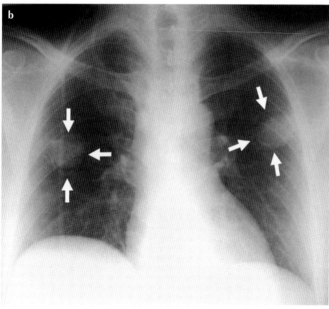

Fig. 6.**24a**   Este paciente ficou neutropênico no decurso de uma quimioterapia para tratamento de uma leucemia mielóide crônica (LMC). As hifas de *Aspergillus* disseminadas em seu sistema brônquico dominaram, subseqüentemente, seu sistema imune e infiltraram, através das paredes brônquicas, no sistema arterial pulmonar. Aqui, elas foram despejadas pela circulação sanguínea nos capilares pulmonares, onde induziram obstrução dos pequenos vasos, infartos "fúngicos".
b Os infartos "fúngicos" levam, conseqüentemente, à necrose do tecido pulmonar, resultando em cavitações (setas).
c Vasos também podem ser erodidos. Este paciente desenvolveu um aneurisma micótico (seta) e morreu de uma hemorragia pulmonar grave.

Embolia séptica: A embolia séptica também pode dar origem a múltiplos nódulos pulmonares. Eles tendem a se tornar necróticos em sua parte central. Se, por exemplo, a valva mitral é colonizada por bactérias na endocardite, algumas das vegetações podem ser desalojadas para dentro da vasculatura pulmonar e se estabelecerem no parênquima pulmonar. Em pacientes imunossuprimidos (câncer, transplante, terapia de longa data com corticosteróides, infecção por HIV), a disseminação de fungos como *Candida albicans* e *Aspergillus* pode invadir os vasos e estabelecer-se na periferia do parênquima, causando infecções pulmonares potencialmente fatais (Fig. 6.24). As razões para um êmbolo séptico podem ser bizarras. Em viciados em drogas, a injeção de material contaminado pode causar múltiplas infecções e formação de abscessos no pulmão (Fig. 6.25). A possibilidade de vê-los alguma vez na vida dependerá, principalmente, do tipo de comunidade com que você irá trabalhar (centro pobre da cidade, periferia etc.) e da existência de programas de distribuição de agulhas esterilizadas na comunidade.

Embolia séptica de drogas intravenosas

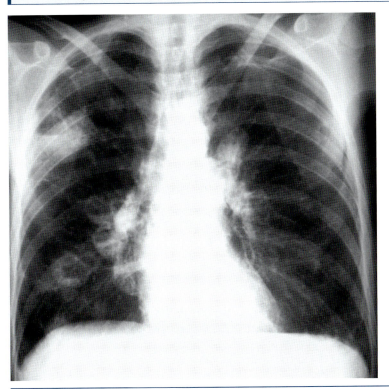

Fig. 6.**25** Este jovem, viciado em drogas, foi trazido para a emergência absolutamente debilitado e gravemente enfermo, diretamente de algum abrigo abandonado. Muitas lesões são vistas no pulmão, a maioria apresentando-se necrose central – embolia séptica. As metástases podem ter essa aparência? Sim, mas com pouca freqüência. Se você está procurando por razões a favor da terapia de substituição com metadona para dependentes de drogas intravenosas, aqui está uma.

Granulomatose de Wegener: Lesões pulmonares múltiplas ou solitárias podem ocorrer na granulomatose de Wegener, uma vasculite auto-imune que está freqüentemente associada à glomerulonefrite. Elas tendem a necrosar em sua parte central (Fig. 6.26).

Granulomatose de Wegener

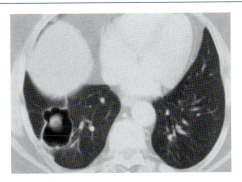

Fig. 6.**26** Esta lesão pulmonar é centralmente necrótica. Se o clínico não considerar todos os achados deste paciente, o diagnóstico e a terapia podem ser realizados de maneira errada. Um brilhante radiologista deve incluir a granulomatose de Wegener entre os seus diagnósticos diferenciais e deve sair em busca de seus respectivos sinais clínicos (problemas nos seios faciais e articulações, glomerulonefrite e presença de anticorpos antineutrofílicos citoplasmáticos [ANCA-c]).

Tumores de pele e mamilos: Excepcionalmente, tumores de pele podem parecer nódulos múltiplos no pulmão – pense em neurofibromatose (Fig. 6.27). Mamilos podem, também, parecer suspeitos. Em alguns departamentos, pequenos marcadores de chumbo são presos a eles com uma fita adesiva para diferenciá-los de lesões pulmonares. Em outros casos, uma rápida fluoroscopia com um clipe de metal preso à aréola resolverá o problema.

➜ **Diagnóstico:** Joey e Ajay conversaram com Sra. Pumpkin. Ela referiu gozar de perfeita saúde até o momento; ela também não é uma pessoa audaciosa e tem personalidade tranqüila. Por essas razões, as lesões são metástases, até que se prove o contrário. Ajay sugere como próximo passo o exame físico e mamográfico das mamas, já que o câncer de mama é um tumor maligno comum em mulheres de sua idade; seu cólon também deve ser examinado. Se estes e outros testes falharem na procura pelo tumor primário, a biópsia de uma das metástases guiada por TC pode ser o caminho a seguir (Fig. 6.**20**e), visto que a aparência das células tumorais no microscópio pode fornecer indícios sobre a sua origem. A broncoscopia, eventualmente com lavado brônquico, deveria ser o próximo passo em um paciente imunossuprimido com suspeita de infecção pulmonar fúngica que necessita urgentemente de terapia específica. É claro, as biopsias guiadas por TC só devem ser realizadas caso a coagulação sanguínea seja normal e a broncoscopia não forneça o material com maior tranqüilidade.

Tumores de pele

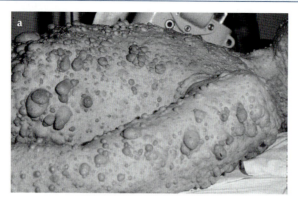

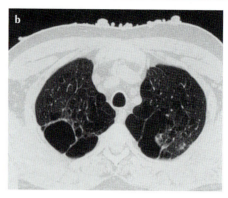

Fig. 6.**27a**   Os tumores cutâneos na neurofibromatose podem, certamente, se tornar visíveis na RXT, tão proeminentemente quanto a sombra dos mamilos. Uma inspeção física precisa e, eventualmente, uma breve fluoroscopia após a marcação do mamilo ou de qualquer tumor cutâneo podem esclarecer a situação.

b Se a RXT se tornar muito complexa, uma TC pode ser necessária. Em pacientes com neurofibromatose, esta freqüentemente mostra, também, enfisema pulmonar.

Opacidade homogênea difusa do pulmão

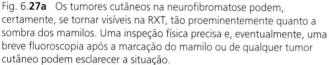

Checklist: Opacidade homogênea difusa do pulmão

Unilateral

- O paciente está bem posicionado?
- A mama contralateral foi ressecada?
- Há alguma perda de volume?

Bilateral

- O paciente inspirou profundamente?
- O filme foi corretamente exposto?
- O paciente é excepcionalmente obeso?

À procura de uma causa para a falta de Ar

Jonathan Bootleg (53) desenvolveu falta de ar enquanto realizava diálise devido à sua insuficiência renal terminal. O internista de plantão requisitou uma RXT (Fig. 6.28). Hannah está sozinha neste fim de manhã na unidade torácica e observou atenciosamente o filme. Ela pensa na lista de diagnósticos diferenciais.

O caso de Jonathan Bootleg

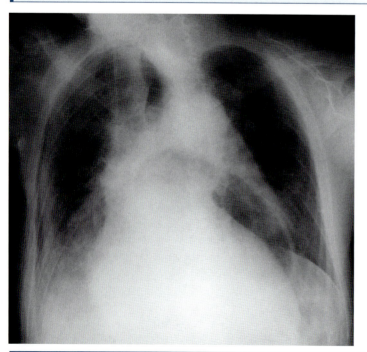

Fig. 6.**28**   Analise a RXT do Sr. Bootleg. Algo aparece anormal?

→ **Qual é o seu diagnóstico?**

Derrame pleural: Uma grande quantidade de doenças, por exemplo, tumores pleurais (metástases, mesoteliomas), pode resultar em *derrame unilateral*. Uma opacidade homogênea de ambas as áreas pulmonares pode ser, também, naturalmente, causada por derrames pleurais bilaterais. O *derrame bilateral* pode ser diferente em quantidade (Fig. 6.29), especialmente na descompensação cardíaca e subseqüente congestão venosa pulmonar.

Você conhece outras causas para uma opacidade homogênea difusa do pulmão?
As RXT portáteis são freqüentemente realizadas sem uma grade e antidifusora. A radiação espalhada atinge o detector e aumenta uniformemente a densidade da imagem. Se uma grade é usada, esta pode não estar adequadamente alinhada ao tubo e pode bloquear parcialmente os raios X diagnósticos em uma das metades do tórax, causando uma exposição assimétrica do filme. Quando há uma inspiração insuficiente, a densidade do parênquima pulmonar também aumenta bilateralmente devido aos baixos volumes pulmonares. Por fim, qualquer tecnologia de imagem pode falhar quando parâmetros errados de exposição são escolhidos ou quando a constituição física do paciente não favorece ou seu estudo através dos métodos de imagem. Pacientes acima de 140 kg podem necessitar de equipamentos de uso veterinário para que sejam devidamente examinados.

Perda de radiotransparência pós-traumática: Um trauma pode resultar numa opacidade difusa unilateral do tórax: A causa pode ser um hematoma na parede torácica, possivelmente causado por uma fratura em série de costelas, ou um hemotórax (Fig. 6.30) subseqüente a uma lesão de vasos intratorácicos (artérias intercostais ou aorta).

Atelectasia: Uma atelectasia do lobo superior esquerdo ou de um pulmão inteiro pode aumentar a densidade de todo um hemitórax (Fig. 6.19a).

Síndrome de Swyer-James: Algumas vezes é difícil diferenciar entre uma opacidade em um lado e um aumento na radioluminescência do outro. Uma pneumonia precoce na infância causa uma hipoplasia circunscrita do pulmão na síndrome de Swyer-James. A alteração é caracterizada por uma diminuição na vascularidade e uma aeração aumentada devido ao aprisionamento aéreo (Fig. 6.31).

→ **Diagnóstico:** Inicialmente, Hannah queria relatar um derrame pleural no tórax do Sr. Bootleg, mas a faixa escura ao longo da parede torácica direita a deixou hesitante: Aquilo poderia ser também um pneumotórax? Sentada em frente ao negatoscópio, ela coçava a cabeça quando Joey, Giufeng e Ajay entraram na sala para chamá-la para almoçar. "É uma dobra cutânea!" disse Giufeng, "a densidade aumenta aos poucos em sentido lateral e, então, cai subitamente. Acima do arco da aorta no lado esquerdo você pode ver mais duas dessas dobras." "Isto não explica completamente a situação, Giufeng", interrompe Joey, "o paciente está bastante rodado para a direita. Dê só uma olhada na traquéia e na exposição do arco aórtico! Esta é uma radiografia mal tirada. A rotação é mais um motivo para o aumento da densidade". "Sim, sim, entendo", murmura Hannah, "e qual dos dois gênios poderia me explicar agora porque o paciente está com falta de ar?" Um longo silêncio se sucedeu; então Ajay respondeu delicadamente: "Hannah, eu me preocuparia com aquela grande estrutura repleta de ar na sombra do coração. O que acha de isso ser uma grande hérnia de hiato ou até um volvo gástrico! Isto poderia explicar a dispnéia".

Derrame pleural

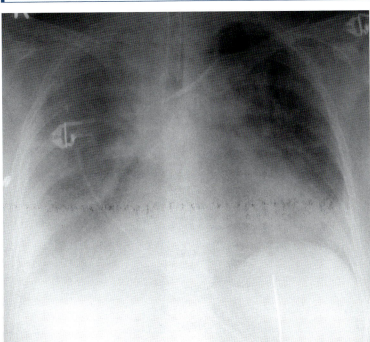

Fig. 6.**29** Esse grande derrame pleural à direita e um menor à esquerda se estende cranialmente nesta imagem de uma RXT portátil obtida de um paciente deitado no leito. Por esta razão, o pulmão inteiro aparece homogeneamente opacificado.
A interface entre o diafragma e o lobo inferior está obliterada no lado direito – prossiga e compare com o lado esquerdo. Os vasos próximos ao hilo estão aumentados e suas margens são indistintas. Os brônquios podem ter seu curso acompanhado até o centro do pulmão. O coração aparece aumentado, mesmo se tratando de um exame realizado com aparelho portátil com o paciente em posição supina. Isto é compatível com congestão venosa pulmonar de etiologia cardiogênica com edema subseqüente.

Hemotórax

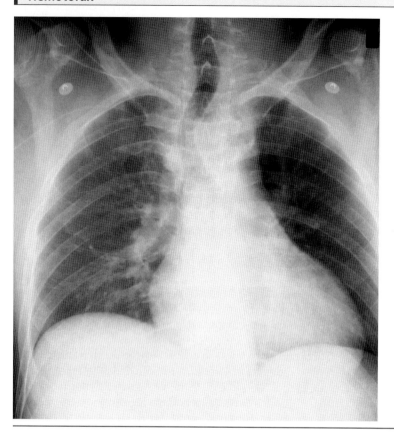

Fig. 6.**30** A perda da radioluminescência normal do lado direito é causada por um hemotórax, ela é discreta, não obstante, é conseqüentemente a um trauma por desaceleração grave gerado em um acidente automobilístico. O mediastino superior está alargado, indicando uma possível ruptura de grandes vasos, que, de fato, aconteceu neste paciente.

Síndrome de Swyer-James

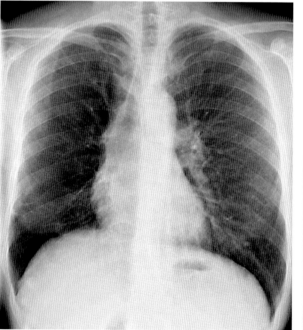 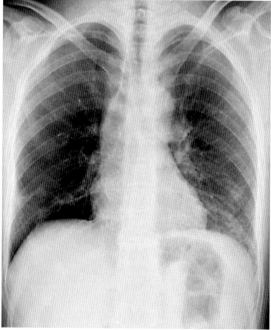

Fig. 6.**31** Essas RXTs em inspiração (esquerda) e expiração (direita) mostram uma diminuição da vasculatura no hemitórax direito (também compare os dois hilos) e a hiperinsuflação do pulmão direito (também chamada de aprisionamento aéreo). O hemidiafragma direito praticamente não se movimenta.

Todos estão impressionados – um verdadeiro esforço em equipe. Hannah anota o relatório preliminar. "Bem, eu deveria estar chateada. Mas obrigada de qualquer forma. Por falar em assuntos gastrintestinais": e continua, "Estou faminta. Vamos almoçar!"

6.3   Alterações pulmonares agudas

Padrão linear, reticular, reticulonodular (intersticial) difuso agudo

Checklist: Padrão intersticial difuso agudo

- As marcas aumentadas são lineares, reticulares ou compostas por pequenos nódulos?
- Elas estão associadas a consolidações segmentares ou lobares?
- Os vasos aparecem indistintos ou proeminentes nas zonas superiores?
- Você consegue detectar broncogramas aéreos?
- As marcas pulmonares aumentadas são mais evidentes no centro ou nas bases?
- Há áreas de aumento da radioluminescência ou diminuição da vascularidade?
- Os brônquios estão dilatados, suas paredes estão espessadas?
- O coração está aumentado?
- O hilo está aparentemente alargado?

Padrões do mal

David Shortbreath (57) foi trazido para a sala de emergência. Ele apresentou dor torácica, várias vezes nas últimas semanas. Desta vez no trabalho, entretanto, foi muito mais grave, pois a dor veio associada a uma grave falta de ar. Seus colegas de serviço na construção civil pegaram-no à força, puseram-no no carro e levaram-no às pressas para o hospital, desrespeitando todos os limites de velocidade da auto-estrada. No caminho, o Sr. Shortbreath conseguia respirar mais facilmente quando colocavam sua cabeça para fora do carro e aspirava o ar de boca aberta contra a corrente de vento. Agora, os médicos da emergência estão cuidando dele, estudando seus parâmetros laboratoriais e realizando um ECG. Também é feita uma radiografia do tórax (Fig 6.32). Paul se colocou em frente ao negatoscópio para ter uma impressão inicial da imagem.

➡ **Qual é o seu diagnóstico?**

Insuficiência cardíaca esquerda com congestão venosa pulmonar: A congestão venosa pulmonar é uma conseqüência típica da disfunção ventricular esquerda, por exemplo, após um infarto coronariano. O aumento progressivo da pressão venosa pulmonar é refletido na RXT em um número de achados característicos:

- *Redistribuição venosa pulmonar*: A primeira reação da vasculatura pulmonar ao aumento da pressão vascular é utilizar a capacidade reserva dos vasos. Neste processo, o sangue é redirecionado dos vasos pulmonares das zonas inferiores, que normalmente suportam mais sangue devido ao gradiente de pressão hidrostática, para os vasos pulmonares das zonas superiores (Fig. **6.1**). Este fenômeno é também chamado de redistribuição venosa pulmonar.

| O caso de David Shortbreath

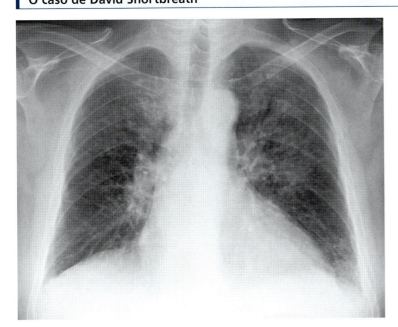

Fig. 6.**32**   Dê uma olhada na RXT do Sr. Shortbreath. Quais são os achados pertinentes?

> ! A relação de tamanho normal entre os calibres dos vasos basais e apicais (de mesma distância para o hilo) é, em média, 2:1.

Os vasos basais podem também contrair um pouco durante esse processo. Naturalmente, essa modificação só será notada se o paciente estiver em pé no momento em que a RXT for realizada (pressão hidrostática!) (Fig. 6.**33**). No paciente em decúbito, a redistribuição venosa pulmonar não pode ser diagnosticada porque o calibre dos vasos é uniforme; o vetor do gradiente de pressão hidrostática mudou agora para a direção ântero-posterior, que não é visível numa radiografia frontal em posição supina (Fig. 6.**3**)!

• *Edema intersticial*: Se a capacidade de reserva dos vasos se esgotar, o líquido começa a escapar para o interstício. Esse processo pode ser observado na RXT, sobretudo através destas quatro estruturas distintas:

1. *O septo interlobular*: O líquido no septo interlobular orientado radialmente é mais bem apreciado no local onde o septo está paralelo aos raios X e onde eles não são confundidos com vasos. Esse é o caso no cm 1 da periferia do parênquima pulmonar, onde os vasos são tão pequenos que estão fora do limite de visualização radiográfica. As estruturas

lineares resultantes na radiografia são chamadas linhas de Kerley: Kerley B na periferia basal (essas são as mais importantes, Fig. 6.**34a**) e Kerley A na periferia dos lobos superiores. Se o espessamento é tão pronunciado que se torna visível como um padrão reticular na região central peri-hilar do pulmão, este padrão é conhecido como linhas C de Kerley. As linhas C de Kerley raramente são vistas na congestão venosa pulmonar, mas ocorrem quando o interstício está infiltrado por células malignas. Essa temida, porém, freqüente complicação, por exemplo, do carcinoma da mama avançado, é denominada linfangite carcinomatosa (Fig. 6.**34b**).

2. *Fissuras*: As fissuras interlobares são formadas por duas camadas de revestimento pleural, assim como duas camadas de interstício. Além disso, um pouco de líquido pode entrar no espaço pleural entre os dois revestimentos pleurais. Se a fissura aparecer extraordinariamente proeminente ou espessada na RXT, a razão pode ser a sobrecarga de líquido no espaço intersticial (Fig. 6.**34a**).

3. *Parede brônquica:* A densidade do interstício também pode ser avaliada através da análise das paredes dos brônquios maiores próximos ao hilo que correm paralelas à incidência dos raios X aparecendo, então, como estruturas anelares

Redistribuição venosa pulmonar para os lobos superiores

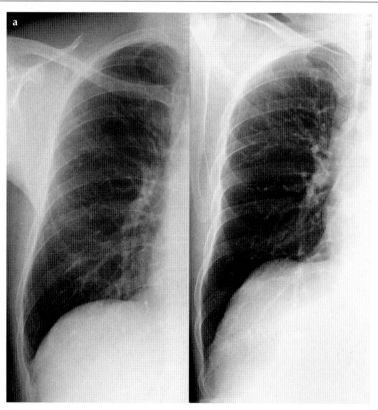
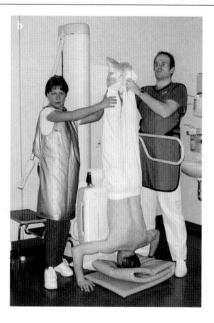

Fig. 6.**33a** À esquerda você vê um tórax normal exposto na posição ortostática padrão. Compare o calibre dos vasos com a mesma distância do hilo tanto na base do pulmão quanto em seu ápice. A relação de tamanho dos vasos da base em comparação com os do lobo superior é aproximadamente de 2:1. À direita, o mesmo voluntário mudou a orientação corporal, com uma conseqüente redistribuição da perfusão pulmonar. Verifique o calibre dos vasos!
b A posição documentada não é rara em grandes instituições acadêmicas e reverte o gradiente de pressão hidrostática natural.

Linhas de Kerley

a Linhas B de Kerley

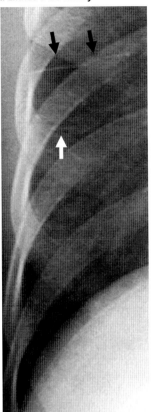 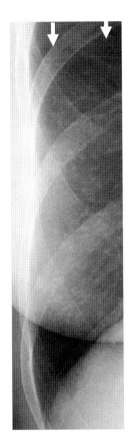

b Linhas C de Kerley

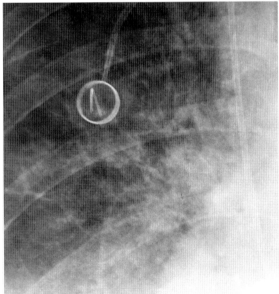 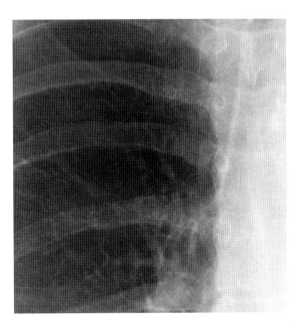

Fig. 6.**34a**   À esquerda você vê uma secção de uma RXT em um edema pulmonar grave. Observe a espessura da fissura menor (seta preta) e o septo interlobular horizontal (seta branca) na periferia pulmonar. Os vasos normalmente não aparecem nesta faixa parapleural. Compare com uma secção normal à direita.
b À esquerda, uma secção de uma RXT em ortostase. O interstício pulmonar com os vasos, brônquios e o tecido fibroso circunjacente, está irregular, com um padrão micronodular e reticular. Esse é um caso de linfangite carcinomatosa em uma paciente com câncer de mama. As células tumorais crescem ao longo do interstício e formam nódulos de células agregadas. Compare com a anatomia normal à direita.

Bronchial cuffing

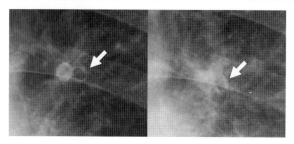

Fig. 6.**35** Brônquio e artéria aparecem em uma típica configuração de "número 8" quando são representados ortogonalmente. A parede do brônquio normalmente não excede 1 mm (corte esquerdo, seta). No edema pulmonar, a espessura do interstício que circunda a parede do brônquio e da artéria aumenta (corte direito, seta), conferindo seu contorno indistinto.

quando expostos ortogonalmente. A parede brônquica normal tem cerca de 1 mm de espessura e é dificilmente perceptível. Se houver espessamento e borramento de seu contorno, isso é chamado em inglês de *bronchial cuffing* (Fig. 6.35).

> ❗ Você pode reconhecer um brônquio procurando pela artéria que o acompanha: a combinação dessas duas estruturas lembra um "8", com um de seus anéis preenchido.

Parede vascular: Naturalmente, o mesmo ocorre na parede dos vasos, mas não pode ser tão bem observado. (Você sabe o por quê?) Por fim, o calibre dos vasos aumenta e seus contornos tornam-se indistintos (Fig. 6.35).

• *Líquido escapando do interstício para o espaço alveolar*: Se a pressão venosa pulmonar permanecer alta ou continuar aumentando, a drenagem linfática do interstício finalmente será sobrecarregada e o líquido será pressionado para dentro do alvéolo. O padrão radiográfico correspondente subseqüente é aquele de condensações irregulares confluentes, também chamado de padrão alveolar. Radiograficamente, o tecido pulmonar aparece, agora, mais denso que os brônquios, por isso estes se tornam visíveis contra o plano de fundo formado pelos alvéolos. Este fenômeno também é chamado "broncograma aéreo" e é típico para as doenças alveolares (Fig. 6.36a). Freqüentemente o exsudato líquido se inicia na região peri-hilar e, então, se expande em direção à periferia. Isto pode acontecer simultaneamente em ambos os pulmões, poupando a periferia pulmonar: o padrão resultante de "distribuição em borboleta" ou em "asa de morcego" (Fig. 6.36b) é uma marca característica do edema alveolar grave. Nos pacientes seriamente comprometidos, eventualmente na UTI, que se encontram em decúbito lateral por um prolongado período de tempo, a distribuição do líquido alveolar pode ser assimétrica. Além disso, pacientes com enfisema bolhoso grave de distribuição inomogênea podem produzir a aparência radiográfica de edema alveolar apenas nas porções "boas" de seus pulmões, porque o restante do pulmão está tomado por grandes espaços preenchidos por pouquíssimos ou nenhum vaso sanguíneo.

Edema pulmonar alveolar agudo

a "Broncograma aéreo"

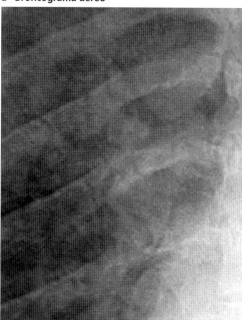

b "Edema em borboleta ou asa de morcego"

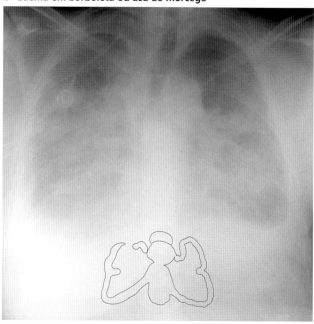

Fig. 6.**36a**   Se a árvore brônquica pode ser acompanhada do hilo até o parênquima central do pulmão, isso é também chamado "broncograma aéreo".
b O edema poupa a periferia do pulmão inicialmente, resultando na típica configuração em borboleta ou asa de morcego.

O primeiro descritor das linhas pulmonares
Peter James Kerley foi um radiologista irlandês que lecionou em Viena durante a década de 1920. Ele trabalhou mais tarde, em Londres, no *Westminster Hospital*. O *Royal College of Radiologists* nomeou uma conferência em sua homenagem. Ele era conhecido por ter sido um membro sagaz da sociedade científica, com talento para diagnósticos excêntricos. Como um ser humano normal, você deve buscar a primeira qualidade citada e evitar a última.

Pneumonia viral: O septo interlobular também pode se tornar espessado em algumas pneumonias virais, como por exemplo, na pneumonia por citomegalovírus (CMV) (Fig. **6.37**). Novamente, você vê as infames linhas de Kerley. Naturalmente, a redistribuição venosa pulmonar típica da congestão venosa pulmonar está habitualmente ausente e a apresentação clínica é completamente diferente do edema pulmonar.

Tuberculose miliar: Pequenos nódulos agudos espalhados nos pulmões de um paciente com sinais clínicos de uma infecção apontam para uma tuberculose miliar (Fig. **6.38a**), mas também podem ser causados por uma variedade de infecções fúngicas endêmicas como histoplasmose, coccidioidomicose e blastomicose, a depender da região do planeta em que você trabalha. Se essa doença é superada, os pequenos granulomas tendem a se calcificar (Fig. **6.38b**).

➔ **Diagnóstico:** Paul encontra sinais suficientes de congestão pulmonar na RXT e está convencido de que os sintomas são tão claros que ele, associando os achados aos sintomas clínicos do paciente, não hesita em diagnosticar um edema pulmonar intersticial cardiogênico. A RXT de controle suporta sua interpretação, pois mostra a progressão para um edema alveolar típico (Fig. **6.39**). O plantonista responsável, a esta altura, já foi capaz de confirmar sua suspeita de infarto do miocárdio com os resultados do ECG e resultados dos exames laboratoriais, e já iniciou a terapia adequada. Eles ainda estão perplexos, entretanto, com uma parte da história – "respirar com a cabeça para fora da janela do carro". Paul já discutiu sobre essa questão com Joey e os dois têm a mesma explicação: Sendo levado em alta velocidade, o Sr. Shortbreath respirou contra a corrente de ar e, dessa forma, simulou uma PEEP (pressão expiratória final positiva), que serve para manter as vias aéreas terminais abertas. Isso ajudou bastante. (Continue e tente fazer isto no seu caminho para casa – mas antes certifique-se de que o cinto de segurança esteja atado, tome cuidado com a proximidade de outros veículos e esquive-se do ataque de insetos!).

Pneumonia viral

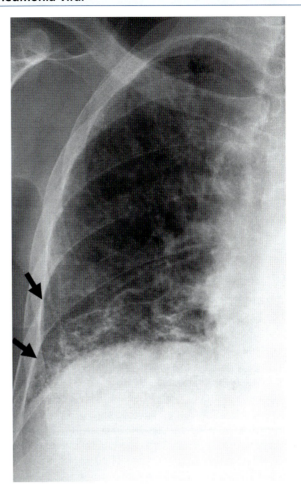

Fig. 6.**37**   Esta é uma seção de uma RXT de um paciente com pneumonia induzida por citomegalovírus (CMV); os septos interlobulares estão espessados. Este paciente estava imunossuprimido após o transplante de um órgão.

❗ Quando a seguinte pergunta é feita: "A RXT deste paciente mostra um edema pulmonar?" freqüentemente são obtidas respostas distintas – a decisão não é sempre tão simples. Tente usar o critério acima mencionado e preste muita atenção na impressão clínica do médico plantonista responsável pelo paciente. Após algum tempo, você e sua percepção vão estar adequadamente sintonizados para diagnosticar essa condição com certa segurança.

Tuberculose miliar

a Ativa

b Inativa

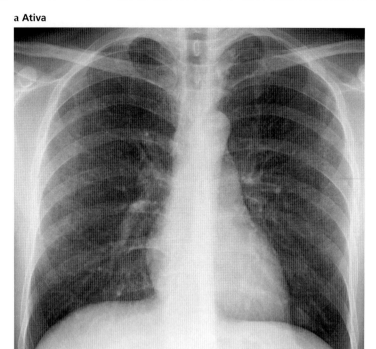 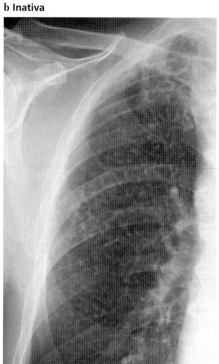

Fig. 6.**38a**   Este paciente imunossuprimido portador de HIV desenvolveu uma tuberculose miliar ativa.
b Os nódulos minúsculos e bastante densos nesta radiografia são típicos de uma tuberculose miliar inativa (*milium* = painço ou sorgo). Este paciente foi admitido para a substituição de uma artroplastia total de quadril.

O caso de David Shortbreath

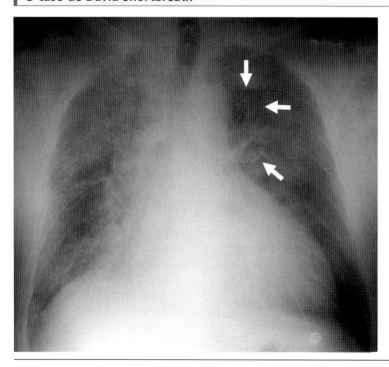

Fig. 6.**39**   Esse é o exame de controle do Sr. Shortbreath – uma radiografia portátil que mostra um aumento na congestão venosa pulmonar. Na região peri-hilar, a exsudação de líquido para dentro do alvéolo é documentada pelas opacidades borradas e/ou indistintas. O coração está significativamente aumentado.

Padrão acinar, confluente difuso agudo (alveolar)

Checklist: **Padrão alveolar difuso agudo**

- A consolidação é predominantemente central ou periférica?
- Os vasos apresentam-se indistintos ou distendidos cranialmente?
- As paredes perceptíveis dos brônquios estão espessadas?
- O coração está aumentado?
- Há sintomas de um infarto do miocárdio?
- O balanço hídrico poderia estar positivo (paciente em hemodiálise, unidades de terapia intensiva, terapia de infusão)?
- Há sinais de infecção?
- Poderia estar presente uma reação alérgica ou tóxica (pós-orgânicos, gás, drogas)?

Alguma coisa está se enchendo

Mary Chang (57) foi trazida para a sala de emergência direto de seu apartamento em Bondi. Sua vizinha chamou a ambulância depois de encontrá-la respirando com dificuldade em frente à porta de casa. No momento, a Sra. Chang não pode ser questionada porque os médicos da ambulância tiveram que sedar e intubar a paciente, que se encontrava bastante angustiada. Giufeng tenta retirar alguma informação de sua amigável vizinha, que a acompanhou até o hospital: sim, ela ouviu sem querer uma forte discussão e o bater de portas proveniente do apartamento da Sra. Chang pouco antes de en-

contrá-la. Mas ela, na verdade, conhece pouco sua vizinha de porta. Giufeng fica um pouco perplexa no momento em que retorna para o seu negatoscópio e percebe que a RXT e Hannah já estavam esperando por ela (Fig. 6.**40**). Hannah conseguiu identificar uma policial civil acompanhada de um detetive na sala de espera da emergência.

➜ Qual é o seu diagnóstico?

Edema pulmonar: Um edema de pulmão devido a um aumento de pressão na circulação pulmonar poderia estar, sem dúvida, presente (Figs. 6.**36b** e 6.**39**). Isso poderia ser ocasionado por um infarto do miocárdio, que necessita ser afastado neste caso. Um paciente com insuficiência renal que precisa urgentemente de diálise pode, também, apresentar uma imagem similar a essa.

Hemorragia pulmonar: Na hemorragia pulmonar, como pode ocorrer na granulomatose de Wegener ou na síndrome de Goodpasture, os alvéolos estão preenchidos por sangue (Fig. 6.**41**).

Pneumonite por hipersensibilidade provocada por alérgenos exógenos: A inalação de uma grande variedade de substâncias orgânicas alérgenas, tais como excretas de pássaros, poeira de penas de pássaro, feno ou cereais com bolor, papel ou serragem podem iniciar uma reação de hipersensibilidade pulmonar massiva, incluindo exsudação de líquido para dentro do alvéolo.

Pneumonia por *Pneumocystis carinii*: Em um paciente com AIDS e com sintomas de infecção pulmonar, uma pneumonia por *Pneumocystis carinii* é muito provável (Fig. 6.**42**).

▎ O caso de Mary Chang

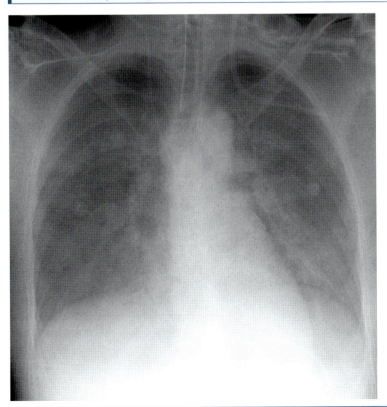

Fig. 6.**40** Observe a RXT da Sra. Chang. Quais diagnósticos precisam ser discutidos?

Hemorragia pulmonar

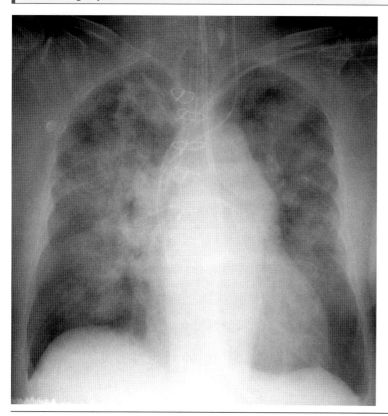

Fig. 6.**41**   Essa senhora idosa foi submetida a implante de uma valva cardíaca. O pós-operatório resultou em uma hemorragia pulmonar fulminante, levando a essa opacificação notavelmente densa (contendo hemossiderina!) em ambos os pulmões.

Pneumonia por *Pneumocystis carinii*

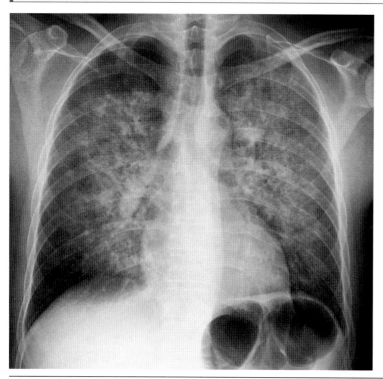

Fig. 6.**42**   Uma pneumonia por *Pneumocystis carinii* grave ocorreu nesse paciente HIV-positivo. As mudanças são muito mais sutis na maioria dos outros pacientes. Nestes casos menos óbvios, uma TC de alta resolução é recomendada.

Síndrome da angústia respiratória aguda (SARA): Finalmente, isso pode ser SARA aguda. Enquanto no edema normal as barreiras teciduais intactas são cruzadas porque a pressão venosa pulmonar aumenta, uma lesão das barreiras com um subseqüente aumento na permeabilidade pode levar a um escapamento de líquido para dentro dos alvéolos sem o aumento da pressão na circulação pulmonar. O resultado é a conhecida SARA (Fig. 6.43a), também chamada de pulmão de choque ou (outrora) *"DaNang lung"*. O aumento da permeabilidade pode ser decorrente de etiologia variada. Entretanto, uma hipoxemia severa sempre se desenvolve e deve ser compensada pela ventilação do paciente afetado com uma mistura gasosa com alta concentração de oxigênio. Quando os pacientes estão sendo ventilados com altas pressões, existe sempre o risco de um pneumotórax e este precisa ser afastado (Fig. 6.43b). Em um pequeno número de casos, uma técnica especial pode

Síndrome da angústia respiratória aguda (SARA)

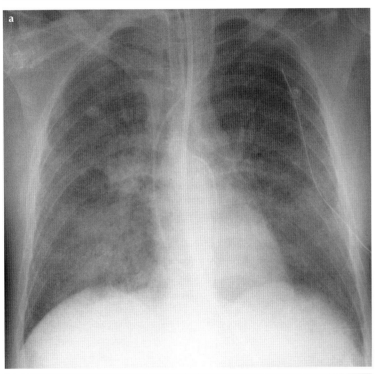

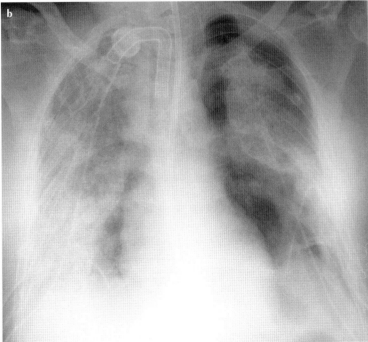

Fig. 6.**43a** Subseqüentemente a uma pneumonia, este paciente desenvolveu um sério distúrbio de permeabilidade da membrana pulmonar compatível com SARA.
b Pacientes com SARA freqüentemente precisam permanecer no respirador por períodos prolongados e geralmente são ventilados com pressão expiratória final elevada. Os pneumotóraces que requerem drenagem pleural são possíveis complicações. Neste paciente, alguns drenos pleurais já foram introduzidos em ambos os lados. O pulmão esquerdo ainda não se encontra completamente expandido.

Síndrome da angústia respiratória aguda (SARA)

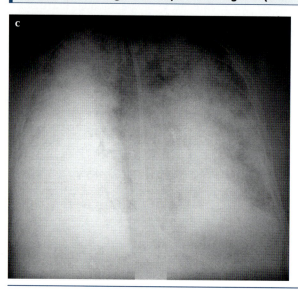

Fig. 6.**43c** A ventilação mecânica de pacientes com SARA também pode ser realizada com um líquido contendo perfluorocarbono, que possui uma densidade bem maior que a da água.

ajudar: No lugar de se utilizar ar, os pacientes são ventilados com um líquido especial que permite uma troca de gases extremamente eficiente e ao mesmo tempo é benéfico às membranas pulmonares (Fig. 6.43c).

Por que a doença foi chamada "DaNang Lung"?
DaNang é uma cidade da Indochina que ganhou uma triste fama durante a guerra do Vietnã (1961-1975). Seus pais e avós ainda devem se lembrar das deprimentes histórias do noticiário diário: helicópteros levavam soldados feridos da selva até o hospital militar americano em DaNang. Era lá que os soldados gravemente feridos com grande perda sanguínea podiam receber transfusão. Nesses pacientes, uma até então desconhecida forma de edema pulmonar foi observada após o tratamento bem-sucedido do choque. Respiração artificial prolongada com alta pressão de oxigênio era necessário para tratar essa enfermidade – SARA.

Reação alveolar grave mista: A inundação aguda do pulmão por partículas, tal como pode acontecer no jateamento de areia sem proteção respiratória, pode levar a um padrão de doença alveolar extensa. O mesmo é verdade na aspiração massiva de líquidos (como no afogamento) e na inalação de gases tóxicos.

➡ **Diagnóstico:** Giufeng e Hannah estão um pouco confusas. Gregory, que apareceu por lá, também não tinha uma boa explicação, necessitando assim de qualquer informação clínica deste paciente devido à falta de informações, também não pôde ajudar muito. O coração é morfologicamente normal e a equipe da cardiologia já verificou o ECG e os parâmetros laboratoriais. Uma hemorragia pulmonar foi afastada durante a broncoscopia. Uma infecção por HIV é improvável. Felizmente, com a ventilação mecânica e a terapia com corticosteróide, a saúde da Sra. Chang melhora rapidamente. Poucos dias depois, após ser extubada e evoluir para a recuperação, ela conta sua história. Depois da curta visita de seu ex-marido, ela limpou o banheiro de hóspedes com o seu coquetel particular de fortes produtos de limpeza. Enquanto estava polindo o assento sani-

tário, ela sentiu, subitamente, muita falta de ar, o que a levou a desmaiar. Tratou-se provavelmente, então, de um caso de edema pulmonar agudo induzido por tóxico agudo. Seu ex-marido estava envolvido apenas tangencialmente, ao urinar temerariamente ou propositalmente no assento do vaso sanitário, como nos velhos tempos.

> **❗** Os pulmões podem reagir apenas de poucas maneiras, apresentando apenas um número limitado de reações a uma agressão externa. No início da avaliação, é importante determinar os mais prováveis agentes agressores, freqüentemente através de uma história clínica pertinente obtida através do paciente ou de testemunhas. Se uma informação específica não puder ser obtida, o problema é classificado de acordo com a sintomatologia, prevalência da doença e plausibilidade.

6.4   Doença crônica do pulmão

Padrão linear, reticular, micronodular crônico (intersticial)

> *Checklist:* **Padrão intersticial crônico**
>
> - Uma radiografia alterada é um achado incidental num paciente assintomático?
> - A patologia está representada de maneira suficientemente clara ou uma TC de alta resolução (TCAR) deve ser realizada? (hoje em dia, a TCAR deve ser realizada em todos os casos em que tratamentos perigosos como, por exemplo, tal como esteróides ou outras conseqüências, forem considerados.) Há alguma história médica pregressa pertinente?
> - Há alguma exposição atual ou pregressa a riscos ocupacionais ou recreativos que poderia causar uma doença pulmonar crônica?

O caso de Bob Coalfire

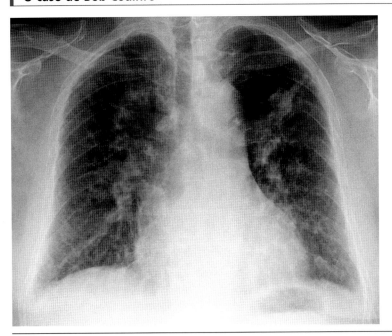

Fig. 6.**44** Esta é a RXT de Bob Coalfire.

Marcas de uma vida

Robert Coalfire (47) realizou grande esforço físico durante toda a sua vida. Desde a sua precoce aposentadoria em virtude de uma osteoartrite do quadril, ele tem despendido boa parte do seu tempo em seu pequeno jardim em Bribie, próximo à praia. Ele estava ocupado com a limpeza da fonte quando a dispnéia, que o vem atormentando a um bom tempo, piorou consideravelmente. Sua esposa finalmente o forçou a visitar seu médico, que o encaminhou diretamente à radiologia para a realização de uma radiografia do tórax. Paul e Hannah estão hoje de plantão na unidade de imagem torácica. Eles analisaram a imagem (Fig. 6.**44**) que surge no monitor e debatem os diagnósticos diferenciais das alterações generalizadas do interstício pulmonar.

➜ **Qual é o seu diagnóstico?**

Insuficiência cardíaca esquerda crônica: A congestão vascular contínua na insuficiência cardíaca esquerda crônica causa uma sobrecarga constante de líquido no interstício. Com o passar do tempo, o líquido se organiza e uma cicatrização reativa ou fibrose se desenvolve. Este processo é mais evidente nas áreas de maior pressão hidrostática, ou seja, na base pulmonar. Na RXT pode-se observar um padrão micronodular fino (Fig. 6.**45**).

Pneumoconioses: A exposição crônica ocupacional a pós-inorgânicos (carbono, sílica) e também a fibras (asbestos) tem conseqüências terríveis para o pulmão. Os brônquios e o interstício respondem com uma reação inflamatória que, no fim, leva a uma recomposição nodular irreversível da arquitetura pulmonar (Fig. 6.**46a**). Bolhas e hiperinsuflações podem ocorrer, assim como fibrose em forma de cordão e compactação do tecido pulmonar.

Silicose: Na silicose, duas outras manifestações típicas são vistas: a conhecida fibrose maciça progressiva, um conglomerado de nódulos silicóticos que pode se tornar bastante grande (Fig. 6.**46b**) e típicas calcificações em "casca de ovo" dos linfonodos hilares (Fig. 6.**46a**). Processos inflamatórios agudos podem ser

Insuficiência cardíaca esquerda crônica

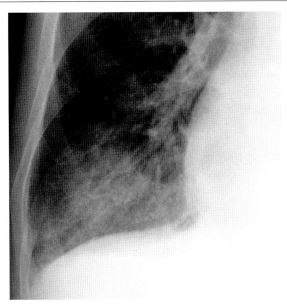

Fig. 6.**45** Você vê aqui a porção basal de uma RXT em um paciente com uma insuficiência mitral crônica grave. A sobrecarga líquida constante no interstício produziu um padrão micronodular.

Silicose

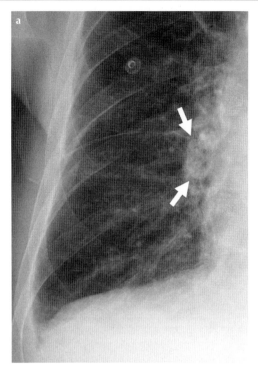 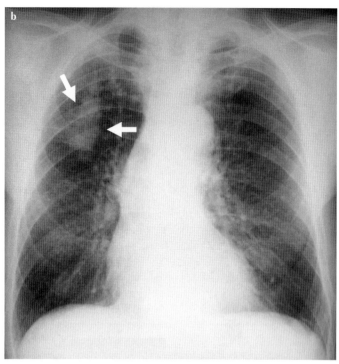

Fig. 6.**46a** Estas são as alterações micronodulares vistas nas pneumoconioses. Os linfonodos hilares ilustram as típicas "calcificações em casca-de-ovo" da silicose. **b** Além do padrão micronodular, a silicose também pode estar presente com grandes granulomas confluentes

(fibrose massiva progressiva) – observe o ápice pulmonar direito. Esta entidade precisa ser diferenciada do carcinoma broncogênico por cuidadosas comparações longitudinais com filmes prévios.

tratados com medicação apropriada, mas com a fibrose restante e suas conseqüências é mais difícil de se lidar.

Asbestose: A exposição a filamentos de asbesto pode resultar em fibrose pulmonar (Fig. 6.**47a**) e reações pleurais, tão conhecidas como doença pleural relacionada ao asbesto. Derrames e placas pleurais ocorrem. Freqüentemente, as placas se calcificam de uma maneira característica – uma calcificação densa e fina no topo de uma espessa placa de tecido mole que faz lembrar, para os radiologistas alemães, a Tafelberg, uma montanha de topo plano na Cidade do Cabo, África do Sul (Fig. 6.**47a**). Em pacientes com repetidos derrames e placas pleurais, o pulmão pode colapsar e, como ele é conectado à anormalidade pleural por estrias fibrosas, pode então se espiralar, formando as tão conhecidas "atelectasias redondas" (Fig. 6.**47b**).

Sarcoidose: Um padrão micronodular crônico é freqüentemente encontrado na sarcoidose, uma doença granulomatosa que quase sempre se manifesta no pulmão. Os sintomas clínicos podem estar ausentes ou bastante inespecíficos. Freqüentemente os linfonodos hilares e mediastinais estão aumentados (Fig. 6.**48a**), o que naturalmente necessita ser diferenciado de um linfoma ou de uma tuberculose. Ocasionalmente, os granulomas não-caseosos se tornam bem aumentados. Se a doença não responder à terapia, desenvolve-se uma fibrose pulmonar grave (Fig. 6.**48b, c**).

Tuberculose miliar, histoplasmose: A tuberculose miliar inativa já foi discutida anteriormente (Fig. 6.**38b**). Se você exerce a

medicina no vale do Mississipi ou em Ohio, na Jamaica ou em diversos outros locais atrativos, e se você lida com uma população de exploradores de cavernas com morcegos, você tem que considerar a histoplasmose entre os seus diagnósticos diferenciais. As duas entidades podem ser semelhantes.

Linfangite carcinomatosa: Micronódulos ao longo das estruturas intersticiais principais – ou seja, as fissuras, os brônquios e os septos interlobares – são encontrados num infiltrado maligno do interstício: linfangite carcinomatosa (Fig. 6.**34b**). O infiltrado tende a começar na região hilar e, então, prosseguir para o pulmão peri-hilar. A diferenciação da sarcoidose é, obviamente, de extrema importância para a escolha da terapia apropriada.

Fibrose pulmonar idiopática: A fibrose pulmonar idiopática pode ocorrer em pacientes sem fatores de risco pulmonar. A base pulmonar mostra espessamento dos septos intersticiais, bolhas e bronquiectasias. Essa aparência da doença é também chamada *pneumonite intersticial usual* (UIP, Fig. 6.**49a**) (também conhecida no Canadá e Reino Unido como IPF, fibrose pulmonar intersticial) e é resistente ao tratamento. Se, ao mesmo tempo, opacidades acinares/alveolares são detectadas em uma TC de alta resolução, é mais provável que esteja presente uma pneumonite intersticial descamativa (DIP, Fig. 6.**49b**). A diferenciação entre as duas é essencial, já que o componente alveolar da DIP é tratado com sucesso com corticosteróides e o seu prognóstico é muito melhor. Em casos graves, particularmente de

Asbestose

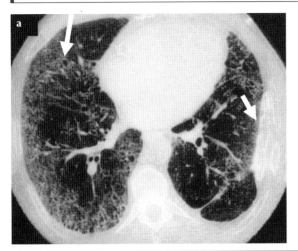

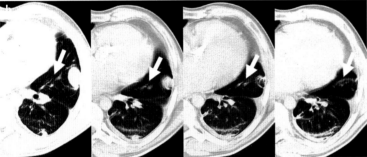

Fig. 6.**47a** Na asbestose, desenvolve-se uma fibrose pulmonar acentuada perifericamente com cicatrização, pequenas bolhas e bronquiectasia (seta comprida). As patognomônicas placas pleurais extensas freqüentemente têm um topo calcificado, liso e plano (seta curta), também chamadas "Tafelberg".
b Em derrames pleurais crônicos e recorrentes, os componentes pulmonares podem colapsar e espiralar, formando um tipo especial de atelectasia: a conhecida "atelectasia redonda", que precisa ser diferenciada de lesões malignas. O típico sinal da "cauda do cometa" (setas) que mostra o curso espiral dos vasos pulmonares para dentro da lesão, ajuda na diferenciação. Se a aparência radiológica sugerir atelectasia redonda, uma simples imagem de controle pode ser agendada para avaliar a estabilidade e a resolução no decorrer do tempo.

Sarcoidose

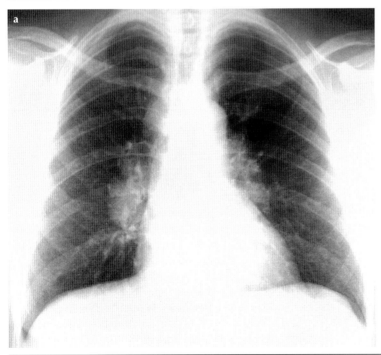

Fig. 6.**48a** O parênquima pulmonar central (ver também **b**) tem uma aparência micronodular anormal. O hilo está notavelmente alargado – linfonodos cheios de granulomas não-caseosos são a causa da alteração.

Sarcoidose

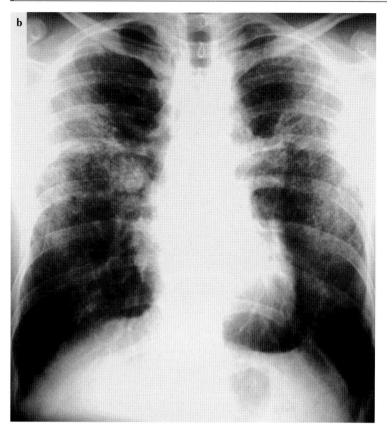

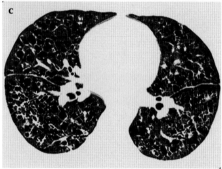

Fig. 6.**48b** Uma complicação tardia pode ser a fibrose pulmonar. **c** Áreas de faveolamento dispersas são vistas, sendo marcas registradas de uma doença pulmonar em estágio final. As estruturas bolhosas são mais bem apreciadas na TC de alta resolução.

UIP (pneumonite intersticial usual), a única opção de tratamento é o transplante de pulmão.

Fibrose cística: Se o Sr. Coalfire fosse jovem, uma alteração generalizada da arquitetura pulmonar poderiam apontar para fibrose cística (Fig. 6.**50**).* O padrão típico é ocasionado pela dilatação dos brônquios, alguns destes estão obstruídos por tampões mucosos.

---

*Somente com as constantes terapias mucolíticas e antibióticas atuais, estes pacientes podem atingir a vida adulta. Eles sofrem de surtos recorrentes de infecções pulmonares.

Linfangioleiomiomatose: A linfangioleiomiomatose é uma doença que ocorre quase que exclusivamente em mulheres jovens, caracterizada pela proliferação de músculo liso atípico nos vasos linfáticos pulmonares, vasos sanguíneos e vias aéreas. Doença intersticial pulmonar gradualmente progressiva, derrame pleural quiloso recorrente e pneumotórax recorrente estão entre as seqüelas desta doença, o que leva ao óbito do paciente, a menos que seja realizado um transplante de pulmão. Há um grande número de outras doenças especiais do interstício pulmonar. Elas são difíceis de discriminar, e como um estudante e não-pneumologista você não será perguntado sobre isso.

→ **Diagnóstico:** Hannah e Paul estão um pouco exaustos após a pesquisa de diagnósticos diferenciais. Eles concordaram que

Fibrose pulmonar idiopática

a "Pneumonite intersticial usual" (UIP)/fibrose pulmonar idiopática (FPI)

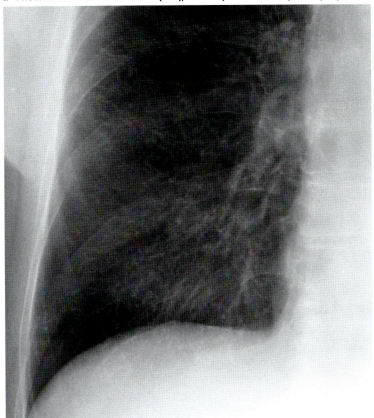

b "Pneumonite intersticial descamativa" (DIP)

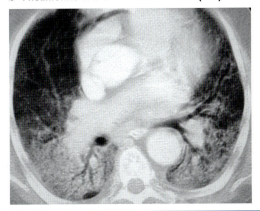

Fig. 6.**49a** As estruturas finas e reticulares na periferia – parecidas com as linhas de Kerley – indicam alterações do interstício na fibrose pulmonar. O coração é pequeno, o enchimento vascular é normal e não há sinais clínicos de congestão venosa pulmonar.
b Opacidades alveolares adicionais na pneumonite intersticial descamativa (DIP) apontam para um processo ativo potencialmente responsivo à terapia com corticosteróides.

este poderia muito bem ser um caso de fibrose pulmonar idiopática. Eles conversaram com o paciente e não encontraram nada que os levasse a pensar num risco ocupacional: Sr. Coalfire foi pedreiro por toda a sua vida sempre desfrutou de ar fresco – Ok, ok, ele já fumou muito, mas parou há 8 anos. Uma TC de alta resolução verificará o diagnóstico e determinará se a terapia com esteróides tem uma chance razoável de obter sucesso.

! Gerações de radiologistas grisalhos, juntamente com a Organização Mundial de Saúde (OMS), comprometeram-se a fazer a classificação dos micronódulos na RXT – principalmente para classificar achados em trabalhadores ocupacionalmente expostos, com doenças pulmonares, para determinar seus direitos de compensação previdenciária. A TC torácica de alta resolução facilitou enormemente este empenho. Felizmente, o número de trabalhadores expostos diminui continuamente de acordo com a melhora e o fortalecimento da legislação trabalhista e com o avanço tecnológico.

Fibrose cística

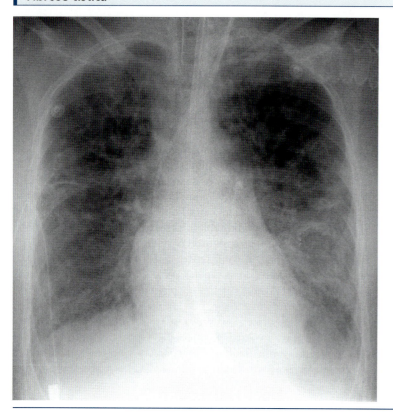

Fig 6.**50** A dilatação brônquica irregular generalizada na fibrose cística produz o padrão bolhoso característico. Este paciente está, atualmente, na UTI em razão de uma pneumonia recorrente.

6.5 Sintomas pulmonares sem achados correlacionados na radiografia torácica

Checklist: Sintomas pulmonares sem achados correlacionados na RXT

- Um infarto do miocárdio foi afastado?
- Foi considerada a possibilidade de um êmbolo pulmonar?
- Os sintomas são sugestivos de dissecção aórtica?

Mas aquelas no escuro continuam invisíveis

Undira Candi (65) queixa-se de dor torácica intensa súbita e falta de ar. Um ECG e os testes laboratoriais foram solicitados na sala de emergência, mas os resultados ainda não saíram prontos. A RXT está pronta para a inspeção (Fig. 6.51). Giufeng a analisa com bastante cuidado, enquanto Ajay observa por sobre o seu ombro. À primeira vista, ela não consegue encontrar nenhuma anormalidade. Ajay concorda. Com base em suas observações, eles afastam a possibilidade de uma congestão venosa pulmonar relevante como conseqüência de uma insuficiência cardíaca esquerda no infarto do miocárdio. Doutor Reginald, o médico internista da emergência, passa por lá e coça a cabeça: Ele preocupa-se com um embolismo pulmonar, que é a causa mais séria de uma dispnéia inexplicada. Ele quer solicitar uma venografia ou um ultra-som Doppler das extremidades inferiores e uma cintilografia de ventilação-perfusão;

possivelmente, depois destes, uma angiografia pulmonar – e ele quer que Giufeng e Ajay providenciem tudo isso. Giufeng, então, lança um olhar irritado para ele e sugere levar a Sra. Candi direto para a TC, para que todas as questões sejam respondidas com um exame apenas – um procedimento sejam *"one-stop-shop"* (um exame que esclarece tudo). Este único exame seria suficiente para cobrir todo o diagnóstico diferencial, diz ela. Ajay está realmente impressionado e Reginald só consente após uma pequena resistência.

➡ **Qual é o seu diagnóstico?**

Embolia pulmonar: A embolia pulmonar é uma doença freqüente e também freqüentemente negligenciada – em mais de 50% dos casos; a RXT tende a estar normal.

 A maioria das embolias pulmonares não é diagnosticada simplesmente porque esta entidade não é considerada.

Somente numa embolia pulmonar extensa são vistas atelectasias em placa ou discóide (Fig. 6.52), infartos pulmonares (Fig. 6.53a) e derrames pleurais associados em uma RXT-padrão. Devido à deficiência de perfusão, os vasos pulmonares podem sofrer constrição (sinal de Westermark), um fenômeno

O caso de Undira Candi I

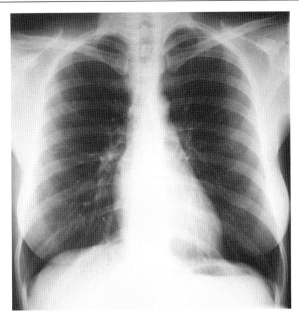

Fig. 6.**51** Observe a RXT da Sra. Candi. Você concorda com Giufeng e Ajay?

Embolia pulmonar: radiografia torácica

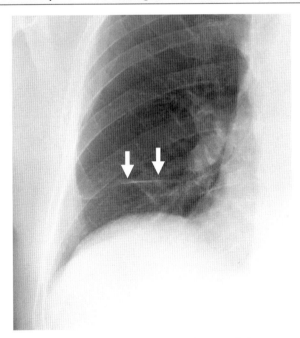

Fig. 6.**52** Note a típica atelectasia basal em placa que é vista em pacientes com embolismo pulmonar, mas que é certamente, também, um achado freqüente em todos os pacientes incapacitados de realizar uma respiração profunda (p. ex., após cirurgia abdominal). O achado mais comum em pacientes com tromboembolismo pulmonar é uma RXT normal.

mais bem apreciado na TC (Fig. 6.**53a**). A cintilografia de ventilação-perfusão mostra uma discrepância entre uma ventilação normal associada e uma falha na perfusão do segmento pulmonar afetado, também chamada de discordância ou *mismatch* (Fig. 6.**54a**).

> **!** Atualmente, um protocolo abrangente de TC para a embolia pulmonar atualmente inclui uma angiografia por TC das artérias pulmonares (Fig. 6.**53b**) e uma venografia por TC (realizada imediatamente após, sem a necessidade de administração adicional de meio de contraste), começando no nível da articulação do joelho e prosseguindo em direção à confluência das veias ilíacas comuns na origem da veia cava (Fig. 6.**53c**). Acima deste nível, tromboses são muito raras. Pacientes com trombose venosa abaixo do nível do joelho não requerem tratamento com anticoagulação, por conseguinte, a detecção não alteraria significativamente a conduta.

Dissecção da aorta: Uma dissecção da aorta começa com uma lesão da íntima, freqüentemente na aorta ascendente logo acima do nível valvar, através da qual o sangue penetra na parede aórtica, separando as suas camadas. Ocorre freqüentemente em pacientes com hipertensão arterial e naqueles com síndrome de Marfan. Dor intensa e dispnéia ocorrem com a mesma freqüência que na embolia pulmonar. Se a dissecção bloquear a origem de uma artéria coronária, pode levar a um infarto do miocárdio. A angiografia por TC dos vasos pulmonares também representa a aorta em uma fase de contraste intermediária, que também irá demonstrar a dissecção aórtica. A fim de excluir as duas entidades em apenas uma sessão de varredura em um rápido *scanner* de TC por multidetectores, o atraso do *scan* ("*scan delay*") após o início da injeção de contraste no *scanner* de TC pode precisar ser aumentado, quando comparado à exclusão de êmbolos pulmonares apenas, haverá necessidade de realizar a varredura duas vezes em sucessão rápida, a fim de assegurar que existe contraste suficiente na aorta. É muito importante determinar o envolvimento da aorta ascendente na dissecção da aorta (tipo A), por causa do risco de infarto do miocárdio (Fig. 6.**55a, b**). Uma dissecção tipo A, portanto, requer cirurgia imediata. Felizmente, os vasos cervicais que saem do arco freqüentemente previnem a extensão retrógrada de dissecções originadas no arco aórtico descendente para dentro da aorta ascendente (tipo B, Fig. 6.**55c**). A dissecção do tipo B é menos perigosa e mais freqüentemente de conduta conservadora, a menos que artérias de órgãos importantes sejam ocluídas. Se isto acontecer, o cirurgião vascular ou o radiologista intervencionista entra em ação: a membrana dissecada oclusiva é perfurada com o uso de uma técnica especial e/ou um *stent* é aplicado para restaurar a perfusão (Fig. 6.**56**).

Embolia pulmonar: diagnóstico por TC

a TC de tórax

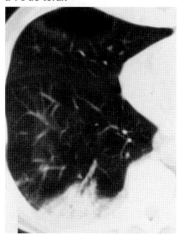 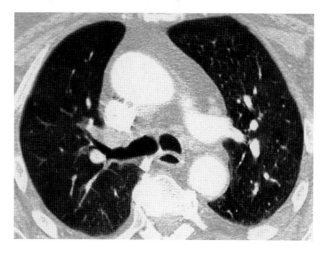

b Angiografia por TC

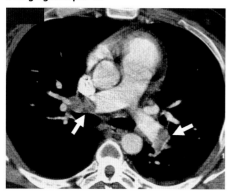

Fig. 6.**53a**   A opacidade no lobo inferior mostra a típica forma triangular de um território vascular. Este é um infarto pulmonar clássico decorrente de um embolismo pulmonar (esquerda). A perfusão reduzida do pulmão direito é também sugerida pela perda de marcas vasculares (direita).

b O material embólico fresco é visto nas duas artérias pulmonares como um defeito central no preenchimento do vaso e contornado pelo contraste intravenoso administrado (setas). Um êmbolo antigo tende a aderir à parede vascular, moldando-se ao longo de sua circunferência.

c A venografia por TC mostra a causa presumível do embolismo – um trombo na veia femoral esquerda (esquerda) que se estende superiormente para dentro da veia cava (direita). Somente a mais cara e incômoda venografia por ressonância magnética rivaliza em confiabilidade com a TC para detecção de trombos.

c Venografia por TC

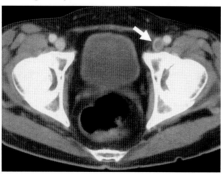 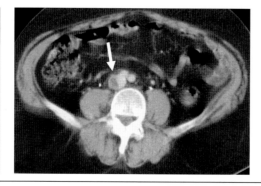

Embolismo pulmonar: cintilografia de ventilação-perfusão

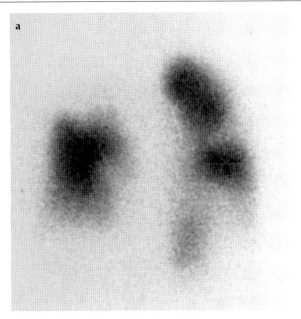

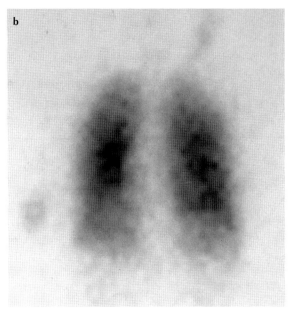

Fig. 6.**54a**   Há uma ausência notável na atividade do radiotraçador no lobo superior direito na imagem de perfusão.
b Na imagem de ventilação, o aerossol radiomarcado está normalmente distribuído para o lobo superior direito. A discordância (*mismatch*) entre a ventilação e a perfusão aponta para um embolismo pulmonar. Com o advento dos protocolos avançados de TC espiral, a importância deste

método no diagnóstico da embolia pulmonar está diminuindo cada vez mais. Em oposição à TC, a sensibilidade da cintilografia também é dificultada por qualquer anormalidade coexistente do parênquima pulmonar, como pneumonia e atelectasia, que são achados comuns em muitos pacientes com um risco aumentado para êmbolos pulmonares.

Dissecção aórtica

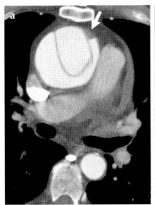
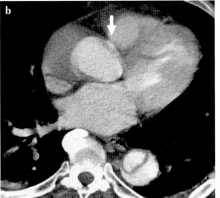
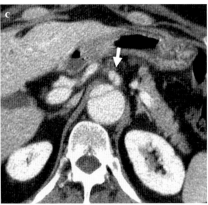

Fig. 6.**55a**   Neste corte de TC, a membrana dissecada é claramente visível dentro da dilatada aorta ascendente: Trata-se de um descolamento da íntima. Ao longo de suas margens, o *flap* da íntima continua parcialmente conectado à adventícia por meio de fibras arqueadas (seta), um fenômeno que ajuda a decidir qual é a luz falsa. Neste caso, a falsa luz é a externa. **b** Os vasos maiores tendem a sair da

luz verdadeira. Entretanto, vasos também podem ser obstruídos. Neste paciente, o fluxo das artérias coronárias continua detectável (seta), mas uma intervenção cirúrgica imediata foi necessária. A propósito, a dissecção aórtica também é visível – como em **a** – na aorta descendente.
c Por fim, a dissecção também pode estender-se para dentro de ramos vasculares maiores, como a artéria mesentérica superior (seta).

Terapia da dissecção aórtica

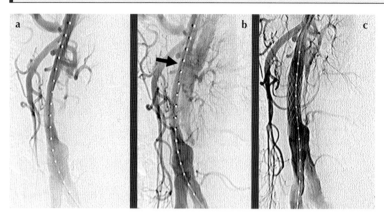

Fig. 6.**56** Você vê aqui uma angiografia da aorta abdominal de um paciente com uma dissecção iatrogênica tipo B complicada com o desenvolvimento de uma claudicação acentuada. **a** A luz verdadeira preenchida está comprimida por uma luz falsa não-opacificada. As artérias renais também não estão opacificadas. **b** Depois da fenestração da membrana dissecada (seta) com um balão, as artérias renais são reperfundidas. **c** Pelo fato de o paciente permanecer sintomático, a membrana dissecada foi reaproximada à parede do vaso através da implantação de um *stent* (um pequeno tubo expansível de malha metálica) distal à fenestração. Este procedimento oferece um alívio sintomático.

Linfoma não-Hodgkin

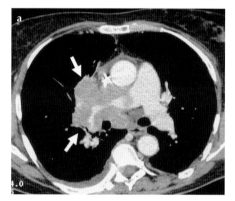

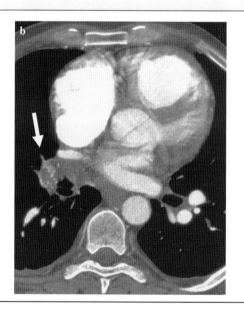

Fig. 6.**57a** Este paciente também chegou à sala de emergência com o diagnóstico preliminar de embolismo pulmonar. As massas tumorais documentadas ao redor do brônquio principal direito foram confirmadas como um linfoma não-Hodgkin. **b** Isto também poderia, obviamente, ter sido um um carcinoma broncogênico (seta), como é o caso deste.

Pneumonia: A pneumonia pode manifestar por sintomas similares e pode ser praticamente invisível na RXT simples – por exemplo, se ela estiver localizada na densa área retrocardíaca ou se o paciente estiver muito acima do peso e for difícil obter uma boa imagem (Fig. 6.11a). Novamente, a TC também irá diagnosticar esta entidade sem problemas.

Tumor mediastinal/pulmonar: Um tumor mediastinal ou pulmonar também pode causar sintomas clínicos que se assemelham à embolia pulmonar (Fig. 6.57).

→ **Diagnóstico:** Giufeng convenceu o doutor Reginald. O exame de TC de urgência revela o verdadeiro problema neste caso (Fig. 6.58). O paciente apresenta uma dissecção aórtica do tipo A, que requer tratamento cirúrgico imediato. Reginald está aliviado por chegar ao diagnóstico e contacta o cirurgião torácico de plantão. O preceptor médico, que também havia sido alertado, quer saber sobre quem poderia ser esta brilhante jovem da unidade de imagem torácica.

O caso de Undira Candi II

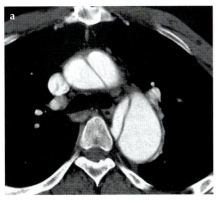 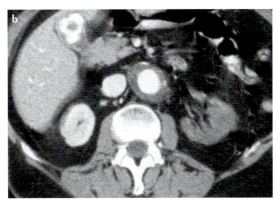

Fig. 6.**58a** A dissecção da membrana é bem apreciada na aorta ascendente, bem como na aorta descendente. As artérias coronárias estão em risco iminente. **b** No abdome, outros problemas tornam-se evidentes: o rim esquerdo já não está mais sendo perfundido.

6.6 Lesões no mediastino

Alargamento do mediastino superior

Checklist: **Alargamento do mediastino superior**

- O paciente estava adequadamente posicionado?
- A traquéia está estreitada ou deslocada?
- A massa pulsa sob fluoroscopia?
- A massa está localizada anterior ou posteriormente?

! Com relação à etiologia de massas no mediastino superior anterior, a famosa "regra dos 4 Ts" se aplica: tireóide, teratoma, timoma e... terrível linfoma.

Realmente aumentado ou apenas um problema de percepção inadequada?

Robert Waggoner (36) percebeu recentemente um intumescimento de seu pescoço. Ultimamente, quando sai pela manhã para caminhar, ele tem sentido falta de ar rapidamente. Veias dilatadas no pescoço também incomodam, sobretudo quando está se barbeando. O médico da família requisitou, imediatamente, uma radiografia do tórax. Joey analisa a RXT junto à Hannah (Fig. 6.59). O mediastino superior está definitivamente alargado – o Sr. Waggoner estava posicionado adequadamente no momento da obtenção da imagem. A traquéia está estenosada. Os dois estudantes contemplam o conjunto de diagnósticos diferenciais.

O caso de Robert Waggoner I

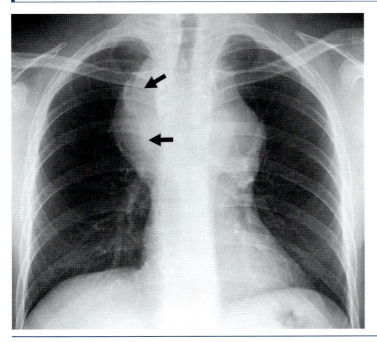

Fig. 6.**59** Analise a RXT do Sr. Waggoner. Quais doenças você precisa considerar?

Bócio

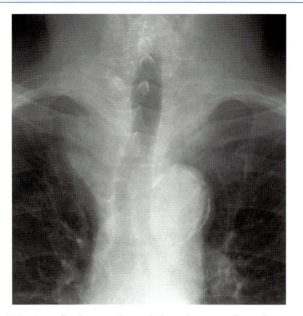

Fig. 6.**60** O mediastino superior está alargado, a traquéia está comprimida pelo bócio. Não são vistos nódulos tireoidianos calcificados.

➔ **Qual é o seu diagnóstico?**

Bócio: Tireóides aumentadas são as massas mais freqüentes no mediastino superior (Fig. 6.**60**). Elas podem se tornar bastante grandes, deslocar e estreitar a traquéia e levar à dispnéia aos esforços. Elas geralmente se movem para cima e para baixo durante a deglutição. Freqüentemente, nódulos que se desenvolvem dentro do bócio calcificam-se grosseiramente e podem se tornar visíveis na RXT.

Linfoma: Linfomas podem ocorrer no mediastino superior, onde eles deslocam a traquéia e os vasos. Ocasionalmente, resultam na síndrome da veia cava superior, que precisa de tratamento rápido (preferencialmente após a obtenção de amostras histológicas suficientes, colhidas por biopsia com agulha [*core needle biopsy*] guiada por TC). Naturalmente, o aumento dos linfonodos também pode ser provocado por processos inflamatórios, como por exemplo, tuberculose e sarcoidose.

Teratoma: O teratoma pode consistir de todos os elementos do folheto blastodérmico; conseqüentemente, pode conter gordura, dentes rudimentares e ossos (Fig. 6.**61**). Se você, inequivocadamente, encontrar alguma dessas características na TC, o diagnóstico é rápido e confiável.

Teratoma

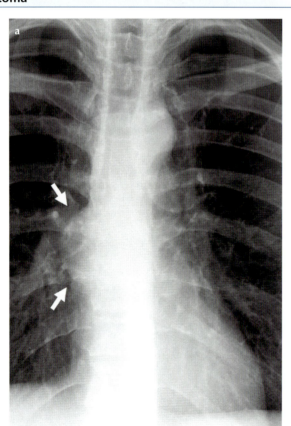
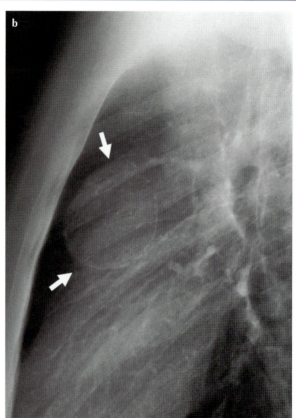

Fig. 6.**61a** A radiografia em PA do tórax mostra uma massa projetando-se abaixo do arco ázigo (setas).
b A vista lateral revela a localização anterior desta lesão parcialmente calcificada (setas). Mesmo se não enxergarmos nenhum dente, este é um teratoma.

Aneurisma aórtico

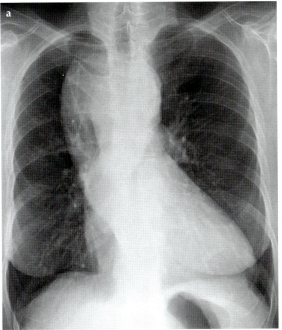

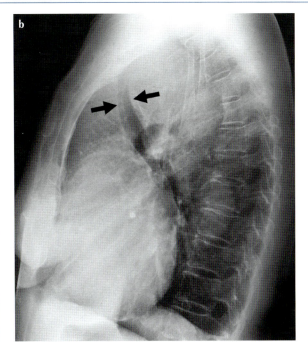

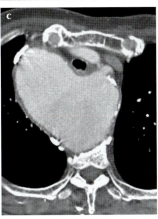

Fig. 6.**62a** Você vê um grande aneurisma do arco aórtico que segue o curso da aorta e que pulsaria fortemente na fluoroscopia.
b A vista lateral mostra o deslocamento ventral da traquéia (seta), assim como a erosão da coluna vertebral em decorrência da pressão sofrida.
c Na TC, essas alterações são ainda mais impressivas.

Timo/timoma: O timo é grande nas crianças pequenas. Entretanto, ele não desloca a traquéia, pois é muito mole. Seu tamanho diminui lentamente com o envelhecimento e ele pode permanecer visível como uma estrutura triangular no mediastino anterior em adultos jovens. O timo residual pode causar problemas no tratamento do linfoma: na quimioterapia, as massas linfomatosas encolhem-se, assim como o saudável, porém estressado, timo. Quando o tratamento é concluído, o timo recupera-se e pode se tornar maior do que antes; esta hiperplasia do timo (em inglês chamada de *thymic rebound*) precisa ser diferenciada de um linfoma residual ou recorrente. Clinicamente, tumores primários do timo estão freqüentemente associados à miastenia grave.

Aneurisma aórtico: Um aumento do mediastino superior pode ser causado por aneurismas da aorta e dos ramos braquiocefálicos (Fig. 6.**62**). Essas lesões tendem a ser pulsáteis e estão localizadas no mediastino médio.

Acalasia: Indubitavelmente, as doenças do esôfago podem ser detectadas na RXT. Elas tendem a se localizar no mediastino posterior. Particularmente impressiva é a dilatação do esôfago, com impactação de alimentos na acalasia (Fig. 6.**63**).

! A acalasia é uma doença pré-maligna.

→ **Diagnóstico:** Joey agendou o Sr. Waggoner para a próxima vaga disponível na TC (Fig. 6.**64**). Ele e Hannah checaram a imagem da TC e estão absolutamente convencidos de que se trata de um caso de síndrome da veia cava superior provocada por linfoma. Eles providenciam uma biopsia guiada por TC para o mesmo dia, antes que a terapia preliminar seja iniciada.

Acalasia

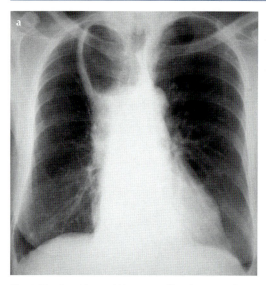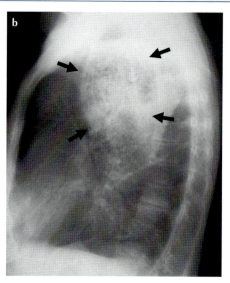

Fig. 6.**63**   O esôfago nitidamente dilatado no mediastino posterior está parcialmente preenchido com ar (**a**), parcialmente preenchido por resíduos alimentares (**b**, setas).

! Se você visualizar uma massa em um estudo radiológico, pergunte-se: Qual das estruturas normais da região poderia ser a origem ou o sítio inicial da lesão? Essa abordagem irá estimular sua mente e ajudar a desenvolver diagnósticos diferenciais significativos.

Achados anormais no mediastino inferior

Checklist: **Achados anormais no mediastino inferior**
- O contorno cardíaco está alterado com uma forma típica?
- O contorno cardíaco está visível?
- No caso de uma massa, a massa contém ar?
- A massa contém calcificações?

Um verdadeiro problema de forma

Martha Myers (56) sofre de incontinência urinária. Ela veio para ter o seu assoalho pélvico estabilizado cirurgicamente. A RXT pré-operatória foi vista primeiro por Giufeng, que observa uma anormalidade no mediastino inferior (Fig. 6.**65**). Ela leva em consideração as mais importantes anormalidades do mediastino inferior, com ênfase especial nas doenças cardíacas.

→ **Qual é o seu diagnóstico?**

Cardiomiopatia: O aumento generalizado do coração é freqüentemente causado por uma cardiomiopatia, que pode ser provocada por doença arterial coronariana crônica grave, pode ocorrer como uma entidade idiopática, ou pode ser causada por uma variedade de agentes tóxicos como álcool ou drogas (Fig. 6.**66**).

Derrame pericárdico: Um derrame pericárdico pode aumentar a silhueta cardíaca em todas as direções. Ele é mais bem verificado com uma TC (Fig. 14.**29f**, p. 327) e, naturalmente, com uma ecocardiografia.

O caso de Robert Waggoner II

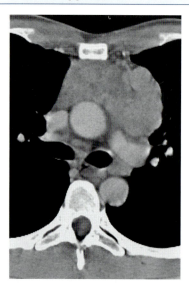

Fig. 6.**64**   Múltiplos linfonodos aumentados e confluentes estão localizados no mediastino anterior. O radiologista intervencionista irá avançar sua agulha de biopsia à esquerda, próximo ao esterno, para coletar uma amostra de tecido.

O caso de Martha Myers

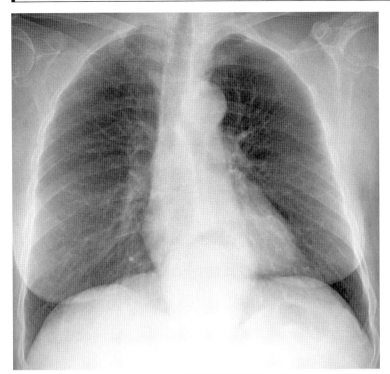

Fig. 6.**65** Você vê a RXT da Sra. Myers. O que chama a sua atenção imediatamente? Você já pode dizer o diagnóstico final?

Cardiomiopatia

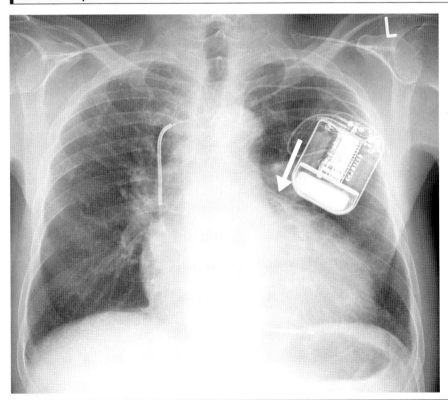

Fig. 6.**66** Este coração está aumentado globalmente. A doença arterial coronariana já necessitou da implantação prévia de um *stent* (seta); arritmias já levaram à implantação de um desfibrilador cardíaco.

Pericardite constritiva

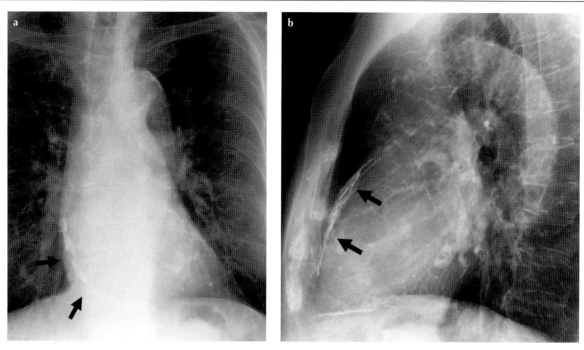

Fig. 6.**67**   Calcificações grosseiras (setas) circundam o mediastino neste paciente. A mobilidade do pericárdio está, conseqüentemente, restrita. (*"Panzerherz"* – mas que termo alemão!)

Aumento do coração esquerdo

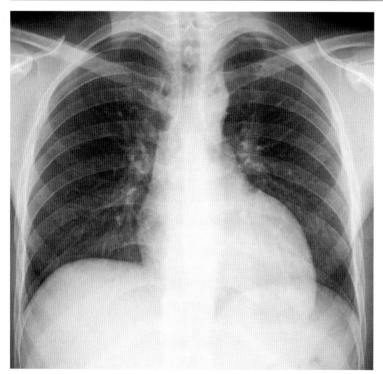

Fig. 6.**68**   O contorno esquerdo do coração se projeta significantemente como uma indicação de aumento do ventrículo esquerdo, neste caso devido à estenose da valva aórtica.

Aumento do coração direito

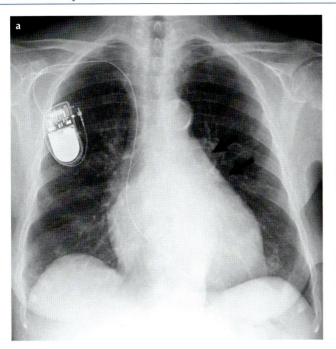
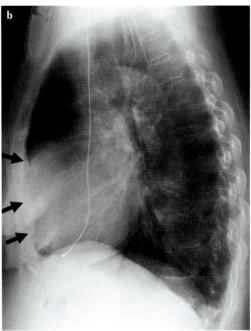

Fig. 6.**69** O aplanamento da concavidade cardíaca (**a**, setas) e o aumento da área de contato com o esterno (**b**, setas) sugerem aumento do ventrículo direito (Fig. 6.**1**).

Pericardite constritiva: A pericardite constritiva é uma entidade pós-inflamatória caracterizada por calcificações pericárdicas visíveis, especialmente na periferia da sombra cardíaca (Fig. 6.**67**).

Calcificações valvares: As calcificações das valvas cardíacas são mais bem apreciadas nas incidências laterais do tórax e podem ser atribuídas à cada valva, individualmente (Fig. 6.**2b**).

Aumento do coração esquerdo: O aumento do coração esquerdo causa uma protrusão anormal, porém lisa do contorno cardíaco inferior esquerdo. Isto ocorre na hipertrofia ventricular esquerda, como é visto, por exemplo, na hipertensão arterial crônica ou na estenose da valva aórtica (Fig. 6.**68**), e na dilatação ventricular esquerda, por exemplo, em pacientes com insuficiência aórtica ou insuficiência cardíaca esquerda descompensada, freqüentemente devido à insuficiência coronária grave. Na hipertensão arterial, a hipertrofia ventricular esquerda freqüentemente está associada a um alongamento do arco aórtico.

Aumento do coração direito: O aumento do coração direito se manifesta através de um aplanamento ou abaulamento do, normalmente côncavo, contorno cardíaco superior esquerdo. Nesta localização, a artéria pulmonar está deslocada para cima e lateralmente pelo ventrículo direito aumentado. O ventrículo direito aumentado ocupa o espaço retroesternal, o que é bem apreciado na RXT em perfil (Fig. 6.**69**). Se o ventrículo está hipertrófico, mas não está aumentado, como na hipertensão pulmonar devido à fibrose pulmonar, a artéria pulmonar está centralmente dilatada. O resultado é a típica aparência de um *cor pulmonale* (Fig. 6.**75**).

Aneurisma do ventrículo esquerdo: Um aneurisma do ventrículo esquerdo pode se desenvolver depois de um infarto coronariano extenso. Ele aparece como um abaulamento circunscrito do contorno do coração (Fig. 6.**70**).

Aneurisma da parede cardíaca

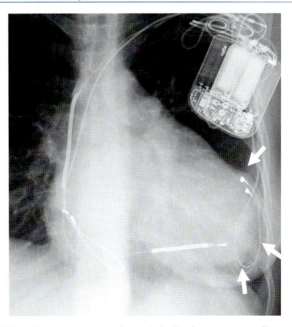

Fig. 6.**70** O abaulamento em forma de balão do contorno cardíaco esquerdo (setas) é um aneurisma ventricular esquerdo secundário a um infarto miocárdico extenso.

Tórax em funil

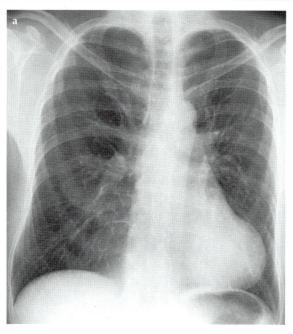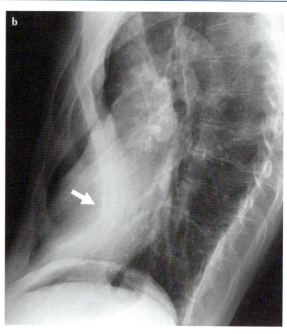

Fig. 6.**71a**   A forma atípica do coração (você vê o abaulamento do contorno cardíaco esquerdo?) e a obliteração do contorno cardíaco direito ("sinal da silhueta"?) fazem sentido apenas após a inspeção do filme em perfil.

b O esterno (seta) está localizado poucos centímetros ventralmente à coluna dorsal no tórax em funil *(pectus excavatum)*. Obviamente, o coração está gravemente deformado para se adaptar a este tórax.

Tórax em funil *(pectus excavatum)*: Um tórax em funil pode deformar a silhueta cardíaca significantemente; a deformidade esternal subjacente pode ser mais bem identificada na RXT em perfil (Fig. 6.**71**).

Hérnia hiatal

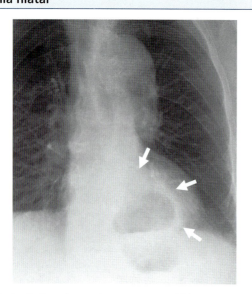

Fig. 6.**72**   A estrutura de parede espessa preenchida por ar se projeta sobre a sombra cardíaca (setas). Esta é uma grande hérnia hiatal.

Hérnia hiatal: Esta entidade é a mais freqüente massa incidental no espaço retrocardíaco (Fig. 6.**72**). Devido ao seu conteúdo aéreo e à sua espessa parede, ela é reconhecida com facilidade na maioria dos casos. Se uma comprovação for necessária, uma radiografia do tórax em perfil após a ingestão de uma pequena quantidade de bário confirmará a hérnia. Ela deve, entretanto, ser diferenciada de divertículos do esôfago inferior.

➡ **Diagnóstico:** Giufeng já viu algumas hérnias hiatais e, de fato, ela realmente não considera nenhum diagnóstico alternativo neste caso. Para a Sra. Myers, não haverá nenhuma conseqüência se ela não possuir queixas relacionadas.

❗ A análise de uma configuração cardíaca complexa em uma RXT necessita de muito tempo e intelecto, e é dificultada por um grande número de variáveis. É um desafio intelectual de primeira classe. Felizmente, para todos nós que não jogamos xadrez, a ecocardiografia oferece as respostas em menos tempo e com maior confiabilidade. Antigamente, havia mais tempo para análise – e nenhuma alternativa. A configuração cardíaca típica em uma RXT deve, entretanto, ser reconhecida e designada pelo nome correto.

Ben Felson e a regra do tórax em funil no diagnóstico diferencial

Benjamin Felson foi um ilustre conferencista americano e um arguto entusiasta da radiologia. Se você, alguma vez, tiver a chance de ler seu livro de radiologia torácica, faça-o. Nele, o autor restringiu um relativamente extenso diagnóstico diferencial radiológico em duas entidades. Destas, ele escolheu uma porque a outra era "quase tão rara quanto um tórax em funil no cinema italiano". O que nos diz muito sobre humor e filmes italianos nos anos 1960.

6.7   Alargamento hilar

Checklist: Alargamento hilar

- O alargamento é uni ou bilateral?
- O hilo em questão tem uma configuração lobulada?
- Há calcificações hilares?
- Há alterações parenquimatosas pulmonares associadas (fibrose, micronódulos)?
- A massa pulsa durante a fluoroscopia?

Apenas um pequeno excesso de curvas

Hillary Frimpton (42) visitou o seu médico porque vem sentindo-se indisposta e apresentando tosse seca já há alguns dias. Seu médico solicitou uma radiografia torácica. Paul e Giufeng cobriam a unidade de imagem torácica quando a imagem da Sra. Frimpton apareceu subitamente no monitor (Fig. 6.73). O alargamento hilar é evidente.

➡ **Qual é o seu diagnóstico?**

Sarcoidose, linfoma, tuberculose, silicose: O aumento bilateral dos linfonodos hilares pode ser causado por sarcoidose, linfoma, tuberculose e silicose. São os achados adicionais – clínicos e radiológicos – que ajudam a diferenciar essas entidades. Na sarcoidose, micronódulos intersticiais estão freqüentemente presentes no pulmão (Fig. 6.48a, b). No linfoma, linfonodos em outros locais também estão freqüentemente aumentados (Fig. 6.59). A tuberculose precisa ser considerada particularmente em pacientes imunocomprometidos e oriundos de países subdesenvolvidos. Na silicose, os linfonodos aumentados tendem a desenvolver calcificações características (Fig. 6.46a).

> ❗ Alagarmento unilateral de um hilo é indicativo de carcinoma broncogênico até que se prove o contrário (Fig. 6.**74**)

Hipertensão pulmonar: A hipertensão pulmonar, por exemplo, como conseqüência de uma fibrose pulmonar ou de uma doença obstrutiva crônica grave das vias aéreas (Fig. 6.**75**), causa dilatação da artéria pulmonar como uma reação à resistência vascular aumentada. Os hilos tornam-se, portanto, alargados. Uma TC contrastada verificará com facilidade a natureza puramente vascular do aumento no tamanho hilar.

➡ **Diagnóstico:** Paul inspeciona a RXT cuidadosamente, mas não consegue achar nenhuma evidência de fibrose pulmonar ou enfisema. O alargamento hilar bilateral mais provavelmente é causado por linfonodos aumentados. Giufeng acredita em uma sarcoidose como causa e a probabilidade está a seu favor. Se outros parâmetros clínicos não sustentarem seu diagnóstico, será necessária a coleta de uma amostra de tecido – mais bem realizada por meio de uma broncoscopia.

O caso de Hillary Frimpton

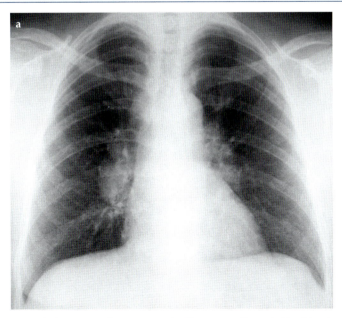
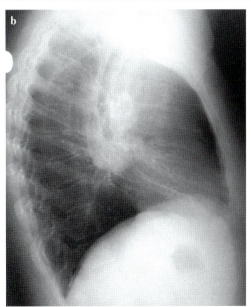

Fig. 6.**73** Em quais doenças você pensa quando olha para os filmes da Sra. Frimpton?

Carcinoma broncogênico

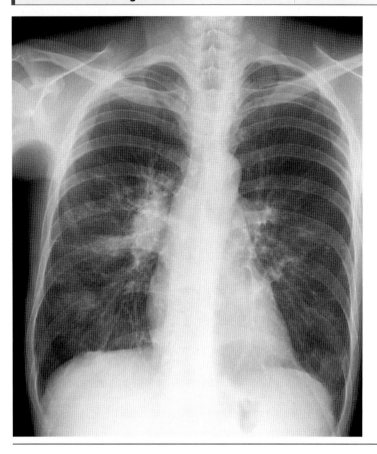

Fig. 6.**74**   O hilo direito está definitivamente alargado com uma margem irregular. Isto foi apresentado como sendo um carcinoma broncogênico.

Hipertensão pulmonar

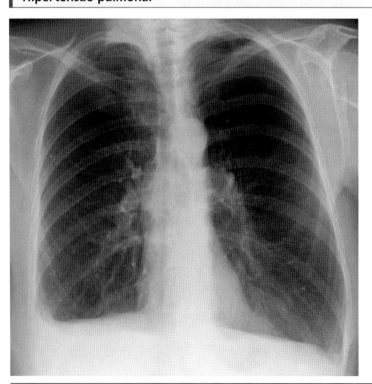

Fig. 6.**75**   Os pulmões estão massivamente hiperinsuflados e o diafragma está, conseqüentemente, retificado; os vasos mostram um curso irregular. Este é um enfisema grave que levou à hipertensão pulmonar. A artéria pulmonar está, conseqüentemente, dilatada e há um incremento significante no calibre vascular entre o hilo e o parênquima do pulmão.

6.8 O último exame

Paul celebra seu último dia na unidade torácica e, para isso, trouxe uma grande caixa de biscoitos. Já é final de tarde, Giufeng come um biscoito atrás do outro e toma, aos poucos, o seu cappuccino, enquanto ouve e se diverte bastante com os animados planos de Paul para o futuro. Repentinamente, Gregory dobra a esquina segurando um pacote de filmes nas mãos. Ele percebe a ocasião tão especial e põe alguns de seus filmes no negatoscópio. "O que acha de um miniteste, Paul?" bradou ele passando a mão levemente sobre os ombros de Paul. Giufeng parou de beber seu café, guardou os biscoitos e sorriu, aguardando por um pou-

---

Estudo de casos

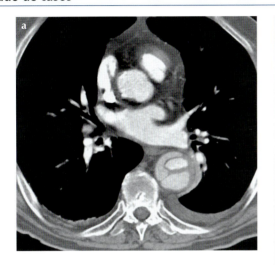

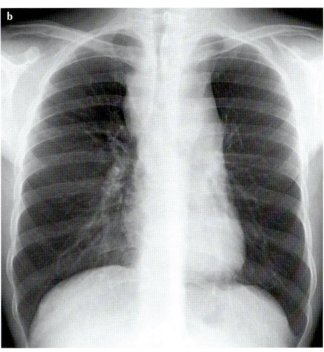

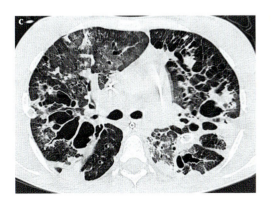

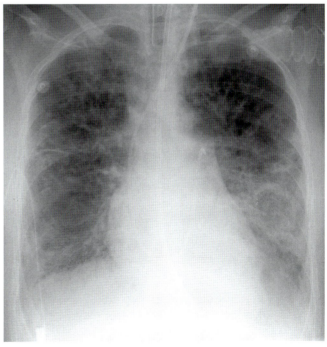

Fig. 6.76 a-h
a Dor torácica súbita grave é o sintoma neste paciente. Não pare no diagnóstico básico! Classifique-o mais além.
b Este paciente chegou com dispnéia que já durava 2 dias.
c A história é desconhecida.

Estudo de casos

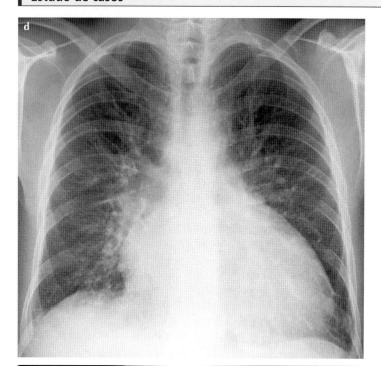

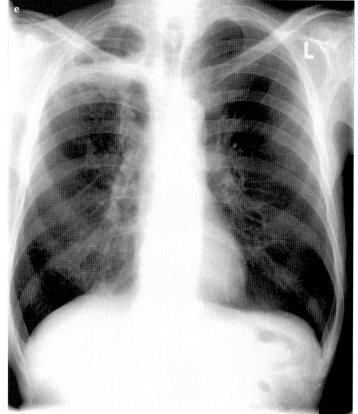

Fig. 6.**76 a-h**
d Um caso que acabou de chegar.
e Este jovem paciente não vem se sentindo bem ultimamente.

co de entretenimento. *"Histoire inconnue"*, acrescentou Gregory com uma pronúncia terrível (significado: história desconhecida) – ele tem ostentado seu francês desde que voltou de Paris, onde residiu durante 3 meses para a realização de um curso de neu-

rointervenção no último verão. "Você poderia melhorar sua pronúncia", exclamou Giufeng fortuitamente. Gregory congelou o sorriso, afinal, o francês de Giufeng é muito bom.

Estudo de casos

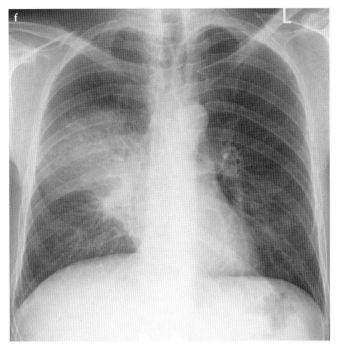

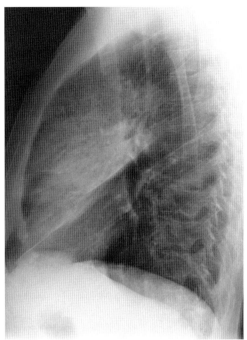

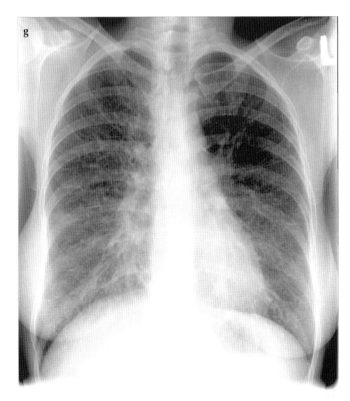

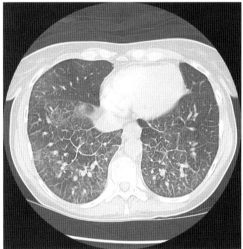

Fig. 6.**76 a-h**
f Este aqui também se sente mal.
g Esta senhora é uma visitante regular do hospital.

Para maior frustração, Gregory ainda não a ouviu falando mandarim, sua língua-mãe. Paul levantou-se e focou nos filmes: é agora ou nunca. Gregory tem uma pequena surpresa guarda-da para os dois internos (Fig. 6.76 a-h). Por que você não prossegue em frente e analisa você mesmo as imagens?

Estudo de casos

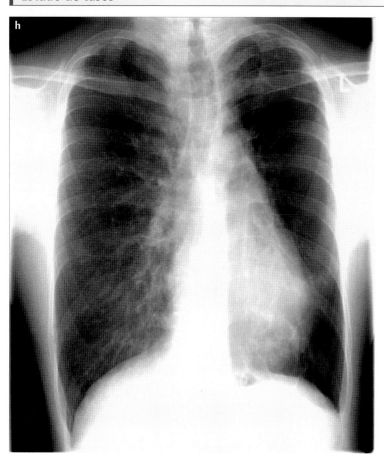

Fig. 6.**76 a-h**
h Este paciente senta-se em frente a você e sorri. Ele sabe o próprio diagnóstico – e você?

7   Radiologia cardiovascular e intervencionista

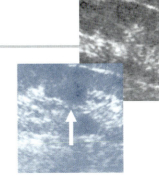

À medida que este capítulo é escrito, a importância da angiografia convencional puramente diagnóstica vai diminuindo a cada dia. A anatomia e a doença vascular podem ser visualizadas através de diversas modalidades não-invasivas: ultra-som, ultra-som Doppler, TC espiral e RM (Fig. 7.1). Esses exames, sozinhos ou em combinação, são suficientes para esclarecer a maioria dos diagnósticos diferenciais. Existem circunstâncias, entretanto, em que a angiografia por cateter ainda tem o seu lugar. Ela certamente é um componente usual em todas as intervenções percutâneas terapêuticas, para as quais o acesso intravascular é um pré-requisito:

- Dilatações (p. ex., em estenose vascular aterosclerótica).
- Colocação de um *"stent graft"* – (p. ex., em aneurismas).
- Embolizações (p. ex., para o tratamento de hemorragia aguda ou bloqueio do suprimento sanguíneo de tumores).
- Colocação de filtro de veia cava (p. ex., na trombose venosa e após embolia pulmonar).
- Colocação de um *"shunt"* (p. ex., na realização de uma derivação portossistêmica intra-hepática transjugular ("*transjugular intra-hepatic portosystemic stent-shunt*"), **TIPSS**).

Quando se prevê a necessidade de uma intervenção, pode-se realizar a porção de elaboração diagnóstica através da angiografia diagnóstica seguida pela parte terapêutica do procedimento, já que ambas usam a mesma rota de acesso, resultando em um procedimento *"all-in-one"*.

A angiografia venosa – também chamada flebografia ou venografia – perdeu sua relevância na prática radiológica diária. Isso se deve ao advento de novas modalidades de imagem e à mudança no regime terapêutico para o tratamento de tromboses venosas profundas. O ultra-som e o ultra-som Doppler são agora as modalidades de primeira linha para acessar as veias das extremidades. Se há suspeita de embolia pulmonar, a TC espiral é o procedimento *"one-stop-shop"* de escolha sempre que ela estiver disponível (p. 78).

Devido ao desenvolvimento de sistemas de acesso de pequeno calibre, a intervenção minimamente invasiva, guiada por modalidades seccionais (principalmente por TC e ultra-som) continua obtendo muito sucesso. Com poucas exceções, praticamente, todas as regiões do corpo podem ser acessadas percutaneamente e amostras de tecidos podem ser colhidas para diagnósticos histopatológicos com risco e custo significativamente menor, quando comparados aos métodos cirúrgicos. Um abscesso ou uma coleção líquida podem ser rapidamente drenados, ductos biliares obstruídos podem ser rapidamente aliviados.

Angiografia por RM

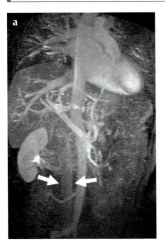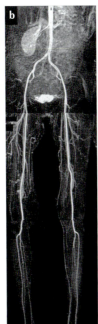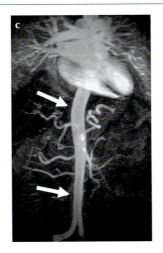

Fig. 7.**1**   A aorta (**a**, setas), assim como suas ramificações descem para as extremidades inferiores (**b**) e a veia cava (**c**, setas), podem ser examinadas através de a angiografia por ressonância magnética com contraste – tudo isso de forma completamente não-invasiva.

Por fim, pode-se introduzir uma variedade de agentes terapêuticos no corpo. Em fraturas osteoporóticas e em algumas fraturas patológicas do corpo vertebral, a injeção transpedicular de polimetilmetacrilato (PMMA) estabiliza o corpo vertebral e alivia a dor (Fig. 8.**24c**, p. 133). Em dor extrema decorrente de um carcinoma pancreático invasivo, a desnervação do plexo celíaco através da injeção percutânea de álcool guiada por imagem pode oferecer uma terapia paliativa; o procedimento atual é associado a poucos riscos e morbidade, uma consideração importante em pacientes com uma expectativa de vida bastante limitada.

Para estudantes e iniciantes em radiologia, a angiografia e a intervenção passam uma impressão completamente diferente da experiência radiológica usual. Um instinto de segurança e muito "tato", no sentido literal da palavra (que tal *Fingerspitzengefühl* para um bom termo em alemão), bom conhecimento das características dos materiais, habilidade, precisão e diligência são pré-requisitos para um tratamento com sucesso e devem ser desenvolvidos ao longo do tempo durante o treinamento e postos em prática de maneira correta. Uma boa parcela de sorte e sangue frio também é essencial para um intervencionista de sucesso. Certa arrogância com relação aos "radiologistas de fachada" não-intervencionistas vem como parte do pacote e é tolerada se o intervencionista for merecedor do salário que recebe.

Tabela 7.**1 Sugestões para modalidades em angiografia e intervenção**

Qual modalidade de imagem para qual indicação?

Indicação	**Modalidade de imagem**
Problema arterial	Dependendo da disponibilidade, da experiência do radiologista e do problema: angiografia, ultra-som, ultra-som Doppler, ressonância magnética (RM), tomografia computadorizada (TC).
Problema venoso	Dependendo da disponibilidade, da experiência do radiologista e do problema: ultra-som, ultra-som Doppler, venografia por TC, venografia, venografia por RM.

Qual intervenção para qual indicação?

Intervenção	**Indicação**
Angiografia	Planejamento de recanalização, trombólise, dilatação com balão, implantação de *stents* vasculares, hemorragia precedente a uma embolização planejada (p. ex., sangramento gastrintestinal).
Dilatação com balão	Estenose vascular, após recanalização, freqüentemente após trombólise, antes da implantação de *stents* (atenção: pequenos vasos e forte colateralização).
Implantação de *stent*	Superfície irregular da placa após dilatação com balão, estenose elástica, dissecção, doença oclusiva ilíaca. Endopróteses revestidas (*stent grafts*) em aneurismas e dissecções da aorta podem ser realizadas apenas por especialistas e com assistência da cirurgia vascular.
Filtro de veia cava	Embolia pulmonar e contra-indicação ou falha na anticoagulação.
Implantação de uma derivação portossistêmica intra-hepática transjugular (TIPSS)	Hipertensão portal com sangramentos gastrintestinais incontroláveis/recorrentes e ascite (atenção: encefalopatia hepática, insuficiência cardíaca).
Biopsia tecidual guiada por TC	Verificação citológica, histopatológica e microbiológica da doença.
Embolização	Ocasionalmente em tumores inoperáveis; no pré-operatório de tumores hipervasculares; terapia de malformações arteriovenosas; sangramentos arteriais.
Implantação de um *port*	Necessidade de acesso venoso permanente (p. ex., em quimioterapia).
Bloqueio neural	Quando os analgésicos habituais falham ou não são tolerados; para diminuir a dose sistêmica de analgésicos em síndromes dolorosas específicas.
Drenagem	Drenagem de abscessos e cistos guiada por imagem. A TC é a melhor modalidade para a passagem de drenos complexos.
Ablação por radiofreqüência	Em pacientes com pequeno número de tumores hepáticos tratáveis inaptos à ressecção cirúrgica.

TC, tomografia computadorizada; RM, ressonância magnética.

! Em todas as intervenções eletivas, deve-se obter o consentimento informado do paciente. Deve-se também gastar o tempo que for necessário para explicar sobre riscos, benefícios, complicações e medidas alternativas para o procedimento planejado. Isso deve ser feito, no mínimo, 1 dia antes do procedimento. A coagulação sanguínea deve ser adequada, ou seja, o tempo de protrombina deve ser > 50%, o tempo de tromboplastina parcial < 35 segundos, e a contagem de plaquetas > 50.000/μl. O uso de ácido acetilsalicílico (AAS/aspirina) deve ser suspenso uma semana antes da realização de uma intervenção corporal profunda.

Como todas as angiografias são testes específicos realizados exclusivamente por especialistas, ninguém esperará, realmente, que você como profissional não-radiologista interprete os resultados em sua vida clínica. Você deve, entretanto, conhecer as possíveis opções de tratamento para cada modalidade e estar familiarizado com as intervenções mais importantes, seus preparos e suas complicações. O que é verdade em outras áreas vale aqui também: tecnologias e novos procedimentos são desenvolvidos de forma extremamente rápida. Problemas que hoje parecem ser impossíveis de resolver serão, talvez, tratados de maneira graciosa e engenhosa 1 ano depois por algum cérebro brilhante – poderia muito bem ser seu esse cérebro brilhante!

Em todas as intervenções, o risco de complicações e os possíveis benefícios do procedimento, tempo demandado, custo e eficácia terapêutica têm que ser cuidadosamente considerados. Um princípio sempre se aplica: Toda terapia invasiva aplicada a um paciente que confia no seu médico só deve ser realizada com uma indicação apropriada (Tabela 7.**1**). Simplesmente assuma que a pior complicação possível venha a acontecer e que você, então, terá que explicar para um parente aflito do paciente (ou pior, para um juiz) porque você fez o que fez. Agora vamos dar uma olhada na primeira intervenção.

Você sabe quem começou tudo isso?
Werner Forssmann foi o primeiro, em 1929, a introduzir um cateter em vasos centrais e no coração de uma pessoa. Ele fez isso nele mesmo – contra ordens expressas de seu chefe e enquanto lutava com um colega que queria salvar-lhe a vida. Forssmann também tirou uma radiografia do próprio tórax para documentar o experimento. Em 1956, um comitê sueco teve que recorrer à polícia para procurá-lo no pós-guerra na Alemanha, onde ele exercia sua profissão em uma pequena cidade. O policial, no final, disse a ele: "Eles estão procurando por um tal de Dr. Forssmann, mas não pode ser você porque esse rapaz ganhou o prêmio Nobel."

7.1 Intervenção em doença vascular oclusiva

Oclusão arterial

Checklist: Oclusão arterial

- O vaso está comprimido extrinsecamente ou em virtude de uma anormalidade intrínseca da parede do vaso?
- Você está lidando com doença vascular focal ou sistêmica?
- Existe uma história de *diabetes mellitus* ou tabagismo?
- Existe fluxo sanguíneo reconstituído distalmente através de vasos colaterais preexistentes ou recentemente formados?
- Qual é o calibre normal do vaso no local da estenose?

De vitrine em vitrine

Gary Sweetblood (45) vem apresentando problemas ao deambular já faz um bom tempo. Após apenas uma pequena caminhada ele apresenta, regularmente, câimbras na panturrilha direita e tem que fazer uma pausa até esta cessar. Isso transforma as suas agradáveis visitas à tabacaria em uma tarefa árdua, sendo forçado a parar em cada vitrine no caminho. Seu médico clínico teve dificuldades para encontrar os pulsos em seu pé direito e o encaminhou para a realização de exames e de uma possível terapia. O preceptor Poznansky percebeu o talento especial de Joey e o seu sincero interesse em intervenção. Ele apenas observa enquanto Joey examina o Sr. Sweetblood e tenta palpar seus pulsos arteriais: os pulsos pediosos não são mais perceptíveis e a artéria poplítea é palpável, mas com dificuldade. Poznansky deixa Joey puncionar a artéria femoral esquerda e avançar o cateter para o interior do vaso.

➡ **Procedimentos**

Punção arterial e inserção do introdutor: Após o posicionamento confortável do paciente na mesa de angiografia e da desinfecção da região da virilha, Joey localiza o pulso da artéria femoral esquerda abaixo do ligamento inguinal (Nota: Se possível, obtenha o acesso no lado sadio!) com a ponta do dedo indicador da mão esquerda (para o pulso distal) e com o dedo médio (para o pulso proximal) (Fig. 7.**2a**). Após determinar o curso do vaso com segurança, ele injeta 10 a 20 ml de anestésico local a 1% (lidocaína), subcutaneamente; ele então incisa a pele com um bisturi pontiagudo. Ainda sentindo o pulso arterial com a ponta dos dedos da mão esquerda, ele avança uma cânula em direção ao vaso, o conector é angulado para baixo, a aproximadamente 45° em direção ao pé do paciente. Quando a ponta da agulha se aproxima da parede vascular, ela transmite a pulsação da parede ("agulha dançante"). Agora, a parede vascular é perfurada com cuidado. O fluxo pulsátil de sangue vermelho-claro na seringa prova a sua origem arterial. Se o sangue for muito escuro e o fluxo lento, isso significa que a agulha foi direcionada muito medialmente – ou seja, na localização da veia. Puncionar apenas a parede anterior do vaso é o método preferido. (Alternativamente, empregando a técnica de Seldinger, pode-se também inserir a agulha diretamente através do vaso em um movimento rápido e preciso, remover o trocarte e, então, lentamente puxar de volta a cânula até que ela entre subitamente no vaso e comece a haver retorno sanguíneo). Após a punção correta, um fio-guia de ponta macia flexível é introduzido no vaso através da agulha e, se possível, avançado até a aorta abdominal. Enquanto se determina a posição do fio, a cânula é cuidadosamente recolhida sobre o fio e removida, e um introdutor plástico é avançado sobre o fio para o interior do vaso. O introdutor tem, na sua extremidade, um diafragma de silicone, o que previne o refluxo sanguíneo e, ao mesmo tempo, permite a introdução e a remoção dos cateteres no vaso, servindo como uma rota de acesso provisória sem a necessidade de uma nova punção.

À medida que Poznansky o acompanha de perto, Joey continua progredindo o cateter em direção à aorta distal. Através da injeção de alto fluxo de contraste, ele vai, passo a passo, representando o sistema arterial, determinando o fluxo de contraste nas principais artérias pélvicas e das extremidades inferiores. O principal achado – uma obstrução por placa aterosclerótica – está localizado na artéria ilíaca direita (Fig. 7.**2b**). "Muito bem, Joey" elogia o Dr. Poznansky e assume, então, o comando. "Nós iremos dilatar e implantar um *stent* agora mesmo. O paciente foi informado ontem à noite e consentiu com o procedimento?" O Sr. Sweetblood e Joey acenam com a cabeça: "Com certeza – nós discutimos tudo isso durante uma hora e meia – todos os detalhes foram abordados", diz Joey.

Você sabe o que é um introdutor?

Um introdutor em intervenção vascular é um tubo de plástico fino, porém rígido, que tem uma extremidade afilada e é inserido no vaso sobre um fio-guia. Na extremidade proximal, existe uma válvula fixada. A válvula consiste em uma membrana de silicone espessa e macia com um orifício central através do qual se pode avançar um cateter. Se o introdutor não contém um cateter, essa membrana isola o introdutor da parte externa e o sangue permanece no seu interior. Muitos introdutores têm um acesso lateral que pode ser usado para a lavagem do introdutor, prevenindo a formação de coágulos sanguíneos. Para implantação de *port* (cateter venoso totalmente implantável ou *port-a-cath*), um revestimento especial destituído de válvula é usado.

Dilatação com balão: 5.000 UI de heparina são administradas através do revestimento. Então, outro fio-guia é avançado na artéria ilíaca externa esquerda, atravessando a bifurcação aórtica, até a artéria ilíaca externa direita, passando pelo local da estenose. O cateter-balão é então posicionado sobre esse fio. O balão, quando inflado, se assemelha a uma salsicha e tem o diâmetro de um segmento de vaso normal deste local. Ele é preenchido com solução salina sob pressão de até 8 a 12 atmosferas e mantém-se expandido por cerca de 1 minuto. A primeira passagem de contraste após a dilatação mostra uma estenose residual. É claro que Joey sabe que lesões intimais são consequências comuns da dilatação com balão e podem evoluir para uma dissecção significativa com risco de obstrução vascular aguda. Poznansky solicita um *stent* metálico.

Você conhece o pioneiro da dilatação com balão?

Andréas Grüntzig foi quem engenhosamente desenvolveu o cateter de dilatação com balão na Suíça. Mas ele também foi um rapaz de sorte. Foi dito que, no começo, seus balões tendiam a se expandir de maneira imprevisível, inchando excentricamente e seguindo o caminho de menor resistência. Esses balões eram inúteis para esta finalidade. Ele lamentou-se para a secretária do seu departamento, cujo marido trabalhava em uma fabrica na Suíça, onde se realizava teste de pressão em mangueiras de jardim. Daí veio a importante dica que fez toda a diferença: uma rede feita de fibra de plástico, entrelaçada em forma de espiral, na parede do

Intervenções em oclusão arterial

a Técnica de punção arterial na virilha

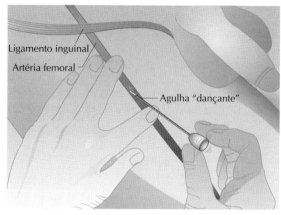

b Angiografia   **c Implantação de *stent***

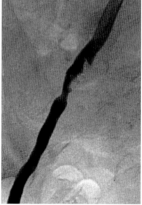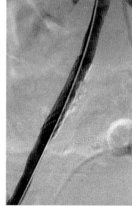

Fig. 7.**2a** Após o posicionamento do paciente na mesa de angiografia e a desinfecção da virilha, o pulso arterial da artéria femoral é palpado caudalmente ao ligamento inguinal, com as pontas dos dedos indicador e médio da mão esquerda. O dedo indicador é posto distalmente e o dedo médio proximalmente (favor alterar, caso você seja canhoto). Então, cerca de 10 a 20 ml de solução de lidocaína a 1% são injetados subcutaneamente e a pele é incisada com um bisturi pontiagudo.
A agulha agora é avançada em direção ao vaso em sentido craniodorsal com a mão direita, enquanto os dedos da mão esquerda permanecem no mesmo lugar. Quando se sente um movimento na agulha sincronizado com o pulso, é porque a parede do vaso foi atingida e é então perfurada com cuidado. O fluxo pulsátil de sangue vermelho claro prova a origem arterial. **b** A angiografia inicial mostra uma placa bastante irregular que restringe o lúmen da artéria ilíaca externa direita em mais de 50%.
c Após a implantação do *stent*, a estenose desapareceu completamente.

Intervenções em oclusão arterial

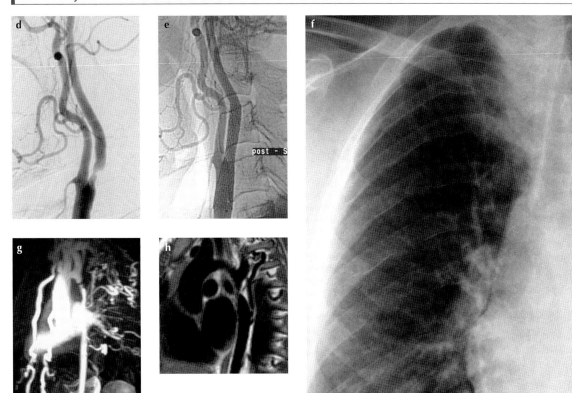

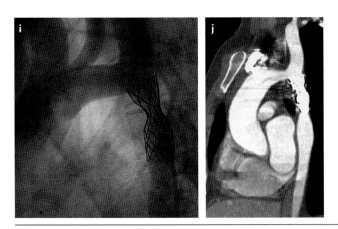

Fig. 7.**2d**   Essa é uma estenose na carótida interna, próxima à bifurcação. Trombos formados ao longo dessa placa podem se desalojar para dentro do cérebro. **e** Sob proteção especial – um filtro temporário (*umbrella*) é inserido no vaso para a prevenção de embolia – um *stent* também pode ser implantado neste local. Os riscos são maiores que em intervenções periféricas. Um neurointervencionista experiente é absolutamente necessário. **f** Esta visão de perto de uma radiografia torácica demonstra bem as margens onduladas das costelas inferiores típicas da coarctação da aorta, decorrente da dilatação e da tortuosidade das artérias infracostais que servem como colaterais. **g** A angiografia por RM contrastada documenta o trajeto das colaterais na parede torácica em torno da estenose no istmo aórtico. **h** Esta imagem sagital de RM ponderada em T1 representa a estenose. **i** Um *stent* é posicionado após a dilatação da estenose. **j** Na TC esta reconstrução mostra o resultado final.

balão, assegurou a conservação da forma dos balões. Depois disso, com o restante ele não teve dificuldade. Mais tarde, Grüntzig teve menos sorte na vida – ele morreu em um acidente no seu avião particular. Ao menos ele pôde arcar com o custo de um avião. (A fonte dessa história nós não conseguimos recordar e não garantimos que tudo isso seja totalmente verídico. Mas isto foi o que, supostamente, aconteceu...).

Implantação do *stent*: O *stent* comprimido é montado sobre a ponta do cateter do balão esvaziado, avançado diretamente para o interior do segmento dilatado, e ali expandido com a ajuda do balão. A força de expansão do balão, assim como a força radial do *stent*, fazem com que ele se agarre à parede vascular, alise a superfície da placa, e reposicione qualquer dissecção da

membrana que possa estar presente (Fig. 7.**2c**). Os *stents* também podem ser usados para o tratamento de estenoses carotídeas (Fig. 7.**2d, e**) ou estenoses congênitas como na coarctação da aorta (Fig. 7.**2f-j**). *Stents* revestidos com tecido, conhecidos como *stents* recobertos também podem ser usados para interromper sangramentos de grandes vasos ou tratar aneurismas (Fig. 7.**3**).

Joey está maravilhado com o resultado final e Sweetblod[1] dirige-se a Joey e Poznansky um grande sorriso depois de ver no monitor a angiografia pós-terapêutica: "Ei, *dotô*, parece tão bom quanto novo! Tenho que sair pra fumar um cigarro." Poznansky manda o paciente de volta para a enfermaria com um sorriso

Intervenção em um sangramento arterial extenso

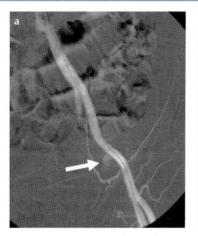 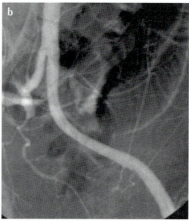 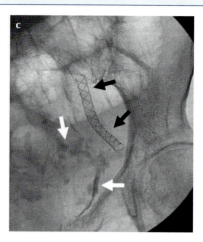

Fig. 7.**3a** A angiografia inicial desta paciente com um tumor ginecológico avançado da base pélvica mostra extravasamento agudo do contraste (seta), vindo da artéria ilíaca externa. **b** A implantação imediata de um *stent* revestido com tecido dentro do segmento vascular erodido causa o vazamento e cessa o sangramento imediatamente. **c** O filme final demonstra a estrutura do *stent* (setas pretas) e o sangue livre realçado pelo contraste na cavidade pélvica (setas brancas).

largo no rosto depois de receitar uma perfusão com 25.000 UI de heparina por 24 horas, injeções subcutâneas de heparina de baixo peso molecular 2 vezes ao dia, durante 2 semanas, e 100 mg de ácido acetilsalicílico diariamente como medicação permanente para a profilaxia de reestenose. Ele discute, então, com Joey outra intervenção vascular possível que, felizmente, não foi necessária no caso do Sr. Sweetblood.

Trombólise: Se um trombo intravascular recente precisar ser removido, a lise local é uma possibilidade. Para esse procedimento, um cateter com orifícios laterais é avançado para dentro do trombo. Durante muitas horas, altas doses de agentes trombolíticos (p. ex., tPA) são introduzidas através desse cateter. A trombólise pode induzir hemorragia em outros sítios, em especial uma hemorragia intracraniana, e deve, portanto, ser considerada e monitorada de perto.

As técnicas intervencionistas descritas também podem ser aplicadas – com algumas modificações – em *shunts* para hemodiálise.

 Após uma intervenção vascular terapêutica na aterosclerose periférica, o paciente terá que seguir um regime vitalício de aspirina (100 mg/dia).

 Aqui temos um outro tipo de pioneiro:
Felix Hoffmann
Felix Hoffmann foi o rapaz que primeiro sintetizou o ácido acetilsalicílico (aspirina) em 10 de agosto de 1897, em Leverkusen, Alemanha. A droga vem provando diminuir significativamente as taxas de infartos coronarianos e cerebrais em alguns dos maiores e melhores estudos da história da medicina. Hoffmann teria adorado a história de sucesso da sua intervenção, mas certamente não gostou da história de sua outra grande invenção: em 1º de agosto de 1987, ele foi o primeiro a sintetizar a heroína.

Obstrução venosa

Checklist: **Obstrução venosa**

- O vaso sofre compressão extrínseca ou apresenta obstrução por trombos na luz vascular?
- O contraste injetado flui ao redor dos trombos ou estes estão aderidos à parede vascular?
- A paciente fuma ou faz uso de contraceptivo oral, ela está significantemente acima do peso, apresentou imobilização, pós-operatório ou gravidez recente?
- Existe uma malignidade conhecida?

De repente a perna inchou

Georgina Truelove (52) notou um intumescimento de sua perna esquerda ontem à noite, que aumentou no decorrer desta. Agora, ela só consegue andar sentindo dores. Seu clínico geral a encaminhou com a suspeita de trombose venosa profunda na perna esquerda. Hannah está hoje trabalhando com o Dr. Goolagong. Ele explica os procedimentos gerais em caso de suspeita de trombose venosa profunda. "Desde que os internistas pararam de imobilizar os pacientes com trombose na panturrilha, a venografia da extremidade inferior perdeu muito da sua relevância. Apenas com a venografia era possível detectar pequenos trombos venosos na região inferior da perna. À parte disso, nem sempre é trivial realizar uma venografia em pernas gravemente edemaciadas. O ultra-som e o ultra-som Doppler são suficientes para confirmar as tromboses clinicamente mais relevantes. Se há suspeita de embolia pulmonar, você deve seguir em frente e realizar uma TC espiral com protocolo específico para embolia pulmonar."

Trombose: venografia

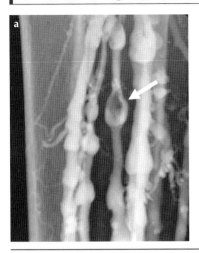
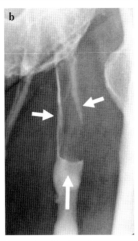

Fig. 7.**4a** Este exame da panturrilha mostra um trombo (seta) envolto pelo fluxo de contraste em uma veia logo acima de uma válvula venosa. **b** Na coxa, outro trombo grande é visto na veia femoral, que se estende até os ligamentos inguinais. Este achado requer imobilização do paciente para manter baixa a probabilidade de uma embolia pulmonar.

→ Procedimentos

Venografia: Na venografia, o meio de contraste é injetado no interior de uma veia no dorso do pé – preferencialmente próximo à articulação da base do primeiro pododáctilo – ao mesmo tempo em que as veias superficiais distais da perna são comprimidas por um torniquete logo acima da articulação do tornozelo. A mesa de exame deve, inicialmente, ser inclinada com a região da cabeça para cima, em um ângulo de 45°, para a punção venosa e para a venografia, a fim de preencher as veias da porção inferior. Quando se atinge o nível das veias ilíacas e da veia cava inferior, a mesa é rapidamente inclinada com a cabeça levemente para baixo, para se obter o afluxo do contraste das veias da perna para o interior das veias proximais maiores, resultando em um bom preenchimento desses segmentos venosos. Trombos são representados como defeitos de preenchimento intravascular, rodeados por meio de contraste corrente (Fig. 7.4).

Ultra-som Doppler: No ultra-som Doppler que o Dr. Goolagong realiza na Sra. Truelove, ele segue o curso das veias desde o nível poplíteo até o interior da pelve acima. As veias normais são comprimidas facilmente pela sonda do ultra-som, o que é realizado a cada poucos centímetros ao longo de seus cursos. Uma veia trombosada não é compressível e não mostra fluxo no exame de ultra-som Doppler. Goolagong encontra uma trombose extensa em uma das veias profundas da coxa da Sra. Truelove, que se estende até o ligamento inguinal (Fig. 7.**5c**). Goolagong vira-se para Hannah: "Aqui temos o diagnóstico: Trombose da veia femoral superficial." "Você relaxará confortavelmente na cama por uma semana: televisão, revistas, boa música" – diz ele tentando animar a paciente.

Trombose: ultra-som Doppler

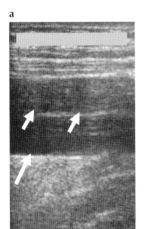
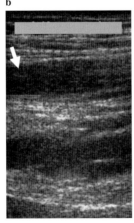
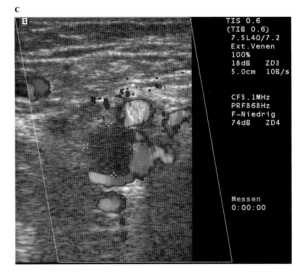

Fig. 7.**5a** A veia sadia (**a**, seta grande) – dorsal à artéria nesta imagem (**a**, setas pequenas) – é facilmente comprimida (**b**). A compressão da artéria adjacente requer uma pressão maior. O trombo (**c**) não mostra fluxo ao Doppler e impede a compressão do vaso. (Ver *Prancha* em *Cores*)

7.2   Biopsias teciduais

Checklist: **Biopsias teciduais**

- A lesão a ser biopsiada é mesmo uma anormalidade, e foi adequadamente documentada (TC, ultra-som, RM)?
- A lesão é grande o suficiente de forma que podemos esperar uma probabilidade razoável de atingi-la com êxito? Ela é acessível da parte externa? Há órgãos importantes que não podem ser transpostos no trajeto (discuta com o intervencionista)?
- A coagulação sanguínea é adequada?
- O paciente consegue suportar um pneumotórax (em lesões torácicas)?

Nós precisamos da histologia – agora!

Ann Hightower (62) foi enviada ao departamento de oncologia pelo seu clínico geral. Ela não vem se sentindo bem por um bom tempo e teve uma perda substancial de peso. Os testes iniciais já mostraram lesões suspeitas de metástases em diferentes locais do corpo, mas o tumor primário ainda não foi identificado. Os oncologistas precisam, urgentemente, da identificação histológica da neoplasia antes que eles possam decidir qual o melhor protocolo de quimioterapia. Eles também querem obter mais informações sobre os possíveis tumores primários para, assim, serem capazes de determinar o prognóstico da paciente.

A biopsia percutânea de tecidos é uma paixão especial do preceptor Chaban. Não existe lugar no corpo onde suas agulhas ainda não estiveram, diz um rumor popular no departamento. Juntamente com Hannah, ele verifica todas as imagens realizadas até agora a fim de encontrar a área-alvo mais segura e promissora para a realização da biopsia. Ele, então, senta-se com a Sra. Hightower e explica tudo sobre as complicações (hemorragia, infecção, trauma de órgãos, nervos e vasos), bem como sobre os procedimentos alternativos (cirurgia) e a possível cirurgia de emergência. A Sra. Hightower fica um pouco nervosa depois de todas essas informações. Chaban coloca as mãos dela dentro das dele e dá um sorriso afetuoso: "Eu não consigo me lembrar da última complicação desse tipo – foi há tanto tempo. E eu estarei o tempo todo ao seu lado. Nós dois trabalharemos juntos!" – diz ele sorrindo para ela. A Sra. Hightower, então, relaxa um pouco e devolve o sorriso.

Chaban explica a Hannah os princípios básicos da biopsia tecidual. O principal objetivo é, naturalmente, coletar tecido suficiente para as análises histológica e microbiológica e entregá-lo aos patologistas e microbiologistas em condição bastante favorável a um futuro processamento e diagnóstico.

- Fragmentos de tecido para a análise histopatológica são armazenados em pequenos recipientes contendo solução de formaldeído a 5%.
- Líquidos para a análise citológica são depositados como pequenas gotas na extremidade de uma lâmina de vidro para microscópio, onde são espalhados cuidadosamente sobre sua superfície com uma segunda lâmina e, então as lâminas são postas para secar.

- Material para análise bacteriológica é depositado em recipientes plásticos estéreis, secos ou preenchidos com meio ágar.
- Material para a análise micológica é depositado em recipientes plásticos estéreis, secos (se houver previsão de um transporte demorado adicione algumas gotas de solução salina).
- Material para a análise virológica é depositado em recipientes plásticos estéreis preenchidos com solução salina.

➜ Procedimentos

Biopsia pulmonar: Quando se realiza uma biopsia pulmonar percutânea, o pneumotórax é a complicação mais freqüente e medidas para minimizar esse risco devem ser tomadas. Lesões próximas à pleura são freqüentemente associadas a aderências no espaço pleural, o que reduz o risco de pneumotórax. Para colher várias amostras do tecido sem um subseqüente aumento no risco de lesão pleural, uma agulha coaxial externa é avançada através da cavidade pleural para uma região próxima à lesão no interior do parênquima pulmonar (Fig. 7.**6a**). A agulha de biopsia interna é, então, avançada através da agulha coaxial externa e redirecionada até que toque a lesão (Fig. 7.**6b**). Essa agulha consiste em uma agulha oca cortante, rodeando um trocarte interno com uma espécie de entalhe ou câmara. O trocarte é avançado lentamente através da lesão e certa quantidade de tecido é depositada no entalhe (Fig. 7.**6c**). Ao avançar rapidamente a agulha de corte externo, o tecido é então separado do restante (Fig. 7.**6d**) e retirado com a agulha de biopsia (Fig. 7.**6e**). Este procedimento é repetido até que uma quantidade suficiente de material tenha sido coletada.

Se um pneumotórax se desenvolver apesar das medidas preventivas, o ar pleural pode ser aspirado para fora do espaço pleural através da agulha coaxial no final da intervenção (Fig. 7.**7**). Caso não se obtenha êxito, um pequeno dreno pode ser inserido para prevenir futuras complicações de um pneumotórax clinicamente significativo (sintomático ou crescente).

Biopsia mediastinal: Ao realizar uma biopsia mediastinal, o intervencionista deve contar com os seguintes obstáculos:

- Freqüentemente a lesão está localizada na região retroesternal, estando próxima a grandes vasos ou ao coração, e muitas vezes próxima à pleura.
- O calibre da agulha deve corresponder ao respectivo risco previsto. O perigo de uma punção errada de artérias é baixo quando a agulha de biopsia é lentamente avançada porque a pulsação da parede vascular é – como na punção da artéria femoral (p. 100) – palpável e visível.
- Estruturas vulneráveis importantes podem ser afastadas: Funciona dessa forma. A agulha coaxial é avançada até uma região próxima à pleura ou ao vaso, que deve ser afastado (Fig. 7.**8**). O estilete é removido e injeta-se uma bolsa de solução salina, deslocando as estruturas vulneráveis para fora do trajeto. A agulha é avançada com cuidado nesta técnica conhecida como *"saline tunnel technique"*.

Biopsia pulmonar

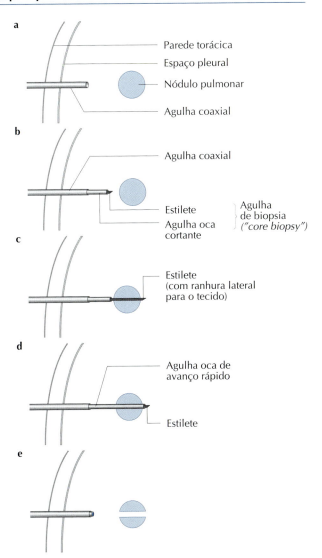

Fig. 7.**6a** Para prevenir a lesão pleural ao coletar diversas amostras de tecido, uma agulha coaxial é usada para atravessar o espaço pleural. Ela é posicionada nas proximidades da lesão. **b** Uma agulha de corte interna com um trocarte em seu interior (veja texto) é avançada até a margem da lesão. **c** O trocarte com uma câmara/entalhe para o tecido é empurrado para dentro da lesão e certa quantidade de tecido fica em seu entalhe. **d** O tecido é separado do restante com o avanço rápido da agulha externa, que tem uma margem cortante em sua extremidade. **e** O trocarte e a agulha de corte são retirados juntos com a amostra de tecido e podem ser reutilizados para passagens subseqüentes.

Biopsia abdominal, pélvica e retroperitoneal: Qualquer agulha inserida no abdome deve evitar atravessar o cólon e os vasos para minimizar o risco de infecção e hemorragia. Em biopsias guiadas por TC – preferencialmente em um *scanner* com modo opcional de fluoroscopia por TC – pode-se escapar mais facilmente de estruturas vulneráveis (Fig. 7.**9**). A biopsia de órgãos parenquimatosos do abdome superior geralmente não é problemática caso a lesão não seja muito pequena e o paciente seja cooperativo. Mas tome cuidado: se estiver tentan-

do realizar a biopsia de uma lesão pequena que é visível apenas na fase arterial de uma TC multifásica, seria melhor procurar por alguns pontos anatômicos de referência adjacentes, que você possa reconhecer durante a orientação pela TC não-contrastada. A biopsia tecidual de um tumor renal sólido geralmente é contra-indicada porque a disseminação de células malignas ao longo do trajeto da agulha é um risco raro, porém real nesta entidade.

Biopsia óssea: A biopsia óssea percutânea requer uma técnica diferente e pode ser muito mais dolorosa que muitas outras biopsias teciduais. Após a anestesia local do subcutâneo e do periósteo (Fig. 7.**10a**) e de uma pequena incisão na pele, uma cânula externa com um trocarte interno é avançada até o córtex ósseo e atarraxada através do córtex em um forte movimento rotacional. A ponta da cânula é afilada para facilitar a penetração no osso. A cânula deve atingir o córtex em um ângulo de 90° para prevenir o deslizamento da ponta da cânula (Fig. 7.**10b**). Uma vez estando no espaço medular, o trocarte é, então, retirado e a cânula é atarraxada no interior do osso (Fig. 7.**10c**). Cilindros ósseos são extraídos sob vácuo durante a retração da cânula para fora do osso. O material é removido da luz da cânula através de um trocarte rombo no sentido retrógrado e transferido para uma solução de formaldeído.

Chaban seleciona uma grande massa paravertebral para a biopsia da Sra. Hightower. Ele coleta um número relativamente grande de amostras com a sua agulha coaxial a fim de fornecer aos patologistas tecido suficiente para os testes histológicos. Hannah e Chaban conversam muito com a paciente durante a intervenção para mantê-la distraída e animada enquanto Chaban trabalha rapidamente. Quando ele remove a agulha coaxial, a paciente pergunta quando Chaban começará com a terrível biopsia. "Ora, já terminamos, Sra. Hightower. A sra. voltará para a enfermaria agora e tomará um delicioso chá. Quer ver os vermezinhos que tiramos?" A Sra. Hightower fica pasmada ao ver as finas tiras de tecido que bóiam no recipiente com formaldeído. Ela expressa sua gratidão e é levada de volta à enfermaria.

Durante a intervenção, Hannah refletiu alguns pensamentos que agora revela a Chaban: "E se você tivesse mesmo atingido a aorta ou algum outro vaso importante?" "Você não faz nada enquanto o paciente estiver bem; examine-o um pouco mais tarde para avaliar o dano e aguarde. A coagulação sanguínea deve estar de acordo, isso com toda certeza. Se estiver limítrofe, é melhor monitorar o paciente. Mas, nos primórdios da angiografia, nossos antepassados introduziam rotineiramente agulhas gigantescas – quando comparadas às de hoje – diretamente no interior da aorta através da rota paravertebral – para a realização de angiografias das extremidades inferiores. Dificilmente eram reportadas complicações. Mas – pense bem –, antes do advento da TC e do ultra-som, eles não tinham recursos para ver as complicações" – diz Chaban dando risadas.

! Amostras de tecidos, pacientes e médicos devem ser tratados corretamente e não têm tempo a perder.

Pneumotórax após biopsia pulmonar

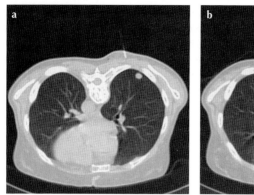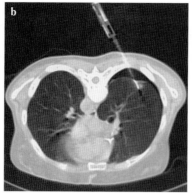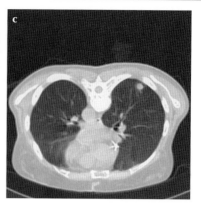

Fig. 7.**7a**   Uma agulha inserida para a aplicação de anestesia local marca o local aproximado da punção com a agulha coaxial. **b** Durante o procedimento, desenvolveu-se um pneumotórax ocasionado por posição periférica do nódulo. **c** Após a sucção do ar residual com a agulha coaxial após a biopsia, o pneumotórax desapareceu. Uma radiografia de acompanhamento 4 horas depois se mostrava normal.

Saline tunnel tecnique

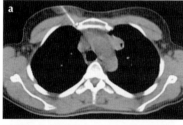

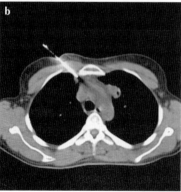

Fig. 7.**8a**   A agulha coaxial toca tanto o esterno quanto a pleura. A massa retroesternal deve ser atingida. **b** Após a criação de uma bolsa salina, a pleura afasta-se do esterno, abrindo caminho para a região-alvo. A agulha é avançada cautelosamente.

Biopsia pélvica

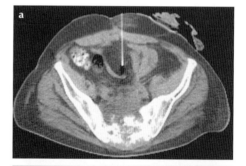

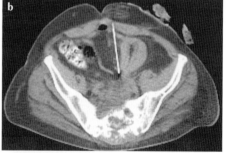

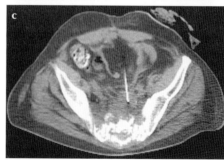

Fig. 7.**9a**   Uma alça intestinal está situada no trajeto pretendido pela agulha coaxial para a realização de uma infiltração pré-sacral. **b** Ao inclinar levemente a agulha durante o seu avanço, evita-se a alça. **c** Agora a agulha pode entrar no tumor. Este era um carcinoma retal recorrente.

Biopsia óssea

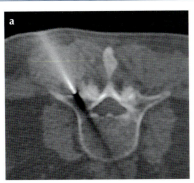

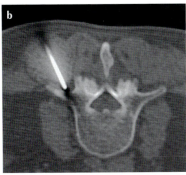

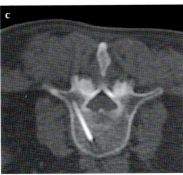

Fig. 7.**10a**   Primeiramente, uma longa agulha é avançada até o periósteo e a anestesia local é aplicada. **b** A agulha de biopsia óssea é então conduzida ao mesmo ponto e atarraxada no interior do osso. **c** A posição da agulha de biopsia óssea na área-alvo é verificada.

7.3   Inserção de um dreno

Checklist: **Inserção de um dreno**

- A coagulação sanguínea é adequada?
- O material a ser drenado é viscoso, ele contém matéria particulada, ou ele é bastante fluido?
- Qual a previsão de permanência do dreno?

Radiologia, nós temos um problema!

Niles Strongarm (54) já sofre com problemas no pâncreas há algum tempo. Ele gosta de tomar uma cervejinha de vez em quando e um conhaque após uma boa refeição. Agora ele desenvolveu seu segundo surto de pancreatite. Os médicos da enfermaria estão nervosos porque ele desenvolveu grande área de necrose, que desce até a pelve, e também ficou febril. Eles temem uma superinfecção e a formação de abscesso nas áreas necrosadas. A situação não permite qualquer demora. Chaban solicitou, imediatamente, a descida do paciente da enfermaria logo após olhar, juntamente com Hannah, as imagens de TC realizada no dia anterior (Fig. 7.**11a**). Ele certifica-se de que a coagulação sanguínea do Sr. Strongarm está dentro dos limites normais. Como a intervenção é urgente, ele instrui o paciente, momentos antes do procedimento, na sala de espera.

➔ **Procedimento:** O Sr. Strongarm trouxe consigo da enfermaria um forte analgésico. Hannah injeta a droga lentamente enquanto ele é posicionado na mesa da TC. Chaban escolhe a imagem de TC (Fig. 7.**11b**) que mais bem demonstra a rota de acesso, injeta um anestésico local e incisa a pele com um bisturi pontiagudo, exatamente na área ventral à região pretendida. Ele avança uma agulha fina e longa em direção à coleção líquida e aspira para verificar o diagnóstico: sangue com pus preenche a seringa. Ele gesticula para Hannah – os clínicos estavam certos ao se assustarem. Ele avança um fio-guia para dentro do abscesso. O fio é especialmente projetado para esta finalidade, com uma extremidade flexível, de modo que esta se espirala na coleção e o restante do fio é suficientemente rígido para oferecer um "suporte" adequado à posterior inserção dos dilatadores e do próprio dreno. A agulha é retirada sobre o fio e, então, diversos dilatadores, de diâmetros crescentes, são subseqüentemente avançados sobre o fio-guia e recolhidos novamente para a dilatação do trajeto. Finalmente, ele introduz um cateter de drenagem de grande calibre, com múltiplos orifícios laterais ao longo de sua extremidade no interior da coleção líquida. Agora o fio-guia é removido e o conteúdo do abscesso é aspirado. A seringa é novamente preenchida por material mucopurulento. Após a fixação do dreno à pele com alguns pontos de sutura, uma bolsa é conectada a ele. Usando uma torneira de três vias e uma seringa de 50 ml (usada para perfusores), Chaban retira cerca de 150 ml de pus da coleção (Fig. 7.**11c**). O Sr. Strongarm sente o alívio e a diminuição da pressão em seu abdome imediatamente. Chaban envia uma amostra do material para teste microbiológico. Ao final do procedimento, outra TC limitada é realizada para verificar se o dreno está na posição correta e se a coleção foi bem drenada. Quando Hannah o entrega aos excelentes cuidados da enfermeira Magdalena, que é a responsável pelo monitoramento pós-intervencionista, o Sr. Strongarm já chega contando piadas novamente.

! Tenha cuidado especial para fixar bem o dreno à pele. Drenos de abscessos devem ser lavados regularmente com solução salina para que permaneçam funcionais.

Inserção de um dreno

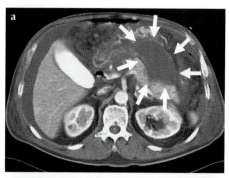

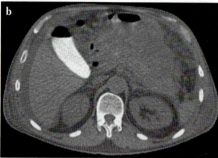

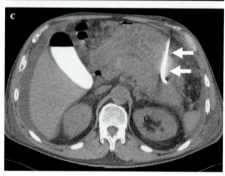

Fig. 7.**11a**   Uma grande coleção líquida (setas) formou-se anteriormente ao pâncreas como complicação de uma pancreatite aguda grave. Agora ela superinfectou – um pseudocisto infectado. **b** O exame não-contrastado antes da inserção do dreno mostra a mesma configuração de um pseudocisto. **c** Após a inserção do dreno (setas), o cisto é evacuado e as alças intestinais são rearranjadas.

7.4   Implantação de uma derivação portossistêmica intra-hepática transjugular – TIPSS (*Transjugular Intrahepatic Portosystemic Stent-Shunt*)

Checklist: Implantação de um TIPSS

- A perfusão arterial do fígado é adequada?
- A veia porta principal está pérvia?
- A coagulação sanguínea é suficiente apesar da doença hepática?

Esta hemorragia esofágica tem que ser interrompida

Sandra Woodworth (49) desenvolveu cirrose hepática como complicação de uma hepatite crônica que ela contraiu há poucos anos. A hipertensão portal desenvolveu-se ao longo do tempo e o aumento da pressão no sistema porta levou à formação de colaterais venosas ao longo da curvatura gástrica menor e da extremidade distal do esôfago, causando também ascite. Agora ela vem apresentando sangramentos sucessivos do trato gastrintestinal superior devido às varizes esofágicas. Uma vez o problema foi solucionado através de injeção endoscópica de solução esclerosante no interior das varizes; outra vez foi realizada a ligadura elástica das varizes. A Sra. Woodworth ainda lembra com horror do tratamento através de tamponamento provisório com balão (balão de Sengstaken-Blakemore).

O sangramento atual, entretanto, é muito forte e o seu controle não foi possível através da endoscopia. Os gastroenterologistas pediram urgentemente por ajuda. A face da paciente está pálida e temerosa. O professor Waginaw está com Joey quando ele examina a Sra. Woodworth e a instrui sobre a intervenção a ser realizada: a implantação de uma derivação cria um atalho entre a veia porta e o sistema venoso hepático, descomprimindo o sistema porta. Waginaw diz a ela que o risco de outras hemorragias vai diminuir significativamente e que o volume da ascite também diminuirá. Ele também menciona o risco de encefalopatia hepática. Quando a cama da Sra. Woodworth é levada à sala de intervenção, ela experimenta um corajoso sorriso. O professor Waginaw e Joey vestem aventais estéreis – Joey quer ajudar Waginaw no procedimento. Gregory, no momento, está realizando o seu período de intervenção e irá seguir a sonda de ultra-som durante a intervenção.

!   TIPSS precisa de mãos experientes.

➜ **Procedimento:** Depois que o paciente é posicionado na mesa de intervenção e coberto com lençóis estéreis, Waginaw cuidadosamente punciona a veia jugular interna direita guiado por ultra-som. Com um *kit* especializado, ele avança uma agulha para o interior da veia hepática direita. Ele mede a pressão: 6 mmHg. Sob orientação do ultra-som ("Gregory, eu preciso ver a ponta dessa agulha!"), ele conduz uma agulha de Colapinto, grande e levemente angulada, a partir da veia hepática direita, através do tecido hepático, em direção ao sistema venoso portal. Ele tem sorte: sua primeira passagem já atinge uma ramificação da veia porta direita de diâmetro satisfatório. Ele injeta um pouco de contraste através da agulha e verifica a sua distribuição no território vascular: sim, é uma veia porta. Ele mede a pressão mais uma vez, desta vez na veia porta. Ela está em 31 mmHg. "Normalmente o gradiente portossistêmico não pode exceder 12 mmHg. Aqui ele já é de 25 mmHg!" explica Waginaw. Ele progride um fio-guia rígido com extremidade flexível na veia porta principal. "É lá mesmo o lugar dele, colega",

Implantação de TIPSS

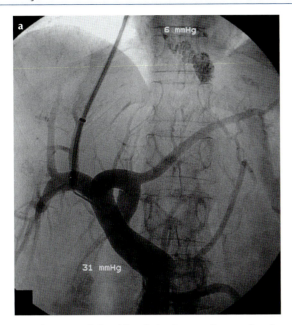

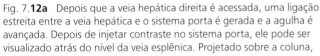

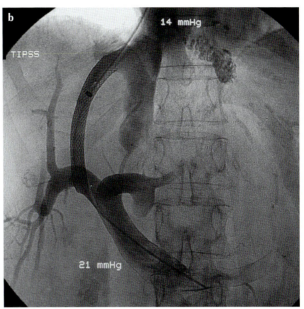

Fig. 7.**12a** Depois que a veia hepática direita é acessada, uma ligação estreita entre a veia hepática e o sistema porta é gerada e a agulha é avançada. Depois de injetar contraste no sistema porta, ele pode ser visualizado atrás do nível da veia esplênica. Projetado sobre a coluna, você vê cola tecidual nas varizes esofágicas inferiores – seqüelas de uma intervenção prévia. **b** Após dilatação do estreito canal e inserção de um *stent* revestido, criou-se um grande orifício de comunicação entre a veia porta e a veia cava – o *shunt* portocava.

fala ele vagarosamente e dirige a Joey um largo sorriso. "Você teve que ser cuidadoso para acertar a veia porta dentro do parênquima hepático e não no hilo hepático – isso causaria uma hemorragia potencialmente letal. Agora o canal parenquimatoso entre a veia hepática e o ramo da veia porta é dilatado com um balão e um belo *stent* revestido é implantado." O procedimento de derivação ocorre rapidamente e sem nenhuma dificuldade. O *stent* segue levemente curvado a partir da veia hepática até a ramificação da veia porta (Fig. 7.**12b**). Waginaw repete a medição da pressão na veia cava e na veia porta principal. A pressão agora é de 14 mmHg (veia cava) e de 21 mmHg (veia porta). "Veja como o gradiente diminuiu – de 25 para 7 mmHg. Isso é um resultado excelente. Naturalmente, não se deve abaixar muito o gradiente porque ele conduz o fluxo sanguíneo através do *stent*, se ele ficar muito baixo, há um risco maior de trombose do TIPSS." Ele dirige-se à paciente: "O risco de hemorragia recorrente agora é quase zero, Sra. Woodworth". "Como agora temos uma boa rota de acesso ao sistema porta, poderíamos continuar e embolizar diretamente quaisquer varizes que estivessem sangrando ainda", explica Waginaw a Joey. O *kit* introdutor é removido da veia jugular e o local da punção é comprimido cuidadosamente com a mão. Após pouco tempo, Joey pôde assumir a compressão. Quarenta minutos depois, Sra. Woodworth está novamente de volta à enfermaria. A luz do *stent* pode ser reduzida em uma segunda intervenção, caso ela venha a desenvolver encefalopatia hepática, a despeito de uma dieta com redução de proteína, um regime de lactulose oral e reposição líquida.

> **!** A encefalopatia hepática pode ser tratada de forma conservadora e por intervenção. O controle regular com ultra-som Doppler é necessário para detectar e tratar estenoses precocemente.

7.5   Implantação de um filtro de veia cava

> *Checklist:*   Implantação de um filtro de veia cava
> * A rota de acesso está livre de trombos?
> * É necessário um filtro permanente ou provisório?
> * Onde as veias renais afluem na veia cava?

Este paciente não suporta outra embolia pulmonar

Chris Stone (35) desenvolveu um intumescimento de sua coxa esquerda poucos dias após uma queda dramática do quarto andar de um prédio comercial na George Street, onde ele estava limpando as janelas. Sofreu múltiplas fraturas na coluna, além de esmagamento de ambos os calcâneos. Logo após notar o intumescimento na coxa, ele começou a apresentar falta de ar. O diagnóstico de embolia pulmonar e trombose da veia femoral profunda no lado esquerdo já foi verificado através de uma angiografia por TC combinada com uma venografia por TC dos vasos pulmonares (página 80). Os sintomas são graves: o Sr. Stone não será capaz de suportar nenhuma piora futura. Os cirurgiões de trauma solicitaram ao preceptor médico Poznansky a implantação de um filtro de veia cava. A final de contas, esta é uma de suas paixões especiais.

➡️ **Procedimento:** Giufeng foi designada para a equipe de Poznansky e ela gosta de trabalhar no grupo. Ela deve segurar a sonda de ultra-som durante a punção da veia femoral direita. "Eu normalmente uso a veia jugular direita, mas o Sr. Stone já teve uma trombose nesta," explica Poznansky a Giufeng. Ele introduz um fio-guia no interior da veia femoral e da veia ilíaca, sobre o qual ele avança o introdutor do filtro. Uma série preliminar de contraste via introdutor mostra a situação na veia cava (Fig. 7.13a). "Eu normalmente libero o filtro logo abaixo da afluência das veias renais" – gesticula ele para Giufeng. "Acima das veias renais é arriscado porque elas podem ser obstruídas – isso é reservado apenas para emergências excepcionais." Ele progride o filtro vagarosamente para a sua posição exata e libera-o cautelosamente (Fig. 7.13b). "Sinta-se como se estivesse em casa" – brinca ele com o Sr. Stone. "Nós estamos quase no final. Retiraremos o filtro em poucas semanas, quando o sr. estiver um pouco mais restabelecido." O introdutor é removido (Fig. 7.13c) e o local da punção é comprimido com cuidado por, no mínimo, 20 minutos, até que o sangramento cesse completamente. Giufeng quer fazer a compressão, mas Poznansky recusa a sua ajuda: "A compressão não é trivial e muitas complicações resultam de uma hemostasia inadequada no final, e sobretudo: aquele que punciona também faz a compressão – esta é uma antiga regra dos angiografistas! Você terá sua chance."

7.6   Implantação de um *port*

Checklist: Implantação de um *port*
• A veia em questão está patente?

Como iremos infundir isto neste paciente?

Joe-James Fitzpatrick (53), após vários ciclos de quimioterapia para tratamento de um linfoma, possui agora acesso venoso difícil. A terapia quimioterápica foi um sucesso, porém ainda existe tumor residual. Agora os oncologistas precisam de um acesso vascular seguro para o último ciclo da terapia, que dura, no mínimo, 6 semanas. O que eles necessitam é da implantação de um *port* vascular. Dr. Foxhenry aprendeu recentemente sobre esses *ports*. Giufeng é quem vai acompanhá-lo hoje no procedimento.

➡️ **Procedimento:** Sob orientação do ultra-som – com Giufeng segurando novamente a sonda – Foxhenry punciona a veia jugular interna após anestesia local e realização de uma pequena incisão na pele. Para isso, ele certifica-se de que a cabeça do Sr. Fitzpatrick está reclinada abaixo do nível do coração para prevenir uma embolia gasosa. Ele insere um fio-guia e avança um introdutor sobre ele.

Foxhenry introduz o cateter através do introdutor e sob fluoroscopia progride até a posição correta na veia cava superior. Depois disso, ele abre uma pequena bolsa de pele para o implante do reservatório do *port* sobre o músculo peitoral a cerca de 10 a 15 cm de distância do local da punção. O reservatório é uma pequena câmara de plástico ou metal com uma tampa

---

Inserção de um filtro de veia-cava

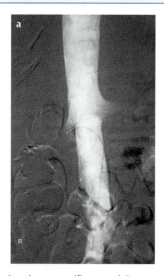 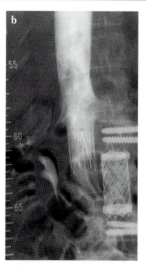 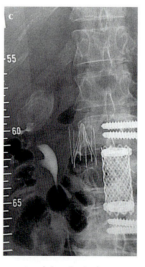

Fig. 7.**13a**   A venografia da veia cava verifica a posição exata da afluência da veia renal. **b** Após sua inserção, a posição do filtro de cava é documentada. **c** A radiografia não-contrastada mostra o filtro no nível correto. Observam-se também sinais de uma osteossíntese e do reparo de uma fratura de corpo vertebral além de certa quantidade de contraste residual na pelve renal após a intervenção.

Implantação de um *port*

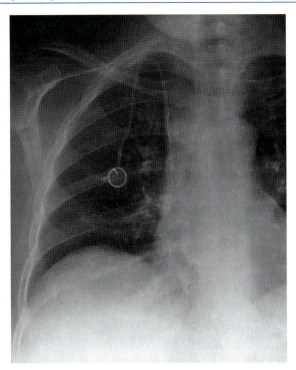

Fig. 7.**14** O reservatório do *port* com uma agulha específica para *port* introduzida nele está localizado no músculo peitoral e a ponta do cateter é visualizada no nível correto da veia cava, isto é, logo acima do átrio direito.

membranosa. Ele pode ser perfurado sem dano permanentemente de sua tampa, com o uso de agulhas específicas com pontas especiais. Foxhenry tuneliza o subcutâneo, da bolsa até o local da punção, com uma haste metálica flexível de ponta romba e passa o cateter através dele. "Agora mate essa charada" – diz ele a Giufeng sorrindo ironicamente. "Como conseguiremos nos livrar do introdutor?" Giufeng o olha com ar impotente: "Nós chamamos isso de técnica de descascar banana. Você puxa o introdutor para fora do vaso, então segura essas duas abas da extremidade e afasta uma da outra. O introdutor é dividido em duas bandas e o cateter é libertado. Chique, não é? O cateter é cortado no comprimento correto, ele e o reservatório são conectados e ambas as incisões na pele são suturadas. Foxhenry testa o funcionamento do *port*, usando aquela agulha especial para *port* e um pouco de contraste, ficando bastante satisfeito com o resultado final (Fig. 7.**14**).

! Um *port* deve ser puncionado apenas com agulhas específicas para *port*. Agulhas normais causam vazamentos. Após o uso, o *port* deve ser preenchido com solução salina heparinizada para prevenir coágulos no cateter.

7.7 Embolização

Checklist: Embolização

- A região a ser embolizada é dependente de uma artéria terminal?
- O território vascular a ser embolizado supre outros vasos cruciais?
- Existe o risco de abertura de colaterais preexistentes em regiões vulneráveis durante a embolização?

Este leito vascular será fechado!

Sid McFlennan (64) teve seu rim esquerdo removido 6 meses atrás devido a um carcinoma de células renais. Agora ele desenvolveu uma grande tumefação na coxa direita após um movimento desajeitado. A radiografia mostrou uma fratura patológica do fêmur logo abaixo do trocanter (Fig. 7.**15a**). Os cirurgiões de trauma querem estabilizar a fratura, mas eles temem a grande massa metastática hipervascularizada na região. Por esta razão, eles pediram uma embolização pré-operatória da massa. Dr. Chaban olha as imagens com Paul e Ajay.

➜ **Procedimento:** Chaban punciona a artéria femoral na virilha em direção anterógrada e realiza uma angiografia do território vascular em questão (Fig. 7.**15b**). A grande massa hipervascularizada realça imediatamente com o contraste – o pedido dos cirurgiões de trauma parece justificado. Através de um cateter seletivo, Chaban injeta cola tecidual nos vasos de nutrição e coloca alguns espirais endovasculares (*coils*) proximalmente (Fig. 7.**15c**). "A partir de agora é tarefa dos cirurgiões" – diz ele para Paul. Ajay quer saber onde mais se pode usar a técnica. "Embolizações desse tipo podem ser realizadas em todos os tipos de sangramentos tumorais. Você pode, por exemplo, tratar também leiomiomas uterinos desta forma. Angiomas e malformações arteriovenosas [Fig. 7.**16a**, veja também p. 249] são também tratadas desta maneira. Mas a ação pode se tornar extremamente complicada quando se trabalha em territórios vasculares vitais como, por exemplo, a medula espinal. A obstrução de vasos importantes por material embólico desgarrado ou por dissecção iatrogênica é a complicação mais grave e relevante", diz Chaban com um olhar sério. "Fascinante" – diz Ajay. Paul está impressionado. Ele já viu o suficiente – intervenção realmente não é a sua praia.

! Embolizações são mais bem realizadas por profissionais de sangue frio.

Embolização de uma metástase

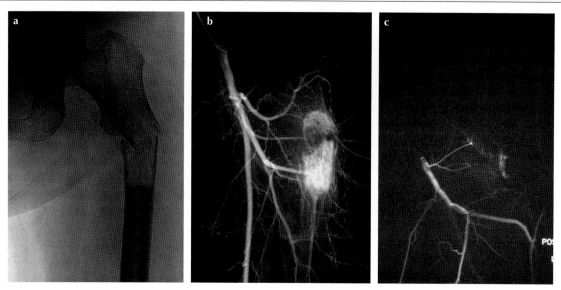

Fig. 7.**15a**   Esta metástase destruiu o osso esponjoso e erodiu o córtex. Os fragmentos estão espalhados ao redor, no tecido adjacente. **b** A angiografia seletiva da artéria femoral mostra o leito vascular tumoral suprido pelas ramificações provenientes da artéria femoral profunda. **c** A representação final após a embolização mostra apenas uma pequena vascularização residual no interior do tumor.

Embolização de malformações arteriovenosas

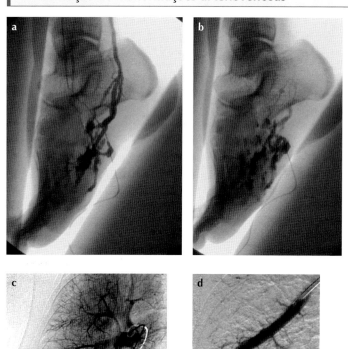

Fig. 7.**16a**   Este jovem rapaz tem uma malformação vascular do pé que é causa de problemas crescentes: pra começar, seus sapatos já não cabem mais. Após a punção percutânea da massa vascular com um escalpe, toda a extensão da lesão é visualizada angiograficamente.
b Subseqüentemente, cola tecidual misturada com contraste é injetada sob fluoroscopia. A massa encolherá nas próximas semanas e meses e, com um pouco de sorte, os sintomas diminuirão. **c** A malformação arteriovenosa representada nesta angiografia pulmonar causou uma derivação (*shunting*) relevante. **d** A obstrução dos vasos de nutrição com alguns espirais (*coils*) resolveu o problema.

7.8 Bloqueios neurais

- Foi dada uma chance real à terapia conservadora da dor?
- A origem da dor foi corretamente identificada?

Os analgésicos já não fazem mais efeito

Hank Podgorny (68) vem apresentando claudicação intermitente já faz um bom tempo, sofrendo de doença arteriovascular grave. Dilatações e implantações de *stents* nas suas artérias femorais já foram feitas, mas isso não resolveu o seu problema de fato. Recentemente as pequenas artérias periféricas estreitadas – aquelas que não podem ser dilatadas com um balão – têm sido a causa de suas dores. E, bem, OK, ele diz que fumar é o último verdadeiro prazer que lhe restou na vida, enquanto a sua esposa sentada ao lado franze a testa. A perna direita dói constantemente e os dedos do pé deste lado já ficaram azulados. O médico da família providenciou essa consulta para ele. No momento em que a Dra. Schaeffer calmamente informa ao nervoso Podgorny sobre as possíveis complicações, como neuralgia, hipotensão, impotência ou problemas de ejaculação, a sua esposa deixa a sala bufando. Schaeffer vira-se para Ajay para explicar tudo sobre o procedimento na sala de controle da TC.

➜ **Procedimentos**

Bloqueio do nervo simpático lombar: "Mr. Podgorny sofrerá um bloqueio do plexo lombar. Isso é uma combinação de terapia vascular e terapia da dor. Nós bloqueamos o plexo simpático no lado direito, tendo como efeito a dilatação dos vasos periféricos e também o tratamento da dor. Vamos medir a temperatura da panturrilha antes da intervenção." Sr. Podgorny já está posicionado em decúbito ventral na mesa de TC. O termômetro mostra 26,5ºC na porção medial da perna inferior direita. À esquerda, a temperatura está levemente mais alta. Em uma TC limitada, Schaeffer encontrou o acesso correto justamente na

região dos corpos vertebrais de L3/4. Ela desinfeta o local de punção cerca de 7 cm lateralmente ao processo espinhoso e infiltra anestésico local. Ela, então, avança uma agulha fina e comprida ao longo da porção lateral do corpo vertebral e posiciona sua ponta nitidamente em frente à coluna (Fig. 7.**17a**). Ela injeta uma pequena quantidade de lidocaína misturada com contraste e espera por 5 minutos (Fig. 7.**17b**). "Por que você não mede a temperatura mais uma vez," pergunta ela a Ajay. Mas Podgorny já sente uma mudança e anima-se: "*Tô notano arguma coisa, dotôra*" – diz ele. A temperatura de fato subiu para 32ºC. Schaeffer sorri e administra 15 ml de uma solução de álcool absoluto misturado a lidocaína e contraste para a realização de um bloqueio definitivo. A distribuição final da mistura é documentada mais uma vez pela TC (Fig. 7.**17c**). Podgorny está satisfeito: "A *úrtima* vez que minha perna *ficô* quente assim já faz quase 10 anos. Nunca mais *vô senti* dor, se a Sra. me coloca pra andar agora dotora, eu *tô* no paraíso." Enquanto Podgorny encontra-se com sua esposa, que estava conversando animadamente com Magdalena na sala de observação pós-intervenção, Schaeffer explica a Ajay algumas outras intervenções terapêuticas que, guiadas por TC, podem ser realizadas com segurança e de maneira bastante elegante.

Bloqueio do plexo celíaco: O bloqueio do plexo celíaco é realizado em dor aguda na região do tronco celíaco – principalmente decorrente de carcinomas pancreáticos invasivos. O alvo da injeção, que pode ser feita através de acesso dorsal ou ventral, é o plexo celíaco ao redor do tronco arterial celíaco. Após uma injeção-teste de lidocaína, aproximadamente 20 ml de uma solução alcoólica forte é administrada.

Infiltrações com lidocaína e corticosteróides: Os bloqueios das raízes do nervo lombar são realizados em pacientes com dor radicular. Infiltrações peridurais do canal vertebral são feitas em casos de estenose do canal vertebral. Infiltrações das articulações intervertebrais e sacroilíacas também são possíveis. Todas essas intervenções são mais bem realizadas quando guiadas por TC.

Bloqueio do nervo simpático lombar

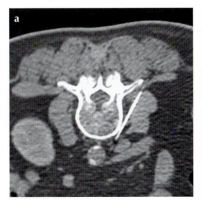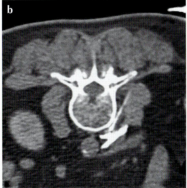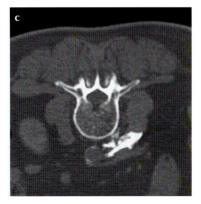

Fig. 7.**17a** A ponta da agulha está localizada no interior do plexo lombar diretamente anterior ao corpo vertebral. **b** O líquido injetado, uma mistura de lidocaína e contraste, espalha-se na área-alvo. **c** Em uma segunda etapa, 15 ml de uma solução alcoólica forte são injetados para inativar o plexo permanentemente. A varredura final documenta a solução simpatolítica no plexo lombar.

7.9　　Teste de Gregory

Giufeng, Ajay, Joey e Paul estão sentados em círculo, desfrutando de uma xícara de café com biscoitos, quando o dia vai chegando ao final. Repentinamente Hannah vira a esquina: "Vocês têm que dar uma olhada nisso" – diz ela sorrindo para eles. "Waginaw está, neste momento, aplicando um sermão em Gregory. Greg está bastante nervoso." "Nós devemos ir lá ouvir, talvez possamos aprender alguma coisa com isso." Sugere Joey. "Oh, pelo amor de Deus, porque vocês não os deixam em paz, Gregory provavelmente não gostaria de uma multidão nesse momento" – diz Giufeng. "Agora, existe uma boa razão!" – diz Paul sorrindo e segue em direção à porta com Joey. "Mexam-se, colegas!"

"Tudo poderia ter dado errado e ainda pode, Gregory." Grita Waginaw quando os estudantes viram a esquina. Gregory senta-se curvado sobre a mesa de procedimento, sua camisa úmida adere a seu tórax como um esfregão molhado. Waginaw ignora a chegada dos internos e continua seu estridente sermão com as veias do pescoço salientes. "Se você faz uma intervenção eletiva você não pode informar ao paciente apenas na mesa, raios! Quando e onde isso tem que ser feito? E você também não verificou a coagulação! Como alguém pode ser tão estúpido! Quais são os parâmetros que você precisa saber e quais são os níveis mínimos e máximos? E além de tudo, você ainda pôs uma pessoa inexperiente para realizar a compressão do local da punção – Gregory, você deve ter tido um blecaute. Não me fale que foi uma intervenção longa! Deixe eu te dizer o que é uma intervenção longa. Você deve rezar para que o hematoma inguinal não aumente e nem infeccione. Os rapazes da terapia intensiva irão criticar veementemente. Ouça, Greg, esta é a minha equipe e isto é radiologia e não cardiologia. Você deve rever todos os seus atos antes de tocar em outro cateter neste departamento." Waginaw abandona a sala. Gregory respira fundo e permanece em silêncio – ele sabe, obviamente, que Waginaw tem razão. Giufeng chama os outros para fora da sala. "Sumam daqui agora, todos vocês!" – diz ela, retornando para a câmara escura e fechando a porta atrás dela. Gregory estava razoavelmente despreocupado. Giufeng sabe por quê: ele soube hoje que um de seus artigos foi aceito para a publicação na *Radiology*. Ele estava absolutamente fora de si. A bronca não fez nenhum efeito. Você pode ajudar Gregory a responder às perguntas de Waginaw?

8 Osso e tecidos moles

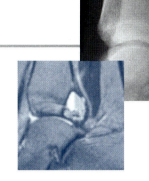

A imagenologia do esqueleto e tecidos moles é o berço da radiologia. Aqui, a tecnologia teve o maior impacto terapêutico nas primeiras décadas. Mesmo hoje, radiologistas experientes se defrontam com grandes desafios neste campo e precisam provar sua maestria. Eles compartilham o interesse pelo tema com um número considerável de especialistas clínicos de outras áreas, com os quais – para o seu próprio benefício e dos pacientes – eles têm que fazer uma parceria competente. Décadas de experiência, um forte interesse na ciência por trás dos fenômenos de imagem, uma biblioteca substancial – o mais volumoso livro sobre a matéria ocupa quase 5.000 páginas em impressão reduzida – e uma inesgotável paixão pelos casos mais interessantes compõem um verdadeiro "radiologista ósseo". Portanto, isto não é nada em que você possa se transformar da noite para o dia. Estudantes e jovens colegas precisam, constantemente, pesquisar e aprender os achados mais importantes, para aperfeiçoar sua prática neste campo. Um sólido conhecimento das indicações clínicas apropriadas para as modalidades de imagem disponíveis é um bom começo (Tabela 8.1).

Tabela 8.1 Sugestões para modalidades diagnósticas em imagem musculoesquelética[1]

Problema clínico	Modalidade	Comentário
Dor óssea	RX	Avaliação geral de áreas sintomáticas.
	MN	O mapeamento ósseo (bone scan) é indicado se os sintomas persistirem e as radiografias simples forem negativas. Mostra o número de lesões.
	RM	Conveniente se os sintomas persistirem e a radiografia convencional e a MN falharem no diagnóstico da doença.
Suspeita de tumor ósseo primário	RX	Pode ajudar a caracterizar a lesão; suficiente em muitos casos; deve ser realizada quando não há resolução da dor óssea. Se a radiografia for sugestiva de tumor ósseo primário, é recomendado o encaminhamento para um centro especializado.
	RM	Útil para caracterização adicional e necessária para o estadiamento local; deve ser realizada antes de qualquer biopsia.
	TC	Pode mostrar maiores detalhes ósseos em alguns sítios (p. ex., coluna) e ajuda a analisar a matriz interna em alguns tumores (p. ex., osteoma osteóide); demonstra facilmente calcificação/ossificação. TC do tórax se a RXT for negativa, para avaliar metástases pulmonares de muitas lesões malignas primárias. A biopsia guiada por TC deve ser realizada em centros especializados em tumores ósseos.
Osteomielite	RX	Modalidade inicial de escolha, ela pode ser normal nas primeiras 2 a 3 semanas.
	MN	Cintilografia óssea em duas ou três fases é mais sensível que a RX, porém inespecífica. A cintilografia com leucócitos marcados pode distinguir infecção de outras lesões.
	RM	Demonstra infecção com precisão, especialmente na coluna vertebral.
	TC	Usada para identificar seqüestro ósseo.
Tumor primário conhecido/suspeita de metástases ósseas	RM	Modalidade de primeira escolha. Mais sensível e específica que a MN, especialmente para lesões medulares e no esqueleto axial. Pode subestimar o número de lesões periféricas.

TC, tomografia computadorizada; DXA, *dual-energy x-ray-absorptiometry* (absorviometria por dupla emissão de raios X); RM, ressonância magnética; MN, medicina nuclear; US, ultra-sonografia; RX, radiografia.

Tabela 8.**1** (Continuação) **Sugestões para modalidades diagnósticas em imagem musculoesquelética**[1]

Problema clínico	Modalidade	Comentário
	RX	Somente para áreas sintomáticas focais específicas; correlação com MN positiva (exclusão de doença degenerativa) e para determinar estabilidade.
	MN	Teste sensível, mas a correlação com outro exame de imagem é necessária para aumentar a especificidade. Útil para avaliação geral de metástases ósseas, contanto que o tumor cause *turnover* ósseo local suficiente para tornar-se detectável.
Suspeita de mieloma	Estudo radiológico do esqueleto	Para estadiamento e identificação de lesões que possam se beneficiar da radioterapia. Avaliação de valor limitado no acompanhamento e na avaliação da resposta à terapia.
	RM	Muito sensível, mesmo quando limitada à coluna, pelve e fêmures proximais. Particularmente útil no mieloma não-secretor ou na presença de osteopenia difusa. Pode ser usada para avaliação e acompanhamento de massa tumoral sob terapia.
	MN	Teste insensível no mieloma.
Osteomalacia	RX	Para estabelecer a causa de dor local ou de possível lesão suspeita pela MN.
	MN	A cintilografia óssea pode mostrar aumento de atividade e algumas complicações locais, como pseudofraturas. A densitometria óssea pode ser necessária.
Doença óssea metabólica	RX	Pode ajudar a diferenciar fraturas vertebrais recentes de antigas, ou a identificar diferentes causas de dor. A correlação com MN será necessária.
	MN	A cintilografia óssea pode ser útil na diferenciação de causas de hipercalcemia (metástases, hiperparatireoidismo) e de fosfatase alcalina aumentada (doença de Paget).
	DXA	DXA ou TC quantitativa, quantificam o conteúdo mineral ósseo.
Artropatia, apresentação	RX da articulação afetada	Pode ser útil para determinar a causa, embora as erosões sejam uma característica relativamente tardia.
	RX de mãos/pés	Em pacientes com suspeita de artrite reumatóide, a radiografia dos pés pode mostrar erosões, mesmo quando mãos sintomáticas parecem normais.
	US ou MN ou RM	Todas mostram, precisamente, sinovite aguda. A MN pode mostrar distribuição, a RM pode avaliar a cartilagem articular e erosões recentes.
Artropatia, acompanhamento	RX	Necessária aos reumatologistas para ajudar nas decisões terapêuticas.
Hálux valgo	RX	Para avaliação pré-operatória.

Problemas na coluna vertebral

Problema clínico	Modalidade	Comentário
Dor, suspeita de colapso osteoporótico	RX	Incidências laterais demonstrarão fraturas por compressão. MN ou densitometria óssea (DXA ou TC quantitativa) fornecem medidas objetivas do conteúdo mineral ósseo; também pode ser usada na doença óssea metabólica.
	RM	Mais útil na distinção entre fraturas recentes e antigas e pode ajudar a excluir fraturas patológicas. Modalidade excelente para avaliar massas de tecidos moles extra-ósseos em fraturas patológicas.

Coluna cervical

Problema clínico	Modalidade	Comentário
Dor no pescoço, braquialgia, suspeita de alteração degenerativa	RX	A dor no pescoço geralmente melhora ou se resolve com o tratamento conservador. Alterações degenerativas começam no início da meia-idade e freqüentemente não estão relacionadas aos sintomas.

TC, tomografia computadorizada; DXA, *dual-energy x-ray-absorptiometry* (absorviometria por dupla emissão de raios X); RM, ressonância magnética; MN, medicina nuclear; US, ultra-sonografia; RX, radiografia.

Tabela 8.**1** (Continuação) **Sugestões para modalidades diagnósticas em imagem musculoesquelética**[1]

Problema clínico	Modalidade	Comentário
	RM	Considerar RM e encaminhamento ao especialista se a dor afetar o estilo de vida ou se houver presença de sinais neurológicos. Mielografia (com TC) pode, ocasionalmente, ser necessária para fornecer um melhor delineamento ou quando a RM não se encontrar disponível ou não puder ser obtida.
Coluna torácica		
Dor sem trauma: suspeita de alteração degenerativa	RX	Alterações degenerativas surgem invariavelmente a partir da meia-idade. O exame de imagem raramente é útil na ausência de sinais neurológicos ou indícios de metástases ou infecção. Considerar um encaminhamento mais urgente em pacientes idosos com dor súbita para mostrar colapso osteoporótico ou outras formas de destruição óssea. Considerar a MN para possíveis lesões metastáticas.
	RM	Pode estar indicada se a dor local persistir ou for de difícil manejo, bem como em caso de sinais relativos aos feixes espinhais.
Coluna lombar		
Lombalgia crônica sem sinais de infecção ou neoplasia	RX	Alterações degenerativas são comuns e inespecíficas. Deve-se dar maior valor em pacientes jovens (p. ex., com menos de 20 anos), espondilolistese, espondilite anquilosante etc., ou em pacientes mais velhos que 55 anos. Em casos de difícil manejo, achados negativos podem ser úteis.
	RM	Método de primeira escolha quando os sintomas persistem ou são graves ou onde o manejo é difícil. Achados de imagem devem ser interpretados com cuidado porque as anormalidades são freqüentes e não estão, necessariamente, relacionadas a sinais clínicos. Achados negativos podem ser úteis.
Lombalgia com características possivelmente graves, como: ■ Início < 20 anos ■ > 55 anos ■ Distúrbios de esfíncter ou da marcha ■ Anestesia em sela ■ Perda motora grave ou progressiva ■ Déficit neurológico difuso ■ Carcinoma prévio ■ Doença sistêmica ■ HIV ■ Perda ponderal ■ Abuso de drogas intravenosas ■ Esteróides ■ Deformidade estrutural ■ Dor não-mecânica	RM	Junto com o encaminhamento urgente ao especialista, a RM geralmente é a melhor modalidade. O estudo por imagem não deve atrasar o encaminhamento ao especialista. A MN também é amplamente usada para possível destruição óssea, em casos de dor crônica ou onde há suspeita de infecção.
	RX	Radiografia simples "normal" pode dar uma falsa idéia de segurança, mas a radiografia deve ser realizada para excluir espondilolistese ou espondilólise.
Lombalgia aguda: suspeita de hérnia de disco; ciática sem características adversas	RX	A lombalgia aguda é usualmente decorrente de condições que não podem ser diagnosticadas na radiografia simples (o colapso osteoporótico e a espondilolistese são as exceções). Radiografias simples "normais" podem dar uma falsa sensação de segurança.
	RM ou TC	O estudo por imagem da herniação discal requer RM ou TC; prefere-se, geralmente, a RM. A correlação de achados clínicos e de imagem é importante, já que um significante número de hérnias de disco é assintomático. Antes da intervenção são necessárias a RM ou a TC (p. ex., injeção epidural). A RM é melhor que a TC nos problemas pós-operatórios.

TC, tomografia computadorizada; DXA, *dual-energy x-ray-absorptiometry* (absorviometria por dupla emissão de raios X); RM, ressonância magnética; MN, medicina nuclear; US, ultra-sonografia; RX, radiografia.

Tabela 8.**1** (Continuação) **Sugestões para modalidades diagnósticas em imagem musculoesquelética**[1]

Problema clínico	Modalidade	Comentário
Problemas no ombro		
Ombro doloroso	RX	Não indicada inicialmente. Alterações degenerativas nas articulações acromioclaviculares e no manguito rotador são comuns.
Síndrome do impacto do ombro (*shoulder impingement*)	RM	Embora o diagnóstico de síndrome do impacto (*impingement*) seja clínico, a imagem é indicada quando a cirurgia está sendo considerada e a delineação exata da anatomia for requerida. Alterações degenerativas são também comuns na população assintomática.
	US	Os impactos (*impingement*) subacromiais e das articulações acromioclaviculares são processos dinâmicos que podem ser avaliados por US.
Instabilidade do ombro	TC / artrografia por RM	O lábio da glenóide e o espaço articular são bem delineados por ambas as técnicas. Algumas técnicas de RM com ecogradiente podem mostrar bem o lábio glenóideo sem recorrer à artrografia. Artrografia (com ou sem TC), US e RM podem ser utilizadas no diagnóstico.
Ruptura do manguito rotador	Artrografia, US, ou RM	A RM fornece a melhor avaliação global e tem a maior acurácia quando combinada à artrografia.
Problemas do joelho		
Dor no joelho: sem bloqueio da articulação ou restrição no movimento	RX	Sintomas freqüentemente se originam do desarranjo interno de estruturas ligamentares ou cartilaginosas, e estes não serão demonstrados na radiografia. Alterações osteoartríticas são comuns. Radiografias são necessárias quando a cirurgia é considerada.
Dor no joelho: com bloqueio da articulação, restrição de movimento ou derrame articular (corpo livre)	RX	Para identificar corpos livres radiopacos.
Dor no joelho: artroscopia sendo considerada	RM	Pode contribuir para a decisão de se proceder ou não a uma artroscopia. Mesmo naqueles pacientes com anormalidades clínicas definidas, que justificam intervenção, os cirurgiões consideram a RM pré-operatória útil na identificação de lesões insuspeitas.
Problemas na pelve e no quadril		
Lesão da articulação sacroilíaca (SI)	RX	Pode ajudar na investigação de artropatia soronegativa. As articulações SI são geralmente demonstradas de forma adequada numa projeção AP da coluna lombar ou pelve.
	RM, MN, TC	RM ou TC ou, porventura, MN quando radiografias simples são ambíguas; detecção mais precoce com RM, particularmente após contraste. A RM é vantajosa em crianças e adolescentes.
Dor no quadril: movimento completo ou limitado	RX	Sintomas freqüentemente transitórios. Somente se sintomas e sinais persistirem ou a história for complexa (p. ex., possibilidade de necrose avascular), ou se a substituição do quadril puder ser considerada.
	RM	Útil para demonstrar inflamação. Artrografia por RM para avaliar lesões do lábio acetabular.
Dor no quadril: suspeita de necrose avascular	RX	Anormal em doença estabelecida.
	RM	Mais sensível na detecção de necrose avascular inicial e demonstrará sua extensão.
Prótese dolorosa	RX	Para detectar afrouxamento.
	MN	Cintilografia óssea normal exclui a maioria das complicações tardias. A cintilografia com leucócitos marcados pode ajudar na distinção entre afrouxamento e infecção.

TC, tomografia computadorizada; DXA, *dual-energy x-ray-absorptiometry* (absorviometria por dupla emissão de raios X); RM, ressonância magnética; MN, medicina nuclear; US, ultra-sonografia; RX, radiografia.

Tabela 8.**1** (Continuação) **Sugestões para modalidades diagnósticas em imagem musculoesquelética**[1]

Problema clínico	Modalidade	Comentário
Na criança		
Lesão não acidental/abuso infantil	RX	Idade 0-2 anos: exame do esqueleto e TC da cabeça são obrigatórios. Idade > 2 anos: radiografia da área clinicamente investigada. Radiografia deve ser realizada por radiografistas treinados em técnicas radiográficas pediátricas.
	MN	Cintilografia esquelética em crianças > 2 anos se o exame do esqueleto for ambíguo. Os achados precisam ser correlacionados a outros dados do paciente.
Quadril irritável	US	Confirmará a presença de derrames que podem ser aspirados para fins terapêuticos e diagnósticos. Não pode diferenciar sinovite séptica de transitória.
	RX	Radiografia, que pode incluir incidência lateral em rã, é requerida se houver suspeita de deslizamento da epífise da cabeça do fêmur ou doença de Perthes, e se os sintomas persistirem. Se os sintomas persistirem, o acompanhamento deve ser como para criança com claudicação.
Claudicação	US	Confirmará a presença de derrames que podem ser aspirados para fins diagnósticos e terapêuticos. Não pode diferenciar a sinovite séptica da transitória.
	RX	Necessária avaliação clínica adequada. Se a dor persistir ou houver presença de sinais localizadores, a radiografia estará indicada. Se se considerar provável o deslizamento das epífises, serão necessárias radiografias laterais de ambos os quadris. A proteção das gônadas deve ser utilizada por rotina, a menos que a proteção obscureça a área de suspeita clínica.
	RM	De acordo com a diretriz local, perícia e disponibilidade.
Quadris que estalam; suspeita de luxação	US	Radiografia pode ser usada como suplemento ao exame de US. É indicada nos lactentes mais velhos.
Doença de Osgood-Schlatter		Embora na doença de Osgood-Schlater sejam visíveis alterações ósseas, estas podem se afigurar normais. A tumefação associada de tecido mole deve ser avaliada clinicamente, e não apenas por radiografia.
Lombalgia ou dor no pescoço	RX/RM/TC	Lombalgia persistente em crianças pode ter uma causa subjacente e justifica investigação. Escolha o estudo de imagem após a consulta. Escoliose e achados neurológicos são dignos de RM/TC. RM define com precisão malformações da coluna vertebral e exclui anormalidades tecais associadas.
Baixa estatura/falha de crescimento	RX para idade óssea	Somente em crianças > 1 ano: apenas mão não-dominante.
Problemas de tecidos moles		
Massa de tecido mole/suspeita de tumor	RM	Fornece o melhor estadiamento local e diagnóstico tecidual em alguns pacientes.
	US	Pode diferenciar entre tumores sólidos e císticos, é boa para biopsia e pode monitorar o progresso de massas benignas como hematoma.
	TC	Tem maior sensibilidade à calcificação; boa para biopsia.
Possível recorrência	RM	Modalidade de escolha.

[1]Modificado após: RCR Working Party. *Making the best use of a Department of Clinical Radiology. Guidelines for Doctors*, 5th ed. London: The Royal College of Radiologists, 2003.
TC, tomografia computadorizada; DXA, *dual-energy x-ray-absorptiometry* (absorviometria por dupla emissão de raios X); RM, ressonância magnética; MN, medicina nuclear; US, ultra-sonografia; RX, radiografia.

8.1   Como se analisa uma imagem óssea?

A análise de uma imagem óssea deve sempre ser diferenciada entre a avaliação do próprio osso, das articulações e dos tecidos moles circundantes.

Osso

Todo osso tem um tamanho absoluto típico que depende da idade, bem como uma configuração e um eixo de orientação típico para sua função. A comparação com o lado contralateral pode ser muito útil ao radiologista em casos ambivalentes, especialmente em crianças.

O osso consiste do osso cortical sólido externo e do osso esponjoso interno. O **córtex ósseo** é denso como marfim e é perfurado por canais vasculares nutrientes eventuais. Suas margens internas e externas são relativamente lisas. No hiperparatireoidismo, ou quando há presença de metástases agressivas nas adjacências, o córtex ósseo é permeado por fora. Em metástases do osso esponjoso ou mieloma múltiplo, isto ocorre por dentro. O contorno externo, normalmente liso, torna-se indistinto quando o periósteo reage a lesões (formação de calo periosteal; reação periosteal), inflamações e lesões neoplásicas.

O **osso esponjoso**, com sua arquitetura, confere estabilidade ao osso, enquanto seu peso permanece baixo. A medula óssea excelentemente vascularizada repousa em seus interstícios. Ele normalmente tem uma alta porcentagem de componente gorduroso, exceto se a hematopoiese estiver aumentada, como em crianças e mulheres com sangramento menstrual abundante. Doenças inflamatórias e neoplásicas freqüentemente ocorrem neste local e destroem o padrão radiológico típico da esponjosa. Em ossos espessos, ou em locais onde o intestino preenchido por ar ou fezes se sobrepõe ao osso, como é o caso do osso ilíaco, grandes defeitos do osso esponjoso podem passar despercebidos. Outras modalidades podem ajudar nestes casos: mapeamentos ósseos visualizam *turnover* (renovação) ósseo focal ou regional aumentado e a RM mostra – entre outras coisas – o deslocamento da medula óssea gordurosa. Com a idade (*carpe diem* – aproveite o dia: aqui a idade começa aos 35) a densidade óssea diminui lentamente. Corticosteróides aceleram este processo, o que em geral aumenta o risco de fraturas do corpo vertebral e do colo femoral. Durante períodos prolongados de inatividade física (após fraturas e outras lesões; missões espaciais – ausência de gravidade) a densidade do osso diminui, particularmente próximo às articulações. Quando a atividade física é retomada, pode permanecer um padrão trabecular grosseiro alterado.

Articulações

Uma articulação consiste de contornos ósseos, cartilagem, às vezes de uma cartilagem fibrosa especial adicional (*i. e.*, meniscos), ligamentos, tendões e do espaço articular, que é revestido pela membrana sinovial e contém o líquido sinovial. Radiografias convencionais demonstram somente um número limitado destas estruturas. A configuração dos contornos ósseos é um achado radiográfico importante. Somente a ressonância magnética representa todos os componentes articulares.

Na osteoartrite, *degeneração* de uma articulação com o passar do tempo, pode-se observar a formação de osteófitos na periferia da articulação, uma perda excêntrica de espaço articular na área de maior carga, esclerose e formações císticas subcondrais. Em uma *inflamação* primária da articulação, também chamada de artropatia *inflamatória*, pode ocorrer desmineralização subcondral, perda concêntrica generalizada de espaço articular, erosões ósseas na periferia da articulação junto à inserção sinovial e, ocasionalmente, até anquilose. Fragmentos ósseos pequenos, os denominados "corpos livres" podem ser detectados na articulação. Derrames articulares podem se tornar evidentes pelo deslocamento dos coxins gordurosos aderentes à cápsula articular ou localizados diretamente na articulação (como o coxim gorduroso de Hoffa, no joelho). Recessos articulares que estão normalmente colapsados tornam-se pequenas opacidades visíveis quando a articulação é preenchida por líquido e estes são circundados por planos de tecido gorduroso.

Tecidos moles

Os tecidos moles – músculos, ligamentos, tendões, planos gordurosos, nervos e vasos – são difíceis de avaliar com radiografia simples. Naturalmente, paredes vasculares gravemente calcificadas na aterosclerose são fáceis de apreciar e devem ser comentadas. Interfaces anatômicas entre gordura e outros tecidos moles podem ser muito úteis em radiografia (p. ex., para diagnosticar lipomas ou derrames articulares). Uma avaliação ideal dos tecidos moles, entretanto, é possível somente com a RM em virtude de seu excelente contraste de tecidos moles (Fig. 4.4a, p. 20).

Um diagrama do osso

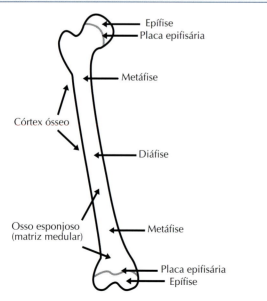

- Epífise
- Placa epifisária
- Metáfise
- Córtex ósseo
- Diáfise
- Osso esponjoso (matriz medular)
- Metáfise
- Placa epifisária
- Epífise

Veja as principais expressões utilizadas em anatomia óssea.

Eu vejo uma anormalidade – O que faço agora?

Siga o esquema descrito abaixo e tente responder as seguintes questões:

- É um processo focal do osso ou uma alteração óssea generalizada?
- A lesão óssea é lítica (a estrutura óssea foi perdida) ou blástica (a estrutura óssea tornou-se mais densa)?
- O sintoma cardinal é dor articular?
- O sintoma cardinal é dor na coluna vertebral?
- Há uma massa de tecido mole associada?

As alterações traumáticas agudas serão discutidas no capítulo de trauma (Capítulo 14). Agora vamos dar uma olhada no primeiro caso.

8.2   Doenças do osso

Lesões ósseas focais

Checklist: Lesões ósseas focais

- Qual a idade do paciente?
- Há sintomas clínicos?
- Em que local do osso está a lesão?
- Qual é o seu comportamento biológico (Tabela 8.2)?

Não existiriam classes sem Gwilym Lodwick

Boris Packer (22) machucou bastante a articulação do joelho durante um de seus torneios internacionais de tênis. Olhando para as radiografias, Paul certifica-se de que não existe fratura. Ele, entretanto, avaliou a imagem com bastante cuidado e encontrou uma lesão circunscrita no fêmur distal (Fig. 8.1). Boris nunca teve nenhuma queixa nesta área antes do torneio. Isto é, indubitavelmente, um achado incidental. Será que Paul salvou a vida de Boris ao detectar uma pequena lesão maligna tão precocemente de forma que esta ainda pode ser ressecada sem nenhum prejuízo adicional? Ou seria isto uma lesão benigna que deve ser preferencialmente ignorada para poupar Boris do risco de procedimentos diagnósticos mais invasivos? Paul lembra bem da velha e consagrada classificação de lesões ósseas de Gwilym Lodwick (Tabela 8.2). Ele define a lesão como uma Lodwick grau IA, o que indica uma natureza benigna.

Quem é Gwilym Lodwick?

Gwilyn Lodwick foi um famoso radiologista ósseo americano. Após deixar sua cadeira na Universidade de Missouri, em Columbia, ele se mudou junto com sua gigantesca coleção de casos esqueléticos para um pequeno escritório no Hospital Geral de Massachusetts, da Harvard Medical School. Lá, ele continuou a ensinar por um bom tempo. Ele não era uma pessoa fácil de lidar, mas era um ferrenho e obstinado radiologista.

Tabela 8.**2 Classificação de lesões ósseas de acordo com Gwilym Lodwick**[1]

Grau	IA	IB	IC	II	III
Critérios da lesão					
Padrão	Geográfico	Geográfico	Mandatoriamente geográfico	Roído por traças ou geográfico	Obrigatoriamente permeativo[2]
Contorno	Regular Lobulado Multicêntrico (mas nítido)	Regular Lobulado Multicêntrico Denteado/mal definido	Regular Lobulado Multicêntrico Denteado/mal definido Roído por traças (< 1 cm)	Se geográfico, obrigatoriamente roído por traças Borda > 1 cm	Qualquer borda
Penetração do córtex	Nenhuma/parcial	Nenhuma/parcial	Mandatoriamente total	Total por definição	Total por definição
Margem esclerótica (endurecida)	Mandatória	Possível	Possível	Possível, mas improvável	Possível, mas improvável
Expansão cortical	Possível, expansão do córtex ≤ 1 cm	Se houver presença de margem esclerótica, expansão do córtex > 1 cm	Possível expansão do córtex	Possível, mas improvável	Possível, mas improvável
Malignidade	Mais provavelmente benigna				Mais provavelmente maligna

[1]Lodwick *et al.* Determining growth rates of focal lesions of bone from radiographs. Radiology 1980;134:577-583.
[2]Infiltrando o córtex.

O caso de Boris Packer

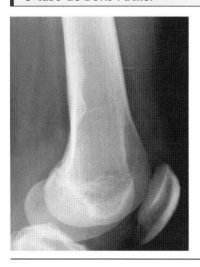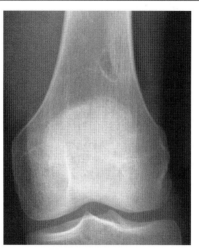

Fig. 8.**1** Você observa uma visão magnificada da radiografia do joelho de Boris Packer. Há algo anormal?

➡️ **Qual é o seu diagnóstico?** Estes são tumores ósseos benignos freqüentes na infância e adolescência:

Enostose: A enostose, também chamada de "ilha óssea", é uma ilha de osso cortical dentro do osso esponjoso. Radiologicamente, isto aparece como uma esclerose focal do osso esponjoso, na maioria das vezes arredondada ou oval, sem nenhuma resposta no osso circundante (Fig. 8.**2**). A enostose muitas vezes não mostra atividade nos mapeamentos ósseos e pode, então, ser diferenciada de metástases osteoblásticas em casos ambivalentes.

Osteoma: Um osteoma consiste em osso muito denso e ocorre, mais freqüentemente, nos seios paranasais (Fig. 8.**3**). Ele pode estar associado à polipose intestinal (síndrome de Gardner).

Osteoma osteóide: Este tumor está mais freqüentemente localizado no córtex ósseo do fêmur e da tíbia, mas também no esqueleto axial. Ele consiste em uma reação periosteal grave com neoformação óssea ao redor de um nicho, freqüentemente em forma de bastão, que contém um feixe neurovascular (Fig. 8.**4**). Dor noturna que é aliviada por baixa dose de ácido acetilsalicílico (AAS) é um sintoma típico. O radiologista intervencionista pode tratar esta lesão inserindo uma agulha de radiofreqüência no nicho e realizando a ablação do feixe neurovascular por eletrocoagulação ou por instilação de álcool.

Encondroma: Um encondroma é um tumor cartilaginoso, lobulado, dentro do espaço medular do osso esponjoso, freqüente-

Enostose

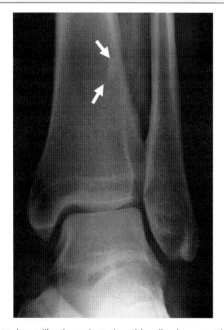

Fig. 8.**2** Esta densa ilha óssea (setas) está localizada na metáfise distal da tíbia, perto do córtex.

Osteoma

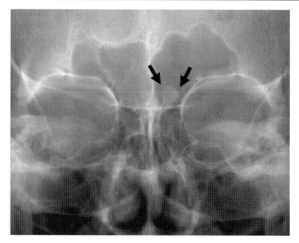

Fig. 8.**3** Esta lesão esclerótica do tamanho de uma ervilha (setas) está localizada no seio frontal esquerdo. Este é um osteoma em uma localização típica.

Osteoma osteóide

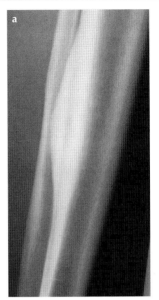

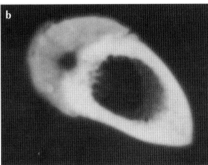

Fig. 8.**4a** O córtex dorsal da tíbia está significantemente espessado — pode-se apenas suspeitar de um nicho. **b** A TC fornece mais informação. A neoformação óssea reativa ao redor do nicho é bem apreciada. Este nicho precisa ser ressecado/trepanado pelos cirurgiões, ou deve ser realizada ablação com álcool ou coagulação elétrica pelo radiologista intervencionista.

mente nos ossos da mão (Fig. 8.5). Ele tende a ter uma margem nítida, pode erodir o córtex e, ocasionalmente, conter calcificações em forma de "pipoca". Se surgirem sintomas, especialmente em pacientes mais velhos, uma transformação maligna em condrossarcoma terá que ser excluída. Se encondromas surgirem em diversas localizações, uma encondromatose (*doença*

Encondroma

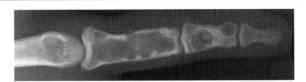

Fig. 8.**5** Diversos encondromas típicos são representados nas falanges proximal e média deste dedo. Eles podem causar fraturas.

de Ollier) pode estar presente, podendo levar a fraturas nos ossos afetados durante a infância e transformações malignas na idade adulta (até 30%). Caso também sejam vistos hemangiomas de tecidos moles, estará presente a síndrome de Mafucci.

Osteocondroma

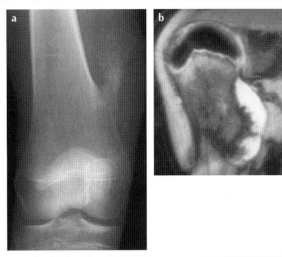

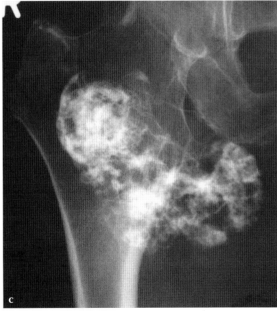

Fig. 8.**6a** Esta típica exostose cartilaginosa se estende medialmente e leva o córtex ósseo com ela. Se estas lesões residirem na vizinhança direta de um feixe neurovascular, pode-se desenvolver um dano mecânico. Elas podem fraturar, como esta, em sua base. **b** Este é um osteocondroma de base larga da metáfise proximal do úmero em um paciente jovem (a cartilagem epifisária ainda está visível). Este mostra uma espessa capa cartilaginosa. Com o aumento da idade, esta capa cartilaginosa perderá sua espessura. Esta é uma seqüência de RM ponderada em T2 específica para cartilagem, na qual a cartilagem demonstra um sinal muito alto. **c** Tumores cartilaginosos podem se transformar em condrossarcomas malignos como este. A estrutura semelhante à pipoca das calcificações cartilaginosas é relativamente típica nesta entidade. Estes são tumores do paciente mais velho.

Fibroma não-ossificante

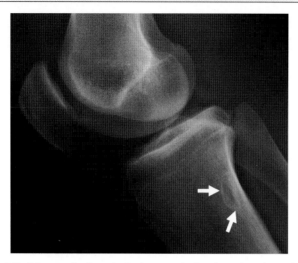

Fig. 8.**7** Dê uma olhada na lesão óssea em bolhas (setas) no dorso da tíbia proximal estreitando o córtex ósseo. Ela tem uma margem esclerótica. Este é um fibroma não-ossificante típico que deve ser, de preferência, mantido intacto. Ele se cura espontaneamente com a aproximação da vida adulta.

Osteocondroma: Um osteocondroma ou uma exostose osteo-cartilaginosa (Fig. 8.**6a**) é uma protrusão freqüentemente pediculada do osso metafisário com uma capa cartilaginosa (Fig. 8.**6b**) que pode calcificar e normalmente diminui em espessura ao passo que o crescimento esquelético chega ao fim. A exostose pode causar restrições de movimento, assim como danos aos vasos e nervos. Se a espessura da capa aumentar novamente, ou se surgirem novos sintomas, uma transformação maligna para um condrossarcoma (até 25%) precisará ser excluída, especialmente se osteocondromas múltiplos estiverem presentes (Fig. 8.**6c**).

Fibroma não-ossificante: Este tumor tem uma aparência bolhosa, semelhante à uva, com uma margem esclerótica, e é encontrado imediatamente adjacente à superfície interna do córtex metafisário, principalmente dos ossos tubulares longos. Com o aumento da idade esquelética, este se move em direção

à epífise (Fig. 8.**7**). Ele é um achado incidental freqüente em crianças e adolescentes.

Tumor de células gigantes: O tumor de células gigantes ocorre no início da idade adulta (nunca durante a infância) e se aloja, habitualmente, perto da articulação do joelho (aproximadamente 50%). Ele freqüentemente está associado a uma osteólise excêntrica que pode erodir ou expandir o córtex (Fig. 8.**8a**). A infiltração dos tecidos moles é possível e enfatiza o caráter "semimaligno" do tumor. Em modalidades seccionais de imagem, interfaces líquido-líquido são, ocasionalmente, visíveis dentro do tumor (Fig. 8.**8b**).

Paul precisa, entretanto, excluir também outros diagnósticos.

Displasia fibrosa: Nesta malformação óssea que pode ocorrer como uma lesão solitária ou como lesões múltiplas (associada a manchas cutâneas *café-com-leite* e puberdade precoce, como parte da síndrome de McCune-Albright), o osso tubular está expandido e freqüentemente curvado, e o córtex ósseo geralmente se encontra erodido, mas não completamente perfurado. A estrutura interna do osso tem uma aparência em "vidro fosco" (Fig. 8.**9a**) à TC. No crânio, a esclerose irregular e a expansão do osso dominam o quadro (Fig. 8.**9b, c**), o que pode levar a uma lesão de nervos cranianos.

Cisto ósseo

Cisto ósseo simples: O cisto ósseo simples torna-se sintomático quando a cortical óssea enfraquecida fratura neste local. Ele é uma lesão em bolha localizada na metáfise do osso esponjoso, próximo à epífise, freqüentemente com uma margem esclerótica. A lesão é preenchida por líquido e expande levemente o córtex. Se esta fraturar, poderá ocorrer hemorragia para dentro do cisto e um fragmento cortical freqüentemente cairá dentro da lesão. Este é um sinal típico de um cisto ósseo na radiologia e é chamado de "sinal do fragmento caído" (Fig. 8.**10a**).

Cisto ósseo aneurismático: Esta lesão é um processo osteolítico e consiste em uma cavidade preenchida por sangue. O cisto ósseo aneurismático está localizado excentricamente na metáfise de ossos tubulares. O córtex pode estar expandido e perfurado. Por esta razão, a diferenciação de lesões malignas nem sempre é possível. À RM ou TC, interfaces líquido-líquido podem ser vistas no interior do líquido cístico (Fig. 8.**10b**).

Tumor de células gigantes

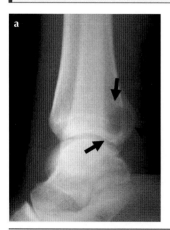 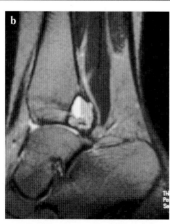

Fig. 8.**8a** As margens desta lesão óssea (setas) são muito irregulares e mal definidas. O córtex foi claramente destruído. Este é um típico tumor de células gigantes. **b** À RM, a mesma lesão mostra uma interface líquido-líquido. Você também pode apreciar um defeito focal do córtex.

Displasia fibrosa

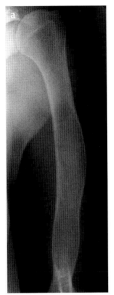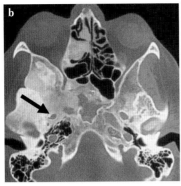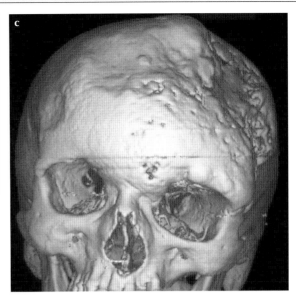

Fig. 8.**9a** A displasia fibrosa é caracterizada por uma expansão do osso afetado e um aspecto em vidro fosco da estrutura interna do osso. Neste caso ela está localizada na diáfise e na metáfise distal do úmero. Esta ocorre com maior freqüência na base do crânio e nos ossos faciais. **b** No lado direito, o osso da base do crânio está expandido e a estrutura normal do osso esponjoso foi substituída. O forame oval direito (bem indicado pelo forame espinhoso, menor, diretamente póstero-lateral a este) é claramente menor que o esquerdo: conseqüentemente, na displasia fibrosa, os nervos cranianos, ao passarem através dos forames do crânio, podem ser comprimidos. **c** Aqui está representada a drástica alteração do crânio na displasia fibrosa. O famoso "Homem Elefante" que viveu em Londres no fim do século XIX poderia muito bem ter sido um caso de displasia fibrosa. Entretanto, a discussão continua.

Cisto ósseo

a Cisto ósseo simples

b Cisto ósseo aneurismático

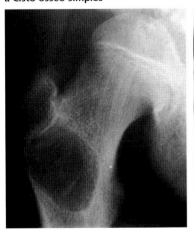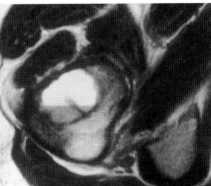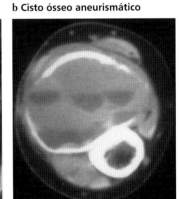

Fig. 8.**10a** Esta radiografia (esquerda) exibe um grande cisto ósseo circundado por margem fina esclerótica. Em sua porção inferior, uma olhada mais de perto revela um pequeno pedaço de osso suspenso no cisto, o "fragmento caído". Um exame de RM ponderada em T2 (direita) documenta uma interface entre sangue e líquido seroso. Os fragmentos ósseos cruzam a interface horizontal. Sangue e fragmentos ósseos são decorrentes da fratura que tornou este cisto ósseo simples sintomático. **b** Este cisto ósseo aneurismático expandiu a tíbia e destruiu o córtex, e também contém uma interface líquido-líquido. Este é um achado típico que, todavia, requer confirmação histológica.

Fratura de estresse

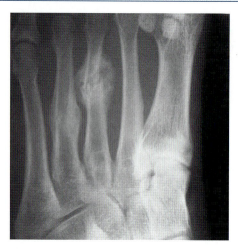

Fig. 8.**11**   Este paciente treinou durante 4 meses para a maratona de Nova Iorque. A dor no pé começou no início do seu treinamento e ele atribuiu a culpa ao novo conjunto de sapatos de corrida que adquiriu para a ocasião. A linha de fratura nos ossos metatarsais é, com freqüência, pouco visível, completamente diferente da formação hipertrófica de calo, que é regularmente vista.

Fratura de estresse: Fraturas de estresse nos ossos metatarsais, ("fratura da marcha", Fig. 8.**11**) ou nos ossos tubulares longos como a tíbia e o fêmur se desenvolvem no contexto de esforço físico excessivo crônico. Formações ósseas endosteal e periosteal reativa ocorrem junto a microfraturas repetitivas que podem se tornar visíveis como finas linhas de fratura. O mapeamento ósseo mostra um *turnover* ósseo bastante aumentado.

Infarto ósseo: Um infarto ósseo pode levar a calcificações em forma de pipoca ou de serpente (serpiginosa) no osso esponjoso (Fig. 8.**12**). Isto ocorre com maior freqüência em terapia com esteróides, alcoolismo e doença do mergulhador (doença de descompressão). Nos ossos grandes ele pode se assemelhar a um tumor cartilaginoso.

➜ **Diagnóstico:** Paul decide que se trata de um fibroma não-ossificante que não precisa de acompanhamento adicional. Ele está certo. Esta é a conhecida *"don't-touch-me-lesion"*. Boris pode retornar às quadras.

! *Primum nihil nocere* (Primeiramente, não fazer mal!) Se uma lesão definitivamente benigna não for reconhecida como tal e estudos supérfluos adicionais forem realizados, o paciente sofrerá psicologicamente e, sobretudo, até fisicamente.

Este também é um caso para Gwilym

Dois dias mais tarde, Paul olha a radiografia de Anthony, 12 anos, que vem se queixado de dor e tumefação no antebraço há algumas semanas (Fig. 8.**13**). O garoto não se lembra de nenhum trauma direto. Sua mãe, entretanto, recorda de um incidente que aconteceu há 4 semanas, quando seu

Infarto ósseo

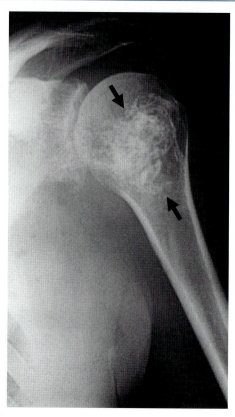

Fig. 8.**12**   As calcificações no interior do osso esponjoso deste úmero (setas) são típicas de infarto ósseo,

filho caiu contra um móvel enquanto perseguia sua irmã menor de um lado para o outro do apartamento. Paul segue o mesmo procedimento usado no caso de Boris e classifica a lesão como Lodwick grau III (Tabela 8.**2**).

➜ **Qual é o seu diagnóstico?** Nesta faixa etária, Paul precisa considerar os seguintes diagnósticos:

Osteossarcoma: O osteossarcoma se desenvolve em adolescentes e adultos jovens, preferencialmente no úmero proximal, assim como no fêmur e na tíbia, próximo à articulação do joelho. Este causa destruição osteolítica e osteoblástica do osso. Como ele é um tumor de crescimento rápido, o osso cortical e esponjoso é erodido antes que os tecidos moles circundantes sejam infiltrados. O periósteo não tem sucesso ao cobrir o processo: resultando em espículas com aparência em "raios de sol" que emanam do osso afetado em um ângulo de 90 graus em relação ao seu eixo longo, e o resultado é uma formação óssea periosteal em "casca de cebola" ou "triangular" (triângulo de Codman", Fig. 8.**14a**). O sarcoma tipo osteoblástico leva a esclerose do osso e neoformação óssea nos tecidos moles circundantes. Metástases pulmonares deste tipo de tumor geralmente mostram ossificações (Fig. 8.**14b**).

O caso de Anthony

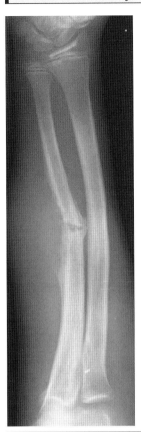

Fig. 8.**13** Os achados nesta radiografia de Anthony, 12 anos, são claros e impressivos. Que diagnósticos você tem que considerar?

Sarcoma de Ewing: O sarcoma de Ewing também é um tumor ósseo de crianças e adolescentes. Esta é uma lesão muito agressiva e, portanto, infiltra e permeia o osso sem dar-lhe chance de formar qualquer reação esclerótica substancial. A destruição mal definida do osso afetado resulta numa aparência radiográfica que é freqüentemente chamada de "roído por traças". O periósteo comporta-se como no caso do osteossarcoma, com neoformação óssea periosteal mal sucedida (Fig. 8.15). A diferenciação entre essas duas entidades não é possível radiograficamente com certeza absoluta.

Osteomielite: Uma *osteomielite hematogênica aguda*, uma infecção do osso, torna-se visível na radiografia através de neoformação óssea periosteal e defeitos no córtex e osso esponjoso (Fig. 8.16). Estes sinais, entretanto, desenvolvem-se apenas semanas após a infecção. A diferenciação morfológica de lesões ósseas malignas é difícil, especialmente em crianças. Se o processo for confinado com sucesso dentro do osso, um *"abscesso de Brodie"* é a conseqüência – um foco de osteólise circundado por uma espessa margem esclerótica. A *osteomielite crônica* é freqüentemente mantida por um fragmento de osso seqüestrado desvascularizado e, por conseguinte, inacessível aos antibióticos. Esses fragmentos seqüestrados tendem a ser muito densos na radiografia e são ocasionalmente circundados por uma cavidade, chamada de "totenlade" em alemão (significado: "arca da morte"). Por eles manterem a infecção e serem freqüentemente acompanhados por fístulas, devem ser removidos cirurgicamente.

Osteossarcoma

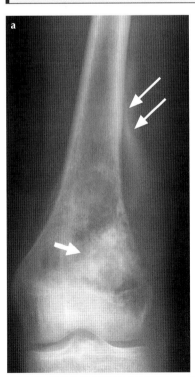
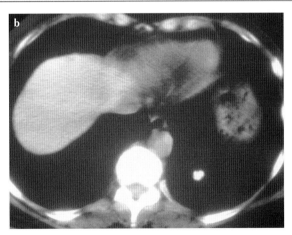

Fig. 8.**14a** Este osteossarcoma no fêmur distal mostra todos os critérios de malignidade. Sua margem com o osso é indistinta, também referida como uma zona de transição ampla. O córtex foi destruído. O periósteo tenta encobrir o processo agressivo, formando o conhecido "triângulo de Codman" na parte súpero-lateral (setas finas). Adicionalmente, há ossificação no componente látero-distal do tumor (seta grossa). Você vê a reação periosteal no lado medial da metáfise? **b** Metástases pulmonares de osteossarcomas são freqüentemente ossificadas. Isto é mais bem apreciado em imagens com janelas mediastinais e ósseas ao examinar uma TC do tórax.

Sarcoma de Ewing

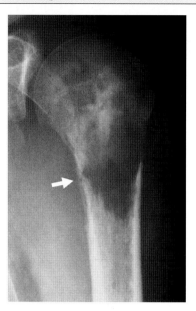

Fig. 8.**15**   Este sarcoma de Ewing destruiu o osso quase que completamente – há uma fratura patológica (seta). A margem do defeito é extremamente irregular (roída por traças, zona de transição ampla). O periósteo tenta conter o tumor, mas, neste frustrante processo, ele já foi bem deslocado lateralmente.

Osteomielite

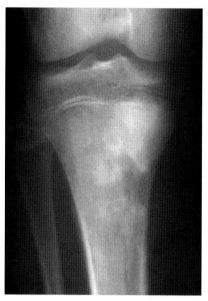

Fig. 8.**16**   Esta lesão também preenche todos os critérios morfológicos de malignidade. Entretanto, o jovem paciente (veja a configuração da cartilagem epifisária, a qual indica uma idade entre 15 e 17 anos) queixa-se de dor, febre, rubor e tumefação na área. Osteomielite é o diagnóstico mais provável neste caso, e foi confirmado histologicamente.

➜ **Diagnóstico:** Paul entendeu a importância da situação clínica e as implicações potenciais do seu diagnóstico final. Ele sugere um mapeamento ósseo para comprovar a singularidade da lesão ou para encontrar lesões adicionais do mesmo tipo. Além disso, ele recomenda uma cintilografia com leucócitos marcados para excluir ou confirmar uma osteomielite. No fundo do seu coração, ele sabe que a comprovação histológica precisa ser obtida porque Anthony tem um tumor ósseo maligno até que se prove o contrário. Tendo em vista que qualquer biopsia de tecido causará hemorragias que podem modificar a aparência do tumor, ele marca imediatamente uma RM. Este exame documentará a extensão do tumor dentro da medula óssea e dos tecidos moles para o cirurgião e estabelecerá o volume deste no início de uma possível quimioterapia neo-adjuvante pré-operatória. Anthony, agora, precisa de um bom anjo da guarda e uma equipe médica experiente.

! É comum que pacientes com tumores ósseos malignos lembrem de alguns traumas no mesmo local. Este é, sobretudo, um fenômeno psicológico que não deve tirar o foco de nossos esforços para chegar a um diagnóstico conclusivo.

Algumas vezes as coisas são (infelizmente) menos complicadas

Enquanto isso, a colega de Paul, Giufeng, tem outro problema. Ela olha para a radiografia pélvica da Sra. Agatha Kriste-

eze (75). A Sra. Kristeeze vem se queixando de dores difusas na região do quadril esquerdo já há algum tempo. A leitura de um bom romance tem sido muito menos divertida do que costumava ser, ela perdeu peso e se sente um pouco fraca. Giufeng reconhece uma lesão esclerótica, mal definida, no osso ísquio esquerdo, assim como um padrão ósseo irregular no trocânter maior esquerdo (Fig. 8.**17**).

➜ **Qual é o seu diagnóstico?**

Gwilym Lodwick não é realmente necessário neste caso – para Giufeng a combinação de sintomas clínicos e a radiografia apontam na direção de uma malignidade, mais provavelmente de uma doença metastática:

Metástases: Em pessoas com idade avançada, metástases são as lesões ósseas focais mais freqüentes. Elas podem ser osteolíticas (p. ex., câncer de rim, mama e tireóide; Fig. 8.**18a**), mistas (mama), ou osteoblásticas (p. ex., próstata, mama; Fig. 8.**18b**). Elas tendem a ser raras no esqueleto periférico. As lesões têm, freqüentemente, uma margem mal definida com contornos irregulares. Elas também podem destruir o osso cortical. Em pacientes com tumor, um mapeamento ósseo é um bom exame para avaliar disseminação metastática, embora este possa deixar escapar metástases de tumores muito agressivos onde o osso circundante não tem tempo suficiente para produzir uma resposta osteoblástica reativa. Tumores que são predominantemente osteolíticos causam focos de atividade diminuída do radiotraçador no mapeamento ósseo, que são muito mais difí-

O caso de Agatha Kristeeze

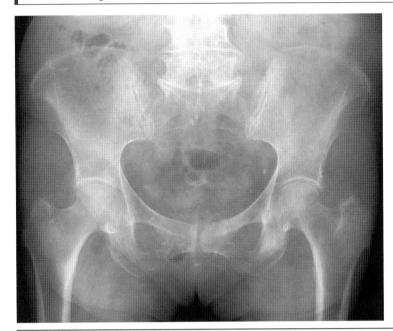

Fig. 8.**17** Você está olhando para a radiografia pélvica de Agatha Kristeeze. Você concorda com Giufeng?

Metástases

a Metástases osteolíticas

b, c Metástases osteoblásticas

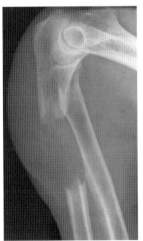

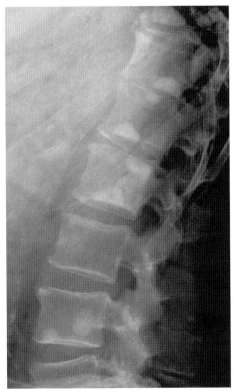

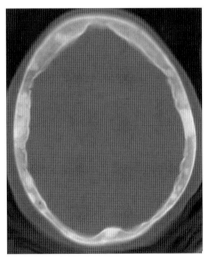

Fig. 8.**18a** Esta metástase osteolítica levou a uma fratura patológica da ulna. O defeito tem margem bastante irregular e um grande componente de tecido mole parece, também, estar presente. O paciente tinha um carcinoma renal e esta era uma metástase periférica. **b** As vértebras lombares mostram múltiplas regiões muito densas indicando metástases osteoblásticas. Este homem teve um carcinoma de próstata. Se o paciente fosse uma mulher, teria que se considerar, primeiramente, um câncer de mama subjacente. **c** As janelas ósseas da TC de crânio neste mesmo paciente mostram as lesões osteoblásticas no crânio.

Mieloma múltiplo

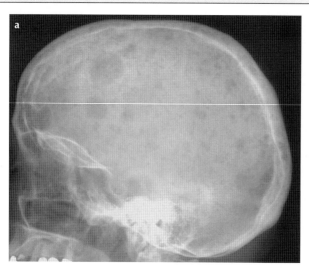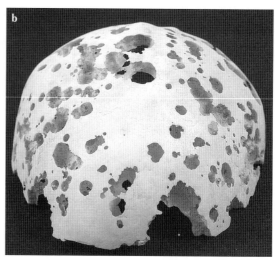

Fig. 8.**19a, b**　A radiografia do crânio (**a**) mostra múltiplos defeitos esparsos. Uma infiltração extensa do osso esponjoso com células mielóides anormais é provável. Este espécime histórico (**b**) enfatiza o grau de destruição que pode estar presente no mieloma. (Agradecemos ao Museu de História Médica de Berlim pela permissão de uso desta fotografia.)

ceis de serem percebidas pelo radiologista do que pequenas áreas focais de atividade aumentada. Existem, agora, esforços promissores em andamento para o uso da RM do corpo inteiro no rastreamento de metástases, o que pode ser, sobretudo, mais sensível. Radiografias direcionadas, então, excluem alterações degenerativas como uma causa de aumento do *turnover* ósseo e podem ajudar a definir o risco de fratura antes que a terapia com radiação ou o tratamento cirúrgico sejam iniciados.

Mieloma múltiplo: O mieloma múltiplo é uma doença do idoso. Geralmente lesões osteolíticas surgem nos ossos tubulares longos e no esqueleto axial – lesões osteoblásticas são raras.

Osteopoiquilose

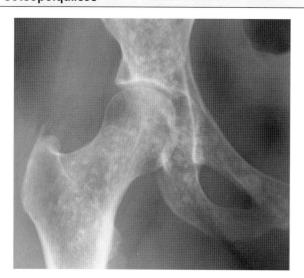

Fig. 8.**20**　Na bastante rara osteopoiquilose são observadas várias pequenas ilhas ósseas dentro do osso esponjoso.

Um sinal radiográfico precoce é a erosão do osso cortical do espaço medular interno (Fig. 8.**19**). Se o córtex estiver permeado pelo tumor, um grande componente de tecido mole poderá se desenvolver. No esqueleto axial, a estrutura óssea poderá se tornar muito grosseira na doença difusa. O mieloma múltiplo é primariamente diagnosticado com base em parâmetros laboratoriais. Sua extensão e o curso da doença, assim como o risco de fratura, estão bem documentados em uma série elaborada de radiografias do esqueleto axial e das extremidades proximais. A RM é mais sensível que a radiografia na detecção de focos disseminados da doença: seu sucesso é, em sua maior parte, baseado na habilidade de retratar o deslocamento da medula óssea devido à doença e ao edema da medula óssea. Mapeamentos ósseos não são indicados no mieloma porque eles podem falhar na demonstração dos sítios envolvidos em um grande número de pacientes.

Algumas outras doenças não-neoplásicas também precisam ser consideradas por Giufeng:

Osteopoiquilose: Esta é uma doença benigna, assintomática, que se caracteriza por múltiplas lesões ósseas pequenas e escleróticas, principalmente na pelve (Fig. 8.**20**) e nos ossos tubulares. Mapeamentos ósseos não mostram anormalidade na osteopoiquilose.

Doença de Paget: A doença de Paget (ou osteíte deformante) é uma doença focal do esqueleto na terceira idade. Sua patogênese continua obscura. Ela é muito freqüente nas Ilhas Britânicas, é vista em até 10% daqueles acima de 80 anos na Europa Central e América do Norte, e é quase desconhecida na China. O osso alterado está alargado; sua textura torna-se um tanto grosseira e fibrosa ("osso trançado", Fig. 8.**21**). O espessamento cortical é uma característica proeminente que está freqüentemente associada à fase esclerótica da doença. Apesar do aumento aparente

Doença de Paget

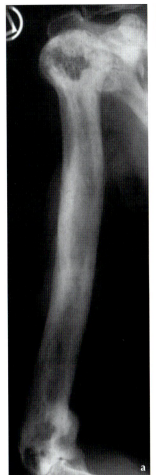

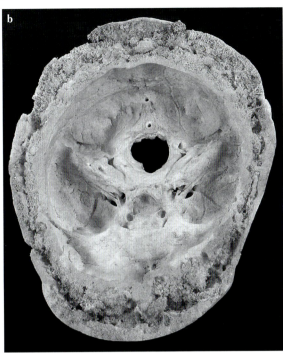

Fig. 8.**21a, b**   A radiografia do úmero (**a**) mostra um alargamento de todo o osso com espessamento do córtex e um padrão extremamente grosseiro do osso esponjoso – também chamado "osso trançado" (*woven bone*). Este é um caso típico de Paget. A vista superior de um espécime de base do crânio (**b**) ilustra o caráter "de algodão" do osso na doença de Paget, tornando claro o motivo de poder haver compressão dos nervos cranianos e a razão de os pacientes geralmente consultarem os seus médicos sobre o motivo de seus chapéus não caberem mais. (Agradecemos ao Museu de História Médica de Berlim pela permissão de usar esta fotografia.)

da espessura cortical, a estabilidade global do osso diminui porque o novo osso é de qualidade inferior. Os pacientes, portanto, são freqüentemente afligidos por fraturas e arqueamento do osso. Na fase inicial da doença, focos osteolíticos ocorrem e a doença pode ter uma aparência relativamente agressiva na radiografia simples. O risco de uma transformação maligna em um osteossarcoma é de cerca de 5%; este diagnóstico deve ser suspeitado se os pacientes desenvolverem dor na ausência de evidência de uma fratura. Mapeamentos ósseos mostram um *turnover* ósseo muito elevado.

Você conhece Paget?
Sir James Paget foi um notável cirurgião e patologista em Londres durante o final do século XIX. Ele era o médico pessoal de Sua Majestade, a Rainha Vitória. Algumas doenças levam o seu nome: delas, a mais freqüente é a osteíte deformante. Um de seus mais importantes dizeres vale ainda hoje, e você, como médico, deveria também tomar como modelo, ao menos quando conversar com seus colegas: "Ser breve é ser sábio".

Tumor marrom (osteoclastoma): Este fenômeno está associado ao hiperparatireoidismo; esta é uma lesão osteolítica

(Fig. 8.**22**) que ocasionalmente expande o osso. Seu nome se deve ao conteúdo de hemossiderina visível macroscopicamente, quando dissecado pelo patologista. Parâmetros laboratoriais e os outros sinais radiológicos de hiperparatireoidismo (p. 36) podem ajudar na diferenciação de lesões osteolíticas malignas.

➜ Diagnóstico: Giufeng está bastante certa de que sabe o que está acontecendo. Sra. Kristeeze sofre de metástases osteoblásticas. O mais provável tumor primário é um carcinoma de mama. Agora, é importante obter uma amostra de tecido do tumor primário. Antes de tudo, o médico solicitante, que conhece melhor o paciente, é contactado e os próximos passos são combinados em conjunto. A decisão sobre você informar o paciente sobre uma condição devastadora e como isso deve ser feito depende de muitos fatores. Se você decidir conversar com o seu paciente sobre tal diagnóstico de grandes conseqüências, será necessário tempo, compaixão e uma porção de empatia. Giufeng dá uma olhada na área de espera. Sra. Kristeeze está completamente entretida com o último livro de Patrícia Highsmith. Seu médico pessoal contar-lhe-á o diagnóstico e irá lhe guiar através dos tempos difíceis que virão.

Tumor marrom

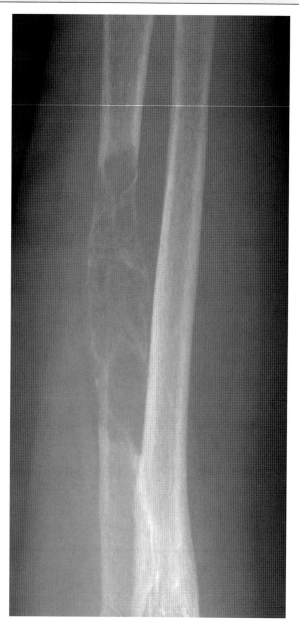

Fig. 8.**22** Um extenso foco osteolítico é visto na diáfise do rádio deste paciente com hiperparatireoidismo.

! Quanto maior for a conseqüência de um diagnóstico para o paciente, mais cuidadosamente precisa ser preparada sua revelação ao paciente. É, geralmente, o médico solicitante quem melhor conhece o paciente, que deve, cautelosamente, informar, explicar e dar a devida assistência. Um paciente maduro e responsável precisa, entretanto, também ser tratado como tal pelo radiologista.

Doenças ósseas generalizadas

Checklist: Doenças ósseas generalizadas

- A densidade óssea está aumentada ou diminuída?
- As trabéculas do osso esponjoso estão indistintas, distintas ou grosseiras?
- O osso já foi fraturado?
- Há defeitos ósseos?

Little old lady

Hetty Vord (72) ultimamente vem tendo problemas ao jogar golfe. Ela notou que sua tacada mudou: Para não atingir o solo, ela precisa segurar o taco um pouco mais abaixo. A dor em suas costas também aumentou. Seu neto de 27 anos de idade – um psiquiatra em formação – disse que ela estava encolhendo. Ela disse para ele parar de crescer e ir cuidar de sua vida. Foi por causa da dor que ela veio fazer agora uma radiografia da coluna lombar. Paul e Ajay olham, juntos, a radiografia (Fig. 8.**23**)

O caso de Hetty Vord

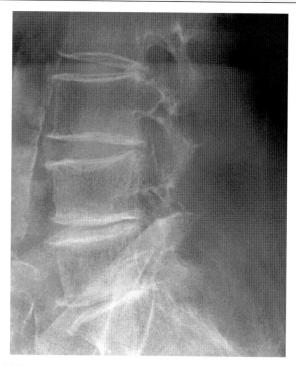

Fig. 8.**23** Você pode saber o diagnóstico com base nestes filmes da coluna lombar da Sra. Vord?

→ Qual é o seu diagnóstico?

Osteoporose: Se a constante formação e decomposição óssea normal descarrilar de tal maneira que o osso esponjoso perca sua densidade e estabilidade em um grau maior que o normal para aquela idade, fraturas poderão ocorrer espontaneamente ou após um trauma menor. Tal grau de desmineralização do osso é denominado osteoporose. A densidade óssea é máxima por volta dos 35 anos de idade. Após isso, ela declina constantemente: as mulheres pós-menopausadas, deficientes em estrógeno, têm risco mais elevado que os homens. As conseqüências da osteoporose – fraturas patológicas e redução da altura vertebral devido ao colapso progressivo – levam à típica diminuição da estatura (a famosa e infame *little old lady*). Outra complicação importante é, naturalmente, a fratura do colo do fêmur. Radiografias-padrão das colunas torácica e lombar mostram melhor a osteoporose. A densidade dos corpos vertebrais está diminuída; os platôs vertebrais, conseqüentemente, aparecem realçados. Se os platôs vertebrais fraturarem, resulta-se no típico sinal da "vértebra de peixe" do corpo vertebral (Fig. 8.**24a, b**). Mensurações seriadas da atenuação de um feixe de raios X emitido através da coluna lombar e do colo femoral podem estabelecer a verdadeira densidade mineral óssea e estimar o risco de fratura (absorviometria por dupla emissão de raios X, DXA; ver Fig. 8.**26**). Isto ajuda a estratificar os pacientes em grupos daqueles nos quais o tratamento pode ser benéfico e daqueles que não precisam de nenhuma terapia específica. A mensuração da densidade mineral óssea também pode ser usada para monitorar o efeito da terapia. Um procedimento intervencionista específico foi desenvolvido recentemente para este pro-blema: injeção percutânea de metilmetacrilato (um tipo de supercola) dentro do corpo vertebral estabiliza a vértebra afetada e também trata a dor (Fig. 8.**24c**).

Metástases, mieloma múltiplo: Metástases e destruições vertebrais decorrentes do mieloma múltiplo podem se tornar sintomáticas, com dor na coluna vertebral, perda de altura do corpo vertebral, síndromes de compressão radicular e paraplegia. Devido à grande massa óssea, destruições nos corpos vertebrais passam facilmente despercebidas. Portanto, é importante inspecionar os pedículos e os processos espinhosos com grande cuidado, pois nestes locais destruições menores estão mais evidentes (Fig. 8.**25**). O componente de tecido mole e o sinal anormal da medula óssea em corpos vertebrais são mais bem documentados através da RM.

→ Diagnóstico:
Paul e Ajay estão bastante aliviados em relação à Sra. Vord, já que para eles, neste caso, o diagnóstico correto e final é osteoporose. Para verificar o diagnóstico e monitorar qualquer terapia medicamentosa, eles sugerem uma densitometria óssea por TC quantitativa ou DXA (Fig. 8.**26**). Estes métodos também são usados para o diagnóstico precoce de osteoporose. Se a dor se tornar muito intensa ou não responder ao tratamento conservador, eles sugerem uma vertebroplastia. Sra. Vord respira fundo quando é informada sobre o resultado do exame. Ela tentará seguir sem vertebroplastia por enquanto. "Eu devo comprar um conjunto de tacos totalmente novos?", pergunta ela. "Meu avô tem um ajustável. Isto poderia ajudar!", diz Ajay.

Osteoporose

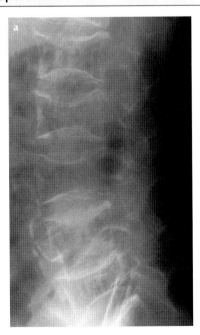
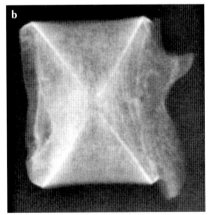
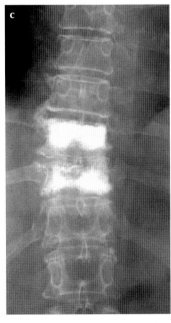

Fig. 8.**24a** A densidade de todos os corpos vertebrais está diminuída – sua estrutura trabecular interna é muito grosseira. Os platôs superiores e inferiores estão fraturados, resultando na típica configuração em vértebra de peixe. **b** Este é um corpo vertebral verdadeiro de um peixe (Ilhas Whitsunday, verão de 2004). **c** Durante uma vertebroplastia, uma cânula é avançada para dentro do corpo vertebral através do pedículo e um composto estabilizador de metilmetacrilato é injetado. Uma colocação cuidadosa é indispensável: altas temperaturas são alcançadas quando o material endurece, por isso as raízes nervosas e, é claro, a medula espinhal devem estar separadas do material por osso intacto.

Metástases

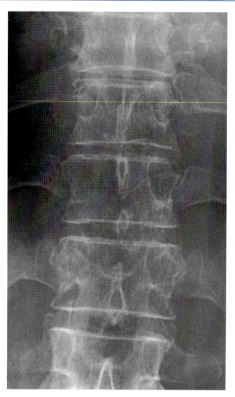

Fig. 8.**25**   Esta é uma radiografia da coluna toracolombar. A primeira vértebra lombar é reconhecida pelo fato de nenhum arco costal se originar dela. Primeiro analise todos os processos espinhosos dorsais neste filme. Todos eles estão presentes? Agora continue e siga os platôs superiores e inferiores, assim como os contornos laterais de todos os corpos vertebrais. Eles estão completos? Por último, verifique os pedículos. O pedículo de T11 à direita não pode ser delimitado, o pedículo de T12 está mais denso que os outros. A anormalidade em T11 é, mais provavelmente, ocasionada por uma metástase osteolítica. A lesão em T12 pode ser uma metástase osteoblástica. A paciente tem um carcinoma de mama.

> **!** Tente imaginar um modelo tridimensional do corpo vertebral que você analisa na radiografia. Somente agora você pode determinar se ele está completo ou parcialmente destruído. A sobreposição óssea por ar e conteúdo intestinal pode omitir ou mimetizar grandes lesões osteolíticas. A correlação com o mapeamento ósseo (exceção: mieloma) é, portanto, útil em muitos casos. A TC e a RM serão os próximos passos, caso persistam dúvidas e se seus resultados sejam relevantes para a terapia.

Densitometria óssea

a

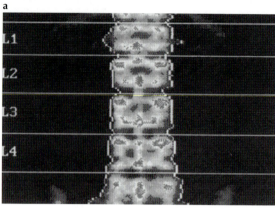

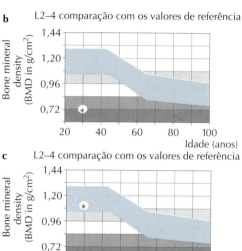

Fig. 8.**26a**   Esta jovem senhora foi enviada por um colega da endocrinologia. A densitometria óssea foi realizada com um equipamento de absorviometria por dupla emissão de raios X (DXA). Com esta modalidade, a coluna lombar é duplamente escaneada com um feixe estreito de raios X, primeiro com um espectro mais alto de energia e, subseqüentemente, com um mais baixo. A diferença após a subtração dos valores de atenuação coletados se correlaciona com a absorção da substância óssea.
b A faixa azul que corre da esquerda para a direita documenta a variação e a mudança, com o passar do tempo, da densidade óssea normal nas diferentes faixas etárias de acordo com o sexo. O asterisco indica a idade e a densidade óssea desta paciente. A densidade, neste caso, está claramente abaixo do normal. **c** Após 1 ano de terapia, a densidade óssea atingiu níveis normais. (Ver *Prancha* em *Cores*.)

Caso complicado

Enquanto isso, Giufeng e Hannah se defrontam com outro paciente completamente diferente. Hugo Blackbottom (45) conhece os hospitais e os médicos "até demais", como ele diz. Ele não quer contar sua história – "As senhoritas estudaram pra quê, então?", murmura ele. Ele sente dores em todo o corpo e, a propósito, em que lugar aqui ele poderia fumar? As duas jovens se refugiam em seus negatoscópios e examinam as radiografias de Blackbottom atentamente (Fig.

8.27). Elas querem dar uma primeira olhada imparcial antes de ligarem para o colega que solicitou o exame em busca de maiores informações. A estrutura óssea parece estar alterada. Um processo crônico de longa duração parece ser o problema.

O caso de Hugo Blackbottom

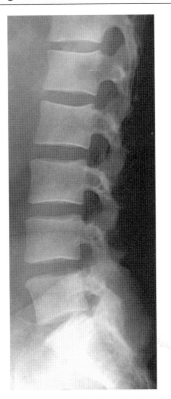

Fig. 8.**27** Esta é a radiografia da coluna lombar do Sr. Blackbottom. Você pode ajudar Giufeng e Hannah?

Osteomalacia

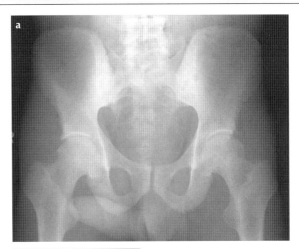

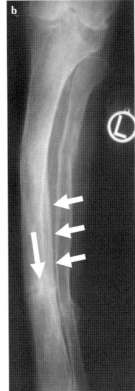

Fig. 8.**28a** Na osteomalacia, as estruturas ósseas aparecem pouco definidas ou "borradas". **b** Neste caso grave de osteomalacia, múltiplas fraturas ocorreram (seta grande). O periósteo, por sua vez, reagiu com neoformação óssea exagerada (setas pequenas). Apesar disso, os ossos perderam suas configurações normais e estão curvados.

→ **Qual é o seu diagnóstico?**

Osteomalacia: Na osteomalacia a matriz óssea está preservada, porém mineralizada em menor grau. Isto ocorre, particularmente, em distúrbios da vitamina D, do cálcio e metabolismo do fosfato, como no hiperparatireoidismo secundário devido à insuficiência renal crônica (osteodistrofia renal). Radiologicamente, a textura da esponjosa aparece indistinta (Fig. 8.**28a**). Microfraturas freqüentes são estabilizadas pela neoformação óssea periosteal progressiva (chamadas de "zonas de Looser", Fig. 8.**28b**). Os sinais radiológicos mais precoces e específicos de *hiperparatireoidismo* são a lamelação grosseira do córtex falângico (Fig. 8.**29a**) e reabsorção óssea subperiosteal. A acrosteólise da ponta dos dedos pode se desenvolver. Em fases tardias, uma coluna em "camisa de jogador de rugby" (*rugger jersey spine*) pode resultar (Fig. 8.**29b**) em osso esclerótico visto ao longo dos platôs superiores e inferiores dos corpos vertebrais afetados.

Doenças congênitas do osso freqüentemente se apresentam com sinais radiológicos típicos. Na osteogênese imperfeita – uma doença genética que é provocada por um defeito na produção de colágeno – os ossos são extremamente frágeis e pouco mineralizados (Fig. 8.**30a, b**). Deformações e fraturas são freqüentes. A osteosclerose é uma entidade muito rara na qual o conteúdo mineral do osso está bastante aumentado.

Isto pode ser causado pela atividade osteoblástica aumentada, atividade osteoclástica subnormal, ou mineralização intensificada da matriz óssea. Na *osteopetrose*, ou "doença do osso de mármore" (Fig. 8.**30c**), uma forma congênita de osteosclerose, pode obliterar todo o espaço medular do esqueleto (com conseqüências devastadoras para a eritropoiese). A *doença de Camurati-Engelmann* também é uma forma congênita de osteosclerose, que é detectada precocemente devido à marcha cambaleante das crianças. Os ossos escleróticos, porém enfraquecidos, tornam-se arqueados e os forames neurais centrais na base do crânio afilam-se com o tempo (Fig. 8.**30d**), com subseqüente cegueira e surdez.

Hiperparatireoidismo

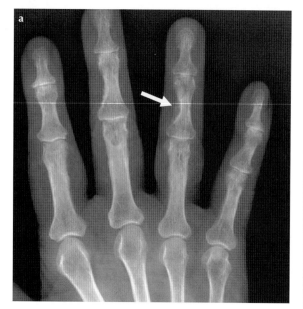

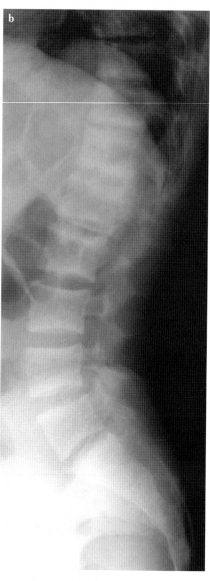

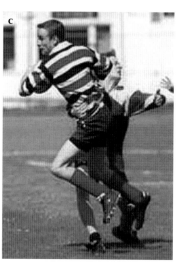

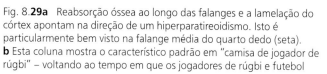

Fig. 8.**29a**   Reabsorção óssea ao longo das falanges e a lamelação do córtex apontam na direção de um hiperparatireoidismo. Isto é particularmente bem visto na falange média do quarto dedo (seta). **b** Esta coluna mostra o característico padrão em "camisa de jogador de rúgbi" – voltando ao tempo em que os jogadores de rúgbi e futebol americano vestiam camisas de listras horizontais em vez de servirem de verdadeiros *outdoors* ambulantes. As vértebras mostram faixas escleróticas ao longo dos platôs superiores e inferiores. **c** Veja um típico jogador de rúgbi desempenhando sua função.

Osteoartropatia hipertrófica: Esta entidade (ou doença de Pierre-Marie-Bamberger), ou se manifesta como uma neoformação óssea periosteal, particularmente das extremidades inferiores (Fig. 8.**31**). Ela freqüentemente está associada a uma doença pulmonar (fibrose, tumor). Por esta razão, uma rápida olhada para os dedos (baqueteamento ou hipocratismo digital) e a radiografia do tórax são úteis na maioria dos casos.

➔ **Diagnóstico:** Hannah e Giufeng acham a estrutura óssea um pouco difusa e indistinta. A suspeita delas é sustentada pela informação que conseguiram quando conversaram com o colega que solicitou o exame. O sr. Blackbottom vem realizando diálise devido a uma insuficiência renal há anos. Sua osteodistrofia renal já é conhecida há muito tempo. Após ter fumado o seu cigarro, ele fica um pouco mais agradável que antes, até mesmo amigável, e conta para as duas estudantes uma ou duas histórias sobre sua longa e exaustiva carreira como um paciente renal. "Vocês são legais, garotas", murmura ele no final, pega a sacola plástica de supermercado contendo seu arquivo pessoal de radiografias e sai lentamente.

Doenças ósseas congênitas

a, b Osteogênese imperfeita

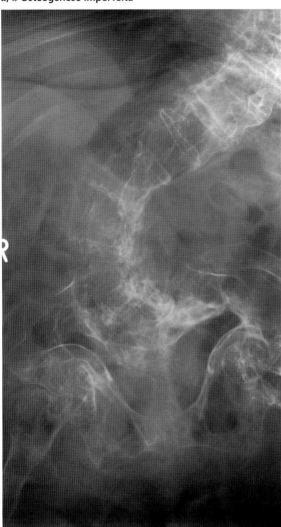

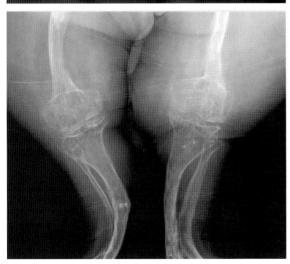

c Osteopetrose

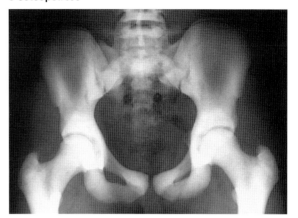

d Doença de Camurati- Engelmann

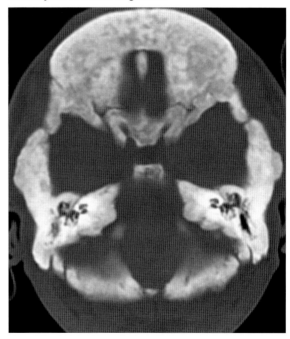

Fig. 8.**30a, b** Observe a séria diminuição da densidade e deformação dos ossos na osteogênese imperfeita, resultando em escoliose e baixa estatura. **c** Na osteopetrose, o osso inteiro está aumentado em densidade. **d** A doença de Camurati-Engelmann é caracterizada por uma obliteração do osso esponjoso e uma expansão do osso. Esta TC seccional da base do crânio, na região da sela túrcica, mostra a estenose dos dois canais ópticos (setas). O paciente já estava cego em um lado.

Osteoartropatia hipertrófica

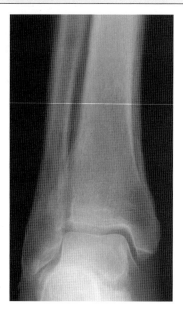

Fig. 8.**31**   Uma espessa faixa de neoformação óssea periosteal é visível ao longo do córtex da tíbia e também da fíbula. Isto é razão suficiente para um radiologista inteligente iniciar um planejamento diagnóstico para doença pulmonar, o qual provaria que o achado inicial na tíbia era, de fato, osteoartropatia hipertrófica. Este tipo de reação periosteal pode ser observado também na insuficiência venosa grave e na lesão por queimadura de um membro.

O caso de Hikka Meckinen

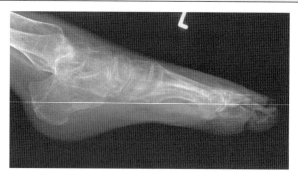

Fig. 8.**32**   Esta radiografia mostra o pé do Sr. Meckinen. Quais doenças você precisa considerar?

! Se nós terminamos de analisar a imagem e as informações clínicas dos colegas solicitantes não forem suficientes para um diagnóstico, prosseguimos e fazemos o que ninguém se atreveu a fazer antes; nós conversamos com o paciente!

Atrofia por desuso

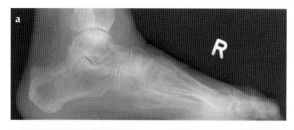 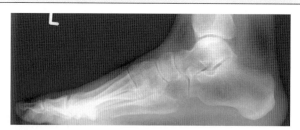

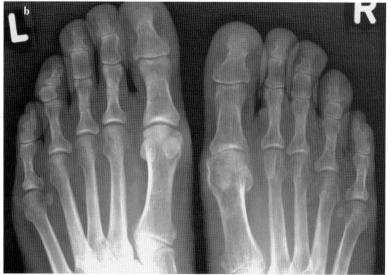

Fig. 8.**33a**   Este paciente foi imobilizado por um bom tempo devido a uma fratura diafisária do fêmur. A inatividade levou a uma atrofia do osso imobilizado. Radiograficamente, observa-se uma densidade significantemente diminuída e uma estrutura trabecular bastante grosseira do osso (esquerda). Uma vista da perna contralateral mostra a aparência normal para comparação (direita).
b Compare as estruturas ósseas dos pés direito e esquerdo. A densidade óssea à esquerda está notadamente diminuída e a estrutura da esponjosa é grosseira. Não há tumefação de tecidos moles. Este paciente foi imobilizado por um período muito longo devido a uma fratura complicada da perna.

Osteoartrite da articulação intervertebral

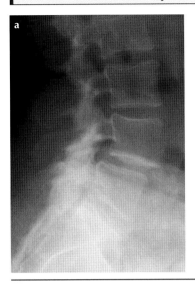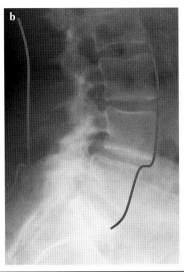

Fig. 8.**37a** Este mau alinhamento no nível de L4/L5 é causado por doença discal degenerativa e alterações degenerativas nos elementos posteriores da coluna vertebral, as articulações intervertebrais. Pelo fato de não ser decorrente de um defeito da *pars interarticularis* do corpo vertebral, ele é também chamado de pseudo-espondilolistese, ou espondilolistese degenerativa, por alguns. Todo o corpo vertebral de L4, incluindo o processo espinhoso e o próprio corpo, moveu-se ventralmente em relação a L5. **b** Se você desenhar uma linha ao longo das margens anteriores dos corpos vertebrais e outra ao longo dos processos espinhosos, torna-se claro que o deslocamento acomete todo o corpo vertebral – praticamente o oposto daquilo que se pode ver na espondilolistese verdadeira associada à espondilólise (Fig. 8.**43 a**).

Estenose do canal vertebral: Uma estenose do canal vertebral (Fig. 8.**38**) pode causar dor difusa na coluna vertebral. Esta é comprovada por TC e RM.

Escoliose: Na escoliose – uma curvatura da coluna vertebral em forma de S que também pode incluir um componente rotacional (Fig. 8.**39**) – a alteração da biomecânica da coluna leva à degeneração acelerada dos discos intervertebrais. (A propósito, qual outro achado relevante está presente nesta radiografia?)

Prolapso de disco intervertebral: Um prolapso discal circunscrito pode causar dor difusa na coluna vertebral. A radiografia lombar padrão pode, entretanto, estar completamente normal nestes casos (Fig. 8.**40a**). Uma TC (Fig. 8.**40b**) ou RM é indispensável para substanciar o diagnóstico, a última representando o padrão-ouro atual para a imagem da coluna.

Espondilodiscite: Esta entidade é uma inflamação aguda do espaço discal que, no passado, era causada, sobretudo, por infecção micobacteriana (tuberculose). Atualmente, entretanto, esta pode ser decorrente de um grande número de bactérias diferentes, com o *Staphylococcus aureus* assumindo a liderança. Nesta condição, o disco funde literalmente e os platôs vertebrais adjacentes são igualmente destruídos (Fig. 8.**41**). Algumas vezes, a diferenciação de doenças degenerativas não é trivial, mas um fenômeno de vácuo exclui uma natureza inflamatória para todos os propósitos práticos.

Para comprovar discite e estabelecer a extensão e propagação da doença no pré-operatório, a RM é obrigatória porque ela também mostra os freqüentes abscessos perivertebrais, especialmente no canal vertebral (Fig. 8.**42a, b**). A imagem deve incluir seqüências de RM com ou sem administração de contraste intravenoso e supressão de gordura. Caso se formem abscessos fora do canal vertebral, eles podem descer ao longo da borda do músculo psoas e estender-se inferiormente até a região inguinal. Se for necessária drenagem percutânea, ela freqüentemente é realizada sob orientação de TC (Fig. 8.**42c**).

Estenose do canal vertebral

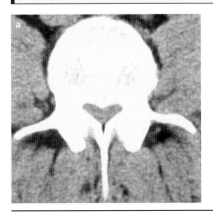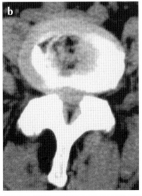

Fig. 8.**38a** Você está olhando para uma imagem de TC axial através de um corpo vertebral lombar inferior. O canal vertebral está gravemente estenosado pelo próprio osso – não há sinal de degeneração. Esta estenose do canal vertebral é de natureza congênita. Problemas na coluna vertebral são inevitáveis e pré-programados nestes pacientes. **b** O fenômeno de vácuo neste disco é bem visualizado, assim como a alteração degenerativa hipertrófica nas articulações intervertebrais e o espessamento do ligamento longitudinal posterior (o ligamento que forma a borda posterior do canal vertebral). Esta estenose do canal vertebral é adquirida e se deve à alteração degenerativa crônica.

Escoliose

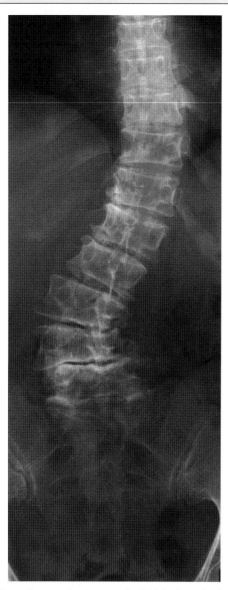

Fig. 8.**39** A escoliose resulta em uma distribuição irregular de cargas axiais para a coluna. Estresse biomecânico excêntrico dos discos intervertebrais leva à degeneração acelerada, aumentando ainda mais a deformidade com o passar do tempo. Observe o deslocamento de L4 em relação a L5! Agora dedique um pouco de tempo para o segundo achado relevante nesta radiografia, que independe da escoliose. Lembre do fenômeno *satisfaction of search*, sobre o qual falamos no Capítulo 4.

Correto – algumas costelas mostram lesões osteoblásticas. Estas são metástases de um carcinoma de próstata.

Prolapso discal

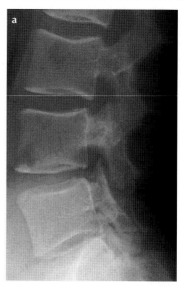

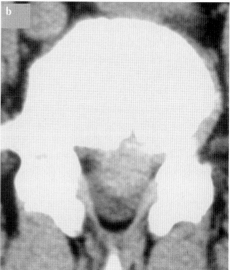

Fig. 8.**40a** O filme da coluna lombar deste paciente não mostra nenhuma anormalidade. Uma hérnia de disco é evidente à RM. As hipertransparências no corpo vertebral superior e médio são causadas por gás intestinal. **b** Esta imagem axial de TC demonstra o prolapso posterior maciço de material discal para dentro do canal vertebral. O saco tecal está comprimido e, junto a ele, a cauda eqüina.

Espondilodiscite

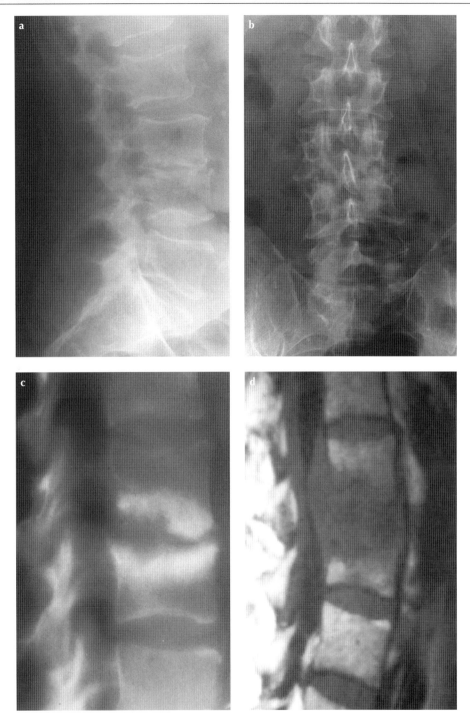

Fig. 8.**41a** Esta radiografia mostra a perda de definição dos platôs dos corpos vertebrais adjacentes ao espaço do disco intervertebral L3/L4. Este é um forte indício de espondilodiscite infecciosa. **b** O processo também causou um mau alinhamento de L3 em relação a L4. Os ligamentos ficaram flácidos ou destruídos: a arquitetura da coluna vertebral está desarranjada. **c** Esta tomografia convencional ilustra ainda melhor a destruição dos platôs vertebrais. A tomografia convencional já deixou de ser uma ferramenta diagnóstica na espondilodiscite, mas este parece ser um bom caso. **d** A imagem de RM mostra a extensão da infecção para dentro do canal vertebral e dos corpos vertebrais que a margeiam. Ela é a modalidade de escolha para esta entidade.

Localização dos abscessos na espondilodiscite

a
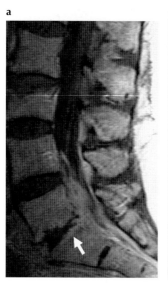

b
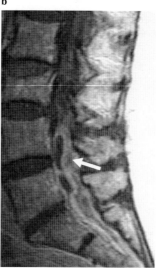

c
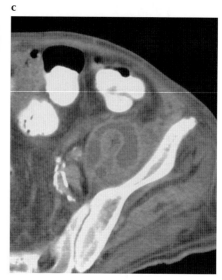

Fig. 8.**42a**   Esta varredura da coluna lombar inferior mostra uma imagem sagital incluindo corpos vertebrais, discos e canal vertebral. O sinal do líquido espinhal indica se esta é uma seqüência ponderada em T1 ou em T2 (Fig. 4.**4a**, no Capítulo 4). Para um melhor delineamento dos tecidos moles, foi administrado contraste intravenoso. Com exceção do nível mais inferior, todos os espaços dos discos intervertebrais parecem estar normais. No nível de L5/S1, o contraste se acumulou na periferia do espaço discal (seta). **b** A espondilodiscite também pode ser complicada por um abscesso epidural. O conteúdo líquido do abscesso aparece escuro nas imagens ponderadas em T1 e é circundado pelo realce da parede do abscesso (seta). **c** Esta imagem de TC da pelve lateral mostra uma bolsa de líquido ao longo do músculo iliopsoas. O espaço foi preenchido com pus de uma espondilodiscite no nível de L3/L4, que desceu ao longo do músculo de forma típica. O abscesso foi drenado sob orientação de TC pelo radiologista intervencionista e o material foi enviado para o laboratório de microbiologia para uma análise microbiológica.

! Uma suspeita de espondilodiscite é uma das mais importantes indicações de ressonância magnética de emergência.

Espondilolistese com espondilólise (espondilolistese verdadeira) e sem espondilólise (pseudo-espondilolistese): A espondilolistese é definida como o deslizamento ventral de um corpo vertebral completo ou parcial sobre a vértebra estacionária abaixo dele. A chamada *espondilolistese verdadeira* é tão freqüente que poderia ser designada como variante natural (Fig. 8.**43a, b**). Ela é uma complicação da espondilólise bilateral, que é um defeito na *pars interarticularis* da vértebra, a ponte óssea entre as facetas intervertebrais superiores e inferiores. Esta *pars* pode ser primariamente displásica e/ou pode fraturar como conseqüência de estresse físico. Isso resulta em uma divisão da vértebra em uma parte anterior que inclui o corpo e uma parte dorsal que consiste da articulação intervertebral inferior e do arco posterior. Como o disco cede com o aumento da carga, o corpo vertebral desliza para frente (como um navio novo escorregando para dentro da água), deixando o arco separado e o processo espinhoso para trás. Radiologicamente, a espondilólise é particularmente bem apreciada em radiografias lombares oblíquas, onde a forma de um "cachorro escocês" (*scotty dog*) pode ser percebida (a cabeça e a orelha do cachorro são o processo intervertebral superior, seu corpo, o processo intervertebral posterior). O defeito na *pars interarticularis* se parece bastante com a coleira do cachorro escocês (Fig. 8.**43c, d**).

Na *pseudo-espondilolistese*, o deslizamento é causado por alterações degenerativas das articulações intervertebrais (veja acima), de forma que a vértebra inteira se move para frente. O mau alinhamento resultante pode estenosar os forames neurais laterais e o canal vertebral. Sintomas neurológicos podem se desenvolver, como conseqüência.

Em incidências laterais da coluna, a extensão do deslizamento vertebral nos dois tipos de espondilolistese pode ser determinada e classificada de acordo com Meyerding: o platô do corpo vertebral inferior é dividido em quatro – de I a IV, começando dorsalmente. Um Meyerding I a IV é determinado dependendo do deslizamento total em relação ao corpo inferior. Projeções da coluna em flexão e extensão são úteis para detectar potenciais instabilidades.

Espondilite anquilosante: A espondilite anquilosante, ou doença de Bechterew, é uma espondiloartropatia soronegativa, um membro do grupo das artropatias inflamatórias. A doença freqüentemente ocorre em conjunção com sacroileíte (Fig. 8.**44a**). Os ligamentos – particularmente os da coluna vertebral – podem ossificar, resultando na famosa aparência de "coluna em bambu" na radiografia simples (Fig. 8.**44b**). As articulações afetadas – como a articulação sacroilíaca – tendem a fusionar. Os pacientes evoluem com o enrijecimento do esqueleto axial, o que pode levar a lesões espinhais dramáticas após trauma trivial.

Espondilolistese verdadeira (espondilólise)

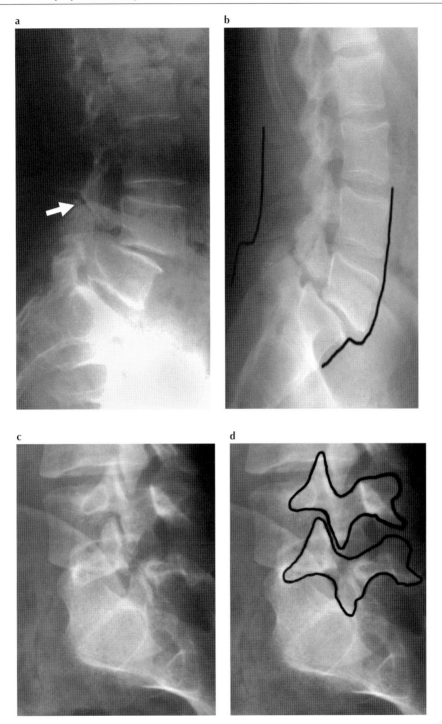

Fig. 8.**43a** Esta radiografia mostra com clareza o deslizamento de L4 em relação a L5. A listese é classificada como uma Meyerding grau I a II. O defeito na *pars interarticularis* também é bem visualizado neste paciente (seta). **b** Não é sempre assim. Desenhe uma linha ao longo da margem anterior dos corpos vertebrais e outra ao longo da borda posterior dos processos espinhosos (compare com a espondilolistese degenerativa, Fig. 8.**37b**). A linha comprova que o mau alinhamento está um nível vertebral mais alto posteriormente em comparação ao ventral – o processo espinhoso e seu corpo vertebral estão desconectados. **c** Na incidência oblíqua, a silhueta de dois "cachorros escoceses" é visível. **d** Neste caso, o cachorro superior corre livremente ao redor, enquanto o cachorro inferior usa uma "coleira" – a luscência radiográfica que corresponde ao defeito na *pars interarticularis* do corpo vertebral afetado.

Espondilite anquilosante

a Sacroileíte

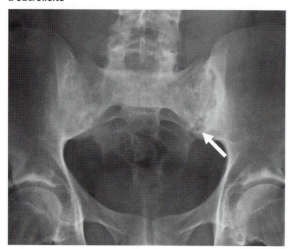

b "Coluna em bambu"

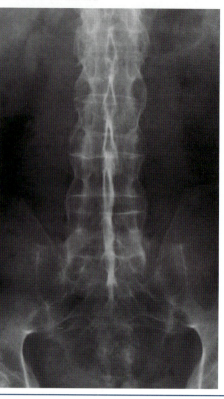

Fig. 8.**44a**   A articulação sacroilíaca direita já está fusionada em sua parte inferior. A articulação sacroilíaca esquerda mostra pronunciada esclerose periarticular junto a erosões do osso (seta). Este é um padrão relativamente típico de espondilite anquilosante. **b** Na fase final da doença de Bechterew (como também é chamada a espondilite anquilosante), há ossificação dos ligamentos paravertebrais, originando a chamada "coluna em bambu". Os espaços intervertebrais estão completamente atravessados por pontes de tecidos ossificados, o que reduz a flexibilidade da coluna a zero. Qualquer trauma por desaceleração pode ter conseqüências terríveis neste cenário.

Você sabia que...?
Wladimir von Bechterew foi um neurologista e psiquiatra em São Petersburgo por volta de 1900. Suas idéias e modelos psiquiátricos eram altamente especulativos, mas seu trabalho científico neuroanatômico é relevante até hoje. Ele foi um dos primeiros a descrever de forma abrangente a espondilite anquilosante. Um dos seus colegas e maiores rivais em São Petersburgo foi Ivan Pavlov, cujos experimentos todos nós conhecemos. Em 1927, o líder da União Soviética, um certo Comrade Stalin, solicitou seu parecer médico. Bechterew, na época com 70 anos de idade, diagnosticou uma grave paranóia e não hesitou em revelar ao ditador. Curiosamente, Bechterew sobreviveu a este diagnóstico por apenas um dia.

➜ **Diagnóstico:** Após analisar o mau alinhamento da coluna lombar do Sr. Walton, Paul e Ajay chegaram juntos à mesma conclusão: há um defeito ósseo na *pars interarticularis* de L4. Esta é uma espondilolistese verdadeira com espondilólise associada, e é a explicação mais provável para as queixas do paciente.

Uma hérnia de disco adicional poderia ter agravado a situação? Naturalmente. Se houver sintomas radiculares e a cirurgia for considerada como uma opção, uma RM adicional estará indicada e poderá comprovar a herniação discal.

❗ A radiografia da coluna lombar pode permitir o diagnóstico de osteocondrose, mau alinhamento, instabilidade, espondilólise e espondilite anquilosante. Ela deve ser sempre a primeira modalidade de imagem a ser usada em dor na coluna vertebral.

8.4   Doenças das articulações

Checklist: **Dor articular**

- Os sintomas são mono ou poliarticulares?
- As articulações em questão são sustentadoras de peso e estão predispostas à degeneração?
- A configuração da articulação está normal?
- O espaço articular está estreitado? Caso esteja, somente na zona sustentadora de peso (excentricamente) ou em todos os lugares (concentricamente)?
- O osso periarticular e subcondral está aumentado ou diminuído em densidade?
- Há algum cisto periarticular?
- O tecido mole tem aparência normal?
- Há sinais clínicos de inflamação?

Articulações da extremidade superior

Quando o ombro entra em greve

André Aklassi (32) ultimamente vem tendo problema com uma dor no ombro que, aos poucos, vem arruinando seu saque. Ele precisa de um diagnóstico e terapia rápidos porque a temporada está a todo vapor e o aberto da Austrália está se aproximando. Sua esposa o acompanha. Hannah está muito animada, enquanto Joey, um fanático por beisebol, nem se importa. Uma radiografia-padrão do ombro já havia sido realizada em outro serviço e aparentemente não mostra nenhum achado anormal. Os estudantes continuam e analisam a imagem de RM do ombro (Fig. 8.45).

➡ **Qual é o seu diagnóstico?**

Degeneração da articulação do ombro: O manguito rotador é um plano formado por um grupo de tendões fundidos que se arqueiam sobre a cabeça umeral e se inserem dentro da tuberosidade maior do úmero. Este forma, então, o teto da articulação do ombro. A elevação anterior do braço e o movimento acima da cabeça comprimem o manguito e a bolsa subacromial contra o acrômio e a articulação acromioclavicular (AC) sobrejacente; podendo levar a uma lesão crônica por compressão – também chamada de síndrome do impacto (*impingement*) – que é mais pronunciada na presença de osteoartrite da articulação AC (Fig.

O caso de André Aklassi

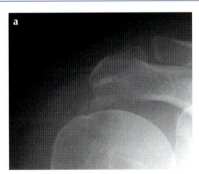
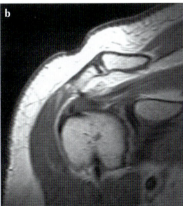

Fig. 8.**45** A radiografia (**a**) e a imagem diagnóstica de RM (**b**) da articulação do ombro do Sr. Aklassi. Você já é capaz de dizer o diagnóstico?

8.**46c**). Esta pode evoluir para calcificações extensas da bolsa (Fig. 8.**46a**), ou até para uma ruptura do manguito rotador (Fig. 8.**46b**). Por fim, uma osteoartrite avançada da articulação do ombro (Fig. 8.**46d**) se desenvolve com os típicos sinais de degeneração, como perda excêntrica de espaço articular, osteófitos periarticulares e esclerose periarticular.

Luxação do ombro: Uma luxação do ombro é freqüentemente acompanhada por lesões ósseas e ligamentares. Não é apenas o lábio cartilaginoso da glenóide que pode ser rompido, podem ocorrer, também, pequenas fraturas por compressão focal da cabeça umeral (defeito de Hill-Sachs, Fig. 8.**47**) e avulsões ósseas do lábio inferior da glenóide (lesão de Bankart) são também possíveis e podem precisar ser tratadas.

➡ **Diagnóstico:** Hannah diagnostica uma ruptura do manguito rotador. Joey encontrou calcificações na bolsa subacromial. Sr. Aklassi discute os achados com sua esposa e eles decidem buscar o serviço de um bom cirurgião de ombro.

Dor, tumor, rubor

As mãos de Bárbara Noosh (78) já vêm doendo há um bom tempo, especialmente pela manhã. Ela teve que parar de tricotar. Ligar para seu filho de seu antigo telefone vermelho de discagem rotatória também se tornou um sofrimento. As articulações dos dedos estão intumescidas. Paul conversou brevemente com ela e depois voltou toda sua atenção para a radiografia (Fig. 8.**48**).

➡ **Qual é o seu diagnóstico?**

Artrite reumatóide (AR): Esta entidade é uma doença reumática que é soropositiva para o anticorpo fator reumatóide em 70% a 80% dos casos e apresenta um curso clínico crônico recorrente. As regiões mais freqüentemente afetadas são as articulações radiocarpais, o processo estilóide da ulna, assim como as articulações metacarpofalangianas e interfalangianas proximais (Fig. 8.**49**). Primeiramente, o osso é desmineralizado próximo à articulação e há tumefação do tecido mole periarticular. Posteriormente, há uma perda generalizada do espaço articular sem neoformação óssea (como seria visto na osteoartrite). Desenvolvem-se erosões do osso na periferia articular, onde o osso cortical não está protegido pela cartilagem que o recobre e, por isso, fica exposto à resposta inflamatória sinovial. Por fim, ocorrem subluxações com típico desvio ulnar nas articulações dos dedos. Mutilações articulares graves e fusões indicam doença em estágio final.

Artrite psoriática: A artrite psoriática soronegativa é uma complicação da psoríase. Ela tem preferência pelas articulações interfalangianas distais, mas as articulações sacroilíacas e a coluna vertebral também podem estar envolvidas. As manifestações cutâneas, o espessamento e a presença de sulcos pontilhados nas unhas (*pitted fingernails*) e a impressiva tumefação de dedos isolados, que também é visível nas radiografias ("dedo em salsicha", Fig. 8.**50**), são patognomônicos.

Conseqüências da doença degenerativa da articulação do ombro

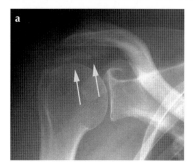

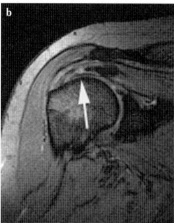

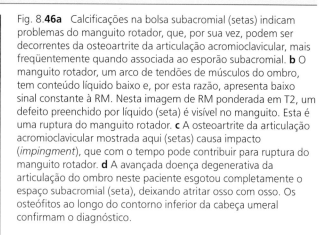

Fig. 8.**46a** Calcificações na bolsa subacromial (setas) indicam problemas do manguito rotador, que, por sua vez, podem ser decorrentes da osteoartrite da articulação acromioclavicular, mais freqüentemente quando associada ao esporão subacromial. **b** O manguito rotador, um arco de tendões de músculos do ombro, tem conteúdo líquido baixo e, por esta razão, apresenta baixo sinal constante à RM. Nesta imagem de RM ponderada em T2, um defeito preenchido por líquido (seta) é visível no manguito. Esta é uma ruptura do manguito rotador. **c** A osteoartrite da articulação acromioclavicular mostrada aqui (setas) causa impacto (*impingment*), que com o tempo pode contribuir para ruptura do manguito rotador. **d** A avançada doença degenerativa da articulação do ombro neste paciente esgotou completamente o espaço subacromial (seta), deixando atritar osso com osso. Os osteófitos ao longo do contorno inferior da cabeça umeral confirmam o diagnóstico.

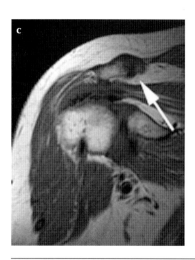

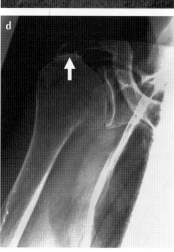

Luxação do ombro

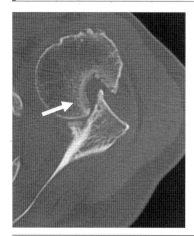

Fig. 8.**47** Este corte de TC através da articulação do ombro mostra uma luxação anterior do ombro pós-traumática. Durante a luxação, o úmero bateu contra o lábio ósseo anterior da glenóide, o que causou uma fratura por compressão da cabeça umeral – a conhecida lesão de Hill-Sachs (seta). A esclerose óssea homogênea ao longo da base do defeito e da borda do suporte ósseo no colo da escápula indica que esta luxação estava presente ou vem recorrendo regularmente já há um bom tempo.

Doença de Sudeck

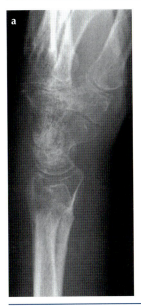
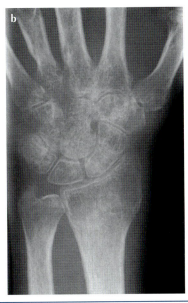

Fig. 8.**34** Esta mão está gravemente desmineralizada em virtude da doença de Sudeck. O edema da mão pode ser visto na incidência lateral (**a**). Na radiografia ântero-posterior (**b**) há uma nítida demarcação do osso desmineralizado do antebraço distal no nível da articulação radiocarpal.

Conseqüências de um acidente

Há poucos meses, Hikka Meckinen (35) encontrou-se no meio de uma pilha de pneus após um teste muito empolgante e exaustivo com um novo carro de corrida. Ele sofreu uma fratura diafisária do fêmur que agora está praticamente consolidada. Seu pé esquerdo, entretanto, ainda o preocupa. Este se encontra edemaciado, doloroso e mais quente que o pé direito. Joey e Paul analisam a radiografia do pé (Fig. 8.**32**). Eles notam a desmineralização difusa do esqueleto do pé. Os tecidos moles não são bem apreciados na radiografia.

➡ **Qual é o seu diagnóstico?**
Atrofia por desuso: A atrofia por desuso, causada pela imobilização de uma extremidade após trauma ou durante uma viagem espacial, geralmente é reconhecida como perda periarticular esparsa de mineralização óssea (Fig. 8.**33a**). Esta se inicia na região subcondral. Quando a extremidade é posta em uso novamente, o osso recupera sua densidade. Se a atrofia foi tão grave a ponto de reduzir a matriz óssea, a remineralização resultante aparecerá mais grosseira que o normal (Fig. 8.**33b**) porque as trabéculas remanescentes do osso esponjoso tornam-se mais densas e mais espessas.

Doença de Sudeck: A doença de Sudeck é causada por um mau funcionamento do sistema nervoso autônomo após um trauma, ou pode ser idiopática. O diagnóstico é feito com base nos sintomas e achados clínicos como edema e hipertermia do membro em questão. Ela é verificada, radiologicamente, pela desmineralização do osso (Fig. 8.**34**).

➡ **Diagnóstico:** Joey está bastante certo de seu diagnóstico após ter conversado com o paciente e examinado seu pé: esta é uma verdadeira doença de Sudeck.

8.3   Doenças da coluna vertebral

Checklist: **Dor difusa na coluna vertebral**
- A configuração geral da coluna é normal?
- O alinhamento dos corpos vertebrais é normal?
- Os espaços dos discos intervertebrais estão normais?
- As vértebras estão completas e simétricas?
- Há vértebras de transição?
- As articulações sacroilíacas estão normais?

Mais uma vez, as costas

Há anos, Will Walton (45) vem sofrendo de uma dor intensa na coluna vertebral que, por vezes, deixa-o preso à cama por dias sucessivos. Como caminhoneiro autônomo, pai de três filhos, construindo um novo lar para a família, ele está procurando por um alívio rápido. Nos últimos 3 dias, ele esteve incapacitado de andar em decorrência da dor. Ajay e Paul revisam a radiografia de sua coluna lombar (Fig. 8.**35**). Há algum sinal visível de degeneração?

➡ **Qual é o seu diagnóstico?**
Osteocondrose: Osteocondrose é a perda degenerativa de altura do disco intervertebral, que termina com a destruição do disco central e com a formação de uma bolsa de "gás" central (também chamada de "fenômeno de vácuo"). Além disso, protuberâncias ósseas – osteófitos marginais do corpo vertebral (*spondylophytes* em inglês) – são formadas nas bordas dos platôs vertebrais; estas podem, em casos extremos, se tornar muito grandes e, por fim, formar pontes sobre o espaço intervertebral (Fig. 8.**36**). Osteófitos degenerativos também podem se desenvolver em torno das facetas articulares posteriores. A combina-

O caso de Will Walton

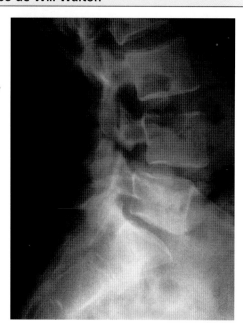

Fig. 8.**35**   Há algo anormal nesta radiografia da coluna lombar de Will Walton?

ção de osteófitos marginais do corpo vertebral, osteófitos das facetas articulares e perda de altura do disco pode estreitar os forames neurais e, por fim, causar síndromes de compressão nervosa.

Vácuo no corpo?

O fenômeno de vácuo é muito confiável quando as alterações degenerativas do espaço discal precisam ser diferenciadas das infecciosas. Mas, é realmente um vácuo? Alguns pesquisadores coletaram amostras de vácuos discais com agulhas e reportaram um alto conteúdo de nitrogênio. Veja a Figura 8.**36b** e **c** para comprovar que algum tipo de fenômeno biomecânico está ocorrendo. Em **b**, a coluna está flexionada para frente – nenhuma bolsa é vista. Quando a coluna é flexionada para trás em **c**, a bolsa aparece do nada.

Osteoartrite das articulações intervertebrais: A osteoartrite intervertebral ou das facetas articulares pode causar um estreitamento do canal vertebral e dos forames neurais. A diminuição da integridade das articulações pode resultar em mau alinhamento intervertebral, podendo levar à estenose dos forames e do canal vertebral – a chamada pseudo-espondilolistese ou espondilolistese degenerativa (Fig. 8.**37**).

Osteocondrose

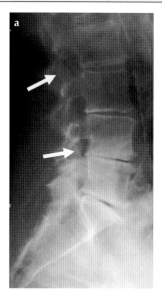 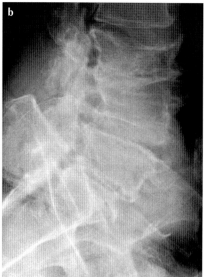 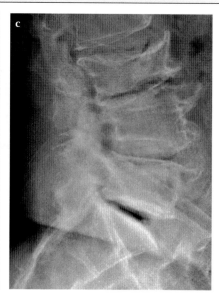

Fig. 8.**36a-c**   A coluna lombar inferior (**a**) está afetada por extensa doença discal degenerativa e alterações ósseas típicas associadas. O disco intervertebral mais alto visível aqui tem altura normal – todos os outros estão reduzidos em altura. Os discos estão praticamente destruídos. Faixas escuras são vistas dentro dos discos residuais. Este "fenômeno de vácuo" é uma indicação certa de um processo degenerativo. Os platôs vertebrais estão escleróticos. Suas margens mostram protuberâncias ósseas – osteófitos do corpo vertebral. A deterioração do disco diminui a força da arquitetura espinhal, levando ao mau alinhamento, como visto nesta radiografia no nível de L5/S1. Note como a perda da altura do disco também diminui o tamanho dos forames neurais (setas). O forame tem um diâmetro normal no nível de L2/L3, mas no nível de L5/S1 ele é bem menor. Através dele ainda tem que passar uma raiz nervosa! Radiografias funcionais da coluna lombar curvada para frente (**b**) e para trás (**c**) realizadas em um espaço de segundos, uma após a outra, provam que o fenômeno é, de fato, decorrente de vácuo: as faixas se desenvolvem do nada em (**c**).

O caso de Bárbara Noosh

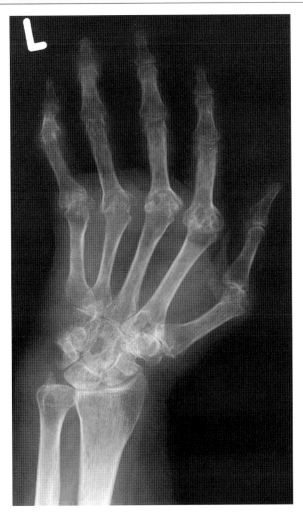

Fig. 8.**48** Esta radiografia da mão da Sra. Noosh mostra alterações características de uma doença específica. Você pode dizer qual é?

Artrite reumatóide

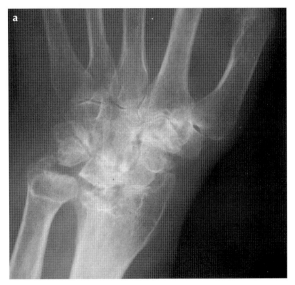

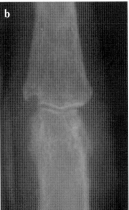

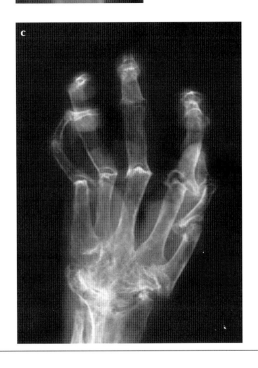

Fig. 8.**49a-c** A artrite reumatóide tende a começar ao redor da articulação radiocarpal. Observe a perda do espaço articular e os defeitos líticos em (**a**). Defeitos líticos também se desenvolvem na periferia da articulação dos dedos (**b**). A artrite reumatóide avançada (**c**) é caracterizada por destruição quase completa da articulação e desvio ulnar dos dedos. Há erosões do córtex periarticular.

Artrite psoriática

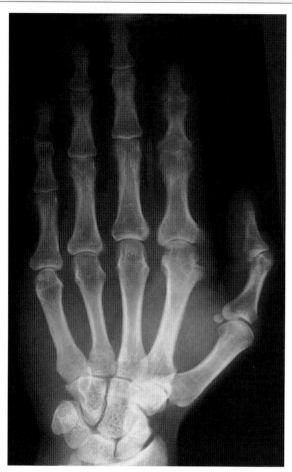

Fig. 8.**50** O "dedo em salsicha" (segundo dígito) é um achado característico na artrite psoriática. As falanges estão espessadas e arredondadas, os espaços articulares estão reduzidos.

Osteoartrite da mão e das articulações dos dedos: Esta condição afeta, preferencialmente, as articulações interfalangianas distais (*nódulos de Heberden*) e proximais (*nódulos de Bouchard*), metacarpofalangianas e as trapeziometacarpianas do polegar. Na radiografia, as bases das falanges distais e médias exibem osteófitos laterais e dorsais, o que dá à articulação uma configuração aproximada em "pássaro no céu" ou "asa de gaivota" (Fig. 8.**51**). Também é vista perda de espaço articular.

➜ **Diagnóstico:** Para Paul não resta dúvida de que a Sra. Noosh sofre de um caso típico de artrite reumatóide; e ele tem razão, naturalmente.

Nódulos de Heberden e Bouchard

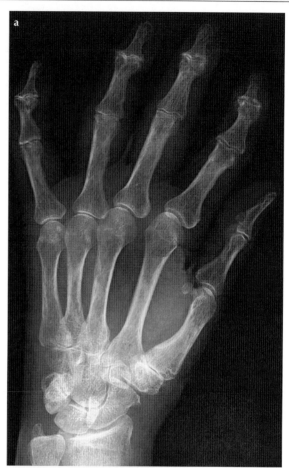

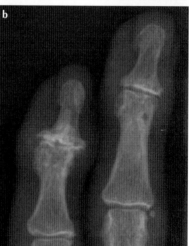

Fig. 8.**51a, b** As alterações na osteoartrite degenerativa predominam nas articulações carpianas distais e nas articulações distais dos dedos (Heberden) (**a**). As alterações degenerativas são menos pronunciadas no nível das articulações interfalangianas proximais (Bouchard). Além disso, há alteração degenerativa na articulação carpometacarpiana do polegar. O espaço articular do dedo (**b**) tem a típica configuração em "pássaro no céu" ou "asa de gaivota". Também é vista perda de espaço articular. Há esclerose óssea periarticular e tumefação de tecido mole, resultando nos típicos nódulos de Heberden.

O caso de Osi Hatburn

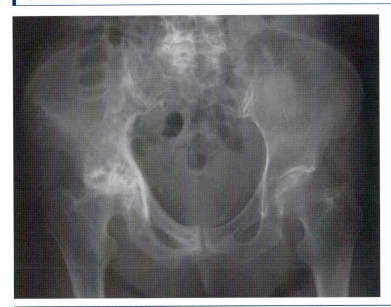

Fig. 8.**52** Revise essa radiografia pélvica da Sra. Hatburn. Em quais diagnósticos diferenciais você pode pensar?

Articulações da extremidade inferior

Quando andar se torna um sofrimento

Há meses, Odi Hatburn (65) vem reclamando de uma dor no quadril direito que a privou de seu habitual café da manhã na Tiffany's, na Praça Chifley. Giufeng e Paul olham atentamente a radiografia de sua pelve, concentrando-se em seu quadril direito (Fig. 8.**52**).

Osteoartrite do quadril (coxartrose)

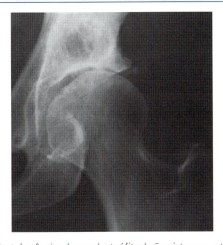

Fig. 8.**53** Protuberâncias ósseas (osteófitos) são vistas na extensão da convexidade acetabular na osteoartrite da articulação do quadril. A largura do espaço articular está reduzida na zona de suporte de peso; o osso adjacente está esclerosado. O acetábulo abriga um grande cisto sinovial.

→ Qual é o seu diagnóstico?

Osteoartrite do quadril: Naturalmente, osteoartrite do quadril é o diagnóstico mais provável neste caso. A degeneração da articulação é acompanhada por uma perda de cartilagem e espaço articular na zona de carga, ou seja, de suporte de peso, isto é, cranial à circunferência superior do quadril e excentricamente. O osso subcondral torna-se esclerótico como uma reação à destruição da cartilagem. O líquido sinovial é comprimido para dentro do osso descoberto e origina cistos subcondrais, que também têm margens escleróticas. Outras características principais da osteoartrite incluem protuberâncias ósseas (osteófitos) que se desenvolvem na inserção óssea da cápsula articular e são mais pronunciadas na região da convexidade acetabular (Fig. 8.**53**).

Gânglio intra-ósseo: Formação cística dentro do osso diretamente adjacente a uma articulação sem sinais concomitantes de osteoartrite aponta para um gânglio intra-ósseo (Fig. 8.**54**). Sua etiologia permanece obscura. Os sintomas geralmente são mínimos.

Inflamação da articulação do quadril: A inflamação da articulação do quadril pode ser bacteriana, estéril ou reumática. Inicialmente, é visto um derrame sinovial, associado a uma desmineralização de osso subcondral. Há tumefação dos tecidos moles periarticulares. Por fim, a cartilagem é destruída em toda a circunferência da articulação (concentricamente, Fig. 8.**55a**). A proliferação sinovial reativa mina a cartilagem na periferia da articulação, resultando em erosões típicas. No estágio final da doença, a articulação é anquilosada ou fusionada, tornando impossível qualquer movimento (Fig. 8.**55b**).

Necrose avascular (NAV) da cabeça femoral: Esta entidade é a conseqüência de uma insuficiência vascular em uma região anatômica que normalmente perde seu sistema arterial embriológico secundário porque os vasos no ligamento acetabular obli-

Gânglio intra-ósseo

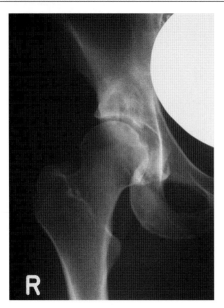

Fig. 8.**54** O grande cisto no acetábulo é bem apreciado. Como, por outro lado, a articulação parece estar absolutamente normal, o cisto representa, mais provavelmente, um gânglio intra-ósseo.

teram. A NAV pode ser idiopática, mas está freqüentemente associada à terapia com esteróides, quimioterapia, cirrose hepática e alcoolismo. O contorno da cabeça femoral colapsa (Fig. 8.**56a**) e segue-se uma osteoartrite acelerada do quadril. A RM detecta edema da medula óssea associado à necrose da cabeça femoral mais precocemente que qualquer outro método e durante um estágio em que o tratamento ainda pode ser benéfico (Fig. 8.**56b**), por isso ela está indicada na dor no quadril sem nenhuma outra razão detectável.

Inflamação da articulação do quadril

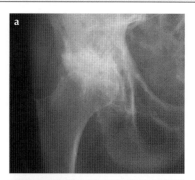

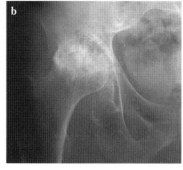

Fig. 8.**55a** Um processo inflamatório, de origem reumática ou infecciosa, é a causa para esta condição articular aguda. A cartilagem na articulação do quadril foi completamente destruída. Não há presença alguma de osteófitos. A fase aguda da artrite já passou – o osso já está se remodelando com esclerose reativa. **b** Nesta radiografia do quadril as trabéculas da cabeça femoral são vistas penetrando no acetábulo; não há espaço articular discernível, exceto na periferia medial da articulação. Esta articulação do quadril se anquilosou/fusionou na fase final da artrite.

Necrose avascular (NAV) da cabeça femoral

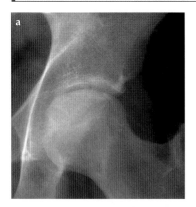 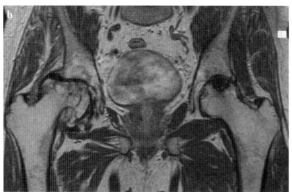

Fig. 8.**56a** Se você olhar atentamente esta cabeça femoral, irá notar seu achatamento na zona de suporte de peso. Uma faixa subcondral estreita de densidade diminuída também é vista nesta área. Não há sinais de degeneração articular: a largura do espaço articular está normal. Esta configuração é característica de uma osteonecrose da cabeça femoral em virtude de uma insuficiência vascular. Qualquer carga de peso precisa ser evitada imediatamente. **b** Esta entidade é detectada com muito mais facilidade e muito mais precocemente pela RM. À esquerda, a osteonecrose é visível como uma região de perda de sinal dentro da medula gordurosa normal da cabeça femoral. À direita, qualquer ajuda já seria tarde demais: a cabeça femoral colapsou e está gravemente deformada. A única terapia eficaz nesta inevitável conseqüência da NAV não-tratada é uma substituição total do quadril.

Osteoporose transitória

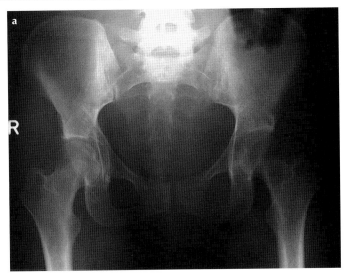
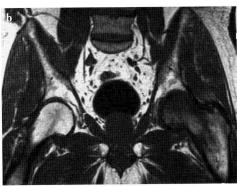

Fig. 8.**57a** Eduque seus olhos! Nesta radiografia pélvica, você vê a típica perda de densidade óssea encontrada na osteoporose transitória. Mas em que lugar exatamente? Na cabeça e no colo do fêmur esquerdo, naturalmente. **b** A alteração na medula gordurosa da cabeça e do colo do fêmur esquerdo é muito mais óbvia à RM. À direita, a medula gordurosa mostra um padrão normal de sinal.

Osteoporose transitória: Esta entidade é tida como o irmão menor da necrose da cabeça femoral (Fig. 8.**57**). Considera-se que seja um problema vascular similar que, entretanto, abrange todo o colo femoral. Se tratada com um período de descanso suficiente, presume-se cura completa.

Condromatose sinovial

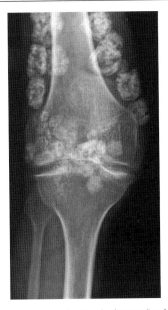

Fig. 8.**58** Estas estruturas semelhantes à pipoca são típicas da condromatose sinovial. Os corpos livres estão suspensos dentro do espaço articular e, caso permanecessem intactos aí dentro, destruiriam a articulação com o passar do tempo. Já é possível visualizar a presença de formações osteofitárias ao longo do platô tibial.

Osteocondromatose sinovial: Nesta doença essencialmente benigna, o revestimento sinovial articular forma pequenos corpos livres cartilaginosos que são, então, liberados dentro do espaço articular, onde continuam crescendo, nutridos pelo líquido sinovial. Osteoartrite é o resultado final. Esta doença acomete muito mais os homens (principalmente de meia-idade) que as mulheres. Radiologicamente, os corpos cartilaginosos intra-articulares se tornam evidentes devido às impressivas calcificações semelhantes à pipoca (Fig. 8.**58**). A terapia é lavagem cirúrgica da articulação e sinovectomia.

➔ **Diagnóstico:** A articulação do quadril da Sra. Hatburn está destruída – isto está bastante óbvio. Há osteófitos degenerativos ao longo do colo femoral, o que aponta para osteoartrite. Entretanto, a convexidade acetabular não mostra absolutamente nenhum osteófito – o que é enigmático. Sobrepeso e estresse físico decorrente de outras causas são fatores de risco para a degeneração da articulação do quadril. Sra. Hatburn nega qualquer estresse físico particular desta articulação. Ela nunca se atreveu a sair de seu peso ideal por razões profissionais. O que poderia ter causado este tipo de degeneração? Giufeng e Hannah discutem e pensam um pouco, e decidem colocar a radiografia de lado por enquanto. O próximo paciente parece ter um problema similar e poderia levá-las para mais perto do diagnóstico correto.

! Nem todos os casos podem ser resolvidos imediatamente. Um pouco de tempo para pensar e pesquisar na literatura, uma discussão com colegas e um pedido de ajuda àqueles radiologistas mais experientes – de cabelos grisalhos e aparência estranha – não é nada para se envergonhar. O diagnóstico final também pode ser comunicado aos médicos solicitantes em um segundo passo, após um relatório preliminar. Eles irão apreciar a atenção e o cuidado extra.

O caso de Dynamite Rumsfeld

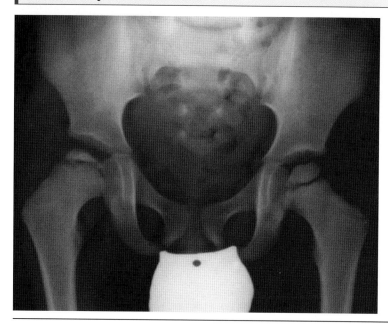

Fig. 8.**59**   Este é o filme pélvico do pequeno Rumsfeld. Por que ele não quer andar?

Greve de andar

Dynamite Rumsfeld (3) tem se recusado a andar já há, mais ou menos, 3 semanas. Os métodos motivacionais e educacionais usuais não obtiveram êxito. A articulação de seu quadril parece doer. Uma US das duas articulações do quadril não mostrou nenhuma anormalidade. Uma radiografia pélvica é realizada. Giufeng e Hannah olham atentamente (Fig. 8.**59**).

➜ Qual é o seu diagnóstico?

Sinovite transitória (sinovite tóxica, quadril irritável): Esta entidade de crianças jovens é caracterizada por um complexo de sintomas de dor, claudicação e espasmo, geralmente de início súbito. Evolui com um derrame na articulação do quadril que é bem visualizado por US e RM (Fig. 8.**60**), mas raramente apreciado em radiografias. A patogênese continua obscura, mas o prognóstico geralmente é bom: os sintomas usualmente cedem com o repouso.

Doença de Legg-Calvé-Perthes: A necrose idiopática da cabeça femoral que afeta, preferencialmente, garotos de 3 a 12 anos de idade é chamada de doença de Legg-Calvé-Perthes. Ela é decorrente de um problema vascular como a necrose da cabeça femoral em adultos. Nos estágios iniciais, a radiografia da pelve mostra um alargamento do espaço articular da articulação afetada devido à tumefação da cartilagem e do revestimento sinovial, resultando na subluxação lateral da cabeça femoral. Posteriormente, são encontrados desmineralização e esclerose irregulares, um achatamento do contorno da cabeça, colapso subcortical do osso esponjoso, e, por fim, fragmentação da cabeça

Sinovite transitória

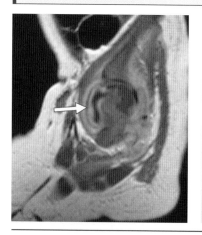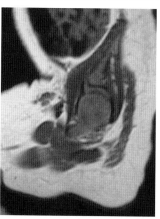

Fig. 8.**60**   O corte sagital de RM da articulação do quadril (esquerda) após administração intravenosa de contraste demonstra um derrame na articulação circundado por sinóvia realçada pelo contraste (seta). Compare com o lado contralateral normal (direita).

Doença de Legg-Calvé-Perthes

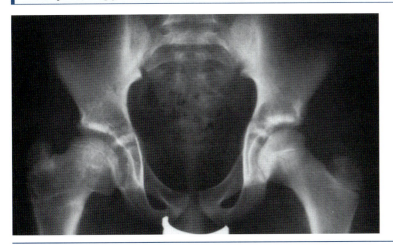

Fig. 8.**61** Esta é uma imagem da deformação da cabeça do fêmur de uma criança com doença de Legg-Calvé-Perthes à direita. Uma osteotomia corretiva já foi realizada (você vê os sinais de uma estabilização osteossintética na metáfise do fêmur?) para parar ou reduzir a velocidade do processo degenerativo.

femoral. A RM é muito mais efetiva na comprovação ou exclusão da doença de Legg-Calvé-Perthes, mostrando uma perda de sinal ao longo da margem da cabeça femoral. A enfermidade freqüentemente cura com uma deformação da cabeça femoral (Fig. 8.**61**), o que leva à osteoartrite da articulação do quadril nos adultos de meia-idade.

Um grupo realmente Internacional

A doença de Legg-Calvé-Perthes é um bom exemplo de uma competição científica internacional no início do século XX – e de como esta pode ser bem resolvida. Arthur Tomton Legg foi um cirurgião ortopédico pediátrico em Boston; Jaques Calvé trabalhou como cirurgião ortopédico na costa norte da França; e Georg Clemens Perthes foi cirurgião e radiologista em Leipzig e Tübingen. Quando mencionar esta doença, não esqueça de conferir a nacionalidade de seus ouvintes e, então coloque o compatriota deles em primeiro lugar.

Epifisiólise: Epifisiólise ou deslizamento da epífise da cabeça do fêmur é a subluxação inferior e posterior da epífise femoral causada por uma lesão da cartilagem epifisária (Fig. 8.**62**). Ela tende a ocorrer no final infância, entre 10 e 14 anos de idade, e é bilateral em 20% dos casos. A dor na região inguinal, estendendo-se potencialmente para dentro da articulação do joelho, é típica. Uma complicação em curto prazo da epifisiólise é a necrose da cabeça femoral; uma complicação em longo prazo é a deformação da cabeça femoral e subseqüente osteoartrite do quadril no início da idade adulta.

Displasia do quadril: A displasia do quadril é uma deformidade congênita do acetábulo e da cabeça do fêmur. Menos de dois terços da cabeça femoral são cobertos pelo acetábulo e o ângulo acetabular é muito íngreme (Fig. 8.**63**). Por esta razão, a cabeça femoral tem tendência à luxação recorrente. O diagnóstico deve ser feito na primeira semana de vida, clinicamente ou por ultra-som. Se persistirem dúvidas, radiografias da pelve podem comprovar o diagnóstico. A sua própria terapia traz perigos, pois esta aumenta o risco de necrose avascular da cabeça do fêmur e subseqüente osteoartrite secundária da articulação do quadril de início precoce.

Epifisiólise

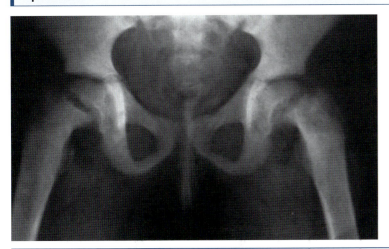

Fig. 8.**62** O deslizamento medial da epífise femoral está claro em ambos os lados. Na fase inicial, os cirurgiões tentam parar o movimento inserindo pinos de metal que atravessam a cartilagem epifisária.

Displasia do quadril

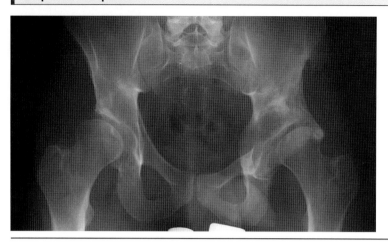

Fig. 8.**63** À direita, observa-se uma displasia de quadril em seu estado original. O ângulo acetabular é muito íngreme e a cabeça femoral está apenas parcialmente coberta. À esquerda, foi realizada uma osteotomia corretiva do acetábulo. Agora, a cabeça está coberta em uma maior extensão, mas ela também está achatada. A degeneração prematura desta articulação é muito provável.

→ **Diagnóstico:** As duas estudantes estão bastante certas de que o pequeno Rumsfeld tem um caso da doença de Legg-Calvé-Perthes à direita. Se persistisse alguma dúvida, a RM confirmaria o diagnóstico. Mas afinal, qual seria a razão para o problema da Sra. Hatburn? Nenhuma das doenças infantis precursoras descritas parece ter estado presente. Giufeng e Hannah ainda queimam suas pestanas analisando a radiografia da Sra. Hatburn quando Gregory aparece na porta: "Ei, vocês duas, tiveram algum problema?", ele sorri maliciosamente e se esparrama na cadeira ao lado de Giufeng. "Bem, nós estávamos justamente esperando por você, querido Greg!", esbraveja Giufeng. "Pra você isto não parece uma osteoartrite normal, não é?" Gregory, então, ajeita-se, coloca a radiografia no negatos-

cópio com cuidado extremo e contempla os achados por um tempo. "Oh, Giu, você aprendeu tanto comigo em tão pouco tempo", sussurra ele e recosta-se novamente. "Você está totalmente certa. Isto, de fato, não é uma coxartrose normal. A articulação se degenerou precocemente porque a estrutura óssea está enfraquecida. Comparando os dois lados, você percebe a textura típica ou o padrão trançado do osso da doença de Paget no lado anormal. Bom caso, garotas!". Giufeng não sabe se deve ficar agradecida ou enojada. Hannah faz um gesto obsceno pelas costas de Greg. Deixe-nos sair de cena antes que Gregory se meta em mais um problema. Você já tinha pensado neste diagnóstico?

O caso de George Tush

a

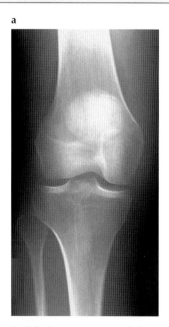
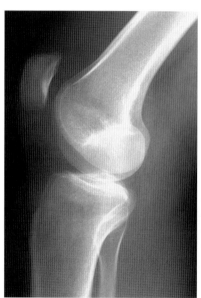

b

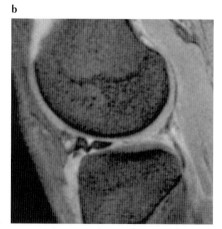

Fig. 8.**64a** Radiologicamente, esta articulação do joelho está completamente normal: nenhum derrame é visualizado. **b** O achado é óbvio à RM, não é?

Osteoartrite do joelho

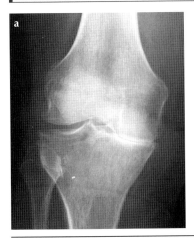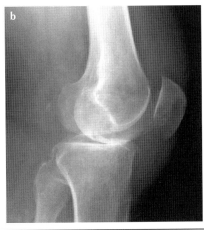

Fig. 8.**65a** Perda de espaço articular no compartimento tibiofemoral medial, associada a osteófitos ao longo da borda do platô tibial, são patognomônicos de osteoartrite (OA) devido a um alinhamento varo da extremidade inferior. A cartilagem meniscal e a cartilagem hialina que recobre a superfície óssea estão destruídas na respectiva zona de suporte principal de peso. **b** Uma pequena protuberância óssea na margem superior da patela indica osteoartrite patelofemoral, que está freqüentemente associada à OA da articulação tibiofemoral.

! Lembre-se do fenômeno *satisfaction of search*: Se você já tem o primeiro diagnóstico, não pare por aí. Mantenha-o em mente e busque outros achados na imagem.

Uma curva a mais

Ontem, enquanto corria a Maratona de Sidnei, George Tush (45) torceu o joelho na Ponte Harbor, ao tropeçar sobre um dos seus seguranças. Agora, seu joelho está inchado e doloroso e ele está muito preocupado. Primeiro, Paul olha a radiografia do joelho em duas projeções (Fig. 8.**64a**). Elas parecem relativamente normais para ele. A RM do joelho mostra toda a extensão da lesão (Fig. 8.**64b**).

➔ **Qual é o seu diagnóstico?**

Osteoartrite do joelho: Na maioria das vezes, alterações degenerativas avançadas das articulações dos joelhos podem ser diagnosticadas com radiografias-padrão (Fig. 8.**65**). Normalmente não há necessidade de exames adicionais.

Entorse e ruptura do ligamento colateral e do ligamento cruzado: Uma laceração completa do *ligamento cruzado anterior* é mais bem apreciada em imagens de RM ponderadas em T1 anguladas ao longo do eixo longitudinal do ligamento (Fig. 8.**66b**). As fibras intactas vistas no joelho normal (Fig. 8.**66a**), não são mais discerníveis. *Uma lesão do ligamento cruzado posterior* é bem visualizada em imagens sagitais diretas do joelho (Fig. 8.**66c**). Os *ligamentos colaterais* são apreciados nas imagens coronais ponderadas em T1.

Lesões dos ligamentos cruzados

a Ligamento cruzado anterior normal **b Ruptura do ligamento cruzado anterior** **c Ruptura do ligamento cruzado posterior**

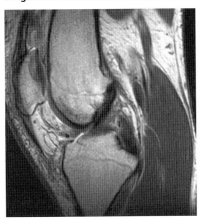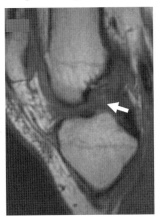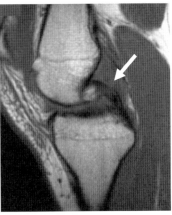

Fig.8.**66a** Observe este joelho saudável com um ligamento cruzado anterior intacto. **b** Esta imagem de RM ponderada em T1 ao longo do eixo do ligamento cruzado anterior deveria exibir as fibras com baixo sinal do ligamento seguindo de póstero-superior para ântero-inferior. Em vez disso, nós vemos apenas uma massa cinza homogênea porque o ligamento cruzado anterior está completamente lacerado e edematoso (seta). **c** Esta imagem sagital de RM ponderada em T1 mostra um defeito no percurso do ligamento cruzado posterior. Esta também é uma laceração completa (seta).

Laceração meniscal

a
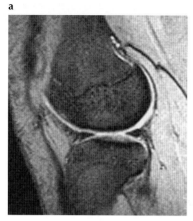

b
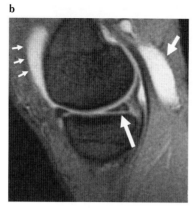

c
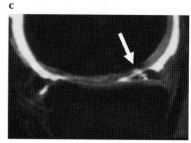

Fig. 8.**67a**   Estes meniscos estão normais. **b** O corno posterior do menisco medial está lacerado. A laceração alcança a superfície inferior do menisco (seta longa). Há um derrame na bolsa suprapatelar (setas pequenas), mais provavelmente de natureza hemorrágica. Surgindo do espaço articular posterior, pode-se desenvolver uma bolsa sinovial preenchida com líquido articular – o relativamente freqüente cisto de

Baker (seta pequena), o qual está localizado caracteristicamente entre os tendões da cabeça medial do gastrocnêmio e do músculo semimembranoso. **c** Aqui você vê uma laceração completa do corno posterior do menisco. Esta está acompanhada por um defeito da cartilagem hialina que recobre o côndilo femoral (seta).

Laceração meniscal: Esta lesão é mais bem observada nas imagens sagitais e coronais ponderadas em T2 (Fig. 8.**67**). A cartilagem é mais bem visualizada com seqüências específicas de cartilagem.

Cisto de Baker: O cisto de Baker (Fig. 8.**67b**) está localizado póstero-medialmente na fossa poplítea, entre os tendões da cabeça medial do gastrocnêmio e do músculo semimembranoso. Ele se comunica com a articulação por meio de uma conexão tipo fenda e pode causar síndromes de compressão ou ruptura. Ele é mais bem detectado em seqüências ponderadas em T2. Ele pode desaparecer espontaneamente ou ser tratado cirurgicamente.

➜ **Diagnóstico:** Paul diagnostica uma laceração no corno posterior do menisco medial no joelho de Tush. O menisco poste-

rior está deslocado ventralmente e comprime o menisco ventral – *kissing menisci* é o belo termo usado para o fenômeno. Esta é uma indicação de cirurgia.

Doença ocupacional?

Doris Goldberg (19) é uma enérgica dama que tem trabalhado muito com os pés durante a sua carreira: ela é bailarina. Atualmente, ela vem sentindo dor no tornozelo há algum tempo. As radiografias padrões do tornozelo mostram uma região de densidade aumentada no tálus medial que necessita de investigação adicional. A RM do tornozelo foi realizada (Fig. 8.**68**). Giufeng e Joey analisam as imagens com cuidado.

O caso de Doris Goldberg

a
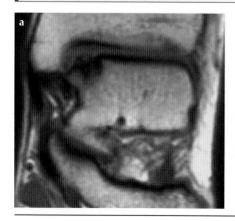

b
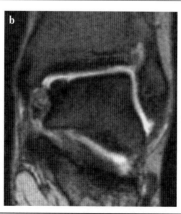

Fig. 8.**68**   Imagens representativas de RM da articulação superior do tornozelo da Sra. Goldberg, ponderadas em T1 (**a**) e em T2 (**b**), mostram uma anormalidade. Quais entidades você tem que considerar?

Osteocondrite dissecante

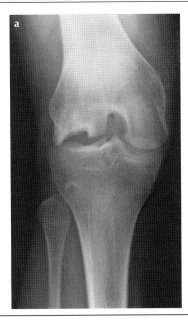
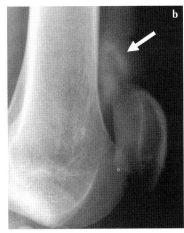
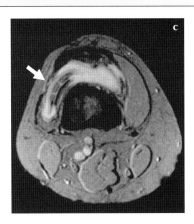

Fig. 8.**69a**   A radiografia-padrão da articulação do joelho exibe um defeito extenso do contorno do côndilo femoral lateral. **b** O fragmento osteocondral deslocado – o "camundongo" – moveu-se para dentro do recesso articular suprapatelar logo acima da patela (seta). **c** A imagem de RM mostra melhor a composição osteocondral do fragmento (seta).

➜ Qual é o seu diagnóstico?

Osteocondrite dissecante (OD): Esta doença é causada por insuficiência vascular e/ou lesão traumática da junção entre osso e cartilagem (Fig. 8.**69 a**). Uma típica OD na articulação superior do tornozelo está localizada ao longo do contorno medial e posterior da cabeça do tálus. Radiologicamente, uma zona subcondral de densidade reduzida (chamada de "cama de camundongo" por alguns) abriga um fragmento osteocondral esclerótico arredondado (chamado de "camundongo" por alguns) que pode, posteriormente, ser desalojado e se tornar um corpo livre intra-articular ("o camundongo deixa sua cama", Fig. 8.**69b, c**). A ancoragem do fragmento em seu leito pode ser mais bem avaliada pela RM. Quando o fragmento se desloca, é visto líquido sinovial na base do defeito. Sem tratamento, pode evoluir para a osteoartrite da articulação afetada.

Osteonecrose do tálus: Como na necrose da cabeça do fêmur, evolui com desmineralização subcondral e, então, um colapso da superfície articular (Fig. 8.**70a**), que leva, como conseqüência à degeneração da articulação. Ela é fácil e muito precocemente apreciada por RM (Fig. 8.**70b**).

Osteoartrite da articulação do tornozelo: A osteoartrite clássica, obviamente, também deve ser considerada. Os sinais gerais nós já conhecemos – lembre-se da articulação do quadril (p. 151).

➜ Diagnóstico:
Giufeng e Joey concordam que este é um caso típico de osteocondrite dissecante em que, felizmente, "o camundongo não deixou a cama" ainda e continua parecendo estar bem ancorado. Para documentar o estado de uma OD e para decidir entre terapia conservadora ou cirúrgica, a RM é a modalidade de escolha.

Osteonecrose do tálus

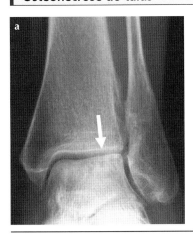
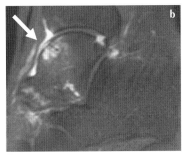

Fig. 8.**70a**   A cabeça lateral do tálus aparece mais radioluminescente, em analogia à cabeça femoral na NAV (Figura 8.**55**). **b** Esta imagem sagital de RM ponderada em T2 com saturação de gordura demonstra um aumento de sinal no local correspondente. O sinal normal da medula gordurosa também estava ausente na imagem ponderada em T1: o diagnóstico de osteonecrose do tálus é estabelecido.

Vinho, mulheres e... oh, meu Deus, meu dedão

Luciano Pavarocki (62) é um amante da boa vida. Ele passou o último fim de semana sobre o reinado de Baco, dançando, cantando, bebendo e experimentando outras coisas mais. Agora, seu pé dói perversamente. Esta, na verdade, não é a primeira vez que isto acontece. A articulação da base do grande artelho está intumescida. Sua esposa – uma reconhecida cantora de ópera com uma predileção especial por Wagner – conhece o problema e já contou a ele o seu diagnóstico. Entretanto, o Sr. Pavarocki não consegue se lembrar deste – ele deixa todos os seus negócios por conta de sua esposa. Joey e Ajay pegam as radiografias e as analisam atentamente (Fig. 8.**71**). Ajay abre todas as gavetas em busca daquele grande livro vermelho de radiologia óssea que Gregory esconde ali, em algum lugar.

O caso de Luciano Pavarocki

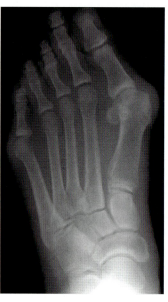

Fig. 8.**71** Dê uma boa olhada na radiografia da parte anterior do pé do Sr. Pavarocki. Você vê a causa de sua dor?

➜ **Qual é o seu diagnóstico?**

Osteoartrite da articulação da base do hálux: A articulação da base do grande artelho freqüentemente sofre degeneração porque está exposta a muito esforço físico (Fig. 8.**72**). Osteófitos e esclerose do osso periarticular apontam nesta direção. A osteoartrite pode, entretanto, tornar-se mais agressiva (osteoartrite erosiva) e se apresentar também com sinais clínicos de inflamação.

Artrite reumatóide (AR, p. 147): Os achados radiográficos na AR do pé assemelham-se àqueles da mão (Fig. 8.**73**).

Osteoartrite (OA) da articulação da base do hálux

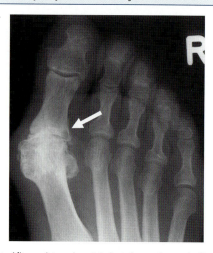

Fig. 8.**72** Osteófitos, cistos sinoviais (seta) e esclerose indicam degeneração (OA) da primeira articulação metatarsofalangiana.

Gota: Gota ou artrite gotosa manifesta-se, tipicamente, na primeira articulação metatarsofalangiana. Nesta localização ela é também chamada de podagra, à moda latina. Além dos sinais usuais de artrite, desenvolvem-se grandes defeitos nas adjacências da articulação (Fig. 8.**74**), conhecidos como tofos gotosos, nos quais os uratos estão depositados. O ataque de gota pode, por outro lado, simular uma osteoartrite simples, por isso na doença degenerativa da primeira articulação metatarsofalangiana, deve-se sempre excluir um distúrbio do metabolismo do ácido úrico através de testes laboratoriais apropriados.

Hálux valgo: Um hálux valgo é um pronunciado desvio lateral do grande artelho na articulação de sua base. A angulação imita

Artrite reumatóide (AR)

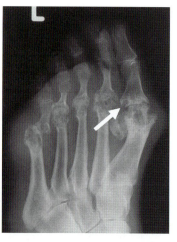

Fig. 8.**73** Subluxação, perda concêntrica do espaço articular, erosões (seta) e a destruição das superfícies articulares são marcas registradas da AR. A tumefação de tecido mole é esperada.

Gota

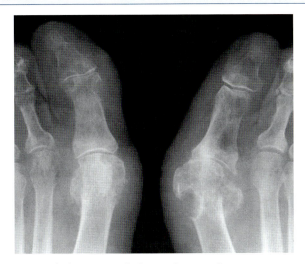

Fig. 8.**74** Perda de espaço articular e esclerose estão presentes – predominantemente à esquerda na articulação da base do grande artelho. Os grandes defeitos da cabeça do osso metatarsiano do primeiro artelho são causados por tofos gotosos.

uma exostose ou um joanete. Dor e inflamação são achados freqüentes devido ao estresse biomecânico não-fisiológico na articulação (Fig. 8.**75**).

Se este paciente tivesse uma neuropatia (p. ex., como conseqüência de um diabetes grave), teria que se considerar um outro diagnóstico:

Hálux valgo (joanete)

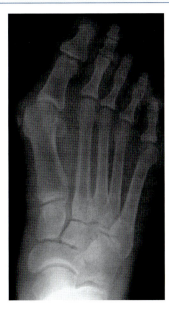

Fig. 8.**75** O hálux valgo é caracterizado por uma subluxação lateral da falange proximal em relação ao primeiro metatarsiano, com uma resultante protuberância óssea palpável lateral a esta articulação.

Artropatia neuropática

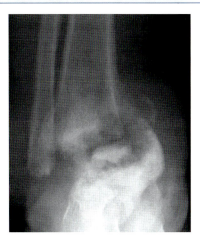

Fig. 8.**76** Diabetes é uma das mais freqüentes causas de uma artropatia neuropática. Neste caso, toda a articulação superior do tornozelo e o tálus estão destruídos. Os ossos encontram-se desalinhados. Isto também pode ocorrer na primeira articulação metatarsofalangiana.

Artropatia neuropática: Uma artropatia neuropática causa destruição e mutilação completa (Fig. 8.**76**), particularmente das articulações e fortemente afetadas por estresse grave. Presume-se que a causa do dano seja uma combinação de perda sensorial e insuficiência vascular. As articulações sofrem de uma sobrecarga biomecânica crônica; dor associada, que normalmente preveniria o uso adicional da articulação além dos seus limites físicos, não é adequadamente percebida pelo paciente. Artropatia neuropática, particularmente das extremidades inferiores, também era freqüentemente vista em pacientes com neurossífilis e, inicialmente, era chamada de "articulação de Charcot". Atualmente o termo se aplica para qualquer artropatia neuropática.

➜ **Diagnóstico:** Enquanto Ajay continua a considerar gota como o diagnóstico – ele presenciou seu avô sofrendo disto – Joey decidiu que este é um típico hálux valgo. A dança de Pavarocki deve ter agravado a situação. Entretanto, este tipo de fim de semana poderia muito bem ter levado a um ataque de gota – a famosa podagra.

> **!** Se a história do paciente sempre nos apontasse na direção diagnóstica correta, o estudo por imagem seria um exercício inútil. Para um radiologista isto significa: primeiro analise a imagem e organize seus pensamentos, então verifique a história clínica e, no final, revise o exame novamente com as informações tendenciosas e não-tendenciosas em mente.

8.5 Fratura e luxação

Para fraturas freqüentes e relevantes e luxações das diferentes regiões do esqueleto, recorra ao Capítulo 14.

8.6   Tumores de tecidos moles

Checklist: Tumores de tecidos moles

- Há história de uma doença predisponente?
- É uma lesão solitária ou há presença de múltiplas massas?
- O sinal de RM da lesão sugere um diagnóstico específico?
- A localização da lesão é típica?

Critérios de malignidade[1]

- A massa invade o feixe neurovascular?
- A massa é inomogênea à RM, nas seqüências ponderadas em T1 e T2 e após administração de contraste?
- A massa mostra septações?
- Seu diâmetro excede 4 cm?
- A massa cresce rapidamente?

[1]Se você pode responder a essas questões com um "sim", uma lesão maligna é provável e precisa ser excluída.

A protrusão de origem desconhecida

Arnold Schwortenbakker (29) tem um nódulo no braço direito que não pode ser explicado por sua musculação regular ou quaisquer atividades governamentais. Ele não tem certeza de quando, exatamente, este surgiu. Na verdade, foi a sua secretária particular que detectou a lesão. O nódulo é bastante amolecido e móvel. Joey decide que, por causa da localização da massa, da idade e da boa saúde física aparente do paciente, um linfoma ou uma metástase são improváveis, mas um tumor isolado de tecido mole é uma boa possibilidade. Ele estuda as imagens de RM com muito cuidado (Fig. 8.**77**) e busca por aspectos típicos que tornem possível um diagnóstico histológico (veja *Checklist*). Se um diagnóstico histológico não for possível com base na aparência típica da imagem, Joey precisa ao menos tentar determinar se o tumor é de natureza benigna ou possivelmente maligna.

➜ **Qual é o seu diagnóstico?** Joey considera primeiro uma lista de tumores de tecidos moles que tem em mente e que estão associados a outras enfermidades:

Neurofibromatose tipo I (NF1, doença de von Recklinghausen): Essa doença congênita autossômica dominante manifesta-se com numerosos neurofibromas nodulares amolecidos do sistema nervoso central, periférico e autonômico (Fig. 8.**78**). As famosas manchas cutâneas "café-com-leite" são características. Além disso, podem estar presentes gliomas do nervo óptico e displasias do osso esfenóide. Os neurofibromas podem se transformar em *neurofibrossarcomas* malignos em até 10% dos pacientes. Lesões de crescimento rápido são altamente suspeitas por esta razão.

Amiloidose: A amiloidose pode, infreqüentemente, causar tumores de tecidos moles que têm intensidade de sinal inespecífica à RM entre músculo e cartilagem, tanto nas imagens ponderadas em T1 quanto em T2. Deve-se estar preparado para o não-usual, como o linfoma nos dias de hoje e a sífilis, no passado. A pergunta "isto poderia ser uma amiloidose?" tem um efeito ressonante em casos extremamente complicados e – se usada de forma econômica e com cautela – proporciona ao radiologista um minuto para respirar em discussões com colegas clínicos subitamente indecisos.

Síndrome de Mafucci (p. 123): Nesta entidade, hemangiomas são vistos paralelamente aos encondromas múltiplos descritos anteriormente. Estes geralmente contêm flebólitos, por isso o diagnóstico pode ser feito em radiografias simples.

Agora, Joey pensa em todos os tumores com um comportamento de sinal típico à RM:

Lipoma, lipossarcoma: Um lipoma puro demonstra um típico sinal elevado, equivalente à gordura, em imagens ponderadas em T1 e em T2 *fast spin echo*, exatamente igual ao tecido adiposo subcutâneo. Com a conhecida "*out of phase technique*", o conteúdo gorduroso do tumor pode ser comprovado. Se o interior da

O caso de Arnold Schwortenbakker

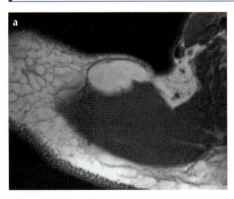
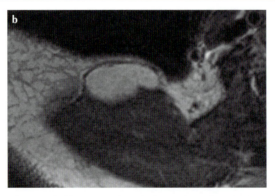

Fig. 8.**77**   Esta imagem axial de RM do braço do Sr. Schwortenbakker acima da articulação do ombro direito ponderada em T1 (**a**) e em T2 (**b**) deve ser mais que suficiente para seu diagnóstico. Quais tumores de tecidos moles você tem que considerar?

Neurofibromatose de von Recklinghausen (NF1)

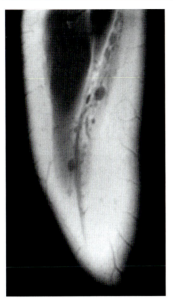

Fig. 8.**78** Múltiplos neurofibromas estão localizados ao longo do curso do feixe neurovascular.

lesão aparecer homogêneo, um processo benigno será mais provável. Se um tumor for inomogêneo, tiver margens irregulares, invadir as adjacências e também contiver gordura (Fig. 8.**79**), um lipossarcoma é provável e necessita ser excluído através de biopsia ou excisão. A falta de gordura, entretanto, não exclui um lipossarcoma.

Fibrossarcoma, histiocitoma fibroso maligno: Tumores com uma grande proporção de tecido fibroso como o fibrossarcoma (Fig. 8.**80**) ou o histiocitoma fibroso maligno (HFM) podem mostrar um sinal relativamente baixo à RM ponderada tanto em T1 quanto em T2. A razão é a escassez de prótons neste tecido, os quais são necessários para a imagem na ressonância magnética convencional. Um baixo sinal nas imagens ponderadas tan-

Lipossarcoma

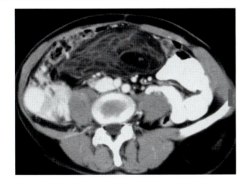

Fig. 8.**79** Esta imagem de TC através da pelve superior mostra um grande tumor rico em gordura no mesentério, este é atravessado por septos fibrosos de diferentes calibres. A histologia confirmou a suspeita radiológica de um lipossarcoma.

Fibrossarcoma

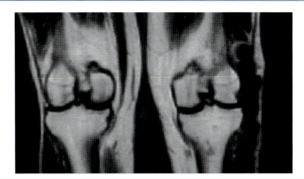

Fig 8.**80** O corte coronal de RM através de ambas as articulações do joelho documenta uma grande estrutura com ausência de sinal ao longo da articulação esquerda. Este tipo de sinal é típico de tecido fibroso desprovido de água. Tamanho, configuração e sinal sugerem aqui um tumor fibroso maligno – um fibrossarcoma.

to em T1 quanto em T2 pode, entretanto, também ser causado por fluxo sanguíneo rápido ou calcificações em um tumor.

Miosite ossificante: A principal característica de uma miosite ossificante é a calcificação excessiva dos tecidos moles – freqüentemente após um trauma de tecido mole e resultante hematoma intramuscular. Esta é particularmente pronunciada se o paciente esteve em coma. O diagnóstico é feito geralmente pela radiografia simples (Fig. 8.**81**).

Miosite ossificante (formação óssea heterotópica)

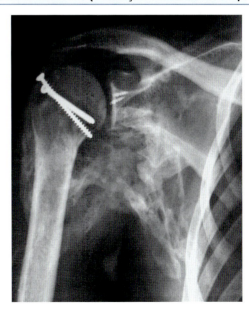

Fig. 8.**81** Há calcificação excessiva ou ossificação dos tecidos moles após uma lesão grave do ombro, freqüentemente transformando um hematoma – miosite ossificante. A amplitude de movimento nesta articulação está evidentemente muito limitada. O paciente sofreu, também, uma lesão cerebral grave e ficou em coma por 3 semanas. Pacientes comatosos tendem a desenvolver áreas particularmente grandes de formação óssea heterotópica.

Hemangioma sinovial

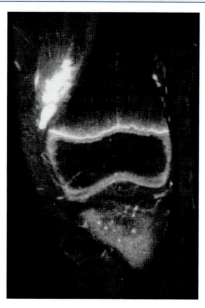

Fig. 8.**82**   Este corte coronal de RM com supressão de gordura e após administração intravenosa de contraste exibe uma estrutura significamente realçada lateral à metáfise femoral. Localização e estrutura são típicas de um hemangioma sinovial.

Por fim, Joey considera lesões em localizações típicas:

Hemangioma sinovial: Esta é uma lesão vascular na adjacência direta da articulação do joelho (Fig. 8.82).

Fibromatose plantar/palmar: A fibromatose palmar ou plantar (mais bem lembrada como doença de Ledderhose e doença de Dupuytren, respectivamente) são lesões nodulares da fáscia do pé e da mão.

➡ **Diagnóstico:** Joey realmente não poderia obter muito mais informações das imagens. Mas ele tem boas notícias para o Sr. Schwortenbakker. Seu tumor se trata, definitivamente, de um lipoma, o qual pode ser facilmente ressecado pelo seu cirurgião plástico. Se a lesão tivesse preenchido os critérios de malignidade citados, Joey poderia ter determinado o diagnóstico histológico mais provável levando em consideração a idade do paciente e a localização do tumor. Isto poderia lhe render o respeito especial de seus colegas clínicos.

8.7   Testes de Gregory

Giufeng, Hannah, Paul, Ajay e Joey sentam-se na unidade de imagem esquelética no final do dia e se divertem um pouco. Quando eles estão saboreando o quiche que haviam solicitado por telefone, Gregory abre a porta. Seu semblante é de alegria quando ele nota a pequena multidão: "Parece que eu cheguei na hora certa", brada ele pegando o último pedaço do quiche. "Ok, quem está pronto para a sobremesa? Vamos, Joey, deixe-nos ouvi-lo!", ele mastiga ruidosamente e põe depressa alguns filmes no negatoscópio (Fig. 8.83). Quem pode ajudar Joey? Tome nota dos seus diagnósticos. Você irá encontrar as respostas no final do livro (p. 342).

Estudo de casos

Fig. 8.**83a-l**

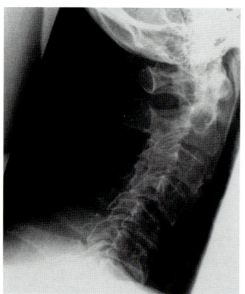

a Este idoso queixa-se de dor cervical.

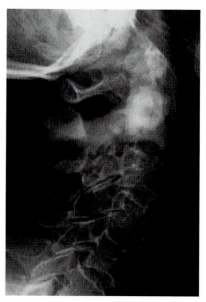

b Este paciente tem o mesmo problema.

Estudo de casos

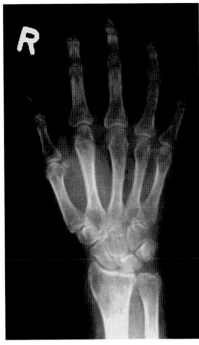

c Esta mão de uma jovem estava quente, intumescida e dolorosa.

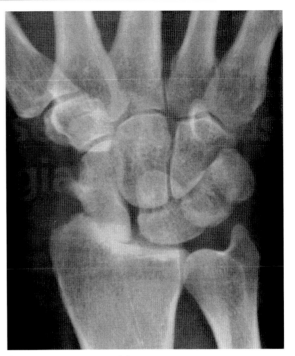

d Esta articulação estava dolorosa.

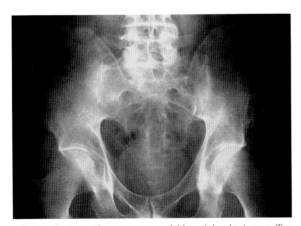

e Este paciente sentiu-se um pouco rígido e tinha dor inespecífica na coluna vertebral.

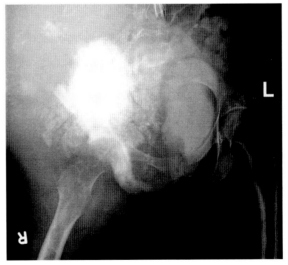

f Uma grande tumefação e dor no abdome inferior direito e na pelve foi o problema aqui. Diga-nos a histologia!

Estudo de casos

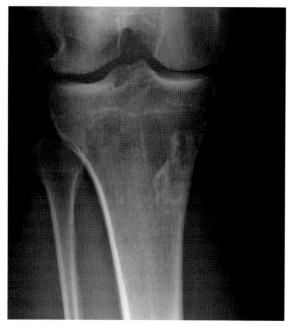

g Este rapaz veio diretamente do campo de futebol.

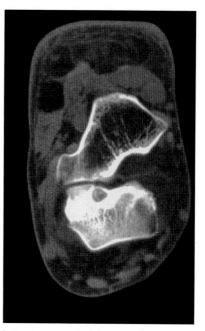

h O pé tem estado doloroso, especialmente à noite.

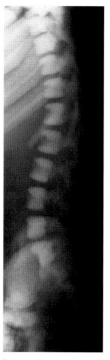

i Esta criança tem um problema.

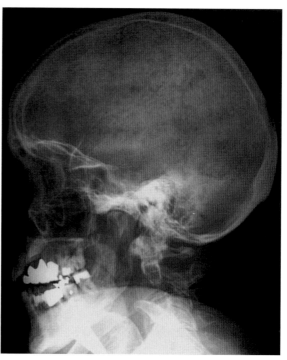

j Este idoso foi enviado pelos internistas.

Estudo de casos

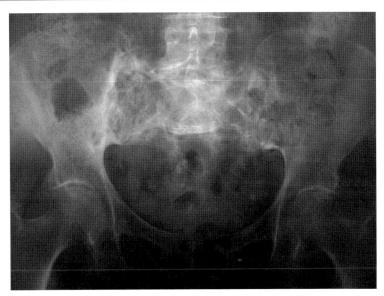

k Este é um achado incidental em um paciente que está sendo avaliado para metástases ósseas de um câncer de prostata.

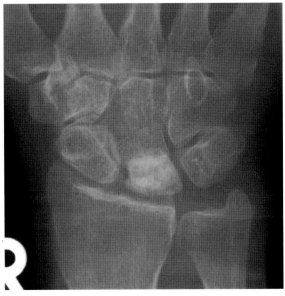

l Esta mão está dolorosa há algum tempo. A radiografia mostra uma doença com um nome. Vá, busque em suas fontes e deixe-nos ouvi-lo!

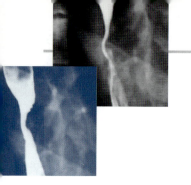

O desenvolvimento da endoscopia por fibra óptica tem levado a uma profunda mudança na freqüência e no espectro de exames realizados na radiologia abdominal moderna. Nenhuma outra subespecialidade da radiologia sofreu tanta mudança nas últimas décadas. A visualização direta do trato gastrintestinal tem substituído amplamente a radiologia clássica, especialmente na avaliação de estômago, duodeno e cólon. Enquanto nossos antepassados (procure por alguns sobreviventes de cabelos grisalhos nos cantos escuros do departamento) realizavam dezenas de exames do trato gastrintestinal (TGI) alto por dia, os estudantes e residentes atuais têm pouca chance de testemunhar um número significativo desses artísticos exames durante seus rodízios na radiologia GI. Por outro lado, a possibilidade de ver um enema baritado com duplo contraste é muito maior. Apesar de as imagens resultantes serem tão atraentes, quando obtidas por um verdadeiro mestre nesta arte em extinção, seu potencial diagnóstico é normalmente inferior ao da endoscopia.

> **!** Os estudos endoscópicos de estômago, duodeno e cólon são insuperáveis porque permitem uma visualização direta da superfície mucosa e possibilitam a coleta imediata de uma amostra de tecido suspeito, ou até mesmo intervenções, como a colocação de um *stent* durante a mesma sessão.

Uma coisa aplica-se tanto aos estudos endoscópicos quanto aos baritados: qualidade e eficiência dependem muito do operador. Como sempre, os radiologistas estão um tanto mais expostos que os outros especialistas: um exame baritado de má qualidade pode perseguir um radiologista por anos.

Os **métodos clássicos de imagem radiológica**, como o exame do TGI superior, continuam sendo importantes sempre que os movimentos fisiológicos desempenham algum papel (deglutição, peristaltismo do esôfago, motilidade gástrica etc.) e nos pacientes em pós-operatórios, por exemplo, quando é requisitada a avaliação de uma anastomose. A administração oral de contraste é obrigatória nestes casos. Para os segmentos intestinais que são inacessíveis à endoscopia normal – em particular da porção média à distal do intestino delgado – os procedimentos radiológicos continuam tendo papel principal no diagnóstico. A cápsula endoscópica é uma modalidade não-ionizante emergente que usa um pequeno transdutor de radiofreqüência, que é deglutido e atua como uma câmara, fornecendo imagens do intestino delgado; isso poderá mudar a tendência em um futuro próximo.

Técnicas de **imagens seccionais**, como ultra-som, TC e RM, estão ganhando cada vez mais espaço no estudo de vísceras ocas: a colonoscopia virtual é apenas um exemplo (Fig. 9.1a, b). Por outro lado, a imagem seccional contrastada é, indubitavelmente, o padrão-ouro para a avaliação radiológica dos órgãos sólidos abdominais.

Colonoscopia virtual

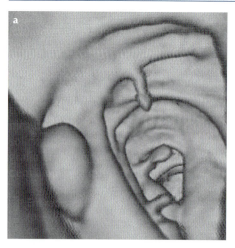
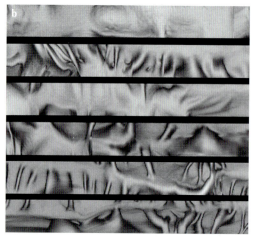

Fig. 9.**1a** O que você vê aqui é uma imagem do tipo endoscópica através da reconstrução de cortes de TC espiral. Um pequeno pólipo com um longo pedículo é claramente visto suspenso no teto deste segmento colônico. **b** A imaginologia moderna pode fazer o que os patologistas fazem quando examinam um intestino macroscopicamente: o intestino é seccionado ao longo do seu eixo longitudinal e aberto para a verificação do seu interior à procura de anormalidades. Porém, existe uma desvantagem: o intestino precisa estar absolutamente limpo e isto depende inteiramente da colaboração do paciente.

Tabela 9.**1 Sugestões de modalidades diagnósticas em imagem gastrintestinal**[1]

Problema clínico	Investigação	Comentários
Abdome agudo		
Dor abdominal aguda (que requeira internamento hospitalar e em que a cirurgia seja considerada): perfuração; obstrução	RXA em ortostase e RXT em ortostase, US	RXA em ortostase ou em decúbito lateral esquerdo com raios horizontais é indicação de rotina para determinar a distribuição gasosa e o ar livre. US para o líquido livre.
	TC	Para a classificação adicional dos achados.
Massa palpável	US	Freqüentemente resolve o problema.
	TC	Onde o US é inconclusivo.
Hemorragia gastrintestinal aguda: hematêmese	Endoscopia	Fornece o diagnóstico de lesões do TGI superior; permite a escleroterapia de varizes.
	US	Útil somente para procurar sinais de doenças hepáticas crônicas.
	Angiografia	Em hemorragia incontrolável. Pode indicar precisamente cirurgia e embolização por cateter; pode ser usada como tratamento primário.
	MN (cintigrafia com hemácias marcadas)	Após endoscopia. A MN permite detectar fluxos hemorrágicos de 0,1 ml/min; mais sensível que a angiografia. A cintigrafia com hemácias marcadas é mais útil em caso de hemorragia intermitente.
Doenças de esôfago e estômago		
Dificuldade na deglutição	Esofagograma	Estudos de bário são ainda recomendados antes de uma possível endoscopia; estes irão localizar precisamente lesões e mostrar o grau de obstrução causada por uma estenose e sua extensão. Membranas e divertículos são bem demonstrados. Estenoses sutis podem ser demonstradas por um estudo com *marshmallow* (ou outros bolos). A fluoroscopia detalhada ou MN são necessárias nos distúrbios de motilidade.
	Videofluoroscopia	Para a suspeita de disfunção faríngea em colaboração com o fonoaudiólogo.
Dor torácica por possível hérnia hiatal ou refluxo	Endoscopia	Melhor exame para a detecção de metaplasia e esofagite, pois também permite a biópsia.
	Monitoramento do pH	Geralmente considerado "padrão-ouro" para o diagnóstico de refluxo ácido, porém não oferece nenhuma informação anatômica.
	Esofagograma baritado	Embora útil para demonstrar hérnia, refluxo e suas complicações, nem todos os pacientes precisam desse exame. O refluxo é comum e não é, necessariamente, causa de dor. A MN pode ser sensível demais. Os exames com bário estão sendo cada vez mais utilizados antes da cirurgia anti-refluxo.
Perfuração esofágica	RXT	Será anormal em 80% dos casos; demonstrará pneumomediastino em 60% dos casos. Pode ser suficiente, a menos que se pretenda localizar a lesão, tendo em vista a sua correção cirúrgica.
	Esofagografia	Existem duas escolas de pensamentos diferentes: (A) O estudo deve ser realizado com agentes de contraste hidrossolúveis não-iônicos. Se não for detectado nenhum extravasamento, deve-se seguir direto para a realização de TC. (B) O estudo deve, inicialmente, ser realizado com agentes de contraste não-iônicos. Se não for detectado nenhum extravasamento, deve-se, então, utilizar o bário para um estudo mais detalhado.
	TC	Sensível na presença de perfuração e complicações mediastinais e pleurais.

RXA, radiografia do abdome; TC, tomografia computadorizada; RXT, radiografia do tórax; CPRE, colangiopancreatografia retrógrada endoscópica; GI, gastrintestinal; HIDA (*hepatobiliary imino-diacetic acid*), ácido iminodiacético hepatobiliar; CPRM, colangiopancreatografia por ressonância magnética; RM, ressonância magnética; MN, medicina nuclear; US, ultra-som.

Tabela 9.**1** (Continuação) **Sugestões de modalidades diagnósticas em imagem gastrintestinal**[1]

Problema clínico	Investigação	Comentários
Dispepsia no paciente jovem (menos de 45 anos)	Endoscopia/trânsito intestinal	A maioria dos pacientes com menos de 45 anos pode ser tratada sem exames complexos e será submetida a um teste terapêutico para a redução da acidez gástrica. Endoscopia ou esofagograma baritado, para aqueles que não respondem à terapia. Outros sinais de alarme que apontam para uma investigação precoce incluem perda de peso involuntária, anemia, anorexia, hemorragia GI, dor que requeira hospitalização, uso de drogas antiinflamatórias não-esteróides, vômito, pacientes com *Helicobacter pylori* que não apresentam melhora após o tratamento.
Dispepsia em pacientes mais velhos (mais de 45 anos)	Trânsito intestinal, endoscopia	A endoscopia é a modalidade de escolha. A principal preocupação é a detecção precoce do câncer, especialmente de tumores submucosos. Se a endoscopia for negativa e os sintomas persistirem, o trânsito intestinal deve ser considerado.
Acompanhamento de úlcera	Endoscopia	Preferível para confirmar a cicatrização completa e, se necessário, realizar biopsias (p. ex., *Helicobacter pylori*).
	Estudos com bário	Não indicado. A cicatrização impede uma avaliação adequada.
	Teste respiratório com carbono 14	Para avaliar os efeitos do tratamento da infecção por *Helicobacter pylori*.
Doenças do intestino delgado		
Obstrução do intestino delgado	RXA	Indicada no diagnóstico primário.
	Exames contrastados	Os exames com agentes não-iônicos podem revelar tanto o lugar quanto o grau de obstrução.
	TC	Alguns centros utilizam a TC nesta situação, que pode indicar o local e a causa provável.
Obstrução crônica ou recorrente do intestino delgado	Enema baritado do intestino delgado	A enteróclise é o exame de primeira escolha; irá revelar a presença e o nível da obstrução na maioria dos casos; pode sugerir a causa.
Suspeita de doença do intestino delgado (p. ex., doença de Crohn)	Enema ou trânsito baritado do intestino delgado	Investigação de escolha para determinar a extensão da doença antes da cirurgia, alguma fístula e a causa da obstrução. Alguns centros utilizam o US para avaliar a parede intestinal.
	MN (estudo com leucócitos)	A cintigrafia com leucócitos marcados pode revelar a atividade e a extensão da doença. Este exame complementa os exames com bário.
	RM	Vem sendo cada vez mais usada como modalidade para a extensão extramural e para manter baixa a dose de radiação.
	TC	Reservada para complicações.
Má absorção	Enema ou trânsito baritado do intestino delgado	O estudo de imagem não é necessário para o diagnóstico de doença celíaca, embora possa estar indicado na diverticulose jejunal ou nos casos em que a biopsia é normal/inconclusiva.
Doenças do intestino grosso		
Tumor do intestino grosso ou doença inflamatória intestinal: dor, hemorragia, alteração dos hábitos intestinais etc.	Enema baritado	A colonoscopia geralmente é a investigação de primeira linha. O enema com duplo contraste é útil se o intestino estiver adequadamente preparado. Além disso, deve ser realizado o exame retal de todos os pacientes para avaliar a exeqüibilidade de um enema baritado e para excluir um tumor na parte terminal do reto. A boa prática requer que uma sigmoidoscopia preceda o enema baritado. Após a biopsia de toda a espessura da parede via sigmoidoscópio rígido, adiar o enema baritado por 7 dias. As biopsias obtidas durante a sigmoidoscopia flexível geralmente são superficiais e não requerem o adiamento do enema.

RXA, radiografia do abdome; TC, tomografia computadorizada; RXT, radiografia do tórax; CPRE, colangiopancreatografia retrógrada endoscópica; GI, gastrintestinal; HIDA (*hepatobiliary imino-diacetic acid*), ácido iminodiacético hepatobiliar; CPRM, colangiopancreatografia por ressonância magnética; RM, ressonância magnética; MN, medicina nuclear; US, ultra-som.

Tabela 9.**1** (Continuação) **Sugestões de modalidades diagnósticas em imagem gastrintestinal**[1]

Problema clínico	Investigação	Comentários
	TC	Alguns centros utilizam a TC nos pacientes idosos e frágeis. O papel da colonoscopia por TC, também denominada colonoscopia virtual, vem crescendo nos grandes centros.
Obstrução aguda do intestino grosso	RXA	Pode sugerir o diagnóstico e o provável nível da obstrução.
	Enema contrastado	O exame com contraste simples (idealmente com um meio de contraste hidrossolúvel) pode confirmar o diagnóstico e o nível da obstrução. Pode indicar a provável causa e excluir "pseudo-obstrução". Pode ser terapêutico no volvo de sigmóide ou ceco.
	TC	Alguns centros utilizam a TC nos pacientes idosos e frágeis. O papel da colonoscopia por TC vem crescendo nos grandes centros.
Doença inflamatória intestinal do cólon: exacerbação aguda	RXA	Freqüentemente suficiente para determinar a gravidade e a extensão da doença.
	MN (estudo com leucócitos)	Irá revelar a atividade e a extensão da doença.
	Enema baritado	Perigoso quando há presença de megacólon tóxico; em casos selecionados, efetuar o enema não precedido de preparação após consultar o radiologista.
Doença inflamatória intestinal do cólon: acompanhamento	Colonoscopia	Deve-se preferir o acompanhamento por colonoscopia, para identificar displasia em desenvolvimento, estenose e carcinoma em pacientes de alto risco.
	Enema baritado	Após cirurgia intestinal complexa e quando há presença de fístulas.
Massa abdominal palpável	US	Geralmente resolve o problema e é muito fidedigno em pacientes magros, bem como no exame do quadrante superior direito e da pelve.
	TC	É um exame alternativo ao US e útil para excluir uma lesão; é útil particularmente em pacientes obesos.
Doenças do fígado e sistema biliar		
Metástases hepáticas	US	Deve ser o exame inicial, embora as metástases possam ter refletividade idêntica à do parênquima hepático podendo, portanto, não ser identificadas. O uso de modernos agentes de contraste para ultra-som pode ajudar a distinguir as lesões, mas estes não estão disponíveis em todos os países. Também permite biopsia. Terapias mais novas requerem exames mais sensíveis.
	TC	Significantemente mais sensível que o US, particularmente em lesões menores. Essencial para um estadiamento preciso na avaliação pré-operatória precedente à ressecção hepática.
	RM	Com meios de contraste específicos de fígado é ainda mais sensível que a TC. Caracteriza, precisamente, lesões, pequenas. Bastante utilizada na avaliação pré-operatória precedente à ressecção hepática.
Hemangioma hepático	US	Achado incidental freqüente.
	TC/RM	Ambos são exames fidedignos que demonstram outras características dos hemangioma e de muitas outras lesões hepáticas solitárias.
Icterícia	US	Sensível à dilatação das vias biliares. No entanto, a dilatação pode ser pequena na fase inicial da obstrução e na colangite esclerosante. Revela cálculos biliares e a maior parte das doenças hepáticas. O US também revela a localização e a causa de qualquer obstrução do ducto biliar comum. Discutir com o radiologista sobre investigações subseqüentes (TC, CPRE, CPRM etc.).
	CPRE	Irá confirmar e remover cálculos ductais. Exame padrão-ouro para o diagnóstico de alteração do ducto intra-hepático na colangite esclerosante.

RXA, radiografia do abdome; TC, tomografia computadorizada; RXT, radiografia do tórax; CPRE, colangiopancreatografia retrógrada endoscópica; GI, gastrintestinal; HIDA (*hepatobiliary imino-diacetic acid*), ácido iminodiacético hepatobiliar; CPRM, colangiopancreatografia por ressonância magnética; RM, ressonância magnética; MN, medicina nuclear; US, ultra-som.

Tabela 9.**1** (Continuação) **Sugestões de modalidades diagnósticas em imagem gastrintestinal**[1]

Problema clínico	Investigação	Comentários
	TC	Para a avaliação adicional da icterícia obstrutiva confirmada por US, especialmente quando localizada abaixo do nível hilar. Crucial no estadiamento da obstrução maligna no nível hilar. Pode prognosticar irressecabilidade no câncer pancreático.
	RM, CPRM	Na obstrução no nível hilar, a colangiopancreatografia por RM é a investigação de escolha. Representa o padrão e a extensão do envolvimento ductal para o estadiamento pré-terapêutico. Se a US não mostra precisamente cálculos ductais, a CPRM deve preceder a CPRE.
	US endoscópica	É o método mais acurado para a detecção de pequenos cálculos ductais e pequenos tumores papilares e peripapilares. Permite biopsia do pâncreas sem risco de semeadura.
Doença biliar (p. ex., cálculos biliares, dor pós-colecistectomia)	US	Investigação de escolha para excluir ou demonstrar cálculos biliares e colecistite aguda. Estudo inicial na dor biliar. Não pode excluir cálculos de ducto comum. A colangiografia IV é obsoleta.
	TC	Útil na avaliação de massas e da parede da vesícula biliar.
	CPRM	Quando há suspeita de cálculos ductais que, entretanto, não foram confirmados por US; e na dor pós-colecistectomia.
Extravasamento biliar pós-operatório	US	Método inicial na suspeita de extravasamento, mostrará tamanho e localização de coleções.
	TC	A TC é uma importante modalidade para avaliação de extravasamentos, especialmente após cirurgia hepática/biliar complexa e/ou no pós-operatório imediato, quando não há boa janela acústica no abdome superior.
	CPRE	Método definido para detectar o local de extravasamento e para a colocação de *stent*.
	MN	A MN (HIDA) demonstrará atividade no local da fístula.
Doenças do pâncreas		
Pancreatite aguda	RXA	Somente se houver dúvida no diagnóstico; neste caso é necessária uma RXA para excluir outras causas de dor abdominal aguda. Alguns pacientes que apresentam pancreatite aguda têm uma pancreatite crônica subjacente, que pode causar calcificação visível.
	US	Para visualizar cálculos biliares e para diagnosticar e acompanhar o desenvolvimento de pseudocisto, especialmente útil em pacientes magros.
	TC, RM	Reservados para casos clinicamente graves (para avaliar a extensão da necrose), em pacientes que não melhoram com o tratamento, ou se não há certeza sobre o diagnóstico. Alguns centros recorrem à RM, especialmente se for provável uma repetição freqüente de exames de acompanhamento.
Pancreatite crônica	RXA	Para visualizar calcificação.
	US	Pode ser o método conclusivo em pacientes magros.
	TC	Mostrará bem a calcificação.
	CPRE, CPRM	A CPRE permite visualizar a morfologia ductal, embora envolva um risco considerável de pancreatite aguda. A CPRM (particularmente com secretina) revela alterações ductais e pode indicar função exócrina.
Tumor pancreático	US	Especialmente em pacientes magros e para lesões na cabeça e corpo do pâncreas.
	US endoscópica	Pode fornecer informação detalhada no estadiamento pré-cirúrgico e permite biopsia.

RXA, radiografia do abdome; TC, tomografia computadorizada; RXT, radiografia do tórax; CPRE, colangiopancreatografia retrógrada endoscópica; GI, gastrintestinal; HIDA (*hepatobiliary imino-diacetic acid*), ácido iminodiacético hepatobiliar; CPRM, colangiopancreatografia por ressonância magnética; RM, ressonância magnética; MN, medicina nuclear; US, ultra-som.

Tabela 9.**1** (Continuação) **Sugestões de modalidades diagnósticas na imagem gastrintestinal**[1]

Problema clínico	Investigação	Comentários
	TC	A TC ou RM são úteis em pacientes obesos caso o US seja inconclusivo ou se for necessário um estadiamento preciso.
	CPRE	Demonstra estenoses, permite biopsia e colocação de *stent*.
Insulinoma	RM, TC, angiografia	Quando os exames bioquímicos são convincentes. A RM está começando a ser considerada como o exame de primeira escolha, embora a TC espiral (fase arterial) seja promissora, especialmente em combinação com radiotraçadores em sistemas híbridos. A maioria dos centros procura obter dois exames positivos antes da cirurgia (TC/RM/angiografia).
	US	O US endoscópico e intra-operatório também é útil.
Outros problemas		
Intervenção cirúrgica prévia na parte alta do aparelho digestivo (recente)	Exame com meio de contraste hidrossolúvel	Para avaliar a anastomose. Quando não é detectado extravasamento, deiscência da anastomose e a preocupação clínica persiste, a TC subseqüente imediata é mais sensível.
Intervenção cirúrgica prévia na parte alta do aparelho digestivo (antiga; sintomas de refluxo ácido)	Endoscopia	Melhor para avaliar o coto gástrico (gastrite, úlcera, recorrência de tumor etc.). Exames baritados normalmente não são indicados.
Intervenção cirúrgica prévia na parte alta do aparelho digestivo (antiga; dismotilidade, sintomas obstrutivos)	Exames baritados	Exibem a anatomia cirúrgica e podem demonstrar alça aferente dilatada, anastomoses estreitadas, hérnias internas, alças fechadas etc.
	TC	Pode ser necessária para avaliar doença extraluminal.
Hemorragia intestinal crônica ou recorrente	Enema baritado do intestino delgado	Somente após endoscopia negativa dos tratos superior e inferior.
	MN (Estudo com hemácias ou pesquisa de divertículo de Meckel) e/ou angiografia	Quando todos os outros exames são negativos.
Obstipação	RXA, estudos do trânsito intestinal	A RXA pode ser útil em especialidades como a geriatria e a psiquiatria para mostrar a extensão da impactação fecal. Estudos do trânsito intestinal usando marcadores radiopacos podem confirmar o trânsito normal.
	Proctografia de evacuação	Em alguns pacientes, a obstipação é secundária a uma desordem no processo evacuatório.
Sepse abdominal; febre de origem indeterminada (FOI)	US	Pode ser o primeiro e conclusivo exame, sobretudo se houver sinais localizadores, para os espaços subfrênico, subepático e para a pelve. Não é tão útil para a visualização dos espaços e órgãos retroperitoneais.
	TC	A TC é provavelmente o melhor de todos os exames: Geralmente, identifica ou exclui infecção e tumor. Também permite a biopsia ganglionar ou de tumores e a drenagem de coleções (especialmente na fase inicial do pós-operatório).
	Cintilografia com leucócitos marcados, gálio	MN é particularmente útil caso não haja sinais localizadores: útil na sepse pós-operatória crônica; o radiotraçador marcado com gálio acumula-se nos locais atingidos por tumor (p. ex., linfoma) e infecção.

[1]Modificado de acordo com: RCR Working Party, *Making the best use of a Department of Clinical Radiology. Guidelines for Doctors*, 5th ed. London: The Royal College of Radiologists, 2003.
RXA, radiografia do abdome; TC, tomografia computadorizada; RXT, radiografia do tórax; CPRE, colangiopancreatografia retrógrada endoscópica; GI, gastrintestinal; HIDA (*hepatobiliary imino-diacetic acid*), ácido iminodiacético hepatobiliar; CPRM, colangiopancreatografia por ressonância magnética; RM, ressonância magnética; MN, medicina nuclear; US, ultra-som.

Um antigo estudo tem resistido muito bem ao teste do tempo devido ao seu alto valor diagnóstico, sua rapidez e disponibilidade: a **radiografia simples do abdome**. Ela persiste sendo uma modalidade inicial indispensável, ao lado do ultra-som e da TC, na avaliação de pacientes com dor abdominal. A radiografia abdominal é um dos estudos que jovens médicos de plantão ou na sala de emergência podem ter que encarar sozinhos, sem o suporte de um radiologista especialista. Podem ser feitas observações substanciais com possíveis conseqüências terapêuticas importantes. Ninguém irá esperar que você interprete uma TC ou RM do abdome, ou até mesmo um esofagograma, mas você deve estar apto a realizar uma interpretação básica de uma radiografia abdominal. Neste capítulo você irá aprender os princípios básicos para esta tarefa – além de muitas outras coisas. Os numerosos procedimentos mais específicos serão, então, explicados à medida que se torne necessário. A chave para a boa elaboração diagnóstica é, como sempre, escolher o procedimento adequado pela razão correta (Tabela 9.**1**).

9.1 Como analisamos uma radiografia abdominal?

A radiografia abdominal é quase sempre avaliada em combinação com uma radiografia torácica – por duas boas razões:

- Na radiografia torácica, as regiões abdominais diretamente subdiafragmáticas podem ser mais bem apreciadas, pois os parâmetros ótimos de exposição para os pulmões são inclusive bem apropriados para o estudo desta área.

- Ar intra-abdominal livre ascende para a porção mais alta do abdome e é, por esta razão, facilmente detectado abaixo do diafragma em uma radiografia em posição ortostática. Outras condições que possam estar presentes e tenham dor abdominal como sintoma cardinal podem ser diagnosticadas, como uma pneumonia basal.

Quando possível, toda radiografia torácica deve ser realizada com o paciente em posição ortostática. O mesmo é verdade para a radiografia abdominal. Se o paciente não pode ficar em pé, o exame deve combinar a radiografia do paciente em posição supina com uma exposição adicional apropriada para a demonstração de possíveis níveis hidroaéreos e ar livre, por exemplo, em decúbito lateral esquerdo com raios horizontais (paralelos à mesa).

O que você pode avaliar em uma radiografia abdominal?

O **fígado** pode ser diferenciado do resto do conteúdo abdominal e seu tamanho pode ser estimado de forma grosseira. Embora freqüentemente existam alças intestinais se projetando sobre o baço, este é um achado incomum no quadrante superior direito do abdome (Fig. 9.**2a**). Uma exceção a esta regra é a interposição do cólon entre o diafragma direito e o fígado, também chamada síndrome de Chilaiditi (Fig. 9.**2c**).

Filme abdominal

a Radiografia normal

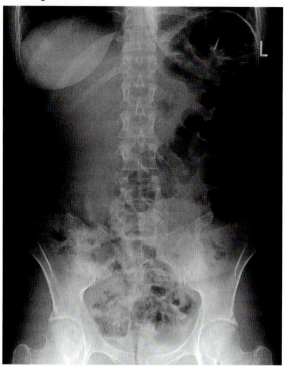

b Retroperitônio

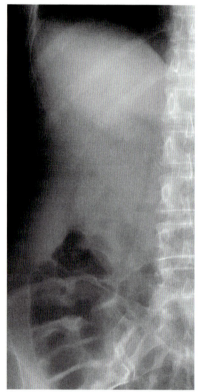

Fig. 9.**2a-e**

Filme abdominal

c Síndrome de Chilaiditi

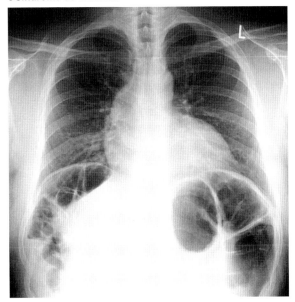

d Pancreatite crônica

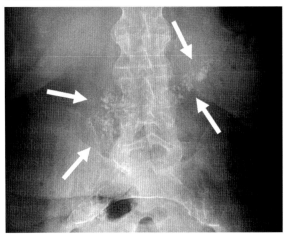

e "Alças sentinelas"

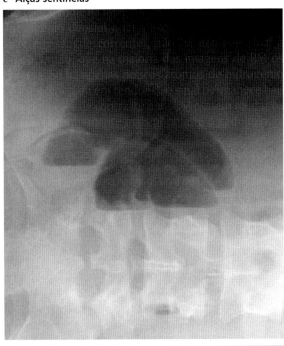

Fig. 9.**2a** Este é um filme abdominal normal. A sombra hepática ocupa o abdome superior direito. Sua margem inferior pode ser apenas estimada neste filme. A faixa de gordura peritoneal ao longo da parede abdominal lateral direita é visível. O baço no abdome superior esquerdo está completamente mascarado pela flexura esplênica do cólon. Quase todo o cólon está preenchido com ar. Fezes são vistas no ceco, cólon descendente e sigmóide. O intestino delgado não está completamente visível. A bolha gástrica é levemente apreciada medialmente à flexura esplênica. Neste paciente magro, a gordura retroperitoneal não é abundante o bastante para delimitar claramente os contornos dos rins e do músculo iliopsoas. **b** A margem inferior do fígado, o contorno renal e a borda do músculo iliopsoas estão muito bem representados neste paciente. **c** Neste paciente, alças do intestino grosso preenchidas com ar se projetam sobre o fígado. Esta entidade é chamada síndrome de Chilaiditi e tende a ser um achado incidental sem sintomas. **d** Na pancreatite crônica, calcificações características ocorrem no parênquima (setas) e precisam ser diferenciadas da aterosclerose da artéria esplênica. **e** Esta seção de uma radiografia abdominal de um paciente posicionado em decúbito lateral esquerdo, realizada com raios horizontais, mostra alças do intestino delgado preenchidas por ar com interfaces hidroaéreas – chamadas "alças sentinelas". Elas indicam distúrbios do peristaltismo intestinal. A diferença no nível líquido na alça maior sugere o trabalho peristáltico para superar um obstáculo: este é um sinal de uma obstrução intestinal mecânica (dinâmica). O cólon está desprovido de ar: a obstrução deve estar em algum local na porção distal do intestino delgado.

As estruturas do retroperitônio são facilmente distinguíveis, caso possuam interfaces com a gordura retroperitoneal: os contornos **renais** e dos **músculos iliopsoas** são regularmente apreciados: o **pâncreas** tende a ser discernível apenas quando seu parênquima contém pontos de calcificações, por exemplo, devido a uma pancreatite crônica (Fig. 9.**2d**).

A **bexiga urinária** pode ser delimitada na pelve se estiver satisfatoriamente cheia. Quando completamente expandida, ela tende a levantar o intestino para fora da pelve.

Calcificações são freqüentemente encontradas nos seguintes locais:

• Paredes vasculares: particularmente freqüentes na aorta, na artéria celíaca e em seus ramos, em particular artéria esplênica e nas artérias ilíacas. Calcificações ovais na pelve são com freqüência decorrentes de flebólitos nas veias pélvicas, particularmente comuns nas veias próximas ao útero e no plexo venoso ao redor da bexiga.

- Órgãos parenquimatosos: rins (cálculos renais), útero (fibróides), fígado e baço (após infecção granulomatosa como a histoplasmose), pâncreas (pancreatite crônica).
- Vísceras ocas: particularmente freqüente na luz da vesícula biliar (cálculos biliares) ou na parede (vesícula biliar em porcelana).
- Linfonodos: particularmente freqüentes no mesentério.

A **distribuição do ar intestinal** e a espessura das paredes intestinais são de especial importância. Ar no intestino delgado é raro em adultos saudáveis. É um achado obrigatório (regular) em neonatos e freqüente em crianças pequenas. O estômago e o cólon rotineiramente contêm quantidades variadas de ar. As diferenças no calibre e na estrutura da parede (válvulas coniventes – ou pregas de Kerking – no intestino delgado e haustrações do intestino grosso) tornam fácil diferenciar o intestino delgado do intestino grosso na maioria dos casos. Qualquer ar fora da luz intestinal é anormal e deve levar a uma correlação cautelosa com a história do paciente: caso tenha realizado recentemente uma cirurgia, o ar livre pode estar relacionado ao procedimento. A comparação cuidadosa com radiografias prévias é mandatória quando estas estiverem disponíveis, a fim de assegurar que este achado não é novo ou crescente.

A **espessura da parede intestinal** é avaliada pela observação da distância entre duas alças adjacentes. Em processos inflamatórios e isquêmicos do intestino, a espessura da parede aumenta. Quando gás intramural (a maioria das vezes na forma de pequenas bolhas como um "colar de pérolas" ou com padrão linear na parede intestinal, particularmente nas porções inferiores da parede intestinal) é encontrado, medidas diagnósticas mais apuradas precisam ser realizadas. Embora haja uma condição benigna chamada "pneumatose intestinal", caracterizada por ar na parede intestinal, este achado pode também estar associado a condições que trazem risco de vida e precisam ser afastadas, como infarto intestinal ou inflamação grave do intestino.

A **quantidade e a distribuição** das fezes ao longo do cólon também devem ser observadas. Pacientes com constipação grave podem se apresentar com dor abdominal aguda.

Por que você está interessado na radiografia simples de tórax padrão em um paciente com dor abdominal?

As áreas abaixo do diafragma são de particular interesse quando confrontadas com sintomas abdominais: Ar visto abaixo do hemidiafragma direito (acima e ao redor do fígado) é intraperitoneal por definição. Ar livre no peritônio, naturalmente, também alcança a face inferior do hemidiafragma esquerdo, mas neste local o ar no estômago e na flexura esplênica do cólon pode obscurecê-lo, e pode, freqüentemente, não ser distinguido do verdadeiro ar livre, podendo levar a erros. Por esta razão, em pacientes incapazes de se levantar, a radiografia abdominal é realizada com o paciente deitado sobre seu lado esquerdo: o possível ar livre, então, ascende para a direita e para dentro da porção mais alta entre o diafragma e o fígado. Os pacientes deveriam permanecer nesta posição por pelo menos 5 minutos antes de a radiografia ser realizada, pois demora algum tempo até que o ar ascenda para dentro do quadrante superior direito do abdome.

Eu vejo uma anormalidade – O que faço agora?

Primeiro reflita se a anormalidade percebida pode ser clinicamente relevante neste paciente em particular; coloque o que foi observado dentro do contexto da história e dos achados do exame clínico.

A maioria das **calcificações** no abdome não tem significância clínica para a saúde do paciente. Exceções são as calcificações vistas nas localizações esperadas do pâncreas (pancreatite crônica) e do ureter (cólica renal). A combinação dos achados clínicos e da história em um determinado paciente irá, freqüentemente, guiar o processo diagnóstico em direção ao problema clínico dominante.

Ar intraperitoneal livre é um achado muito relevante e indica a perfuração de uma víscera oca. (Apenas poucos mililitros de ar já podem ser detectados!) Mas esteja atento: isto pode também ser visto em pacientes que passaram por cirurgia abdominal recente, uma situação comum em um ambiente hospitalar. Como mencionado anteriormente, uma comparação cuidadosa com radiografias pós-operatórias prévias é mandatória se estas estiverem disponíveis, para assegurar que este achado não é novo ou crescente. Em caso de dúvida, ligar para o médico responsável pelo paciente é uma boa prática e irá freqüentemente esclarecer a significância do achado, assim como ajuda a determinar a necessidade de investigação radiológica adicional ou mesmo intervenção cirúrgica. Logo, não dispare o alarme imediatamente.

Ar no retroperitônio é sempre patológico. Os contornos dos rins, das supra-renais e do músculo iliopsoas tornam-se bastante evidentes. As razões podem ser a perfuração de um segmento intestinal retroperitoneal (duodeno, partes do cólon e reto) ou o trânsito de ar do mediastino para dentro do espaço retroperitoneal no enfisema mediastinal.

A análise da **distribuição do gás intestinal** pode ajudar no diagnóstico de diversas entidades:

Um estômago distendido por ar é freqüentemente encontrado após *ressuscitação* e pode apontar precocemente para uma falha na intubação. Não faz mal mencionar sobre o estômago distendido para o médico solicitante, pois a colocação de uma sonda nasogástrica pode, muitas vezes, proporcionar alívio ao paciente.

Alças distendidas do intestino delgado preenchidas com ar indicam um distúrbio do peristaltismo intestinal e são decorrentes de um íleo parcial ou completo ou de uma obstrução do intestino delgado.

> **!** A diferenciação entre um íleo e uma obstrução do intestino delgado é mais facilmente realizada por auscultação: a ausência de ruídos intestinais sugere um íleo (ou obstrução extremamente avançada), enquanto ruídos hidroaéreos exacerbados sugerem uma obstrução intestinal mecânica. Lembre-se que até mesmo radiologistas podem considerar o uso do estetoscópio de vez em quando para auxiliar na realização do diagnóstico correto.

A presença de níveis hidroaéreos nas alças do intestino delgado – também chamadas "alças-sentinela" – (Fig. 9.**2e**) sugere o caráter do distúrbio: quando uma obstrução mecânica está presente, o peristaltismo intestinal continua e tenta forçar o conteúdo intestinal através do ponto de obstrução. Uma alça sentinela característica mostra interfaces hidroaéreas em níveis significativamente diferentes.

Os segmentos intestinais preenchidos com ar têm naturalmente localização proximal ao ponto de obstrução, pois o ar distal a ele é absorvido em tempo.

Quando o problema peristáltico é devido à paralisia ou quando o intestino obstruído já se encontra esgotado, as interfaces hidroaéreas nas alças sentinelas tendem a permanecer no mesmo nível: um íleo adinâmico está presente. (Para observar a possível diferença nos níveis líquidos, o paciente precisa permanecer imóvel nas posições anteriormente descritas por alguns minutos.) Ruídos intestinais estão tipicamente ausentes nesta situação. Segmentos do intestino grosso preenchidos com ar e extremamente dilatados podem ser vistos no **megacólon** tóxico, na **obstrução do intestino grosso devido a um tumor**, ou no vólvulo (torção do intestino em torno de sua raiz mesentérica). Quanto mais crônico o problema, maior o intestino pode apresentar-se. Agora, testar isto no primeiro paciente.

9.2   Paciente com dor abdominal aguda

Checklist: **Abdome agudo**

- O paciente está em pé ou posicionado sobre o lado esquerdo? O feixe de raios X é horizontal?
- Você vê ar fora do trato gastrintestinal?
- O ar dentro do trato gastrintestinal está normalmente distribuído?
- As "alças sentinelas" apresentam níveis hidroaéreos com alturas diferentes?
- Há calcificações características?

Revolta na barriga

Os paramédicos encontraram Melissa Stonegrave (51) abandonada sobre o banco de um parque. Um transeunte a viu deitada de lado, tremendo e pedindo ajuda. Os paramédicos comunicaram que ela se queixou de uma dor abdominal severa. Na sala de emergência, ela foi cuidadosamente examinada. Uma sonda nasogástrica foi inserida, pois a paciente apresentou vômitos. Giufeng está examinando alguns casos bastante tediosos do material de ensino quando o técnico de raios X, Thomas, traz da sala de emergência as radiografias da Sra. Stonegrave para que ela possa revisá-las. Giufeng coloca primeiro a radiografia torácica no negatoscópio, mas não enxerga nada de anormal e a coloca de lado. Problemas pulmonares, como uma pneumonia basal para causa dos sintomas, parecem não estarem presentes. Ela, então, pega a radiografia abdominal e inicia uma análise cuidadosa (Fig. 9.3).

➜ **Qual é o seu diagnóstico?**

Ar livre intraperitoneal: Em caso de ar livre intraperitoneal, a perfuração de um órgão oco como o estômago, o duodeno (na doença ulcerosa), o intestino grosso (p. ex., na diverticulite), ou uma perfuração traumática devem ser consideradas (Fig. 9.4).

O caso de Melissa Stonegrave

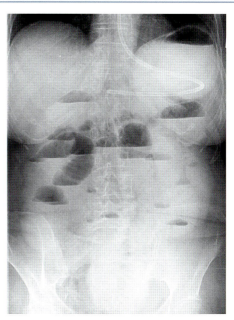

Fig. 9.**3a**   Dê uma olhada na radiografia abdominal de Melissa Stonegrave. Quais achados roubam sua atenção imediatamente?

Entretanto, ele também pode ser ar residual decorrente de uma intervenção cirúrgica no abdome, o qual pode persistir por dias e semanas.

Ar no retroperitônio: Ar retroperitoneal é muito menos freqüente e ocorre, por exemplo, em perfurações de segmentos intestinais retroperitoneais, assim como o duodeno, cólon ou reto (Fig. 9.5). Ele pode ocorrer também em infecções graves com bactérias formadoras de gás, por exemplo, na pielonefrite enfisematosa em pacientes diabéticos.

Ar na parede intestinal: Ar na parede intestinal pode ser observado na pneumatose intestinal (Fig. 9.**6a, b**), uma condição assintomática benigna, ou na fase tardia da isquemia intestinal (Fig. 9.**6b**), que cursa com dor abdominal severa. Em casos extremos, o ar atinge o sistema venoso portal do fígado através das veias mesentéricas (Fig. 9.**6d**). No passado, isso costumava ser um *signum mali ominis*, um sinal de mau prognóstico indicando um curso deletério da doença. Em tempos de TC onipresente, o sinal é visto com muito mais freqüência e felizmente com melhor prognóstico.

Obstrução intestinal (íleo mecânico): Também chamado íleo mecânico ou dinâmico, esta condição é caracterizada por uma obstrução mecânica da luz intestinal (Fig. 9.**7a**). No intestino delgado, faixas fibrosas pós-operatórias, chamadas aderências, são as causas mais freqüentes de obstrução, seguida pelas hérnias encarceradas (inguinal, femoral, umbilical e incisional). Em crianças, uma intussuscepção pode ser a causa. Cálculos biliares que tenham perfurado para o interior da luz intestinal (Fig. 9.**7b**) podem também causar obstrução, e podem ser visualizados diretamente na radiografia. No intestino grosso, carcinomas colorretais, vólvulos do sigmóide (Fig. 9.**7c**) ou ceco e

Ar livre intraperitoneal

a

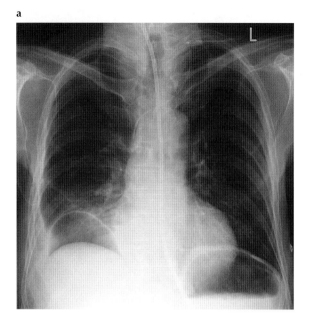

b

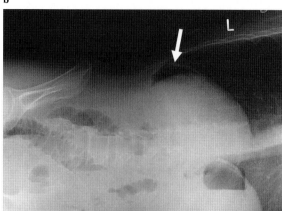

c

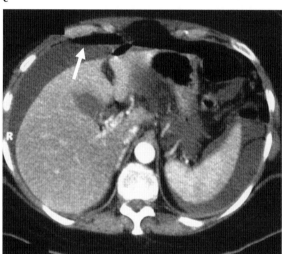

Fig. 9.**4a**   Esta radiografia de tórax em ortostase mostra uma evidente bolsa de ar abaixo do hemidiafragma direito. Os pulmões, em si, estão livres. Há um pequeno derrame pleural à direita. Este paciente foi trazido à unidade de emergência com um quadro de abdome agudo devido a uma perfuração gástrica. **b** Em outro paciente posicionado em decúbito lateral esquerdo e radiografado com feixes de raios X horizontais, um depósito de ar está presente entre o fígado, o diafragma e a parede abdominal (seta). Este paciente foi submetido a uma cirurgia abdominal 2 dias antes. Uma radiografia em ortostase era, até então, impossível de ser obtida. O ar, em algumas alças do intestino delgado, indica um distúrbio adicional do peristaltismo intestinal. **c** Ar livre no abdome não é muito fácil de diagnosticar por TC – quando líquido livre também está presente, os níveis hidroaéreos são uma evidência confiável (seta).

Ar no retroperitônio

a

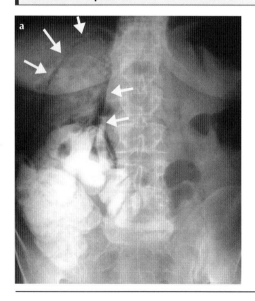

b

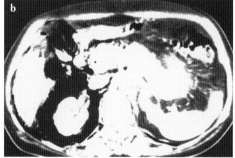

Fig. 9.**5a**   Esta radiografia abdominal mostra o contorno do músculo iliopsoas (setas curtas) e do rim direito (setas longas) extremamente bem, muito melhor que o normal. Eles estão contornados pelo ar originado de uma ruptura traumática do duodeno. O cólon está preenchido com um pouco de contraste hidrossolúvel de um enema prévio. **b** Para confirmar o diagnóstico pela TC, foi escolhida uma janela específica que acentua a diferença entre gordura (como é vista no tecido subcutâneo) e ar (como é visto ao redor do rim).

Ar na parede intestinal

a

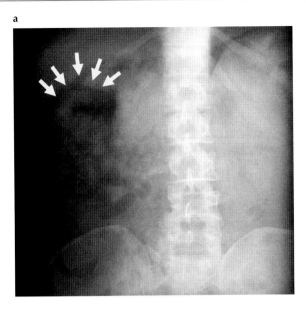

b

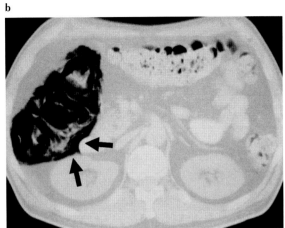

c

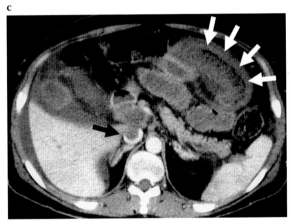

d

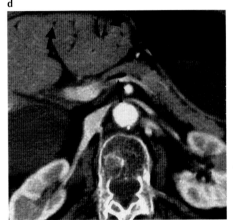

Fig. 9.**6a** No abdome superior direito, várias camadas de ar (setas) estão presentes ao redor do lúmen intestinal. **b** A TC confirma a presença de ar na parede intestinal (setas). Este paciente tinha leucemia mielóide aguda (LMA), mas não apresentava nenhum sintoma intestinal no momento ou posteriormente. Foi diagnosticada uma pneumatose intestinal. **c** O corte de TC em outro paciente com dor abdominal severa exibe um espessamento marcante da parede intestinal com pequenos depósitos de ar em seu interior – semelhante a um "colar de pérolas"

(setas brancas): este segmento intestinal está gangrenado. Além disso, finas margens de ascite são vistas em torno do fígado e do baço. A propósito: o defeito de contraste na veia cava (seta preta) não é um trombo, mas sim um resultado do fluxo laminar! Sangue rico em meio de contraste proveniente dos rins flui paralelamente ao sangue não-contrastado proveniente das extremidades inferiores. **d** Uma vez que haja ar na parede intestinal necrótica, este pode também entrar nas veias mesentéricas e, por fim, no sistema hepatoportal (setas).

diverticulite devem ser afastados como a causa do íleo. Enemas com meios de contraste hidrossolúveis são essenciais na diferenciação radiográfica destas entidades no intestino grosso. A TC do abdome, com reconstruções multiplanares e tridimensionais da imagem em uma estação de trabalho (*workstation*), pode ajudar a determinar o ponto de obstrução, assim como fornecer indícios sobre a causa subjacente.

Íleo paralítico: O íleo paralítico pode ser devido a condições diversas (Fig. 9.8). Ele é também o ponto patofisiológico final de

uma obstrução intestinal persistente não-tratada. Este pode ser visto após intervenções cirúrgicas no abdome, após trauma abdominal e em desequilíbrios eletrolíticos, sepse, peritonite ou infiltração do mesentério por tumor.

Pancreatite aguda: Uma pancreatite aguda normalmente não é diagnosticada na radiografia abdominal. Os sinais de pancreatite crônica ou recorrente podem, entretanto, ser visíveis e apontar a elaboração diagnóstica na direção correta (Fig. 9.**2d**).

Íleo mecânico

a Carcinoma de cólon

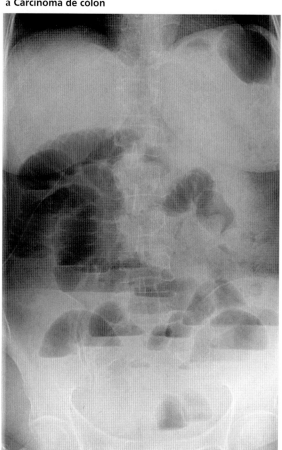

Fig. 9.**7a** Numerosas alças-sentinela com níveis hidroaéreos de alturas variadas indicam um íleo mecânico (dinâmico). O cólon está essencialmente livre de ar. Esta foi uma obstrução decorrente de um carcinoma de cólon. **b** Ar é visto no duodeno e jejuno proximal, quase nenhum no cólon (esquerda). Esta aparenta ser uma obstrução jejunal. A razão é um cálculo biliar gigante que progrediu para dentro do jejuno. Você consegue vê-lo acima da crista ilíaca direita? Na sua trajetória para dentro do jejuno, o cálculo biliar criou uma comunicação (direita) através da qual o ar penetra no interior do sistema biliar. Observe o ducto biliar comum preenchido com ar seguindo em direção ao duodeno distendido! Ar pode também ser visto no trato biliar após a freqüente dilatação terapêutica da papila de Vater e deve ser diferenciado de ar no sistema portal como um sinal de mau prognóstico de isquemia intestinal. **c** Em outro paciente, uma alça intestinal preenchido com ar e extremamente dilatada (esquerda) é identificada como cólon sigmóide devido a sua localização e à clara haustração. O cólon está bem delineado pelo ar; o reto não mostra absolutamente nenhum ar. Este é um vólvulo do sigmóide, uma torção do sigmóide em torno de sua raiz mesentérica. O resultado é, naturalmente, a obstrução mecânica do intestino. A configuração do intestino nesta entidade é semelhante à face inferior do "grão" que tanto nos ajuda no nosso dia-a-dia: Ele é chamado "sinal do grão-de-café". O vólvulo é confirmado com a ajuda de um enema com contraste hidrossolúvel. Vemos uma configuração em "bico de pássaro" da coluna de contraste na transição retossigmóide (direita). ▶

b Cálculo biliar

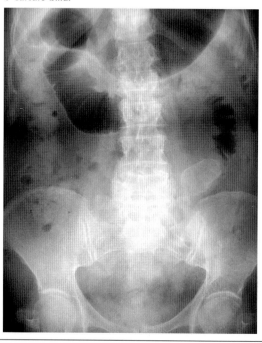

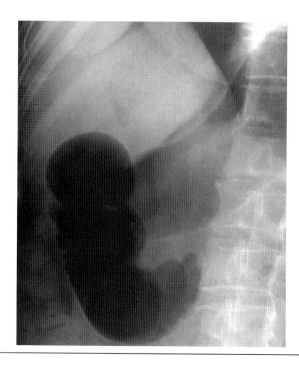

Íleo mecânico

c Vólvulo

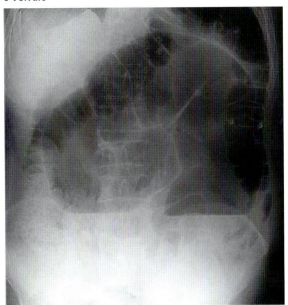
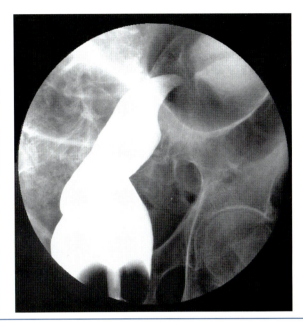

Íleo paralítico

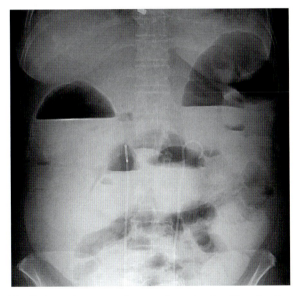

Fig. 9.8 Neste paciente com câncer, a disseminação difusa do câncer no retroperitônio necessitou da implantação de um *stent* em ambos os ureteres para manter o fluxo de urina dos rins para a bexiga. Agora, um íleo paralítico também se desenvolveu: alças intestinais dilatadas com interfaces hidroaéreas que tendem a ter os mesmos níveis em uma alça e que parecem estar presentes em todos os lugares. Note: O íleo paralítico é geralmente diagnosticado com um estetoscópio! Métodos de imagem não são realmente necessários aqui.

➜ **Diagnóstico**: Giufeng não encontrou nenhum ar livre no peritônio ou retroperitônio da Sra. Stonegrave. Entretanto, ela acha que a distribuição de ar nos intestinos está totalmente anormal. O cólon está completamente desprovido de ar, enquanto o intestino delgado mostra várias alças sentinelas com níveis hidroaéreos de diferentes alturas. Está bem claro, para ela, que uma obstrução intestinal mecânica está presente; o ar no cólon foi absorvido ou escoado. Giufeng diagnosticou um íleo mecânico dinâmico em virtude de uma obstrução do intestino delgado ou do cólon proximal. Foi constatado que Melissa Stonegrave passou por uma colecistectomia complicada há alguns anos. Durante a cirurgia, foram encontradas adesões como causa da obstrução do intestino delgado.

> **!** A maioria das obstruções intestinais é tratada de modo conservador com uma sonda nasogástrica e observação. De fato, a TC nos permite estratificar os pacientes em grupos cirúrgicos e não-cirúrgicos através da detecção da presença ou ausência de isquemia, de gás na veia porta, de doença extraluminal etc., o que claramente representa um avanço em relação aos tempos antigos, quando o quadro clínico (sinais de sepse, choque, acidose etc.) era tudo que tínhamos além da radiografia.

> **!** Ar livre intraperitoneal e um íleo são mais bem diagnosticados na radiografia abdominal com o paciente em pé ou posicionado sobre o lado esquerdo e um feixe de raios X horizontais. O infreqüente ar retroperitoneal e a causa de uma obstrução mecânica do intestino são freqüentemente mais bem apreciados na TC. Líquido livre é detectado mais rapidamente por ultra-som. Tome nota disto: não é sempre a modalidade mais cara que dá a você a informação mais importante!

9.3   Doenças do esôfago

- O paciente engasga ou tosse enquanto come ou bebe?
- O alimento fica "preso" quando o paciente está comendo?
- O paciente engoliu um corpo estranho?
- O paciente reclama de uma sensação de bolo na garganta, regurgitação de comida não digerida ou mau hálito?
- O paciente apresenta dor durante a deglutição?
- O paciente vem apresentando pirose há bastante tempo?

bolo na garganta. Além disso, seus netos têm reclamado do mau hálito do avô. Inclusive, ele trouxe um deles consigo para auxiliar no teste. Paul está recebendo suas primeiras instruções na arte da fluoroscopia, o exame de raios X do trato intestinal em tempo real. Dr. Llewellyn, um ferrenho e conservador especialista em imagem gastrintestinal, assiste-o atenciosamente enquanto ele se prepara para fazer o exame. A informação clínica fornecida pelo médico do Sr. Wiggle, assim como a conversa com o Sr. Wiggle e o jovem acompanhante, não forneceram nenhum indício preciso do que está acontecendo.

O bife não vai descer fácil

Jack Wiggle (86) veio ao departamento de radiologia para um exame porque ele apresenta problemas na deglutição. Ele se engasga muito freqüentemente e tem a sensação de

! Quando há suspeita de um distúrbio funcional da deglutição, uma videofluoroscopia específica do ato de deglutição é a investigação de escolha. A videofluoroscopia documenta as diferentes fases do altamente complexo ato de deglutição em múltilplas imagens isoladas (Fig. 9.**9**). Se, por exemplo, o distúrbio provocado ao não-rela-

Deglutição normal

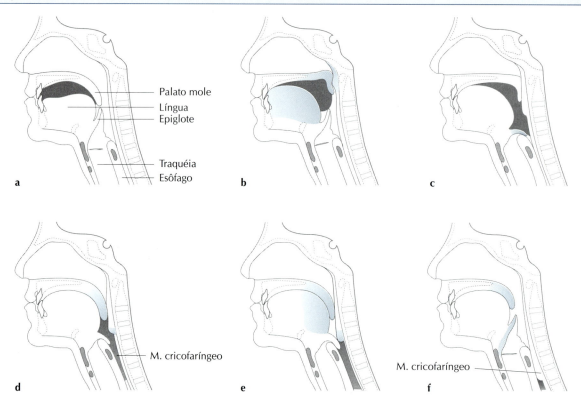

a   Palato mole / Língua / Epiglote / Traquéia / Esôfago   b   c

d   M. cricofaríngeo   e   M. cricofaríngeo   f

Fig. 9.**9**   A deglutição normal acontece deste modo. **a** O bolo de contraste está retido e formado entre a língua e o palato mole. **b** A língua e o palato mole elevam-se para apresentar o bolo à orofaringe. No processo, o palato mole veda a comunicação com a nasofaringe a fim de prevenir a regurgitação. **c** O bolo desloca-se dorsalmente e em sentido caudal, enquanto a epiglote veda a abertura laríngea. **d** O palato mole desce ainda mais e o músculo cricofaríngeo relaxa, permitindo a

passagem do bolo. **e** Quando o bolo passa pelo músculo cricofaríngeo, a base da língua e o palato mole se elevam novamente. **f** Quando o bolo alcança o esôfago torácico, a base da língua move-se para frente, a epiglote retroflete, e a laringe volta à posição de repouso. (Richard M. Gore, Marc S. Levine, Igor Laufer, eds. *Textbook of Gastrointestinal Radiology*, Filadélfia, WB Saunders, 1994.)

xamento do músculo cricofaríngeo, uma injeção de toxina botulínica pode ser considerada. Outros achados específicos, como o movimento descoordenado da língua, fraqueza do palato mole ou estarse alimentar na valécula ou nos seios piriformes, podem auxiliar o fonoaudiólogo a desenvolver uma técnica adequada de deglutição para o paciente afetado por essas anormalidades.

Paul examina cuidadosamente uma radiografia frontal do tórax e abdome superior que foi obtida anteriormente ao exame do Sr. Wiggle, que não demonstra nenhuma anormalidade óbvia. Para se orientar melhor, ele faz o Sr. Wiggle tomar um pequeno gole de uma suspensão de bário e assiste ao bário passando através de seu esôfago sob fluoroscopia. Subseqüentemente, ele pede ao paciente que beba um pouco mais e obtém radiografias do esôfago inteiro em duas projeções, ambas completamente distendidas pela coluna de bário e na técnica com duplo contraste para avaliação do revestimento mucoso do esôfago. Quando ele vê um segmento estreitado do esôfago, hesita e obtém algumas imagens colimadas ampliadas do segmento suspeito (Fig. **9.10**).

➔ **Qual é o seu diagnóstico?**

Divertículos esofágicos: Estes são protrusões saculares da mucosa e submucosa do esôfago com pouca ou nenhuma cobertura muscular. Eles são divididos em divertículos de tra-

❘ O caso de Jack Wiggle

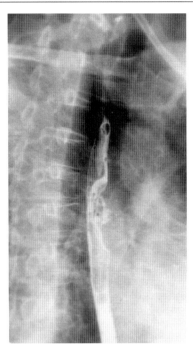

Fig. 9.**10**   Aqui você vê o filme diagnóstico da esofagografia de Jack Wiggle. Há algo anormal?

❘ Divertículo

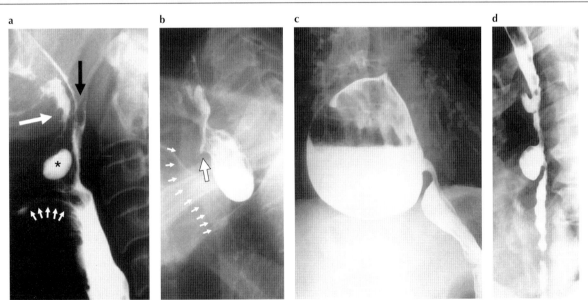

Fig. 9.**11a**   Esta incidência lateral do ato de deglutição mostra a aparência após a passagem do bolo de bário no esôfago. O palato mole é pressionado contra a parede faríngea dorsal (seta preta), prevenindo, assim, a regurgitação de comida para o interior da cavidade nasal. A base da língua (seta branca grande) moveu-se para cima e para trás; a epiglote (setas brancas pequenas) veda a entrada da laringe. O bolo entrou no esôfago proximal. Há um divertículo na área da prega epiglótica (estrela). Este se estende lateralmente a partir da base da língua. **b** Em um divertículo de Zencker, a representação da largura do istmo diverticular (seta grande) é de especial importância para o cirurgião. O esôfago e a traquéia (setas pequenas) estão deslocados ventralmente. **c** Outra localização típica de um divertículo de pulsão é o esôfago distal. **d** Divertículos de tração tendem a ocorrer no nível do hilo pulmonar e geralmente são conseqüências de uma linfadenite inflamatória no mediastino.

Acalasia

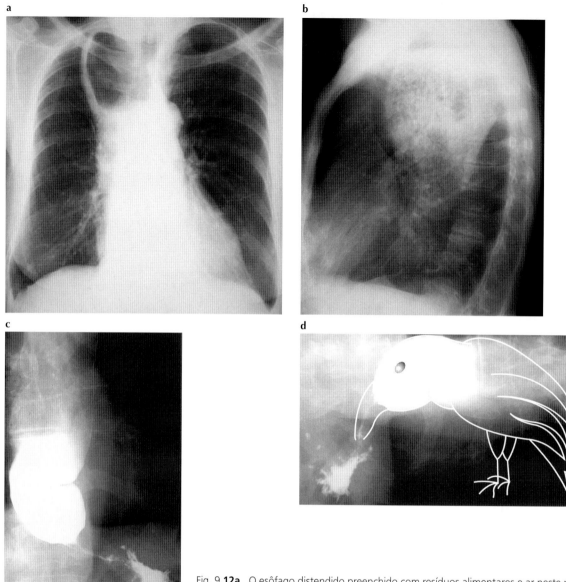

Fig. 9.**12a**   O esôfago distendido preenchido com resíduos alimentares e ar neste paciente com acalasia é notório no mediastino superior. **b** A projeção lateral do tórax exibe a impactação do alimento no esôfago e a traquéia deslocada anteriormente com clareza ainda maior. **c** Após a administração de meio de contraste oral, o esôfago proximal grosseiramente dilatado e o segmento estreitado desprovido de gânglios são delineados. Este achado é também chamado de "bico de pássaro". **d** Naturalmente, um pouco de imaginação também ajuda.

ção e pulsão. Divertículos de pulsão tendem a ser cervicais (Fig. 9.11a) e epifrênicos (Fig. 9.11c) e, geralmente, ocorrem proximalmente a uma região onde há estreitamento do fluxo como o esfíncter esofágico superior ou inferior, ou quando um ponto fraco da parede muscular do esôfago cede à pressão. Divertículos de tração decorrentes da tração de processos inflamatórios (freqüentemente no mediastino) ocorrem quase que exclusivamente na região da bifurcação traqueal (Fig. 9.11d)

O *divertículo de Zenker* é um divertículo de pulsão sempre localizado à esquerda da zona de transição faringoesofágica (Fig. 9.11b). Ele pode se tornar extremamente grande, reter alimento não digerido e comprimir o esôfago. Os resíduos alimentares originam, como sintoma freqüente, o mau hálito (halitose).

> **!** Divertículos esofágicos podem passar despercebidos durante a endoscopia, especialmente se eles possuírem um istmo estreito, enquanto divertículos com istmo largo podem ser confundidos com o lúmen esofágico e serem perfurados quando o endoscopista tenta avançar o endoscópio durante o procedimento.

Distúrbios da peristalse esofágica:

Acalasia: Neste distúrbio neurogênico, as células ganglionares das camadas musculares do esôfago distal que normalmente inibem a contração do esfíncter esofágico inferior estão reduzidas. Ela é rara em crianças e pode ocorrer durante toda a vida adulta. O distúrbio é caracterizado por uma combinação de ausência de peristalse e um esfíncter esofágico inferior hipertônico, resultando numa obstrução funcional na junção esofagogástrica ou próximo a ela. Com o passar do tempo, isto pode levar a um esôfago dilatado, freqüentemente preenchido com secreções e alimentos não-digeridos. A irritação crônica das membranas mucosas induz uma inflamação crônica do esôfago e está associada com um risco 10 vezes maior de desenvolvimento de carcinoma esofágico. O diagnóstico de acalasia pode ser sugerido em uma radiografia simples do tórax (Fig. **9.12a, b**). A confirmação final é alcançada com a realização de um esofagograma (Fig. **9.12c, d**).

Espasmo esofágico difuso (EED): O EED decorre de um processo neurodegenerativo local e exibe uma aparência completamente diferente: ocorrem as chamadas contrações "terciárias" (sem coordenação) o que pode dar ao esôfago uma configuração em "saca-rolhas"; esse tipo de peristalse sem coordenação é mais freqüente em idosos (Fig. **9.13**).

Esclerodermia: A peristalse do esôfago está diminuída ou completamente ausente na esclerodermia (Fig. **9.14**). Radiografias tardias após um esofagograma baritado podem mostrar contraste residual no esôfago.

Esclerodermia

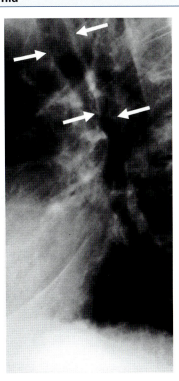

Fig. 9.**14**   Em casos extremos de esclerodermia, o esôfago rígido e dilatado (setas inferiores) pode aparecer como uma segunda coluna de ar atrás da traquéia (setas superiores) – o sinal de duplo cano ("o *double-barrel sign*").

Espasmo esofágico difuso (EED)

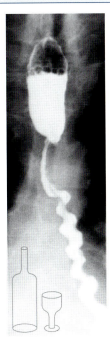

Fig. 9.**13**   Em idosos, a peristalse do esôfago pode-se tornar desorganizada, perdendo sua força propulsora. Após a administração de bário, o esôfago pode se assemelhar a um saca-rolhas no EED. Esta entidade, entretanto, não está associada ao abuso de álcool.

! Distúrbios da peristalse são mais bem diagnosticados através de um esofagograma baritado.

Tumores esofágicos: Quando a aparência no estudo baritado sugere a possibilidade de um tumor esofágico, este deve ser considerado maligno, até que se prove o contrário. Se a lesão está localizada bastante proximal no esôfago, trata-se, muito provavelmente, de um carcinoma de células escamosas da hipofaringe (Fig. **9.15**) ou do esôfago (Fig. **9.16a**); mais distalmente, a freqüência de adenocarcinomas aumenta (Fig. **9.16b**). Estes são particularmente freqüentes quando doenças precursoras da zona de transição esofagogástrica, tais como a esofagite de refluxo (Fig. **9.17a**) ou o esôfago de Barrett (Fig. **9.17b**), estão presentes.

Varizes esofágicas: Varizes venosas da parede esofagiana podem se desenvolver como conseqüência de hipertensão portal secundária à cirrose hepática (Fig. **9.18**) ou oclusão venosa portal. As veias em torno do esôfago têm conexões com o sistema porta no abdome superior ao redor da junção esofagogástrica e drenam para os sistemas venosos ázigos e hemiázigos no mediastino posterior, que fazem parte da circulação sistêmica. Este atalho pode ser usado pelo corpo para descomprimir o sistema venoso portal nas condições anteriormente mencionadas. A hemorragia aguda grave é o maior perigo associado a esta condição.

Carcinoma da hipofaringe

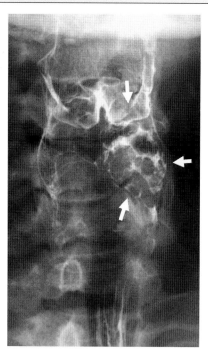

Fig. 9.**15**   Este carcinoma da hipofaringe com crescimento polipóide (setas) está localizado no recesso piriforme esquerdo, imediatamente proximal à entrada do esôfago e imediatamente distal à epiglote, que está bem delimitada por meio de contraste. (Onde estava mesmo o seu livro de anatomia?)

Carcinoma esofágico

a   b

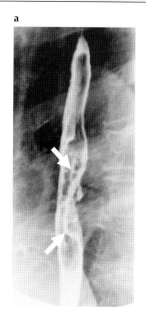 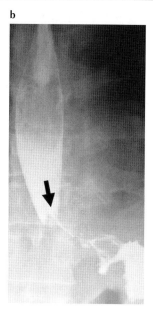

Fig. 9.**16a**   Um carcinoma esofágico se apresenta como uma aparência anormal do contorno da parede esofágica (setas), freqüentemente com ulcerações. Lesões submucosas são também detectáveis num esofagograma porque elas mudam o peristaltismo da parede esofágica; esta é uma vantagem real em relação à endoscopia por fibra óptica. **b** Um carcinoma do esôfago distal como este tende a envolver também a cárdia gástrica. Observe o contorno proximal irregular (seta) e a margem distal da estenose.

Carcinoma esofágico: doenças precursoras

a Hérnia de hiato

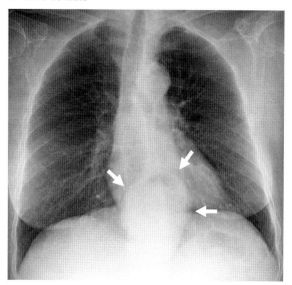

Fig. 9.**17a**   Hérnias hiatais são reconhecidas por sua forma anelar, freqüentemente com interfaces hidroaéreas, no mediastino. Para confirmar o diagnóstico, um pequeno copo de bário é suficiente. **b** A principal característica de um esôfago de Barrett é a estenose ou irregularidade mucosa no terço distal do esôfago, mas freqüentemente

b Esôfago de Barrett

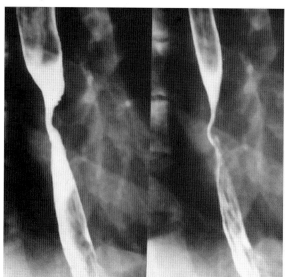

esta anormalidade pré-neoplásica é invisível ao radiologista. Distal à estenose, o epitélio colunar substitui o epitélio escamoso estratificado normal do esôfago como resultado do refluxo ácido crônico para dentro do esôfago distal.

Varizes esofágicas

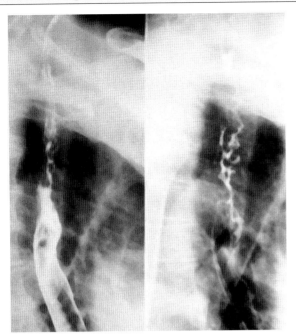

Fig. 9.**18** Os defeitos vermiformes do contraste na luz esofágica neste esofagograma baritado são devidos às veias dilatadas na parede. O paciente sofria de hipertensão portal grave com sangramento recorrente das varizes.

Esofagite na doença de Crohn

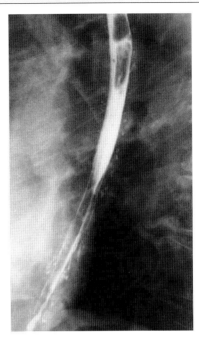

Fig. 9.**19** Pequenas trilhas e depósitos de contraste são visíveis na parede do esôfago. Elas correspondem a ulcerações e formações de fístulas, tal como são encontradas também na parede intestinal na doença de Crohn.

Esofagite: Alterações inflamatórias da mucosa do esôfago podem ser decorrentes de refluxo gastroesofágico, lesão cáustica (corrosiva), candidíase ou infecção viral em pacientes imunocomprometidos. Algumas vezes, a doença de Crohn pode afetar o esôfago na criança e no adolescente (Fig. 9.19).

Corpo estranho: Este é de particular importância em pacientes psiquiátricos (Fig. 9.20b). Possíveis corpos estranhos no esôfa-

go incluem próteses dentárias, escovas de dentes, moedas etc. Se há suspeita de uma estrutura fina e delicada como uma espinha de peixe, o paciente deve ser solicitado a engolir chumaços de algodão embebidos em meio de contraste iodado hidrossolúvel, que ficará preso à espinha. Entretanto, o exame deve ser realizado apenas se a endoscopia for indisponível ou ambígua.

Corpo estranho no esôfago

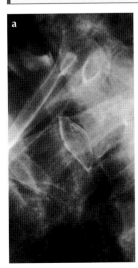
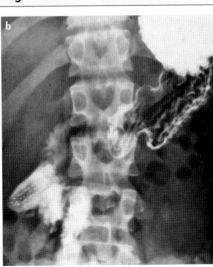

Fig. 9.**20a** Enquanto assava aquela deliciosa torta de ameixa com sua mãe, esta criança desenvolveu, subitamente, problemas de deglutição. O meio de contraste marca as margens e a superfície do caroço de ameixa impactado no esôfago proximal. **b** Este paciente de uma instituição psiquiátrica foi enviado para o exame porque o risco de dano por autopunição era conhecido e a escova de dente – aqui, bem delineada no estômago – estava perdida.

Compressão do esôfago

a Artéria lusória   **b Osteocondrose da coluna cervical**

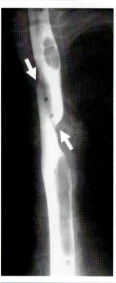 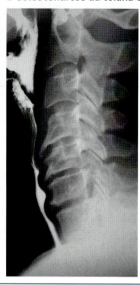

Fig. 9.**21a**   Quando a artéria subclávia direita segue posterior ao esôfago para a direita, ela pode comprimir a luz esofágica, sendo denominada artéria lusória. Nesta incidência ântero-posterior, ela é caracterizada por um defeito oblíquo liso de enchimento luminal pelo contraste logo acima do botão aórtico (setas). **b** Doença discal degenerativa da coluna cervical com formação de osteófitos pode comprimir o esôfago e causar problemas de deglutição.

! Quando há risco de perfuração esofágica, apenas meio de contraste iodado hidrossolúvel deve ser usado inicialmente. Formulações com bário são contra-indicadas na presença de uma perfuração. Caso não exista uma perfuração, pode-se usar o bário para um diagnóstico muito mais acurado. O paciente em pós-operatório deve sempre receber suspensão de bário diluída em virtude do melhor rendimento diagnóstico e à alta probabilidade de aspiração.

Compressão do esôfago:

Artéria lusória: O esôfago também pode sofrer compressão extrínseca (Fig. 9.**21a**). Uma causa relativamente freqüente – e congênita – é uma artéria subclávia direita aberrante na "disfagia lusória".

Osteocondrose da coluna cervical: Osteófitos degenerativos ventrais da coluna cervical podem comprimir o esôfago dorsalmente e também levar à disfagia (Fig. 9.**21b**).

Em pacientes com idade avançada, há, freqüentemente, uma impressão extrínseca do esôfago devido à ectasia do arco aórtico, algumas vezes, também, compressão do esôfago distal provocada por ectasia e tortuosidade da aorta torácica, o que pode causar problemas de deglutição (disfagia aórtica).

→ Diagnóstico: Paul decide que esta estenose excêntrica do segmento médio do esôfago deve ser decorrente de um processo que se estende através da mucosa. Até que se prove o contrário, isto é um carcinoma, mais provavelmente um carcinoma de células escamosas. A biopsia realizada durante uma endoscopia por fibra óptica no dia seguinte confirma este diagnóstico.

! Qualquer lesão expansiva e qualquer estenose do esôfago requerem estudo histológico.

9.4   Doenças do intestino delgado

Checklist: **Doenças do intestino delgado**

- Qual a idade do paciente?
- Os sintomas estão relacionados com a ingestão de alguns alimentos específicos?
- Há diarréia ou perda ponderal?
- É um tumor abdominal palpável?
- Já passou por cirurgia abdominal?

Intestino em greve

Josephine Slimline (16) tornou-se um enigma para sua família e seu médico. Ela se queixa de diarréia e cólicas abdominais. Seu peso tem permanecido constante pelos últimos 2 anos. O médico da família solicitou agora um exame com duplo contraste do intestino delgado, também chamado enteróclise, para chegar à raiz do problema. Dr. Llewellyn fez um acordo com Paul: Paul poderá introduzir o tubo no jejuno sob cuidadosa supervisão, porém o restante do exame será feito pelo próprio Llewellyn. Afinal, Josephine tem apenas 16 anos de idade e a dose de exposição deste estudo é relativamente alta para as radiossensíveis gônadas femininas e medula óssea. Especialmente em pacientes em idade reprodutiva, o procedimento deve ser feito rápido e eficientemente por um radiologista experiente. Paul até consegue fazer a Srta. Slimline rir na mesa de exame. Ela seguiu rigorosamente as instruções de preparação para o exame (ver adiante).

Enema com duplo contraste do intestino delgado: achados normais

a

b

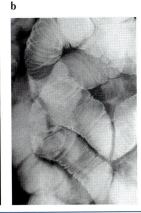

Fig. 9.**22** Este é um padrão normal do intestino delgado em um exame com duplo contraste. No jejuno (**a**), você encontra menos de uma prega mucosa por centímetro; no íleo (**b**), há mais de duas pregas mucosas por centímetro. Observe que a distância entre as alças intestinais tem grande importância diagnóstica, pois ela indica a espessura da parede intestinal.

> **!** Uma preparação correta do paciente é crucial para o exame do intestino delgado.

Como é feita uma preparação perfeita do paciente para a enteróclise do intestino delgado?
Um dia antes do exame, o paciente deve consumir nada além de alimentos líquidos claros (sopas claras, café, chá, sucos claros).
Devem-se evitar particularmente comidas ricas em fibras, vegetais, frutas, arroz, carne ou leite. Um laxativo também pode ser administrado no dia que antecede o exame.
Na véspera do exame (após 22 horas) e no dia do exame não pode entrar mais nada na boca: não fumar, não escovar os dentes, não fazer uso de medicações orais, não beber, não comer.

O caso de Josephine Slimline

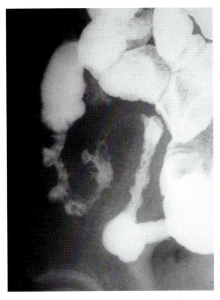

Fig. 9.**23** Analise a radiografia relevante do exame do intestino delgado da Srta. Slimline.

A experiente técnica em raios X, Sra. Fairweather, auxilia Paul quando ele introduz o tubo refrigerado através de uma narina após tê-lo lubrificado com lidocaína gel (também chamada xilocaína ou lignocaína). Paul também borrifou solução de lidocaína dentro do nariz e da garganta da paciente. Josephine mostra ser uma corajosa e calma paciente e respira regularmente de maneira controlada. No momento em que o tubo foi inserido o suficiente para alcançar a base da língua, Paul pede a Josephine para engolir algumas vezes e ele tem sorte: durante esta manobra, o tubo pôde facilmente ser avançado. Uma breve fluoroscopia confirma a ponta do tubo posicionada dentro do estômago. Ele empurra o tubo para a posição do piloro e recolhe apenas um pouco o fio-guia. Ele pede a Josephine para posicionar seu corpo sobre o lado direito. Após um curto espaço de tempo, a extremidade mole do tubo desliza através do piloro para dentro do duodeno. Paul avança o tubo um pouco mais até que a extremidade esteja posicionada logo após o ligamento de Treitz no jejuno. Após recolher o fio-guia, ele injeta pequena quantidade de solução de bário diluída através do tubo para confirmar a posição da ponta: ela está justamente no local esperado. A Sra. Fairweather dá um grande sorriso. O Dr. Llewellyn parece também estar satisfeito: "Tenho visto piores!", diz ele a Paul antes de ir até a Srta. Slimline para começar o exame propriamente dito. Rapidamente, uma suspensão especial de bário e, em seguida, uma preparação de metilcelulose são infundidas através do tubo. Todas as alças do intestino delgado são expandidas e avaliadas (Fig. 9.**22**). Enquanto assiste ao exame e durante a revisão subseqüente das radiografias expostas, um segmento prendeu a atenção de Paul (Fig. 9.**23**).

➜ Qual é o seu diagnóstico?

Divertículo duodenal: Um divertículo duodenal é uma protrusão sacular do duodeno relativamente freqüente, na maioria das vezes para a esquerda (Fig. 9.**24a**). Este é assintomático na maioria dos casos. Raramente divertículos são encontrados em outros segmentos do intestino delgado (Fig. 9.**24b**).

Divertículo do intestino delgado

a Divertículo duodenal

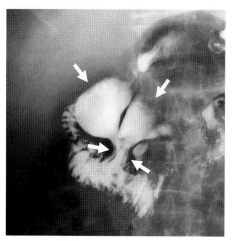

b Divertículo jejunal

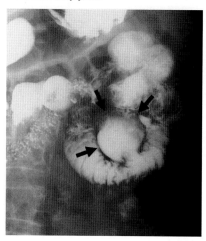

Fig. 9.24a Observe a configuração duodenal em "C" e cranialmente o estômago distendido por ar. Divertículos que se originam da curvatura interna do C (seta) podem causar problemas, particularmente se eles atingirem o tamanho representado nesta imagem e se eles também

envolverem a papila de Vater. Nesta situação torna-se muito difícil para o endoscopista encontrar e, se necessário, entrar na papila. **b** Este divertículo está localizado imediatamente distal ao ligamento de Treitz (setas).

Você conhece o divertículo de Meckel?

O divertículo de Meckel foi encontrado em até 3% dos pacientes em uma série de autópsias realizadas por razões não relacionadas. Ele é um remanescente do ducto vitelino, localizado no íleo até aproximadamente 100 cm da válvula ileocecal e muitas vezes conectado ao umbigo por um ligamento fibroso. Freqüentemente, tecido gástrico ou pancreático ectópico é encontrado dentro do divertículo.

Doença de Crohn: A doença de Crohn é uma condição inflamatória granulomatosa que pode se manifestar em qualquer segmento do trato gastrintestinal entre a boca e o ânus, mas que afeta mais comumente o íleo terminal (Fig. 9.25a). A alternância de áreas de mucosa relativamente normal rodeadas por ulcerações e cicatrizes na mucosa resulta no aspecto em "pedras de calçamento" (*cobblestone*) no exame contrastado. Toda a parede

Doença de Crohn

a, b Ileíte terminal

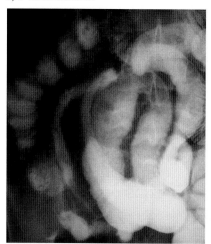
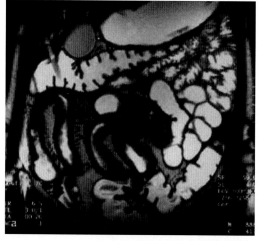

Fig. 9.**25a-c**

Doença de Crohn

c Formação de fístula

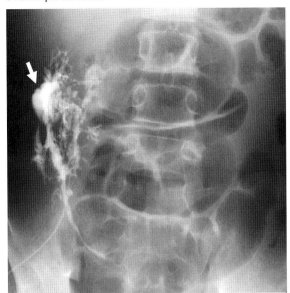

Fig. 9.**25a** A alça terminal do íleo tem um calibre significativamente menor que as alças proximais. As luzes estão bastante afastadas umas das outras como um sinal de edema da parede intestinal e hipertrofia da gordura mesentérica interposta. A fluoroscopia da alça do íleo terminal mostra mobilidade mínima deste segmento. Fístulas não são detectadas. **b** O papel da RM como estudo de imagem para a doença inflamatória intestinal vem aumentando – um desenvolvimento bem-vindo, pois os pacientes afetados são, muitas vezes, jovens e a exposição à radiação deve ser mínima. A espessada parede do íleo terminal é bem apreciada. **c** Neste caso, o contraste foi injetado através de um pequeno cateter introduzido em uma fístula cutânea. Torna-se evidente uma fístula complexa que se comunica com o intestino (seta). Alguns chamam esta formação de "toca da raposa" (*fox hole*).

Intussuscepção

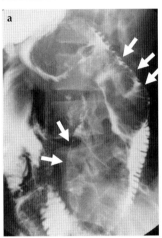
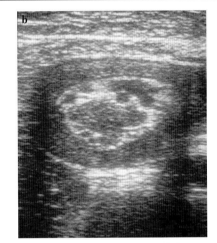

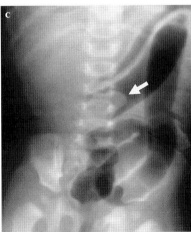
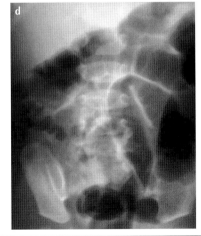

Fig. 9.**26a** A invaginação de um segmento intestinal aparece como uma "salsicha" rodeada por contraste (setas) dentro da luz intestinal externa. Neste caso, um pólipo foi a causa (*lead point*) da intussuscepção. **b** No ultra-som, o característico aspecto em rosquinha ou "*double-doughnut sign*" é apreciado. A redução com ar é realizada sob fluoroscopia para monitorar o sucesso do procedimento. **c** O segmento intestinal invaginado é visível no centro do abdome (seta). O intestino delgado está livre de ar. **d** A radiografia final mostra a resolução da intussuscepção. A coluna de ar atingiu o intestino delgado, provando o êxito da redução.

intestinal é afetada e o envolvimento de segmentos intestinais é freqüentemente descontínuo (lesões salteadas). Longos estreitamentos segmentares e fístulas enterocutâneas e intramurais podem ser complicações adicionais (Fig. 9.**25c**). Após múltiplas ressecções do intestino delgado, pode-se seguir uma síndrome do intestino curto: o segmento ileal residual alarga-se e apresenta pregas mais espessas.

Doença celíaca: Nesta entidade disabsortiva devido à intolerância ao glúten, o número de pregas visíveis à enteróclise muda para menos que uma por centímetro no jejuno e mais de duas por cm no íleo.

Intussuscepção: Uma intussuscepção desenvolve-se quando um segmento do intestino é puxado para o interior do segmento intestinal contíguo distal (Fig. 9.**26a**). Isto tende a ocorrer mais comumente em crianças: aproximadamente 90% das intussuscepções em crianças são ileocólicas. A causa é geralmente um chamado *lead-point* (um pólipo ou hiperplasia da mucosa) que é tratado pelo peristaltismo intestinal como uma partícula alimentar e, desta maneira, empurra o segmento vinculado do intestino com ele. Os dois principais problemas resultantes são obstrução intestinal e comprometimento vascular, pois o mesentério segue o intestino e pode haver torção dos vasos sanguíneos, os quais se tornam obstruídos. Uma intussuscepção deve ser tratada rapidamente para prevenir um infarto intestinal. Hoje isto é feito, principalmente, sob controle de ultra-som (Fig. 9.**26b**). Água ou ar é administrado através de um tubo retal. A coluna de água ou pressão do ar, então, empurra o segmento intestinal invaginado de volta e, desta forma, reduz a intussuscepção. Quando a insuflação com ar é usada, o procedimento é usualmente realizado sob controle fluoroscópico (Fig. 9.**26c, d**). Enquanto uma intussuscepção é geralmente idiopática ou decorrente de hiperplasia mucosa reativa temporária em crianças, uma intussuscepção sintomática num paciente mais velho deve sempre levar a um estudo cuidadoso para determinar a etiologia subjacente já que esta é comumente causada por tumores do intestino delgado no adulto. Na moderna TC multidetectores, nós vemos freqüentemente no exame abdominal intussuscepções transitórias assintomáticas que não têm significância clínica.

Tumores do intestino delgado: Tumores do intestino delgado são extremamente raros e os benignos (p. ex., leiomiomas; lipomas, Fig. 9.**27**) compõem a maioria. Há possibilidade de você, em toda a sua vida profissional, não ver nenhum paciente com tumor do intestino delgado.

➔ **Diagnóstico:** Paul já escreveu brevemente o resultado enquanto Llewellyn pendura seu avental plumbífero de volta no cabide. "Doença de Crohn do íleo terminal, nenhuma fístula até o momento" é seu diagnóstico. Llewellyn não disse nada a ele durante o procedimento, nem ao menos uma dica, mas tirou as radiografias necessárias sob fluoroscopia, rápida e cuidadosamente. Agora, ele dá uma olhada no relatório de Paul que está sobre a mesa. "Bingo", diz Llewellyn. Ele, prazerosamente, toma um belo gole de café. "Eu só espero que os gastroenterologistas consigam lidar bem com este caso. Os pacientes são tão jovens. Bem, Paul, o próximo enema baritado é seu. Eu espero que você tenha estudado. Eu lhe explicarei minuciosamente, caso você tenha dificuldade".

Lipoma do intestino delgado

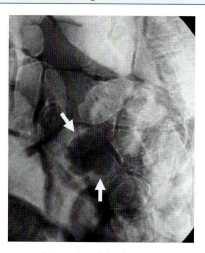

Fig. 9.**27** Este enema do intestino delgado mostra um tumor na luz intestinal (setas). A análise histológica do segmento ressecado confirmou um lipoma, o qual pode, também, algumas vezes, ser diagnosticado com segurança na TC, graças à densidade negativa característica.

9.5 Doenças do intestino grosso

Checklist: **Doenças do intestino grosso**

- O paciente está preparado adequadamente? Confira a radiografia do abdome antes mesmo que você pense em introduzir um tubo retal!
- Há um íleo, uma fístula, uma obstrução do lúmen intestinal ou o exame foi agendado apenas alguns dias antes de uma cirurgia abdominal? Em caso afirmativo, somente meio de contraste iodado hidrossolúvel poderá ser usado.

Oh, sangue nas fezes!

Trudy Herbgarden (55) queixa-se de uma mudança no seu hábito intestinal nos últimos meses. Seu médico realizou uma pesquisa de sangue oculto nas fezes, que foi positiva. Agora, a Sra. Herbgarden está sentada na sala de espera e aguarda pelo seu enema baritado. Paul explica-lhe o procedimento mais uma vez e certifica-se de que ela entendeu e seguiu as regras de preparação necessárias para este exame.

Como é feita uma preparação perfeita do paciente para o enema com duplo contraste do intestino grosso?
Dois dias antes do exame, o paciente não deve consumir nada além de alimentos líquidos claros, sem resíduos (sopas claras, café, chá, sucos claros). Devem ser evitados, particularmente, saladas, produtos integrais, vegetais, frutas, arroz, carne ou leite. Um laxativo pode também ser administrado no dia que antecede o exame.
Na véspera do exame (após 22 horas) e no dia do exame não pode entrar mais nada na boca: não fumar, não escovar os dentes, não beber ou comer. Medicação oral deve ser adiada para depois do exame, se possível.

Paul está obviamente preocupado: caso ele encontre resíduos fecais no cólon da Sra. Herbgarden, o exame pode ter que ser interrompido ou durar muito mais, pois cada partícula fecal (algumas vezes também chamada de fecaloma) deve ser diferenciada de tumores verdadeiros (Fig. 9.**28b**) ao movimentá-las com o bário (tumores verdadeiros estão obviamente presos em algum lugar na parede). Após o paciente ser posicionado confortavelmente em decúbito lateral pela Sra. Fairweather, Paul cuidadosamente introduz o tubo retal após ter realizado um cauteloso toque retal. Ele, em seguida, inflou um pequeno balão que se situa ao redor da ponta do tubo para evitar que este saia. Paul deixa a suspensão de bário fluir vagarosamente até que esta atinja o ceco. Para facilitar isto, ele gira a Sra. Herbgarden lentamente no seu próprio eixo. A suspensão é então parcialmente evacuada novamente: Paul injeta uma droga espasmolítica (tal como o glucagon) na veia da paciente e insufla ar cuidadosamente com uma bomba-balão. O intestino grosso é expandido neste processo.

> **!** Nunca esqueça do exame retal. No glaucoma e na hipertrofia prostática, derivados da escopolamina e espasmolíticos são contra-indicados e o glucagon deve ser utilizado.

A camada fina e homogênea de bário revestindo a parede intestinal permite uma excelente avaliação da mucosa (Fig. 9.**28a**). Paul expõe o reto e sigmóide ao girar a paciente sob fluoroscopia e realiza radiografias destes segmentos do cólon. Subseqüentemente, ele inclina a mesa de fluoroscopia e, com ela, a paciente. O ar ascende e expõe as flexuras esplênica e hepática do cólon no abdome superior. Paul tem que girar a paciente levemente para a esquerda e direita para obter melhor visualização destas áreas tortuosas. Seguem-se radiografias em posição ereta de todo o cólon. Agora, a mesa é inclinada, deixando a cabeça da paciente para baixo, para obter uma boa expansão do ceco, que também é documentado em radiografias específicas. Ele termina o exame realizando duas grandes radiografias do cólon com um feixe de raios X horizontais – uma com a paciente posicionada sobre o lado direito, a segunda com a paciente posicionada sobre o lado esquerdo. Estas são chamadas radiografias em decúbito lateral esquerdo e direito.

▌ Enema com duplo contraste do intestino grosso

a **Achados normais**   b **Resíduos Fecais**

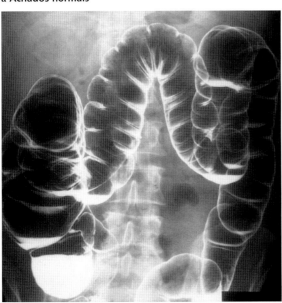 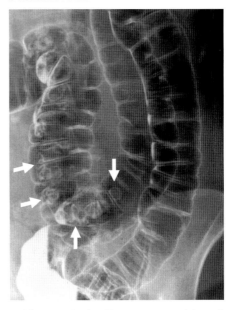

Fig. 9.**28a** Esta é a aparência de um enema com duplo contraste do cólon normal. O intestino está limpo e completamente distendido com ar, a mucosa está bem revestida com uma suspensão de bário. Uma pequena parte do íleo terminal também é visualizada. **b** As numerosas tumorações (seta) neste segmento de intestino foram bastante irritantes para o médico examinador. Elas requereram várias radiografias com o paciente em diferentes posições para confirmar que representavam partículas fecais retidas. Pólipos e também grandes lesões malignas podem ser facilmente omitidos se a preparação do paciente for subótima.

O caso de Trudy Herbgarden

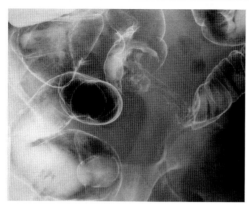

Fig. 9.**29**　Analise esta radiografia-chave do enema baritado da Sra. Herbgarden. Quais doenças vêm à sua cabeça?

O objetivo principal de Paul é obter uma radiografia com duplo contraste de cada segmento do cólon em duas projeções, sendo este o único caminho para obter um exame completo do cólon sem perder um pequeno pólipo ou câncer. Um segmento parece um pouco estranho para ele (Fig. 9.**29**).

➔ Qual é o seu diagnóstico?

Diverticulose: A diverticulose é uma doença principalmente do sigmóide e do cólon distal, onde ocorrem protrusões saculares (divertículos) da parede intestinal (Fig. 9.**30**). No interior dos divertículos, podem se desenvolver inflamações, as quais denominamos diverticulite (Fig. 9.**31a**); os pacientes apresentam-se tipicamente com febre e dor na região abdominal inferior esquerda. A

TC pode ser utilizada para certificar que não há formação de abscesso ou perfuração intestinal caso o paciente não melhore rapidamente ao tratamento com antibiótico ou caso existam sinais de peritonite generalizada. Diverticulites recorrentes podem evoluir para estenoses, fístulas, mais comumente para a bexiga (Fig. 9.**31b**), e pseudotumores. O estudo de imagem nem sempre pode diferenciá-las de um processo maligno verdadeiro. É recomendada a obtenção de um estudo específico do cólon após a resolução do episódio de diverticulite aguda, para a exclusão de qualquer outro processo sério subjacente. Isto também se aplica para pacientes com diverticulite recorrente.

Pólipos no intestino grosso: Pólipos são muito freqüentes no intestino grosso (Fig. 9.**32a**). Se eles excedem 5 mm em diâmetro, suas chances de transformação maligna aumentam significativamente. Por esta razão, sua remoção é fortemente recomendada quando estes alcançam um tamanho de 10 mm. Tumores maiores podem fechar todo o lúmen intestinal, o que leva, conseqüentemente, a uma aparência característica no enema baritado, similar a uma "maçã mordida" por ocasião da transição do cólon mole distendido para o câncer rígido estreito, voltando ao cólon mole distendido. Por fim, a luz intestinal é completamente obstruída e uma obstrução intestinal se desenvolve (veja p. 177).

Doença de Crohn: A doença de Crohn é uma doença inflamatória intestinal que causa ulcerações da parede intestinal e produz, conseqüentemente, um aspecto em "pedra de calçamento" (*cobblestone*) por razões óbvias (Fig. 9.**33**). Ela tende a mostrar um envolvimento segmentar do trato gastrintestinal ("lesões salteadas", poupando segmentos do intestino entre os segmentos doentes) e o reto. O íleo terminal é freqüentemente envolvido e ocorrem fístulas e abscessos (veja também p. 191).

Diverticulose

a
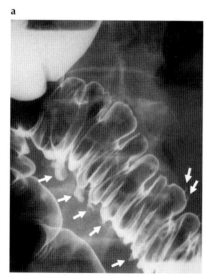

b
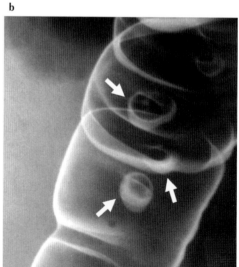

Fig. 9.**30a**　Divertículos do cólon são freqüentes em pacientes idosos. Eles ocorrem geralmente em maior número, como parte de uma diverticulose. Quando visualizados lateralmente, eles são facilmente percebidos como protrusões saculares da parede intestinal (setas). **b** Em caso de visualização frontal, as coisas se tornam um pouco mais difíceis (setas), a menos que um pequeno menisco ar-contraste seja visível, o que ocorre somente em divertículos: todo divertículo precisa ser diferenciado de um pólipo. Esta é uma boa razão para a obtenção de duas projeções perfeitas de todos os segmentos do intestino grosso em um enema baritado.

Complicações da diverticulose

a Diverticulite

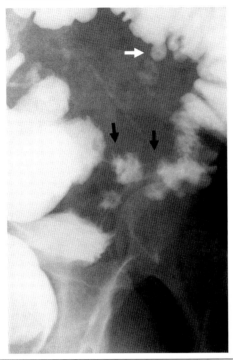

b Formação de fístula

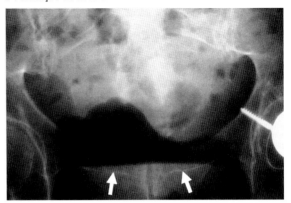

Fig. 9.**31a** A inflamação de um divertículo pode causar inflamação regional da gordura em torno do segmento intestinal afetado e pode até mesmo se estender para dentro de órgãos adjacentes. A estenose resultante do lúmen intestinal (setas pretas) deve ser diferenciada de um processo maligno com base na sintomatologia. Uma aparência intacta da mucosa pode sugerir uma etiologia benigna subjacente. A existência de outros divertículos (seta branca) pode ajudar no diagnóstico, mas não exclui completamente um câncer. **b** Neste paciente, uma fístula originada de uma diverticulite atingiu a bexiga urinária: o nível hidroaéreo (setas) confirma o achado.

Pólipo do cólon

a

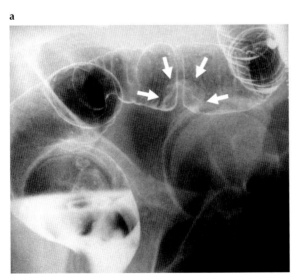

b

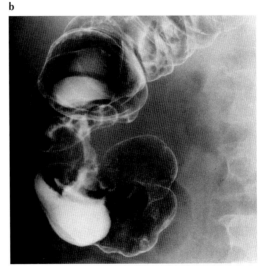

Fig. 9.**32a** Este pólipo séssil de base larga (setas) já se tornou maligno. **b** Aqui você vê um carcinoma do ceco que causou uma obstrução incompleta. Distal a ele, existem partículas fecais residuais localizadas nas haustrações – ou seriam pólipos adicionais?

Doença de Crohn

a Manifestações no cólon

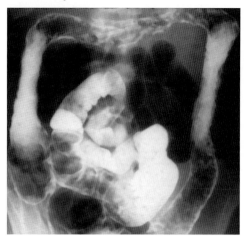

b Fístula anal

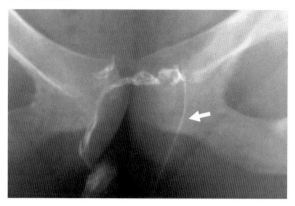

Fig. 9.**33a**   A manifestação da doença de Crohn no cólon está associada à formação do denominado em "pedra de calçamento" da superfície mucosa e a uma estenose dos segmentos envolvidos. O cólon sigmóide não está envolvido neste caso e apresenta largura e padrão mucoso

normais. **b** A doença de Crohn levou a uma fístula anal característica neste paciente. Um fino cateter (seta) foi introduzido na abertura perianal da fístula.

Colite ulcerativa

a

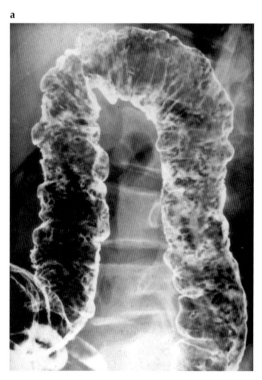

b

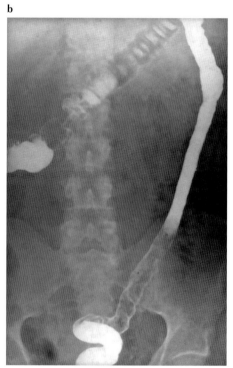

Fig. 9.**34a**   Numa fase precoce da colite ulcerativa, as ilhas remanescentes de mucosa relativamente normal aparecem como pseudopólipos. **b** Esta colite ulcerativa avançada estende-se do reto à flexura esplênica do cólon, produzindo o típico aspecto de um "tubo rígido".

Estenose retal

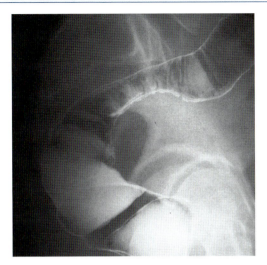

Fig. 9.**35** Esta mulher teve um tumor maligno pélvico e foi submetida à radioterapia. Agora, o reto, na região pré-sacral, está fibrótico e estenosado.

Tênia no Cólon

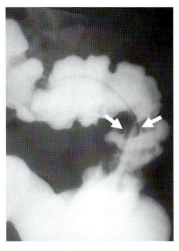

Fig. 9.**36** As duas linhas paralelas no interior da luz intestinal (setas) indicam a parede externa do verme. O meio de contraste entre elas está dentro do intestino da tênia: intestino no intestino, por assim dizer.

Colite ulcerativa: A colite ulcerativa é diferente da doença de Crohn, tendo em vista que esta tem um padrão diferente de envolvimento intestinal. Ela começa no reto e estende-se proximalmente de forma contínua (Fig. 9.34). Fístulas são raramente vistas. Até 10% de todos os pacientes por ano desenvolvem câncer de cólon, tipicamente após vários anos de doença, e por isso uma colectomia total é freqüentemente realizada. Hoje em dia, cirurgiões colorretais podem preservar o esfíncter anal do paciente e construir uma nova bolsa retal de intestino delgado,

possibilitando que os pacientes tenham uma vida relativamente normal, mesmo sem o cólon e sem a necessidade de nenhum dispositivo externo.

Colite pós-radiação: A colite pós-radiação pode se desenvolver após a realização de radioterapia no abdome e na pelve, por exemplo, em tumores pélvicos. Surgem ulcerações e edema da parede intestinal, que podem, por fim, resultar em uma estenose intestinal segmentar (Fig. 9.35).

O sangramento final

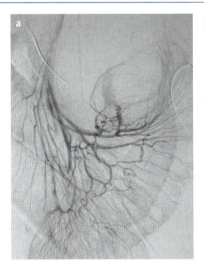 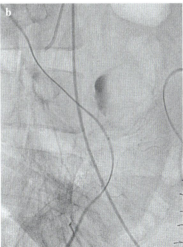 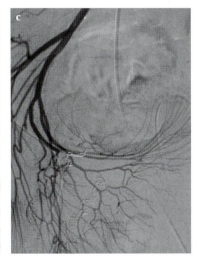

Fig. 9.**37a-c** A angiografia mesentérica seletiva é a modalidade de escolha se a hemorragia necessitar de infusão de concentrados de hemácias. A fase arterial (**a**) mostra extravasamento de contraste dentro de uma alça jejunal (seta). Uma imagem posterior, após a passagem do contraste vascular, mostra deposição persistente de contraste neste local (**b**), o que demonstra a força do sangramento. O sangramento é interrompido após embolização, com deposição de várias espirais (*coils*) no interior dos principais vasos de nutrição (**c**). ▶

Parasitoses do cólon: Parasitas, p. ex., tênias (Fig. 9.**36**) também podem se alojar no intestino e precisam ser considerados entre os diagnósticos diferenciais, especialmente caso o paciente tenha viajado recentemente para uma área endêmica ou aprecie alimentos crus.

➜ **Diagnóstico:** Paul verificou toda a lista de diagnósticos diferenciais, mas pelo aspecto da imagem, idade do paciente e probabilidade, ele chegou à seguinte conclusão: Este é um câncer de sigmóide que levou à obstrução parcial do cólon sigmóide. Diverticulite poderia certamente apresentar uma aparência similar, porém os sintomas não se ajustam e outros divertículos não foram encontrados. Llewellyn liga para o médico da Sra. Herbgarden. Durante a conversa, ele providencia uma consulta urgente para ela na clínica cirúrgica. A Sra. Herbgarden visitará seu médico na manhã seguinte para saber o resultado do exame e as opções de tratamento.

Dr. Llewellyn reserva um pouco de tempo para explicar a Paul sobre o manejo diagnóstico de sangramentos agudos e mais intensos dentro do lúmen gastrintestinal. "Se a endoscopia não for possível ou não oferecer o resultado necessário, a radiologia entra em cena. Neste cenário, é necessário examinar basicamente os intestinos grosso e delgado. A angiografia é a modalidade para sangramentos realmente fortes (Fig. 9.**37a-c**). Mas, se o paciente não requerer infusões sanguíneas no momento da intervenção, são pequenas as chances de detecção da origem do sangramento através da injeção de contraste por cateter no interior de um vaso sanguíneo: neste caso nem tente uma angiografia! Por outro lado, se você encontrá-lo, poderá embolizá-lo imediatamente! Em sangramentos de menor intensidade, a medicina nuclear é a sua única opção: uma cintigrafia com hemácias marcadas irá mostrar sangramentos tão pequenos quanto 0,1 ml por minuto. E você pode obter imagens do paciente repetidas vezes nas primeiras 24 horas após a injeção sem administrar mais droga; logo, você pode esperar até que eles sangrem novamente e, então, buscar sua origem (Fig. 9.**37d, e**)."

9.6   Problemas com a defecação

Checklist: Distúrbios da defecação

- O paciente apresenta constipação?
- Há história de incontinência fecal?
- O exame de toque retal revela hemorragia ou prolapso retal?

Um problema embaraçoso

Samantha Pampers (68) veio ao departamento com um problema sobre o qual ela realmente não gostaria de falar: Ela vem apresentando incontinência fecal já há alguns anos e precisa usar fraldas para sair de casa. Ela deu a luz a três crianças e está muito acima do peso. Sua vida social tem sofrido bastante. Finalmente, ela encontrou uma cirurgiã em quem ela confia, que está fazendo especialização em incontinência e outros problemas anorretais. Para um planejamento pré-operatório apropriado, a cirurgiã precisa de informações úteis sobre o processo de defecação: ela requisitou uma defecografia para a Sra. Pampers. Llewellyn é o especialista para este tipo de problema no departamento de radiologia – ele possui todos os equipamentos para isto guardados em um pequeno gabinete: um vaso sanitário portátil para *camping* fabricado em plástico e uma grande régua com marcação em chumbo. Ele fixa o vaso à plataforma da unidade de fluoroscopia e eleva-o até uma posição onde se possa sentar confortavelmente. Após realizar o exame retal, ele introduz cautelosamente um tubo de lúmen largo no reto da Sra. Pampers e injeta uma pasta de bário bastante espessa. A vagina é também preenchida com uma pequena quantidade de contraste utilizando um tubo menor. Pede-se que a Sra. Pampers sente-se no vaso, pronta para a realização da fluoroscopia em uma projeção lateral com a régua de chumbo mantida firmemente entre as coxas. "Com nenhum outro procedimento conseguimos avaliar a defecação tão bem", fala Llewellyn para Hannah:

O sangramento final

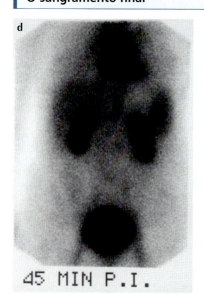
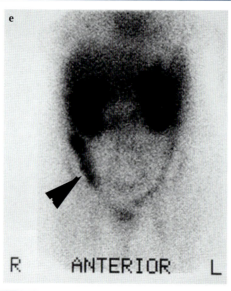

Fig. 9.**37d** Uma cintilografia para pesquisa de sangramento com 99 mTc-hemácias em outro paciente com um sangramento de menor intensidade não revela nenhuma anormalidade nos primeiros 45 minutos. Rins, bexiga, fígado, baço e coração mostram uma captação homogênea alta do radiotraçador, como esperado. Outro *scan*, 20 horas depois (**e**), não apenas indica o local da fonte primária de sangramento (seta) no ceco, mas também prova sua localização intra-intestinal, pois a atividade do radiotraçador se espalha por todo o cólon pela ação da peristalse contínua.

Problemas de defecação

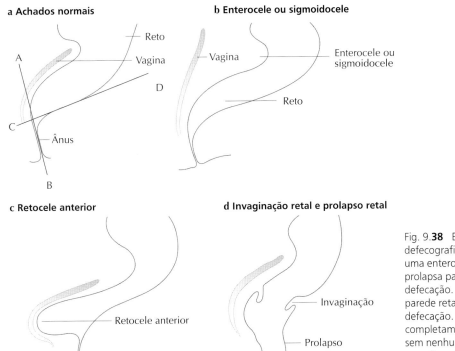

a Achados normais

Reto
Vagina
A
D
C
Ânus
B

b Enterocele ou sigmoidocele

Vagina
Enterocele ou sigmoidocele
Reto

c Retocele anterior

Retocele anterior

d Invaginação retal e prolapso retal

Invaginação
Prolapso

Fig. 9.**38** Estes são os achados típicos durante a defecografia. **a** Esta é uma situação normal. **b** No caso de uma enterocele, um segmento mais proximal do intestino se prolapsa para baixo entre o reto e a vagina durante a defecação. **c** Uma retocele é um abaulamento significativo da parede retal, posteriormente ou anteriormente, durante a defecação. O conteúdo desse abaulamento não é completamente esvaziado, causando um desejo constante e sem nenhum resultado. **d** Se o reto perdeu seu suporte no assoalho pélvico, este se invagina ou se prolapsa durante a defecação.

"Este pode não ser tão complexo como o ato de deglutição, mas algumas coisas podem definitivamente dar errado. Nós fazemos um vídeo durante as fases de repouso, contração e evacuação; medimos o comprimento do canal anal e a alteração do seu ângulo durante a contração e evacuação". Após a finalização do procedimento, ele e Hannah assistem juntos ao vídeo. A parede anterior do reto da Sra. Pampers se abaúla notoriamente em direção à vagina durante o esforço – existe uma retocele anterior (Figs. 9.**38**c e 9.**39**), o que torna uma evacuação regular impossível. O cirurgião pode agora seguir em frente e planejar a terapia.

! A defecografia é uma invasão significativa na privacidade do paciente. O cenário e ambiente durante o exame devem ser levados em conta.

Retocele anterior

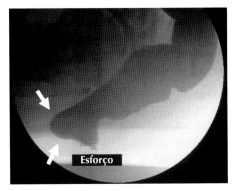

Esforço

Fig. 9.**39** Esta radiografia feita durante a fase de esforço do defecograma demonstra uma clara protrusão da parede retal anterior, que pode ser evacuada somente com grande dificuldade: Esta é uma retocele anterior.

9.7   Doenças do fígado e sistema biliar intra-hepático

Lesão hepática focal

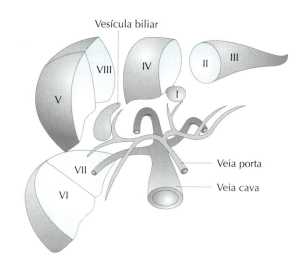

> **Checklist:** Lesão(ões) focal(ais)
>
> - Lesão solitária ou múltipla? Apresenta aspecto homogêneo ou inomogêneo?
> - A densidade ou sinal da lesão assemelha-se à da gordura ou da água ou é diferente?
> - A lesão realça após administração de contraste (periférica, central ou centripetamente)?
> - Ela é calcificada? Ela é septada?
> - Os linfonodos ao redor do hilo hepático estão aumentados?

Este negócio no fígado

Georgina Goodlooks (35) ainda está em choque. Durante um exame de ultra-som do seu abdome, foi encontrada uma lesão suspeita no fígado, cuja natureza precisa ainda não foi esclarecida. Ajay revisa as imagens de RM do fígado da Sra. Gooklook com o simpático Dr. Longbreak (Fig. 9.40). Ajay encontra a lesão e a atribuiu ao segmento V/VI do fígado.

Como você pode memorizar os segmentos hepáticos de acordo com Couinaud?
Esta é uma classificação cirúrgica dos segmentos hepáticos baseada nas veias do fígado, os principais pontos de referência para os cirurgiões durante uma cirurgia hepática. A veia porta marca a divisão entre os segmentos caudal e cranial. Imagine que você é um cirurgião e visualiza diretamente o fígado de um paciente em decúbito dorsal com o abdome aberto. Você está olhando o hilo do fígado por baixo. O lobo caudado se estende para baixo como

um dedo – Este é o segmento I. De lá, você progride em sentido anti-horário ao redor do hilo. Primeiro, pega o segmento dorsal (segmento II) e o ventral (segmento III) do lobo lateral esquerdo do fígado. Agora, atravesse o ligamento teres para a parte medial do lobo hepático esquerdo (cranialmente: segmento IVa, caudalmente: segmento IVb). Pule a vesícula biliar para o lobo direito do fígado – segmentos V e VI. Finalmente, sinta (profundamente, abaixo do diafragma) os segmentos craniais do fígado direito – lateralmente, segmento VII e medialmente, segmento VIII.

Ajay primeiro verifica se a lesão é realmente solitária. Então, ele estuda a estrutura interna com cuidado. Analisa os diagnósticos diferenciais, um após o outro – primeiro as lesões císticas e, depois, as lesões sólidas do fígado.

➜ Qual é o seu diagnóstico?

Cistos hepáticos congênitos: Cistos hepáticos congênitos são achados incidentais freqüentes. Estes podem ser diagnosticados com bastante segurança por ultra-som (Fig. 9.41a) e por

---

O caso de Georgina Goodlooks

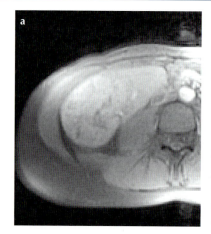 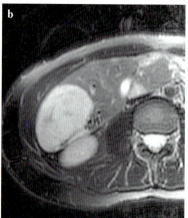

Fig. 9.**40**   Olhe estes cortes cruciais de RM de Georgina Goodlooks: axial ponderado em T1 com contraste (**a**); axial ponderado em T2 (**b**).

Cisto hepático congênito

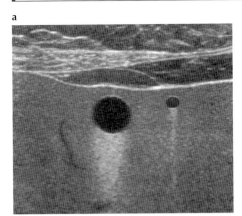

Fig. 9.**41a** Um cisto hepático congênito exibe uma margem nítida, conteúdo anecóico, e um reforço acústico posterior. **b** Este cisto, localizado no segmento hepático VIII de Couinaud, tem a densidade da água, uma margem nítida e não realça após administração de contraste (esquerda). Freqüentemente encontra-se associado a cistos renais, particularmente na doença policística hepática e renal (direita).

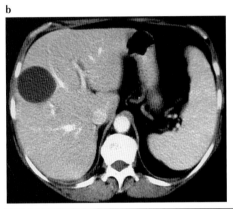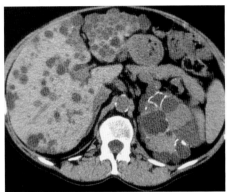

Cisto equinocócico

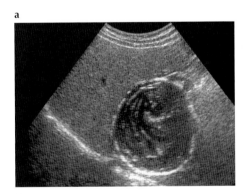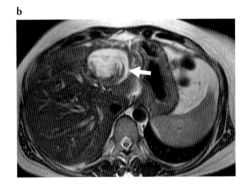

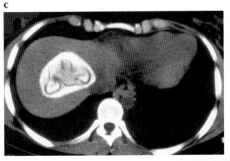

Fig. 9.**42a** O exame de ultra-som encontra o cisto na face inferior do fígado. Ele contém numerosas camadas e estruturas internas. **b** Em outro paciente, uma imagem de RM ponderada em T2 mostra os cistos-filhos como defeitos no interior do líquido do cisto (seta). **c** Após a ablação intervencionista de um cisto equinocócico com uma mistura de álcool e contraste, os restos parasitários são vistos suspensos no cisto.

tomografia computadorizada (Fig. 9.**41b**). Freqüentemente cistos renais também são encontrados, particularmente na *doença hepática policística*. Aproximadamente 70% dos pacientes com doença hepática policística (Fig. 9.**41b**) também têm doença renal policística. Muito raramente, uma metástase necrótica se apresenta como uma massa cística no fígado.

Cisto hidático: Quando o parasita *Echinococcus granulosus* (tênia do cão) se aloja no fígado humano, ele gera um ou mais cistos, cujas paredes têm, geralmente, três camadas e diferentes aparências na imagem: Estes podem parecer cistos simples; conter a chamada "areia hidática"; exibir septos e suas paredes podem calcificar (Fig. 9.**42**). Pacientes tendem a vir de áreas rurais onde cães – os hospedeiros definitivos do verme – são usados no pastoreio de rebanhos. A confirmação do diagnóstico é feita por meio de testes sorológicos ou demonstrando escólexes, o estágio larval, no líquido do cisto durante aspiração. A terapia, hoje, geralmente é realizada pelo radiologista intervencionista. A lesão é puncionada percutaneamente e álcool ou solução salina hipertônica misturada com meio de contraste é injetado (Fig. 9.**42c**) sob guia de TC.

Abscesso hepático:

Abscesso amebiano: Abscessos amebianos no fígado são geralmente causados pela *Entamoeba*, a qual é endêmica em países em desenvolvimento. Entretanto, determinados grupos em países desenvolvidos são de alto risco, tais como imigrantes recentes e pacientes institucionalizados. Esta é encontrada nas fezes de até 30% dos homossexuais masculinos sexualmente ativos. Abscessos amebianos podem ser solitários ou múltiplos: eles desenvolvem-se em até 7% de todos os pacientes com amebíase intestinal aguda ou recorrente, ou seja, 10% da população mundial. No mundo industrializado, os abscessos são raros porque a *Entamoeba histolytica* é transmitida através de água contaminada. Sua aparência ao ultra-som e TC (Fig. 9.**43a**) não é muito específica. É a história do paciente e a sorologia que confirmam o diagnóstico.

Abscesso bacteriano (piogênico): Um abscesso bacteriano no fígado pode-se desenvolver por cinco vias principais: colangite ascendente freqüentemente associada à obstrução biliar; através da circulação portal (apendicite, diverticulite); através da artéria hepática (septicemia, endocardite bacteriana); por extensão direta a partir de órgãos adjacentes (úlcera duodenal perfu-

Abscesso hepático

a Abscesso amebiano

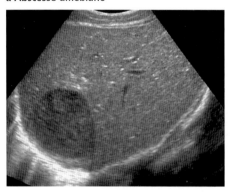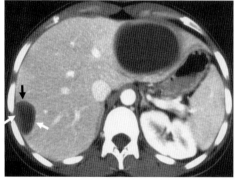

b Abscesso bacteriano

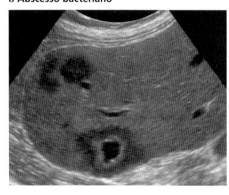

c Abscesso micótico

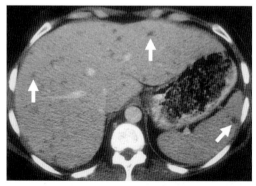

Fig. 9.**43a** Um abscesso amebiano aparece ultra-sonograficamente como uma lesão hipoecóica com alguns ecos internos (esquerda). Na TC de outro paciente (direita), a parede do abscesso amebiano (setas) é mais espessa que a de um cisto congênito (ver também Fig. 9.**41b**). **b** A imagem transversa de ultra-som do fígado revela diversas lesões hipoecóicas anteriormente e uma lesão mais bem demarcada dorsalmente, com espessamento significativo da parede. Este é um abscesso bacteriano típico. **c** Em outro paciente com uma leucemia mielóide aguda (LMA) em neutropenia, múltiplos pequenos abscessos estão dispersos sobre o fígado e o baço (setas), os quais não exibem nenhum realce periférico após administração de contraste (atente para o contraste nos vasos!). Este é o padrão patognomônico da candidíase hepatoesplênica.

Doença de Caroli

a

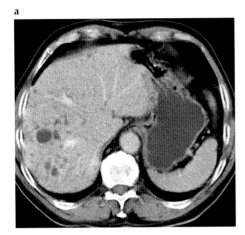

c

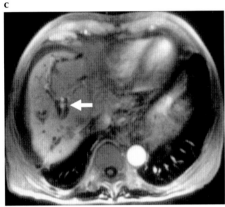

b

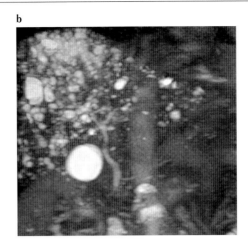

Fig. 9.**44a** Os ductos biliares dilatados são difíceis de ser diferenciados de cistos de outra origem na TC. **b** Uma imagem de RM ponderada em T2 em 3D em projeção de intensidade máxima (MIP – *maximum intensity projection*) mostra as dilatações císticas de todo o sistema biliar, assim como a vesícula biliar e o ducto colédoco. **c** A seqüência ponderada em T1 após administração de contraste exibe muito bem os vasos dentro dos ductos biliares dilatados (seta), um achado que é patognomônico da síndrome de Caroli.

rada, abscesso perirrenal ou subfrênico); e como uma complicação de trauma (lesões penetrantes). Dependendo do conteúdo e da idade do abscesso, este pode ser anecóico, hipoecóico ou hipereóico ao ultra-som. O tipo de margem também varia bastante. No estágio final, o abscesso tem uma parede espessa que realça fortemente após administração de contraste (Fig. 9.43b). Os pacientes estão gravemente enfermos.

Abscesso micótico: Abscessos micóticos são freqüentemente disseminados e tendem a ocorrer em pacientes imunocomprometidos (candidíase). Eles podem ser pequenos, e podem ser de difícil detecção na TC, já que tipicamente não apresentam realce pelo contraste (Fig. 9.43c).

Síndrome de Caroli: A congênita e muito rara síndrome de Caroli está associada à ectasia cavernosa segmentar dos ductos biliares intra-hepáticos (Fig. 9.44a). Morfologicamente, ela tem que ser diferenciada de outros processos císticos. A comprovação de uma comunicação dos cistos com o sistema biliar é feita através da colangiopancreatografia retrógrada endoscópica (CPRE) ou da colangiopancreatografia por ressonância magnética (CPRM), por exemplo, em projeção de intensidade máxima (MIP – *maximum intensity projection*) (Fig. 9.44b). Nesta seqüência, a ponderação em T2 é tão forte que apenas líquidos são visualizados. As imagens individuais são, então, somadas para formar um modelo tridimensional.

Os pacientes são predispostos a desenvolver cálculos biliares e podem se apresentar com ataques recorrentes de colangite. Vasos tipicamente seguem em direção central através dos cistos (Fig. 9.44c). Os pacientes apresentam risco 100 vezes maior de desenvolver um colangiocarcinoma.

Tumores hepáticos benignos:

Hemangioma hepático: Um hemangioma está presente em aproximadamente 5% de todos os pacientes e é o tumor benigno mais comum do fígado. Ao ultra-som, ele exibe uma alta ecogenicidade típica (Fig. 9.45a). Na TC contrastada multifásica, ele em geral demonstra realce nodular periférico precoce, o que progride, gradualmente, para o centro e é difícil de ser diferenciado do parênquima hepático normal na fase tardia (Fig. 9-45b-d).

Adenoma hepático: Adenomas do fígado ocorrem particularmente em mulheres após o uso regular de contraceptivos orais. Ao ultra-som, eles tendem a ser ecogênicos, à TC e RM, eles realçam notadamente após administração de contraste (Fig. 9.46). A imagem não é específica o suficiente para permitir a omissão de prova histológica. Adenomas podem alcançar um tamanho significativo e ocasionalmente apresentam hemorragia e ruptura, resultando em uma emergência cirúrgica.

Hemangioma hepático

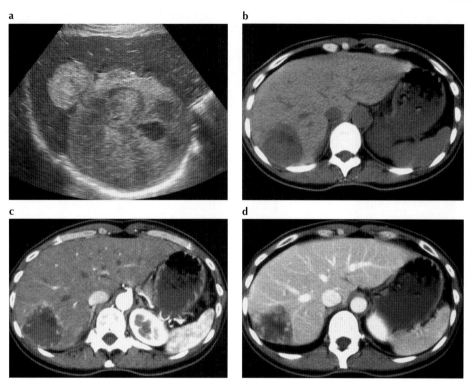

a

b

c

d

Fig. 9.**45a**　Este hemangioma gigante mostra algumas áreas císticas e hipoecóicas dentro de um tumor que, por outro lado, exibe o sinal hiperecóico típico. **b** A TC de outro paciente exibe o hemangioma como uma lesão hipodensa com margens mal definidas antes da administração de contraste. **c** Na fase arterial, os vasos periféricos preenchem-se rapidamente, dando à lesão uma aparência que lembra um chumaço de algodão (*"cotton-mooling"*). **d** Nas fases tardias, os espaços cavernosos do hemangioma preenchem-se completamente com contraste e, em conseqüência, o tumor torna-se isodenso ao fígado circundante. Isto pode, entretanto, levar alguns minutos.

Adenoma hepático

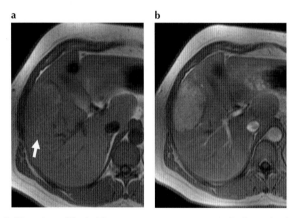

a

b

Fig. 9.**46a**　A seqüência T1 sem contraste mostra uma lesão muito bem demarcada. **b** Após administração de gadolínio, ela realça significativamente.

Hiperplasia nodular focal (HNF): A HNF é o segundo tumor hepático benigno mais comum, visto predominantemente em mulheres que fazem uso de contraceptivos orais. Ao ultra-som, o tumor possui margens claras, pouco eco, e uma cicatriz central (Fig. 9.47a). À TC, a lesão aparece hipodensa em imagens não-contrastadas e realça rapidamente com o contraste na fase arterial da TC, ficando então hiperdensa em relação ao parênquima hepático circundante. Neste momento, a cicatriz central relativamente hipodensa pode ser mais bem identificada. As lesões podem se tornar isodensas ao parênquima hepático em imagens na fase venosa e pode ser difícil de detectá-las se apenas uma TC contrastada monofásica for realizada. À RM, na ponderação em T1, o tumor é isointenso em relação ao fígado e realça marcadamente após a administração intravenosa de gadolínio (Fig. 9.47b).

Tumores hepáticos malignos

Metástases: Metástases são as lesões malignas mais freqüentes no fígado – 18 vezes mais freqüente que um carcinoma hepatocelular primário. O fígado é também uma das localizações mais comuns de metástases, depois apenas dos linfonodos. Metástases hepáticas originam-se primariamente de carcinomas do intestino grosso, estômago, pâncreas, mama e pulmão. Elas são supridas, principalmente, por sangue proveniente das artérias

Hiperplasia nodular focal (HNF)

a

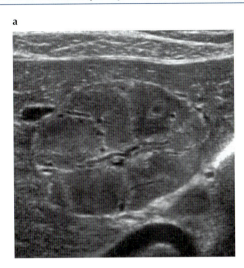

b

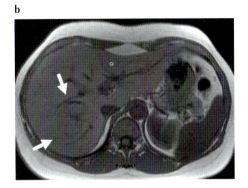

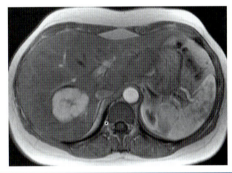

Fig. 9.47a Neste corte de ultra-som do fígado é vista uma lesão levemente hipoecóica e de margens bem definidas com uma cicatriz central. Esta é a aparência típica de uma HNF. **b** A imagem de RM de outro paciente (acima, ponderada em T1; abaixo, ponderada em T1 após administração de contraste) exibe o tumor (setas) com margens nítidas e aproximadamente isointenso em relação ao fígado antes da administração de contraste. A cicatriz central é bem visualizada em ambas as seqüências.

hepáticas, enquanto o parênquima hepático depende, principalmente, do sistema venoso portal. Por esta razão, a diferença de contraste em relação ao parênquima hepático normal circundante é mais pronunciada e sua detectabilidade é melhor durante a fase portal. A aparência delas ao ultra-som (Fig. 9.48a) e à TC (Fig. 9.48b) é altamente variável. O número e o padrão de envolvimento dos segmentos hepáticos envolvidos são observações essenciais (o que pode determinar as opções de tratamento). Os achados precisam ser correlacionados com a idade e a história dos pacientes.

Carcinoma hepatocelular (CHC): O carcinoma hepatocelular é o tumor hepático maligno mais freqüente. Até 5% da população japonesa irá desenvolver um CHC, particularmente da terceira à quinta década de vida. Na Europa e América do Norte, o CHC está associado com cirrose hepática e hemocromatose. Os pacientes são, também, mais velhos. A alfafetoproteína está, quase sempre, aumentada em pacientes com CHC. A aparência ao ultra-som do CHC é inespecífica (Fig. 9.49a). Na TC ou RM contrastada, o tumor realça notavelmente na fase arterial após administração do contraste (Fig. 9.49b). A terapia pode ser, assim como para as metástases, percutânea, e pode ser realizada pelo radiologista intervencionista: quimioembolização ou instilação de álcool guiada por imagem, termoterapia induzida a *laser* (LITT – *laser-induced thermotherapy*), e ablação por radiofreqüência podem ser utilizadas como terapia única ou de suporte, a depender do paciente.

Colangiocarcinoma: O colangiocarcinoma origina-se do epitélio biliar. Este é o segundo tumor maligno mais freqüente do fígado e pode ter localização intra-hepática ou hilar. O tipo intra-hepático geralmente exibe ecogenicidade mista no ultra-som, sem estase biliar adjacente (Fig. 9.50a). Na TC, o tumor é

parcialmente hipodenso, com um realce serpiginoso irregular da periferia tumoral após administração de contraste (Fig. 9.50b, c). Em imagens tardias, o tumor pode reter mais contraste que o parênquima hepático circundante e, desta maneira, tornar-se evidente.

Carcinoma fibrolamelar: Este carcinoma é muito raro. Ele ocorre em jovens e sem nenhuma cirrose hepática preexistente. Pode ser impossível diferenciá-lo da hiperplasia nodular focal.

→ **Diagnóstico:** A cabeça de Ajay agora funde com todas essas informações e diferentes possibilidades. Tantas aparências diferentes, tantas modalidades para escolher! E afinal – este exame fez alguma diferença ou ele continua sabendo apenas o que ele já sabia anteriormente? Longbrake dedica um tempo para esclarecer novamente o pobre coitado. "Gerações de radiologistas acadêmicos têm feito carreira com a imaginologia de tumores hepáticos – logo, ela não pode ser tão simples, não é?" Ri disfarçadamente. Ele então ajuda Ajay na análise da imagem. Eles concordam que estão lidando com uma lesão hepática solitária. Sra. Goodlooks não tem história de neoplasia. Uma metástase solitária parece menos provável, mas não é impossível. A lesão definitivamente não é cística. Cistos hepáticos e a maioria das lesões parasitárias, então, já saem da lista de diagnósticos diferenciais. Não há presença de cirrose hepática (p. 209), o que torna o CHC improvável. Eles não encontram linfonodos aumentados em outras partes do abdome neste exame. Sra. Goodlooks está em uso de contraceptivos orais – isso fala a favor de um adenoma ou de uma HNF. Ajay sabe que as duas são felizmente lesões benignas e está muito feliz por poder dar uma boa notícia à Sra. Goodlooks. Longbreak diminui sua

Metástases hepáticas

a

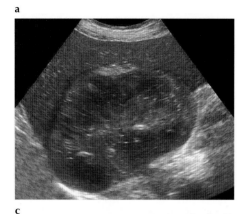

b

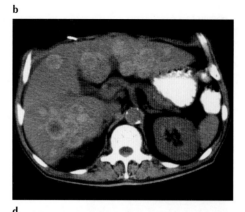

c

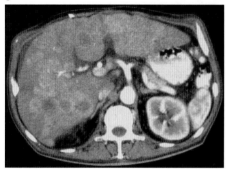

d

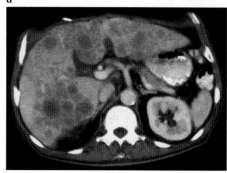

e

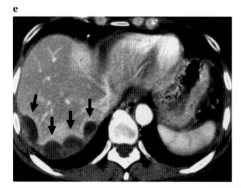

Fig. 9.**48a**   Esta grande lesão hepática – vista em uma imagem paramediana de ultra-som – é sólida, inomogênea e tem margens bem definidas. Ela é uma metástase hepática. **b** Metástases de carcinoma colorretal são geralmente densas em TCs não-contrastadas, o que indica calcificações tumorais, especialmente comuns em tumores produtores de mucina. **c** Na fase arterial após administração de contraste, quase todas as metástases realçam significativamente e antes do parênquima hepático circundante. **d** Assim que o contraste entra no fígado, também através da veia porta, o parênquima torna-se mais denso e as metástases aparecem hipodensas em relação ao tecido hepático. **e** No carcinoma ovariano, as metástases tendem a ser císticas e geralmente estão localizadas abaixo da cápsula hepática (setas), ou implantadas no peritônio.

excitação ao explicar que adenomas são propensos à hemorragia e por isso são freqüentemente ressecados; a HNF é difícil de ser diferenciada do carcinoma fibrolamelar. É necessário um acompanhamento em curto prazo ou a coleta de uma amostra de tecido. A biopsia é realizada no dia seguinte e confirma o adenoma. A Sra. Goodlooks suspende o uso dos contraceptivos orais e é convidada para um acompanhamento com ultra-som ou RM em 3 meses para confirmar a redução do tamanho do adenoma.

! Cistos simples e a maioria dos hemangiomas podem ser diagnosticados com segurança suficiente apenas através da imagem. Lesões de origem infecciosa ou parasitária tendem a apresentar sintomatologia clínica e história apropriada. Lesões sólidas múltiplas são metástases até que se prove o contrário. Em todos os outros casos duvidosos, deve-se assegurar o acompanhamento em curto prazo, ou será necessária a coleta de amostras de tecido ou a ressecção completa da lesão.

Carcinoma hepatocelular (CHC)

a

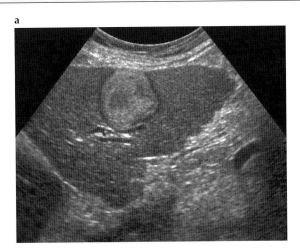

b

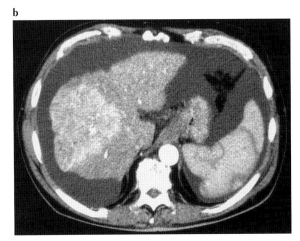

Fig. 9.**49a** O ultra-som exibe uma lesão encapsulada de conteúdo interno parcialmente hiperecóico e parcialmente isoecóico em relação ao parênquima circundante. O fígado tem contorno irregular e margem arredondada – tudo isso sugere cirrose hepática, que está associada a um maior risco de desenvolvimento de CHC. **b** Neste caso típico de um carcinoma hepatocelular, o fígado está difusamente cirrótico; o parênquima tem aparência nodular. Já há presença também de ascite. A fase arterial precoce após administração de contraste (você vê o "padrão de pele de tigre" do baço?) documenta o poderoso realce do tumor. (A propósito: Em quais segmentos, de acordo com Couinaud, o tumor está localizado?)

O tumor envolve os segmentos VII e VIII.

Colangiocarcinoma (CCC)

a

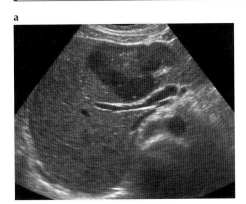

c

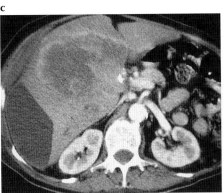

b

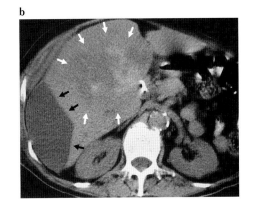

Fig. 9.**50a** Este colangiocarcinoma é bastante hipoecóico ao longo de sua periferia. Não há presença de dilatação dos ductos biliares. **b** Em outro paciente, o tumor (setas brancas) tem uma margem irregular e é hipodenso. Além disso, há um biloma subcapsular (retenção biliar; setas pretas). **c** Após o contraste, o tumor realça na periferia em um padrão geográfico freqüentemente visto no CCC.

Doença hepática difusa

Checklist: Lesão hepática difusa

- Há abuso de álcool?
- O paciente está acima do peso?
- O paciente vem realizando quimioterapia?
- Há história de hepatite crônica?
- Há insuficiência cardíaca direita?

Este fígado tem feito horas extras

Condessa Violetta Campari (62) vem realizando exames como parte do protocolo de acompanhamento de um carcinoma de mama prévio. O oncologista solicitante está naturalmente interessado em saber se ela desenvolveu alguma metástase. Giufeng não encontrou nenhuma lesão focal no fígado. Ela já quer passar adiante para o próximo paciente quando Gregory passa e olha admirado para as imagens no monitor. "Dê uma olhada nisto! Eu preciso de uma cópia disto", ele grita. "Rapaz, este é um exemplo típico de livro-texto!" Giufeng é pega de surpresa; ela resolve, então, dar uma olhada mais cuidadosa nas imagens (Fig. 9.51).

O caso da condessa Violetta Campari

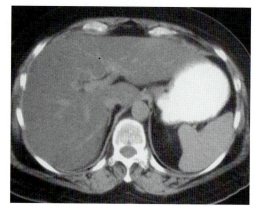

Fig. 9.**51**   Olhe este corte decisivo de TC da condessa Campari. Você pode encontrar algo?

➡ **Qual é o seu diagnóstico?**

Fígado gorduroso: Outro termo para isto é esteatose hepática, um achado incidental freqüente nos exames hepáticos (Fig. 9.52a, b). Patologistas o vêem em aproximadamente 25% de

Esteatose hepática

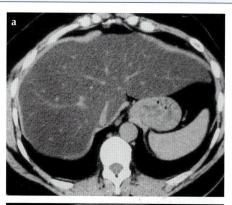

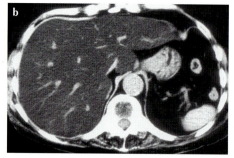

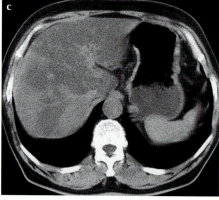

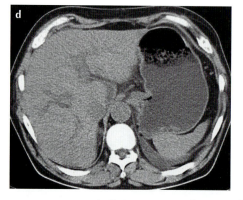

Fig. 9.**52a**   Em imagens de TC não-contrastadas do fígado, os vasos aparecem mais claros que o parênquima hepático. Em geral acontece simplesmente o oposto. Este é um achado típico no fígado gorduroso. **b** A diferença na densidade naturalmente se torna até mais marcante após a administração intravenosa de contraste. Se a esteatose for menos grave, os vasos poderão tornar-se completamente invisíveis. **c** Este corte de TC mostra uma esteatose regional após quimioterapia. **d** Oito semanas mais tarde, o fígado retornou à sua aparência homogênea normal.

Cirrose hepática

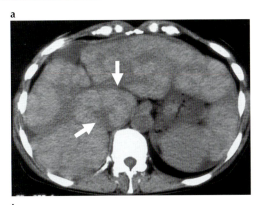

a

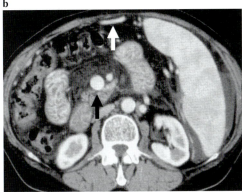

b

Fig. 9.**53a** Neste paciente com cirrose hepática avançada, densos nódulos de regeneração são detectáveis até mesmo antes da administração do contraste. A superfície do órgão é nodular, o lobo caudado (setas) está aumentado. **b** Caso ocorra uma hipertensão portal, o baço estará aumentado, a veia mesentérica superior geralmente congesta (seta preta), e a veia umbilical, recanalizada e dilatada, como parte do sistema colateral (seta branca), o que permite que o sangue se desvie do fígado e drene para as veias sistêmicas. Observe a ascite ao redor do baço.

todos os adultos saudáveis. Este pode se desenvolver dentro de poucas semanas e pode também desaparecer dentro deste espaço de tempo. Além de uma dieta gordurosa não-saudável, o abuso de álcool, *diabetes mellitus* ou quimioterapia podem levar a este efeito (Fig. 9.**52c**). A esteatose pode afetar todo o fígado (fígado gorduroso) ou permanecer segmentar. Se uma pequena parte do fígado é poupada da infiltração gordurosa, esta pode ter a aparência de uma (pseudo)lesão hepática na TC ou no ultra-som. Por razões óbvias, esta precisa ser diferenciada de doença hepática focal, assim como de um tumor primário ou secundário. Infiltração gordurosa circunscrita do parênquima hepático é geralmente vista adjacente ao ligamento falciforme. Em casos críticos, a RM com e sem supressão de gordura ou uma biópsia (*core biopsy*) ajudará a diferenciar lesões hepáticas verdadeiras de áreas de parênquima hepático normal em um paciente com fígado gorduroso.

Cirrose hepática: A cirrose hepática se manifesta com poucas alterações que podem ser visualizadas através das modalidades de imagem. O volume do fígado aumenta na fase inicial, o contorno externo torna-se irregular e nódulos regenerativos se

desenvolvem (Fig. 9.**53a**). Posteriormente, o fígado pode diminuir como conseqüência da fibrose progressiva ao redor dos vasos portais e ductos biliares e da regeneração desorganizada de hepatócitos em nódulos. A microcirculação do fígado é gradualmente destruída e desenvolve-se uma hipertensão portal (Fig. 9.**53b**) As conseqüências são esplenomegalia, ascite e formação de circulação colateral, que descomprime o sistema portal para dentro da circulação venosa sistêmica, freqüentemente através das veias do fundo gástrico e do esôfago, assim como no retroperitônio, para dentro da veia renal esquerda. Estas veias aumentadas são denominadas varizes e sangram facilmente, um evento potencialmente letal. O radiologista intervencionista pode criar um atalho de um ramo grande da veia portal para uma grande veia hepática dentro do próprio fígado, ao implantar uma derivação portossistêmica intra-hepática transjugular (TIPSS), aliviando deste modo a elevada pressão no sistema venoso portal (p. 108).

> ! Em um fígado cirrótico nodular, lesões focais tais como metástases ou carcinomas hepatocelulares podem ser mascaradas e permanecer ocultas.

Hemocromatose: A hemocromatose, uma deposição anormalmente aumentada de ferro no fígado, é facilmente apreciada até mesmo numa TC não-contrastada, porque a densidade hepática está difusamente aumentada em comparação com o baço e os vasos hepáticos (Fig. 9.**54**). Posteriormente, uma cirrose hepática se desenvolve com todos os efeitos colaterais e conseqüências possíveis. A doença ocorre em adultos jovens e geralmente requer transplante hepático.

→ **Diagnóstico:** Giufeng precisa admitir que ela simplesmente negligenciou a extensa, porém homogênea infiltração gordurosa do fígado da condessa Campari. Gregory sabe por quê: "Você provavelmente se concentrou muito na história da paciente. Não havia metástases e então o exame já estava completo para você. Poderia também ter sido um simples caso de "*satisfaction of search*". Você teve sorte – neste caso, não há maiores problemas. Mas eu preciso definitivamente de uma das imagens para o meu arquivo de ensino".

Hemocromatose

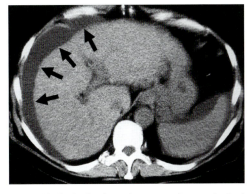

Fig. 9.**54** A densidade do fígado está aumentada em relação à densidade do baço. O fígado já desenvolveu cirrose, sua superfície é irregular e a ascite é volumosa (setas)

9.8　Doenças do sistema biliar extra-hepático

- Há icterícia?
- Há história de cólica biliar?
- O paciente já tem histórico de cálculos biliares?

O homem que amarelou

Dom Kolic (55) vem se queixando de uma dor inespecífica no abdome superior há 2 dias. Seu clínico geral suspeita que seus olhos estejam levemente amarelados. Joey está cobrindo a TC hoje. Sr. Kolic vem do departamento de medicina interna e de um exame de ultra-som diretamente para a unidade de TC. O relatório do ultra-som é manuscrito e impossível de decifrar. Joey o coloca de lado para concentrar-se no exame de TC (Fig. 9.55).

O caso de Dom Kolic

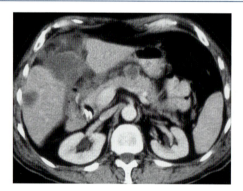

Fig. 9.**55**　O que há para ver neste corte de TC do Sr. Kolic?

➜ Qual é o seu diagnóstico?

Colecistolitíase: Cálculos biliares são freqüentemente diagnosticados, e de forma definitiva por ultra-som (Fig. 9.56a). Muitas vezes são achados incidentais assintomáticos. As complicações relevantes da colecistolitíase são:

Colecistite aguda: Esta inflamação aguda da vesícula biliar é geralmente conseqüência de uma obstrução do ducto cístico ou do infundíbulo da vesícula biliar devido a um cálculo. Ao ultra-som, o espessamento da parede da vesícula é típico (Fig. 9.56a), e algumas vezes vem acompanhado de reação inflamatória do parênquima hepático adjacente (Fig. 9.56b). O diagnóstico de colecistite é feito, entretanto, com base no quadro clínico do paciente.

Colecistolitíase e suas conseqüências

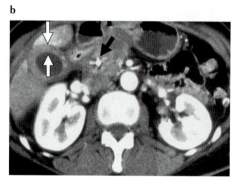

Fig. 9.**56a**　O cálculo no interior da vesícula biliar é bem visualizado no ultra-som – a sombra acústica posterior é bem característica. A parede da vesícula biliar apresenta espessura normal. **b** Este cálculo no ducto biliar comum de outro paciente (seta preta) levou a um edema da parede da vesícula biliar como parte de uma inflamação aguda (colecistite, setas brancas). A espessura da parede da vesícula excede o valor normal de 1-2 mm.

Migração de cálculos/impactação de cálculos: A migração de um cálculo para dentro do ducto cístico avançando para dentro do ducto biliar comum é sempre acompanhada por dor em cólica. Se o cálculo ficar impactado no infundíbulo da vesícula ou no ducto cístico, e causar oclusão ou estreitamento grave do ducto biliar comum (síndrome de Mirizzi), ou se o ducto colédoco principal for obstruído por cálculos, há retorno de bile para dentro do fígado; isto também é chamado de colestase.

Carcinoma da vesícula biliar: Um adenocarcinoma primário da vesícula biliar pode se desenvolver na parede desta e pode causar infiltração de sua vizinhança imediata (Fig. 9.57). Fatores de risco para o desenvolvimento do carcinoma de vesícula biliar são colecistolitíase e colecistite crônica. Um sintoma tardio pode ser icterícia obstrutiva. A colestase, entretanto, pode também ter outras causas (Fig. 9.58a). Uma possibilidade é um pequeno colangiocarcinoma localizado na bifurcação do ducto hepático comum (tumor de Klatskin) que pode causar colestase severa (Fig. 9.58b).

❗ Pequenos tumores podem obstruir e dilatar o sistema biliar sem que sejam detectados na TC.

Carcinoma da vesícula biliar

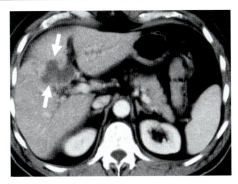

Fig. 9.**57** O tumor está localizado no leito da vesícula biliar (setas); ele infiltra as estruturas adjacentes e mostra pouco realce após administração de contraste.

Obstrução biliar

a

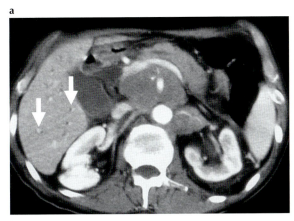

b

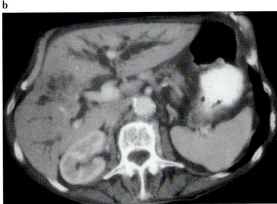

Fig. 9.**58a** A detecção de ductos biliares dilatados ao lado dos vasos (setas) é denominada sinal de espingarda (*shotgun sign*). Volte a esta imagem após ter visto o próximo caso para encontrar a causa da obstrução biliar – ou você já é esperto o suficiente?

Há um carcinoma da cabeça pancreática, o qual causa a obstrução biliar e já infiltrou os vasos mesentéricos.

b Em outro paciente com um tumor de Klatskin, a obstrução biliar é ainda mais pronunciada. O tumor em si permanece abaixo do limiar de detecção da TC.

Síndrome de Caroli

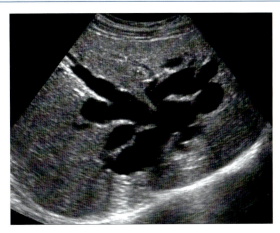

Fig. 9.**59** A extensa dilatação dos ductos biliares é bem visualizada. Cálculos também podem ser facilmente demonstrados.

Síndrome de Caroli: A síndrome de Caroli é uma forma rara e extrema de ectasia cavernosa congênita dos ductos biliares. Esta é bem diagnosticada por ultra-sonografia porque a dilatação dos ductos biliares é facilmente vista (Fig. 9.59; veja também Fig. 9.44a).

➜ **Diagnóstico:** Joey verifica o sistema biliar e o encontra com calibre normal. Porém o leito da vesícula biliar tem uma aparência estranha. Trata-se de uma colecistite avançada? Além disso, há uma lesão arredondada próxima a ela no parênquima hepático! O contorno desta lesão é tão mal definido que um cisto parece ser muito improvável. Ele soma todos os achados: um carcinoma de vesícula biliar com metástases regionais no fígado explicaria tudo isto. Giufeng passa a caminho do almoço e concorda – um diagnóstico bem convincente. Uma semana depois, o Sr. Kolic volta para uma TC de tórax para estadiamento – uma biópsia confirmou o carcinoma de vesícula biliar.

9.9   Doenças do pâncreas

Checklist: Doenças do pâncreas

- Há uma história de abuso de álcool ou diabetes?
- O paciente queixa-se de dor epigástrica que irradia para os lados e dorso como uma faixa?
- Há esteatorréia?
- O pâncreas apresenta calibre e contorno normais?
- Há presença de calcificações?
- Há dilatação ou irregularidade dos ductos pancreáticos?
- Há infiltração das estruturas circunjacentes?

O caso de John Kanabrave

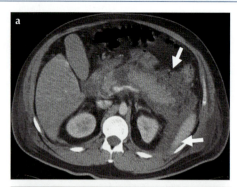

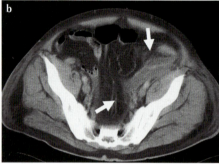

Fig. 9.**60**   Estes são as imagens relevantes de uma TC de abdome superior (**a**) e pelve (**b**) do Sr. Kanabrave. Você já consegue pensar em algum diagnóstico?

Confusão dos sucos

John Kanabrave (37) não nasceu em berço de ouro e a vida não tem sido muito fácil para ele. Ele tende a afogar suas frustrações no álcool. As unhas de suas mãos ficaram amarelas em virtude de seu hábito incessante de fumar cigarros sem filtro. Ontem à noite ele apresentou uma dor constante no abdome superior. Esta manhã, ele mal conseguiu andar para dar entrada no ambulatório do hospital da cidade. Ele simplesmente não conseguia mais suportar a dor. O clínico do dia o examina e, então, pede uma TC para ver o que está acontecendo em seu abdome. Hannah está trabalhando na unidade de TC hoje e analisa o exame. Duas das imagens axiais atraem particularmente sua atenção (Fig. 9.**60**).

➡ **Qual é o seu diagnóstico?**

Pancreatite:

Pancreatite aguda: A inflamação aguda do pâncreas é causada pelo abuso de álcool ou bloqueio dos ductos pancreáticos (mais comumente por cálculos biliares) em 90% dos casos (Fig. 9.**61a**). A extensão da inflamação é mais bem avaliada através da TC, mas o diagnóstico em si é baseado na aparência clínica e nos achados laboratoriais – especialmente a amilase sérica e lipase.

Pancreatite

a Pancreatite aguda

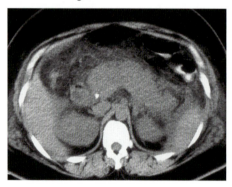

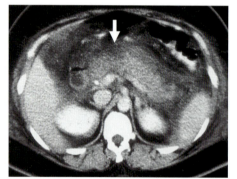

b Pancreatite crônica

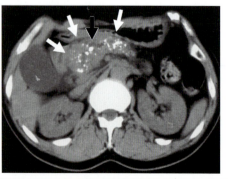

Fig. 9.**61a**   A varredura de TC não-contrastada exibindo o corpo e a cauda do pâncreas demonstra a coexistência de edema e margens mal definidas da glândula (esquerda). Coleções líquidas se estendem para dentro do leito esplênico. Após administração de contraste, um defeito de perfusão no corpo do pâncreas é apreciado (direita; seta). Isto indica necrose parcial do órgão. **b** A pancreatite crônica é caracterizada por calcificações grosseiras tipo "pipoca" ao longo do curso do pâncreas (setas brancas). O ducto pancreático está levemente dilatado (seta preta).

Adenoma pancreático

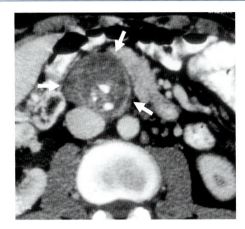

Fig. 9.**62** Você vê um típico adenoma microcístico do pâncreas. O tumor está localizado anteriormente à veia cava e à aorta (setas) e mostra calcificações características e pequenos cistos. Um exame histológico, no entanto, é necessário em qualquer caso.

! Nem toda pancreatite resulta em alterações da aparência da glândula à TC. Deste modo, a pancreatite não pode ser excluída pela TC.

A pancreatite pode causar intumescimento da glândula que pode estar associado a bordas mal definidas. Há infiltração dos planos gordurosos circundantes. As secreções pancreáticas lipolíticas e proteolíticas penetram através dos espaços retroperitoneais no interior e ao redor da fáscia de Gerota até os rins e ao longo do músculo iliopsoas, descendo para a região inguinal. Outra estrutura comumente afetada é o mesocólon. Coleções líquidas denominadas "pseudocistos" podem se formar dentro e ao redor do pâncreas (veja também Fig. 7.**11**, p. 108).

! O prognóstico da doença está correlacionado com a extensão de necrose pancreática.

Pancreatite crônica: A pancreatite crônica é a conseqüência de surtos recorrentes de inflamação (Fig. 9.**61b**), freqüentes no abuso persistente de álcool. Calcificações começam a se alinhar no curso do pâncreas e os ductos pancreáticos (particularmente os pequenos ramos laterais) se apresentam irregularmente dilatados, o que é facilmente diagnosticado na CPRM.

Tumores pancreáticos:

Adenomas pancreáticos: Um adenoma benigno do pâncreas é difícil de ser diferenciado do carcinoma pancreático apenas com base em imagens (Fig. 9.**62**). Ele deve ser verificado histologica-

Carcinoma pancreático

a

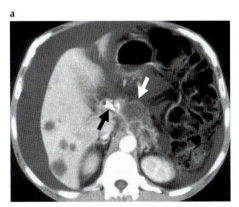

c

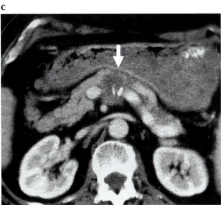

b

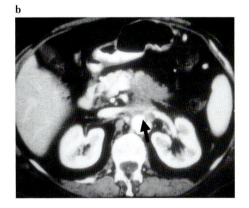

Fig. 9.**63a** Esta imagem de TC mostra um carcinoma pancreático extenso irressecável. O tumor (seta branca) circunda completamente o tronco celíaco. Ele causou uma obstrução biliar, que foi tratada/drenada com um *stent* biliar (seta preta, veja a ponta do *stent* no duodeno). Já há presença de metástases hepáticas e ascite volumosa. A causa mais provável da ascite é uma carcinomatose peritoneal. **b** Neste paciente, o câncer infiltra o duodeno e o espaço paraórtico (seta). **c** Este tumor altera apenas um pouco o contorno do órgão. Somente após administração de contraste ele se torna bem visível, como uma lesão de baixa atenuação circundada por pâncreas normalmente realçado (seta).

mente, a menos que haja uma história muito específica, tal como a doença de Von Hippel-Lindau, a qual está associada a adenomas pancreáticos múltiplos. A biopsia é mais bem obtida por técnica minimamente invasiva através de biopsia percutânea com agulha (*core biopsy*) guiada por ultra-som ou TC ou a partir do estômago ou lúmen duodenal através de biopsia guiada por ultra-sonografia endoscópica.

Carcinoma pancreático: O carcinoma pancreático – quando localizado na cabeça do pâncreas – torna-se sintomático com icterícia indolor na metade dos casos (Fig. 9.63a, b). À parte disso, os sintomas permanecem bastante inespecíficos. Qualquer irregularidade do contorno pancreático é suspeita e deve ser analisada com cuidado especial (Fig. 9.63c). O tumor tende a ser hipovascularizado em comparação com o parênquima circundante. Portanto, TC contrastada multifásica ou RM são os melhores métodos para detectar sua presença. Se os vasos celíacos, a veia porta e os vasos mesentéricos estão envolvidos, o tumor torna-se irressecável para o cirurgião. Portanto, o radiologista deve examinar cuidadosamente e comentar a relação do tumor com os vasos próximos. Metástases hepáticas também não são raras. A detecção de um carcinoma dentro de um órgão cronicamente inflamado apresenta um desafio particular, porque o parênquima pancreático pode apresentar cicatrizes da inflamação e mimetizar um tumor.

> **!** No estudo de imagem do carcinoma pancreático, à parte do diagnóstico, a determinação da ressecabilidade cirúrgica é a principal questão.

Tumores das células das ilhotas: Um tumor das células das ilhotas, tal como um insulinoma ou gastrinoma, nomeando os mais freqüentes, é normalmente diagnosticado com base nos sintomas clínicos, que são causados pela produção hormonal, e com testes laboratoriais. Os estudos de imagem são usados principalmente para localização do tumor no pré-operatório (Fig. 9.64).

➡ **Diagnóstico:** Hannah nunca teve dúvida de que deveria se tratar de um caso de pancreatite aguda – a história clínica era muito óbvia. A inflamação, no caso do Sr. Kanabrave, é grave. As coleções líquidas podem ser acompanhadas por todo o caminho até a região inguinal, e há presença de um grande defeito necrótico no corpo do pâncreas. Provavelmente pseudocistos desenvolver-se-ão nos próximos dias. Sr. Kanabrave terá algumas árduas semanas à sua frente.

9.10   Doenças do peritônio e retroperitônio

> *Checklist:* **Doenças do peritônio e retroperitônio**
> * A anormalidade é cística ou sólida?
> * A anormalidade é focal (semelhante a um tumor) ou difusamente infiltrativa?

Em algum lugar no meio

Mary Soames (64) perdeu 6 kg em poucas semanas. Ela não vem se sentindo bem há mais de 2 meses. Joey é o primeiro a dar uma olhada na TC do abdome que foi realizada para encontrar a razão dessa perda de peso. Ele nota uma lesão no abdome posterior, mas não consegue atribuí-la a um órgão específico (Fig. 9.65). Para desvendá-la, ele inicia do básico.

➡ **Qual é o seu diagnóstico?**

Ascite: Ascite pode se desenvolver em diversas doenças, sendo a cirrose hepática a mais freqüente (Fig. 9.49b). Metástases difusas no abdome localizadas diretamente nas superfícies peritoneais também causam ascite (Fig. 9.66a). Se a carcinomatose peritoneal é severa, nódulos tumorais sólidos e espessamento difuso do omento (*omental caking*) podem ser observados (Fig. 9.66b, c). Um íleo paralítico também pode se desenvolver (Fig. 9.66d).

| Tumor das células das ilhotas

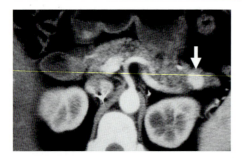

Fig. 9.**64**   Este insulinoma (seta) realça notavelmente na fase arterial da administração do contraste. Pequenos tumores podem escapar completamente da detecção. Um exame de medicina nuclear com octreotide radiomarcado é um teste muito sensível para detectar até mesmo pequenos tumores das células das ilhotas. Sistemas híbridos modernos combinam imagens da atividade metabólica do tumor com o excelente detalhe anatômico já conhecido das imagens de TC.

| O caso de Mary Soames

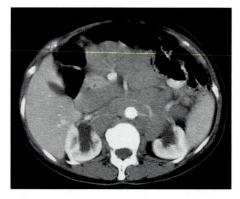

Fig. 9.**65**   Analise as imagens relevantes de TC da Sra. Soames. O que rouba sua atenção imediatamente?

Carcinomatose peritoneal

a

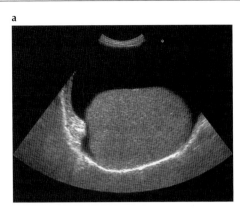

b

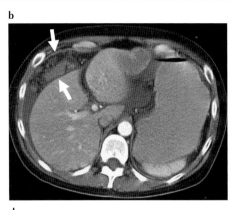

c

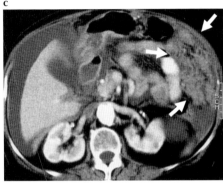

d

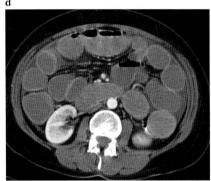

Fig. 9.**66a** A imagem do ultra-som mostra o fígado circundado por ascite. Há um tumor na face inferior do diafragma. É uma metástase peritoneal de um carcinoma pancreático. **b** A TC de outro paciente mostra alguns nódulos tumorais no omento (setas) ventral ao fígado.

c A extensa infiltração do omento maior (*omental caking*, setas) é apreciada nesta varredura de outro paciente. **d** Nos estágios finais da carcinomatose peritoneal extensa, um íleo paralítico pode se desenvolver, manifestando-se através de uma dilatação das alças intestinais.

!
Em caso de ascite, a causa precisa ser encontrada.

Teratoma: Um teratoma é um achado incidental raro no abdome (Fig. 9.**67**). Um componente gorduroso e vestígios de brotos dentários e ósseos sugerem fortemente o diagnóstico.

Aumento de linfonodos retroperitoneais: Está mais comumente associado ao linfoma. A estrutura nodular é típica e eles podem ser distinguidos de vasos sanguíneos através da avaliação cuidadosa de imagens sucessivas e, também, pela administração de contraste (Fig. 9.**68**). Algumas neoplasias, tais como o câncer testicular, podem estar associadas a linfonodos aumentados no retroperitônio, próximo aos grandes vasos.

Teratoma

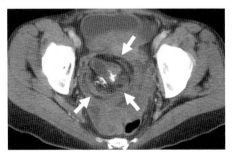

Fig. 9.**67** Os planos gordurosos e as calcificações que provavelmente correspondem a resíduos dentários são bem apreciados neste caso.

Linfoma retroperitoneal

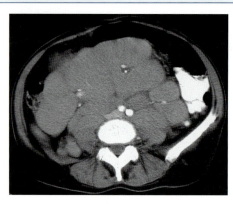

Fig. 9.**68**   O abdome inteiro deste paciente está preenchido com linfonodos aumentados; os vasos mesentéricos estão cercados e deslocados.

Fibrose retroperitoneal: Esta entidade é também chamada doença de Ormond (Fig. 9.**69**). Ela pode ser induzida por medicação. Freqüentemente, entretanto, a causa permanece obscura. Doença metastática retroperitoneal pode ter aspecto similar; uma biopsia por agulha pode, portanto, ser necessária para verificar a histologia.

➡ **Diagnóstico**: Joey reconheceu imediatamente o caráter nodular da massa retroperitoneal. Ele considera ser um linfoma até que se prove o contrário. Joey telefonou para a enfermaria e marcou uma biopsia guiada por TC. Ele espera, é claro, que o Dr. Chaban permita-lhe uma tentativa. Os oncologistas estão felizes em poder receber o diagnóstico tão rapidamente e também concordam com o exame.

❗ Todo tumor retroperitoneal precisa de verificação histológica.

Fibrose retroperitoneal

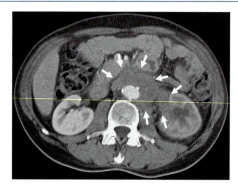

Fig. 9.**69**   O tecido fibrótico no espaço retroperitoneal (setas) circunda a aorta, infiltra o mesentério e também envolve o hilo renal.

9.11   Teste de Gregory

Sexta-feira à tarde, por volta de 15 horas, o movimento e a agitação no departamento de radiologia gastrintestinal diminuem. McDougal, o técnico da fluoroscopia, trouxe uns apetitosos *hot-dogs* da lanchonete que fica no *lobby* do andar térreo. "Olhem estas migalhas de pão, meninos. Eu não quero que elas emporcalhem a processadora!", diz ele aos estudantes, que estão encostados na processadora de raios X mastigando calmamente. De repente, a paz é perturbada e o clima é de apreensão. Um considerável topete aparece no lado contrário do corredor. "É Blondy, o tubarão", sussurra Paul. "Rápido! Escondam os *hot-dogs*!", Giufeng olha furiosa para ele. Gregory anda entre eles e alegremente lança uma pasta repleta de chapas de raios X na mesa em frente ao negatoscópio. "Olá, amigos da balada! Gente, que cheiro bom. Vocês devem ter guardado uma salsicha para o pobre coitado aqui, não é?" "Mil desculpas Gregory, mas não sobrou nenhuma", desculpa-se Paul com um sorriso frio. "Você pode tirar um pedaço da minha", diz Giufeng em meio ao silêncio absoluto. Paul fica pálido e Hannah e Ajay caem na risada. Greg pigarreia e – com muito cuidado – morde um pequeno pedaço da salsicha de Giufeng. "Bem, aham, muito obrigado, Giufeng. Onde eu estava mesmo? Oh sim, bem, eu trouxe alguns casos para aquecê-los para o fim-de-semana. Hey, Paul, o que acha de começar com este?" "Paul está indisposto", declara Hannah; ela empurra Paul de volta à segunda fileira e posiciona-se em frente ao negatoscópio. "Mostre-nos o que você trouxe, Greg!"

Continue e tente você sozinho (Fig. 9.**70**)! O último caso (Fig. 9.**70n**) é para verdadeiros intelectuais. Você encontrará as soluções do estudo de casos na página 342.

Estudo de casos

a Este paciente tem problemas de deglutição

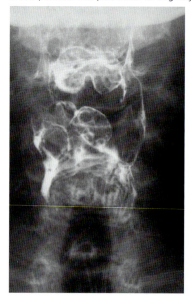

Fig. 9.**70**   ▶

Estudo de casos

b Dor abdominal é, neste caso, o sintoma principal.

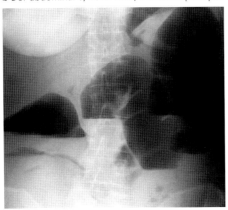

c Este paciente fez um exame de rotina.

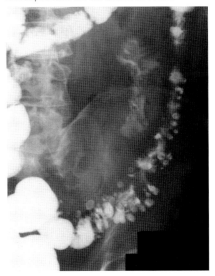

d Um achado incidental em um paciente obeso.

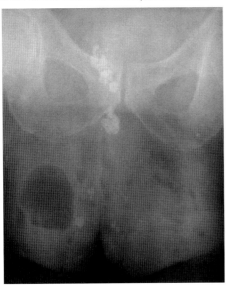

e Um achado incidental em outro paciente.

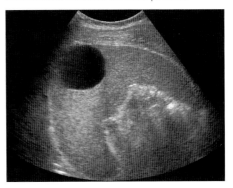

f Este neonato comportava-se anormalmente.

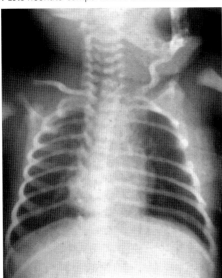

g Aqui o sintoma foi perda ponderal.

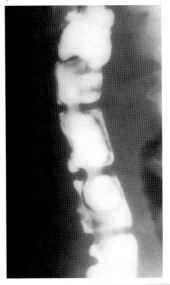

▶

Estudo de casos

h Este paciente é bem conhecido.

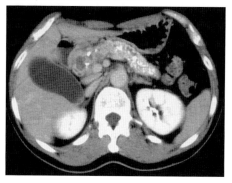

i Este paciente apresenta perda de apetite.

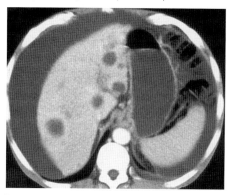

l Dor abdominal grave foi desenvolvida de forma bastante aguda neste caso.

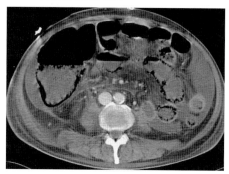

m História ignorada.

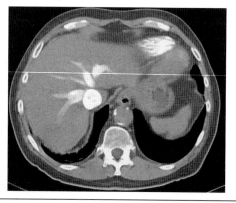

j Dor abdominal grave se desenvolveu de maneira aguda neste caso.

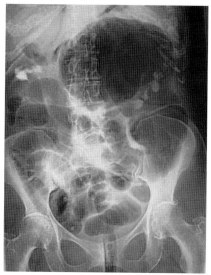

k Este paciente foi encaminhado por um hospital psiquiátrico.

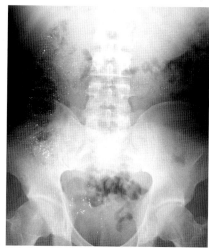

n O paciente agiu estranhamente quando chegou em Sidney.

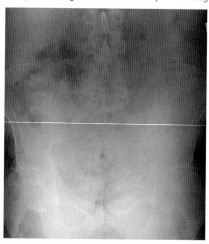

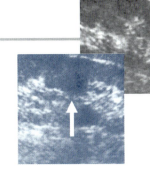

Atualmente a ultra-sonografia (US) e a tomografia computadorizada (TC) são as técnicas de imagem mais importantes em urorradiologia. A US renal é uma investigação muito importante e freqüentemente realizada, por isso você deve estar familiarizado com os fundamentos desta modalidade.

Tumores renais e supra-renais são, principalmente, diagnosticados por US, TC e ressonância magnética (RM). Cálculos renais podem ser visibilizados através da US, cálculos renais e ureterais na TC (Tabela 10.1). A urografia excretora ou pielografia intravenosa (PIV), que já foi o principal método de imagem do trato geniturinário, vem perdendo muito de sua importância. A execução adicional de uma imagem frontal no fim do exame tomográfico contrastado fornece uma boa visão dos ureteres, em analogia à radiografia rim-ureter-bexiga, que era obtida, antigamente, durante uma urografia.

Doenças do trato urinário inferior são, na maioria dos casos, diagnosticadas por endoscopia. Investigações específicas do trato urinário inferior e órgãos genitais são realizadas por radiologistas, urologistas e ginecologistas.

Tabela 10.**1 Sugestões para o estudo radiológico das condições do aparelho geniturinário**[1]

Problema clínico	Investigação	Comentário
Distúrbio renal		
Hematúria, macroscópica e microscópica	US	Para determinar calcificações e tumores nos rins, bexiga e próstata.
	TC	A TC não-contrastada demonstra cálculos abaixo do nível da bexiga. A TC contrastada revela tumores dos rins, ureteres e bexiga.
	PIV	Demonstra tumores do sistema coletor, especialmente nos ureteres; menos adequada para determinação de anormalidades do parênquima renal.
Hipertensão: no adulto jovem ou em pacientes sem resposta aos medicamentos	US	Para determinar o tamanho renal e avaliar o parênquima renal. O Doppler não é sensível o suficiente para o diagnóstico.
	Angiografia (ASD/ATC/ARM)	Para demonstrar estenose caso a cirurgia ou a angioplastia sejam consideradas como um possível tratamento. A ATC e a ARM permitem a visualização não-invasiva da vasculatura renal; podem excluir uma estenose significante ou uma doença vascular como a displasia fibromuscular.
Insuficiência renal	US e RXA	A US é a primeira investigação para a medida do tamanho renal, da espessura do parênquima e para detectar dilatação pielocalicial indicando uma possível obstrução. A RXA ou a TC com protocolo para cálculo para a detecção de cálculos não-detectáveis através da US.
	TC/RM	Caso a US não seja diagnóstica ou não mostre a causa da obstrução. A RM é a alternativa, especialmente quando se deve evitar meios de contraste nefrotóxicos.
Suspeita de cólica ureteral	TC/PIV	A TC com protocolo para cálculo (não-contrastada) é o método de escolha para a demonstração de cálculos renais e ureterais. A PIV é a alternativa quando não se dispõe da TC.
	US/RXA	Usados em combinação quando a radiação ou o meio de contraste são contra-indicados.

Modificado de acordo com: RCR Working Party. Making the best use of a Department of Clinical Radiology. Guidelines For Doctors, 5th ed. London: The Royal College of Radiologists, 2003.
RXA, radiografia de abdome; BUN, nitrogênio uréico sanguíneo; TC, tomografia computadorizada; ATC, angiografia por tomografia computadorizada; ASD, angiografia por subtração digital; PIV, pielografia intravenosa; ARM, angiografia por ressonância magnética; RM, ressonância magnética; PSA, antígeno prostático específico; US, ultra-sonografia.

Tabela 10.**1** (Continuação) **Sugestões para o estudo radiológico das condições do aparelho geniturinário**

Problema clínico	Investigação	Comentário
Cálculo renal na ausência de cólica aguda	TC/RXA	A TC é o melhor exame para a investigação da doença calculosa renal. A RXA é adequada para a maioria dos cálculos.
	US	Pode detectar cálculo ureteral, mas é menos sensível que a TC. Uma boa hidratação é essencial.
Massa renal	US	Sensível para detectar massas > 2 cm; diferenciação entre massa sólida e cística.
	TC	Sensível para detectar massas sólidas de 1,0-1,5 cm ou maiores e caracteriza as massas com acurácia; estadiamento.
	RM	Se o meio de contraste iodado for contra-indicado.
Obstrução do trato urinário	US	Para avaliar o trato superior (após caracterização e alívio da distensão vesical), particularmente se os níveis de BUN/creatina mantiverem-se elevados.
Irregularidades das glândulas supra-renais		
Massa supra-renal suspeita	TC/RM	Para demonstrar e caracterizar uma massa supra-renal.
Irregularidades da próstata		
Hiperplasia prostática benigna	US	US renal e da bexiga (com medida do resíduo pós-miccional e taxa de fluxo urinário).
PSA elevado, suspeita de câncer de próstata	US transretal	Biopsias guiadas por US após o exame clínico.
Irregularidades dos testículos		
Massa ou dor escrotal	US	Para o edema escrotal ou quando uma suposta dor inflamatória escrotal não responder ao tratamento. Permite a diferenciação da massa escrotal suspeita entre testicular ou extratesticular.
Suspeita de torção testicular	US Doppler	Apenas se os achados clínicos forem duvidosos.

RXA, radiografia de abdome; BUN, nitrogênio uréico sanguíneo; TC, tomografia computadorizada; ATC, angiografia por tomografia computadorizada; ASD, angiografia por subtração digital; PIV, pielografia intravenosa; ARM, angiografia por ressonância magnética; RM, ressonância magnética; PSA, antígeno prostático específico; US, ultra-sonografia.

10.1   Como se avalia uma ultra-sonografia renal?

A US renal deve sempre ser realizada em combinação com a ultra-sonografia abdominal superior. Por quê? Porque na próxima visita à enfermaria ninguém mais se lembrará que o ultra-som "normal" foi uma investigação limitada apenas aos rins e à bexiga.

A US renal é geralmente realizada na posição supina. O lado a ser examinado pode ser levemente elevado. Após visualizar os rins por um ângulo posterior e lateral, o eixo longitudinal do transdutor é alinhado ao eixo longitudinal dos rins. Os cortes longitudinais são mais apropriados para determinar o tamanho renal e calcular a espessura cortical, assim como a configuração e o tamanho da pelve renal (Fig. 10.**1a**). O transdutor é, então, girado em 90° para realização de uma varredura do rim perpendicular ao seu eixo longitudinal. Como todos

os órgãos pareados, a comparação com o lado oposto é essencial para a avaliação das imagens. Finalmente, dê uma olhada na bexiga (esperançosamente!) repleta de líquido.

Você memorizou o tamanho renal?
O rim adulto normal mede, aproximadamente, 13 cm de comprimento e 4 a 6 cm de largura. A espessura do córtex renal pode ser de 12 mm. A pelve renal mede cerca de 4 cm em largura.

Eu vejo uma anormalidade – O que faço agora?

Se você vê uma massa renal na US, sua ecogenicidade fornece importantes dicas para o seu diagnóstico.

- Um cisto renal simples é anecóico (preto).
- Um cálculo é hiperecogênico (branco) e mostra uma sombra acústica posterior (preta).

- Se você vê uma estrutura parenquimatosa sólida entre os pólos renais (no meio), isso freqüentemente representa uma coluna de Bertin, uma variante normal (Fig. 10.1b).
- Qualquer outra massa requer investigação adicional com TC.

! Cheque a mobilidade do rim sobre o músculo psoas durante a respiração. Se ela está restrita ou reversa, um tumor renal pode ter invadido a cápsula renal.

Se aparentar ser obstrução renal demonstrada pela dilatação da pelve e dos cálices renais, tente achar o nível da obstrução. A espessura do parênquima renal indica a duração da obstrução, um parênquima delgado é indício de que esta deve estar presente por longo tempo.

Se existir atrofia marcante do rim ou atenuação focal do parênquima renal (uma cicatriz), será necessária, então, a investigação das artérias renais.

O edema do parênquima renal pode ser secundário a inflamação, infiltração difusa por células tumorais ou congestão vascular, por exemplo, no linfoma ou na trombose de veia renal.

Ultra-sonografia (US) renal normal

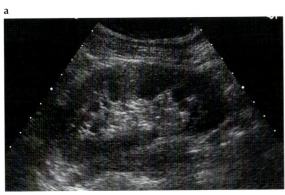

a

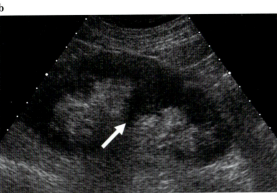

b

Fig. 10.**1a** A US mostra uma imagem longitudinal do rim. Esse é o melhor modo de calcular o tamanho, a espessura do parênquima e configuração da pelve renal. **b** Se existe uma segmentação da pelve renal entre uma parte superior e inferior, o parênquima entre eles pode aparecer bem proeminente (coluna de Bertin; seta). Esta é uma variante normal sem significado patológico.

Agora que você já sabe as regras básicas da ultra-sonografia, iremos ao nosso primeiro paciente.

10.2 Massas renais

Checklist: Massas renais

- É uma lesão cística, sólida e/ou gordurosa?
- É uma lesão solitária e/ou unilateral?
- A mobilidade renal sobre o psoas é restrita?
- O fluxo sanguíneo na veia renal é normal?
- A massa apresenta realce após a injeção de contraste na TC?
- Existe aumento de linfonodos paraórticos?

O vilão no rim

Johnny Drip (54) não vem se sentindo bem, de modo que seu médico realizou nele um amplo *check up*. Um achado anormal na US levou nosso referido colega Sr. Drip a uma investigação adicional. Paul olhou rapidamente o exame de US renal antes de estabelecer um acesso venoso (Fig. 10.2a). Ele depois examina calmamente a TC renal contrastada em três fases (Fig. 10.2b).

Tomografia renal trifásica
A investigação renal consiste de uma fase pré-contraste, varredura durante fase arterial e varredura na fase parenquimatosa do realce. A calcificação é mais bem visibilizada sem contraste. Tumores hipervasculares, assim como o carcinoma de células renais, são mais bem visualizados na fase arterial; cistos são mais bem vistos na fase parenquimatosa.

➡ **Qual é o seu diagnóstico?**

Cisto renal: Esta entidade benigna comum é encontrada em aproximadamente 30% de todos os pacientes idosos. Este freqüentemente ocorre bilateralmente e pode ser associado a cistos hepáticos (Fig. 10.3). Cistos renais simples têm uma margem fina e suave, não apresentam eco interno na US e têm a densidade da água na TC (menos que 20 unidades Hounsfield). Eles são predominantemente encontrados no córtex renal, mas também podem invadir o hilo renal; neste caso eles devem ser distinguidos de uma pelve renal dilatada. Cistos parapiélicos localizados na gordura do seio renal podem criar também uma impressão de hidronefrose, mas são facilmente discerníveis da pelve renal verdadeira na fase excretora da TC com contraste.

! Qualquer estrutura cística que não preencha esse critério necessita, no mínimo, de acompanhamento ou – dependendo dos achados e sintomas – investigação adicional imediata.

O caso de Johnny Drip

a

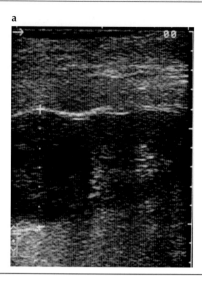

b

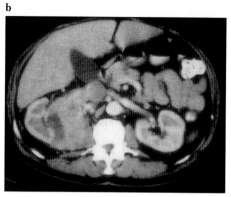

Fig. 10.**2**   A US de Johnny Drip (**a**) e a TC (**b**).
O que você observa?

Rins policísticos: A doença renal policística eventualmente conduz à insuficiência renal em adultos, requerendo hemodiálise ou transplante renal. Os pacientes também se apresentam freqüentemente com hipertensão arterial. Os cistos causam protuberâncias no contorno renal e mostram diferentes densidades na TC, provavelmente secundárias à hemorragia prévia (Fig. 10.4). Em 30% dos casos, cistos são também encontrados no fígado.

Rim em ferradura: O rim em ferradura, caracterizado pela fusão parcial dos rins em seus pólos superior e inferior, é um desenvolvimento anômalo associado a um crescente risco para o desenvolvimento de carcinoma de células transicionais, tumor de Wilms e o raro carcinóide renal (Fig. 10.5). A "ponte", ou o chamado tecido ístmico, pode ser confundida com adenopatia ou com uma massa na US.

Abscesso renal: O desenvolvimento de abscessos renais é possível na pielonefrite (Fig. 10.6). Sinais clínicos e sintomas indicarão a natureza inflamatória da lesão.

Angiomiolipoma: Um angiomiolipoma é um hamartoma do rim (Fig. 10.7). Em 10% dos casos ele é associado à esclerose tuberosa. O angiomiolipoma é uma lesão benigna que contém quantidades variadas de vasos sanguíneos e gordura. Ele, muitas vezes, se torna sintomático após hemorragia intratumoral ou do espaço perinefrético; ocasionalmente a hemorragia pode ser bastante extensa, requerendo embolização ou cirurgia.

Linfoma renal: O linfoma também pode ser encontrado no rim e apresenta-se como uma massa bem circunscrita que absorve o contraste menos avidamente que o parênquima renal (Fig. 10.8). Com tratamento bem-sucedido este irá regredir, deixando cicatriz residual.

Cisto renal

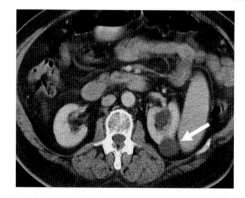

Fig. 10.**3**   Este cisto renal simples tem uma margem nítida (seta), é de baixa densidade, equivalente à da água, e não realça após a administração de contraste. Este paciente também tem uma pelve renal dilatada. A diferenciação de um cisto parapiélico com segurança é possível apenas após o acúmulo do contraste na pelve renal.

Rins policísticos

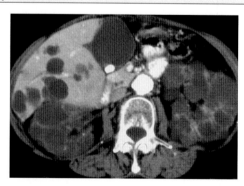

Fig. 10.**4**   Na doença renal policística, cistos múltiplos gradualmente substituem o parênquima renal. Estes cistos podem conter calcificações e podem se tornar hiperdensos à TC após uma hemorragia, ou mostrar um nível hematócrito interno. Adicionalmente, diversos cistos hepáticos, que são comumente associados a cistos renais, são observados nesse paciente.

Rins em ferradura

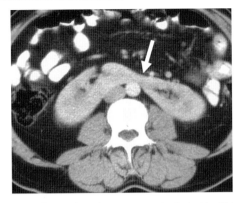

Fig. 10.**5** Em um rim em ferradura, uma ponte de tecido ("istmo", seta) é vista anterior à aorta. Existe um deslocamento inferior e medial de ambos os rins. O istmo geralmente tem seu próprio suprimento sanguíneo arterial de sangue arterial proveniente da aorta distal ou das artérias ilíacas comuns.

Abscesso renal

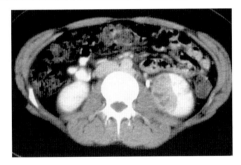

Fig. 10.**6** Uma massa subcapsular hipodensa com um centro líquido é demonstrada no rim esquerdo durante a fase parenquimatosa (nefrográfica), isto é, a fase de realce mais intenso do parênquima renal pelo contraste.

Angiomiolipoma renal

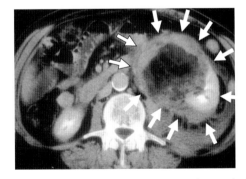

Fig. 10.**7** Esse paciente se apresentou com um quadro agudo de dor intensa em flancos. Um hematoma perirrenal esquerdo (setas) é demonstrado na TC. Focos com densidade de gordura, característicos do angiomiolipoma, são claramente visíveis no interior do hematoma. Este rim teve que ser removido cirurgicamente; algumas vezes um sangramento agudo proveniente de um angiomiolipoma pode ser interrompido pelo radiologista intervencionista através da embolização do principal vaso de irrigação do tumor.

Carcinoma de células renais: Oitenta por cento de todos os tumores sólidos renais são carcinomas de células renais (Fig. 10.**9a**). Eles são predominantemente encontrados em idosos. Qualquer lesão sólida no rim representa uma neoplasia maligna, até que se prove o contrário, a menos que existam características bem definidas como gordura interna (Fig. 10.**9b**). Suspeita de carcinoma de células renais é garantia de cirurgia, assim como contra-indicação a biopsia tecidual.

O carcinoma de células renais é freqüentemente muito vascularizado e pode conter áreas de calcificação e necrose; em algumas ocasiões ele pode ser predominantemente cístico. Existe uma tendência à invasão vascular pelo tumor, crescendo para dentro das veias renais, e algumas vezes também se estendendo para dentro da veia cava inferior, atingindo até mesmo o átrio direito.

A metástase linfonodal é primeiramente encontrada nos linfonodos paraórticos no nível da veia renal/transição cavorrenal. Metástases tendem, também, a ser muito vascularizadas. Caso se planeje a remoção cirúrgica da metástase, uma embolização prévia guiada radiologicamente pode ser uma ajuda útil.

Hematoma perirrenal: O hematoma perirrenal pode ser póstraumático, especialmente em pacientes com distúrbio de coagulação, mas ele também pode ocorrer espontaneamente ou após um trauma menor (Fig. 10.**10**).

Linfoma renal

a

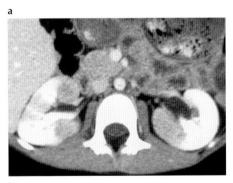

b

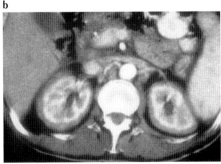

Fig 10.**8a** Neste paciente com linfoma histologicamente comprovado, ambos os rins estão afetados. Aparentemente sugere ser um edema focal bilateral do parênquima e uma diminuição do realce do parênquima pelo contraste. Com a terapia houve remissão completa deste linfoma. **b** Neste paciente com linfoma é visto tecido perirrenal anormal bilateralmente. Ambos os rins também estão afetados neste caso.

Carcinoma de células renais e adenoma renal

a Carcinoma de células renais

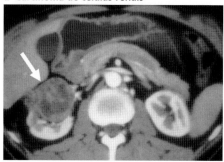

b Adenoma renal

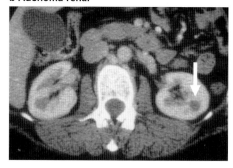

Fig. 10.**9a** Temos aqui uma grande massa (seta) demonstrada no rim direito, que aparece hipodensa quando comparada ao parênquima renal realçado pelo contraste. Este tumor, antigamente conhecido como hipernefroma, é altamente vascularizado. O próximo passo é se certificar de que a veia renal não está invadida por um trombo tumoral e checar o *status* linfonodal no hilo renal, assim como linfonodos paraórticos e pericavais. Um outro importante ponto de referência é a fáscia perirrenal (de Gerota), que pode ser invadida ou deslocada por um tumor localmente mais avançado. **b** Esta lesão é comprovadamente um adenoma renal (seta). Adenomas renais são difíceis de diferenciar radiologicamente de carcinomas renais, e por essa razão são tratados como carcinoma até que se prove o contrário.

Hematoma perirrenal

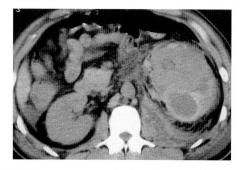

Fig. 10.**10** Na TC sem administração de meio de contraste é vista uma massa perirrenal esquerda muito heterogênea, que desloca o rim anteriormente. As partes densas da massa representam sangue recentemente coagulado. A causa da hemorragia neste paciente foi uma litotripsia extracorpórea por ondas de choque (LECO), realizada na tentativa de fragmentar cálculos renais.

Urinoma

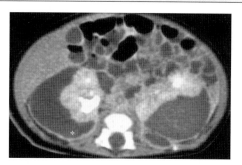

Fig.10.**11** Nesta criança (as epífises vertebrais ainda não estão calcificadas) o desvio urinário de ambos os rins foi realizado através de cateteres percutâneos externos (nefrostomia). Isso causou vazamento bilateral da pelve renal, resultando em uma coleção líquida perirrenal (urina). Ambas as pelves renais mostram calcificação.

Tumores da pelve renal

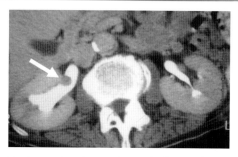

Fig. 10.**12** Um tumor da pelve renal passa facilmente despercebido na fase precoce do contraste. Apenas quando o sistema coletor está completamente preenchido pelo contraste, o tumor da pelve renal é facilmente detectado (seta). Lembre-se de ajustar o nível em janela larga quando estiver avaliando a pelve renal preenchida pelo contraste na TC, caso contrário você pode perder uma pequena lesão mural no oceano de contraste branco.

Urinoma: O urinoma pode se desenvolver depois de um trauma de pelve renal ou de ureter (Fig. 10.**11**). A característica particular do urinoma é se apresentar, na maioria das vezes, como uma coleção líquida perirrenal com densidade equivalente à da água. Quando um cálculo obstrui o ureter, um cálice pode romper espontaneamente, descomprimindo a pelve renal para dentro do espaço perinefrético, formando o urinoma.

Tumor da pelve renal: O carcinoma de células transicionais da pelve renal é muito menos comum que o carcinoma de células renais. Ele origina-se no urotélio: mesmo pequenas lesões podem se tornar sintomáticas devido à hematúria. Na TC isso é mais bem visualizado na fase tardia do contraste, ajustada em janela larga, quando ele é visto como um defeito de preenchimento em oposição à pelve renal preenchida pelo contraste (Fig. 10.**12**).

! O principal papel da imagem nos tumores da pelve renal é o estadiamento da doença.

Tumor de Wilms

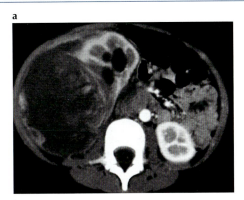

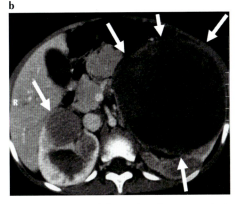

Fig. 10.**13a** O rim direito está deformado pelo tumor e deslocado anteriormente. A perfusão renal está reduzida (compare com a densidade do rim esquerdo). A pelve renal está acentuadamente dilatada, secundariamente a uma obstrução ureteral. **b** Em outro paciente, ambos os rins estão afetados pelo tumor de Wilms (setas).

➜ **Diagnóstico:** Devido ao resultado anormal da US, Paul estava pensando, principalmente, em um carcinoma de célula renal. A TC confirmou o diagnóstico e mostrou a extensão do tumor com invasão da veia cava inferior. Essa é uma característica típica em carcinoma das células renais avançado. Se o Sr. Drip fosse 50 anos mais novo, Paul também teria que considerar o tumor de Wilms adicionalmente a algumas doenças inflamatórias (Fig. 10.**13**). O tumor de Wilms geralmente ocorre de forma bilateral e no diagnóstico é muitas vezes largo o suficiente para ser palpado em exames abdominais. Hemorragia e necrose central são comuns. Felizmente, apresenta boa resposta ao tratamento.

> ! A TC renal consiste em uma fase pré-contraste, assim como uma fase de realce arterial (corticomedular) e parenquimatoso (nefrográfica). Se há suspeita de tumor de sistema coletor, a TC durante a fase excretória é também indicada.

10.3 Perda de volume renal/Atrofia renal

Checklist: **Perda de volume renal**

- Há perda focal ou generalizada do tecido renal?
- É unilateral ou bilateral?
- Há alguma falência renal preexistente?
- Há história de arteriosclerose?
- Há alguma doença renal prévia ou atual?

Por um triz

Jaqueline Tebbits (75) apenas recentemente se mudou do sul do país para a cidade para estar próxima de seus filhos. Ela freqüenta a clínica oncológica, com regularidade, para acompanhamento após excisão de um câncer de mama 2 anos atrás. Vendo os filmes da TC abdominal que foi solicitada, Paul notou uma anormalidade no rim direito (Fig. 10.**14**).

➜ **Qual é o seu diagnóstico?**

Infarto renal: O infarto renal ocorre, predominantemente, em pacientes com alterações arterioscleróticas preexistentes das artérias renais. Na maioria das vezes, ele é clinicamente insignificante e é um achado incidental na TC (Fig. 10.**15a**). O infarto causa perda de tecido e resulta em cicatrização. Entretanto, a aparência da cicatriz é inespecífica e não, necessariamente, indica a doença de base.

Atrofia renal: Os rins atróficos mostram perda generalizada de volume (Fig. 10.**15b**) com acentuada diminuição da espessura cortical; com o passar do tempo, o paciente evoluirá para insuficiência renal. Causas incluem glomerulonefrite, arteriosclerose das artérias renais ou obstrução crônica.

➜ **Diagnóstico:** Paul consegue ver apenas uma cicatrização focal do parênquima renal. Seu diagnóstico correto é um antigo infarto renal, provavelmente secundário a um êmbolo formado a partir do processo de arteriosclerose. A função renal pode estar

O interessante caso de Jaqueline Tebbits

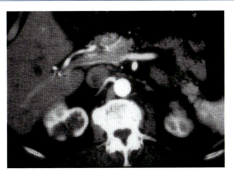

Fig. 10.**14** Essa é a imagem essencial da TC da Sra. Tebbits. O que você observa?

Doenças renais com perda do volume

a Infarto renal

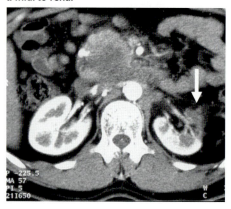

b Rim atrófico

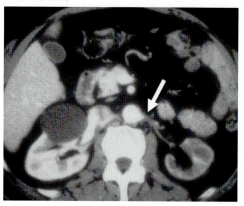

Fig. 10.**15a**　A parte anterior do parênquima (seta) do rim esquerdo é atrófica e tem acúmulo escasso de contraste. Isto, no passado, foi um infarto. Compare com o aspecto normal do rim direito. Você observa mais alguma coisa?

b O rim esquerdo é significantemente menor que o direito e também acumula menos contraste. Esta é a aparência de um rim atrófico. A origem da artéria renal esquerda (seta) é claramente visível e mostra marcante formação de placas. Isto sugere que a atrofia renal, neste caso, é secundária à estenose da artéria renal. Enxergamos, adicionalmente, um cisto renal à direita.

Existe um grande tumor, um linfoma, anteriormente à aorta.

adequada. O fígado também parece bem e, então, a Sra. Tebbits, para seu alívio, pode se divertir em um café com seus amigos.

> **!** Se há atrofia renal bilateral, o paciente deve estar em diálise ou ser um transplantado renal. Você deve dar uma olhada na fossa ilíaca esquerda ou direita.

10.4　Aumento do volume renal

> *Checklist:*　**Aumento do volume renal**
>
> * O aumento do volume renal é uni ou bilateral?
> * Ambos os rins são visualizados?
> * Existe alguma obstrução urinária?

Por que eles são tão grandes?

É praticamente impossível obter uma história de Lydia Peacock (34) devido ao seu dano mental secundário a uma meningite na infância. O seu jovem acompanhante só a conhece há 3 dias. Os dados relativos à paciente não fornecem mais nenhuma informação útil: uma TC de acompanhamento foi solicitada. Paul faz várias tentativas para contactar o médico da paciente, mas pelo visto ele deve estar realizando visitas domiciliares.

Paul finalmente desiste e prorroga a coleta da história. Ele acredita que a acentuada ascite seja decorrente de metástases no fígado, vistas em imagens de tomografia prévia. Mas o que há de errado com os rins (Fig. 10.**16**)?

O caso de Lydia Peacock

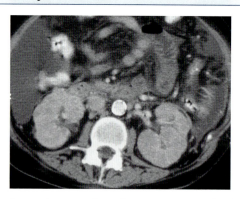

Fig. 10.**16**　Apresentamos aqui uma imagem representativa da TC da Sra. Peacock. Você pode ajudar Paul?

➡ **Qual é o seu diagnóstico?**

Hipertrofia renal compensatória: A hipertrofia renal compensatória ocorre quando existe apenas um rim ou quando o outro rim tem diminuição significativa de sua função. A razão corticomedular do rim afetado não se altera.

Pielonefrite: A pielonefrite causa edema renal (Fig. 10.**17**). Este é apenas um achado incidental para os radiologistas, já que os exames de imagem não são realmente necessários para esse diagnóstico. Na TC pode haver atraso na captação do contraste pela porção afetada do parênquima renal em imagens precoces e retenção do contraste em imagens tardias.

Pielonefrite

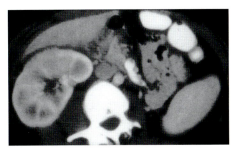

Fig. 10.**17** Todo o rim direito está aumentado e não existe diferenciação entre o córtex e a medula. Estes achados apontam para uma pielonefrite generalizada avançada.

Linfomas: Esta doença pode se apresentar como hipoatenuação anormal do tecido mole no espaço perinefrético ou no parênquima renal. Ela pode, também, afetar difusamente todo o rim e causar um aumento em seu tamanho (Fig. 10.8b).

Trombose da veia renal: A trombose da veia renal pode causar congestão venosa com edema renal associado.

Hidronefrose: Um aumento no volume renal também é visto na hidronefrose secundária à obstrução urinária, associada ao aumento da pelve renal (Fig. 10.13a).

➜ **Diagnóstico:** Paul ainda não tem certeza de como explicar o aumento bilateral dos rins. Ainda não é muito tarde quando ele consegue algumas informações essenciais sobre a Sra. Peacock com o seu clínico geral. Ela estava realizando uso de antibióticos nos últimos dois dias para o tratamento de uma pielonefrite. Os lamentáveis achados de metástase no fígado e ascite são explicados pelo seu câncer de mama avançado.

10.5   Cálculo renal

Caminho das pedras

Olívia Stone (45) vem sendo acompanhada pelo seu clínico geral para investigação de cólica renal recorrente à esquerda. A dor em cólica irradia para a virilha esquerda. O clínico geral já suspeitou de cálculos renais, mas eles não foram tratados com sucesso. Inicialmente, uma urografia excretora foi solicitada, mas depois de discutir com uma colega mais velha, foi decidido realizar uma TC para diagnóstico dos cálculos. Paul está fascinado com os cortes finos de tomografia aparecendo um após o outro no monitor. Ele sabe que a maioria dos cálculos pode ser demonstrada no ultra-som (Fig. 10.18a), mas na TC eles são, no caso da Sra. Stone, ainda mais bem detectáveis (Fig. 10.18b) nos rins e nos ureteres (Fig. 10.18c, d) (97% devem ser visualizados). Apenas cálculos formados em pacientes com HIV sob trata-

Cálculos renais

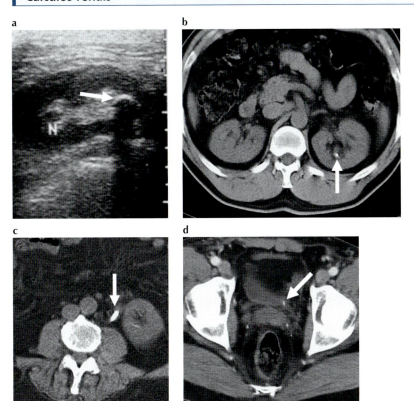

Fig. 10.**18** Na US (**a**) os cálculos renais são estruturas fortemente ecogênicas (seta) com sombra posterior. Na TC eles são muito densos e são demonstrados na pelve renal (**b**, seta) assim como no ureter (**c**, seta) e abaixo da junção ureterovesical (**d**, seta). As estruturas localizadas anteriormente com alta densidade são vasos realçados pelo contraste.

mento com indinavir não são visíveis na TC. Complicações como hidronefrose ou ruptura calicial também podem ser documentadas. Adicionalmente, a TC é muito boa para o diagnóstico de outras doenças que podem mimetizar a cólica renal, como diverticulite, apendicite ou apendagite. Paul está bastante satisfeito com os seus achados: muitos cálculos que ainda não foram expelidos ainda estão presentes. Um deles está preso na junção ureterovesical esquerda (JUV). A paciente será encaminhada ao serviço de urologia para condutas adicionais.

10.6   Tumores supra-renais

Que coincidência!

Gill Bates (45) está sendo investigado pelo seu clínico geral devido a uma persistente redução de apetite e um leve aumento na taxa de sedimentação eritrocítica. Hoje ele tem agendada uma tomografia abdominal. Ele está um pouco nervoso, mas Paul o tranquiliza enquanto lhe dá um grande copo de contraste oral diluído, que irá preencher a luz do estômago e do intestino delgado e grosso. Uma cânula intravenosa é inserida antes da investigação. O contraste é injetado após a realização de uma varredura tomográfica sem contraste para melhor avaliar os vasos sanguíneos e dos órgãos parenquimatosos do abdome. Paul olhou as imagens da tomografia e descobriu uma glândula supra-renal aparentemente anormal (Fig. 10.**19**).

> **!** A glândula supra-renal tem uma configuração em "Y" ou "V" com espessura de 5-8 mm. Como regra, sua largura não deve superar a do pilar diafragmático adjacente.

➜ **Qual é o seu diagnóstico?**

Adenoma da supra-renal: Um adenoma da supra-renal é um achado incidental comum na ausência de sintomas, e por isso é

O caso de Gill Bates

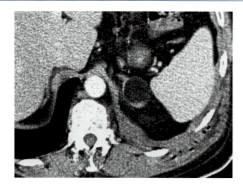

Fig. 10.**19**   Esta é a imagem relevante da TC de Gill Bates. Qual é o seu diagnóstico?

Tumores da supra-renal

a Adenoma

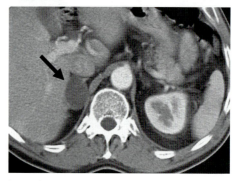

b Metástases

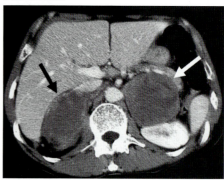

c Mielolipoma

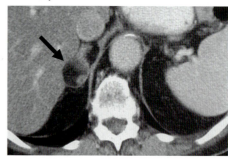

Fig. 10.**20a**   A seta aponta para uma massa adrenal homogênea bem circunscrita com cerca de 2 cm de diâmetro e de baixa densidade. Este é um caso de adenoma digno de livro-texto. **b** Nesse paciente com carcinoma broncogênico, ambas as glândulas adrenais (setas) estão enormemente aumentadas e acumulam contraste em sua periferia, um quadro típico de metástase na adrenal. **c** Essa massa encapsulada com conteúdo gorduroso (seta) da glândula adrenal é bem demarcada em relação ao tecido gorduroso adjacente. Esta é a aparência característica de um mielolipoma.

também frequentemente chamado "incidentaloma" (Fig. 10.**20a**). Uma massa supra-renal menor que 3,5 cm de diâmetro máximo com uma densidade menor que 10 unidades de Hounsfield na TC sem contraste e com contornos lisos, é, muito provavelmente, um adenoma. Tomografia de controle deve ser realizada caso tenha indicação clínica. Se a massa é maior que 3,5 cm de diâmetro, mostra-se uma tendência de crescimento ou se o paciente é sintomático devido à secreção de hormônio supra-renal pelo tumor, sua remoção cirúrgica deve ser considerada.

Metástases na supra-renal: As metástases supra-renais são comuns no carcinoma broncogênico, mas certamente ocorrem também com outros tumores malignos primários (Fig. 10.**20b**). Quando se realiza uma TC de tórax para estadiamento de carcinoma broncogênico, deve-se sempre incluir a glândula supra-renal. Normalmente, o realce heterogêneo, o contorno irregular e um crescimento rápido podem sugerir o diagnóstico de metástases supra-renais.

Mielolipoma: Um mielolipoma da supra-renal é uma massa benigna com – como o nome implica – um alto conteúdo de gordura (Fig. 10.**20c**). Ele não necessita de acompanhamento.

Outros tumores: Todas as outras lesões adrenais, assim como cistos ou carcinomas, são relativamente raras. Na TC, cistos têm a mesma densidade da água e não absorvem o contraste; na US eles não produzem ecos, porém produzem reforço acústico posterior. Tumores supra-renais endocrinologicamente ativos (p. ex., feocromocitomas) são usualmente diagnosticados clínica e bioquimicamente. As imagens ajudam na localização do tumor e no planejamento cirúrgico.

→ **Diagnóstico:** Naturalmente Paul reconheceu, imediatamente, a gordura no tumor. Isso é confirmado comparando-se as densidades do tumor e da gordura subcutânea. Essa lesão é um mielolipoma. Boas notícias para o Sr. Bates, já que isso não tem significado clínico e não necessita de tratamento ou acompanhamento adicional ou terapias.

Investigações adicionais em decorrência de seu baixo apetite não tiveram sucesso. Três meses depois, Paul o encontrou na rua e conversou com ele. Após sinceras conversas com sua esposa e um maravilhoso feriado juntos, Mr. Bates começou a apreciar sua comida novamente.

10.7   Onde está Greg?

Paul está feliz por ter visto um vasto arsenal de achados urológicos nos últimos dias. Ele também estudou um pouco sobre o assunto e se sente bastante confiante. Giufeng tirou um dia livre para seu projeto de pesquisa e Ajay está organizando a festa de aniversário de um de seus filhos. Hannah está atolada em trabalho na clínica ortopédica. Joey finalmente convenceu o angiografista a deixá-lo realizar uma angiografia sozinho, sob rigorosa supervisão, e Greg passa o dia em uma conferência. Paul olha demoradamente ao redor e contém um bocejo. De repente ele pára e se ajeita. Tem uma fina pasta de raios X escondida atrás do monitor. Ele a retira e, então, lê o que está ali escrito: "Tire os dedos! Coleção urológica de Greg". Quando ele colocou o primeiro caso no negatoscópio, seu tédio diminuiu. Você é capaz de resolver os casos mais rápido que Paul e antes que Greg retorne? (Fig. 10.**21a-g**).

| **Coleção secreta de Greg**

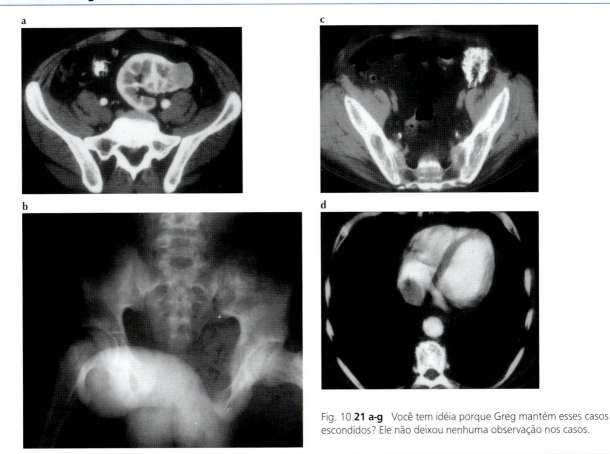

Fig. 10.**21 a-g**   Você tem idéia porque Greg mantém esses casos escondidos? Ele não deixou nenhuma observação nos casos.

▶

Coleção secreta de Greg

e
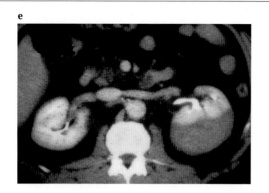

g
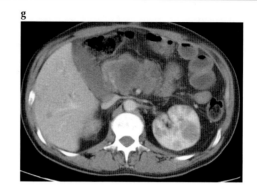

f
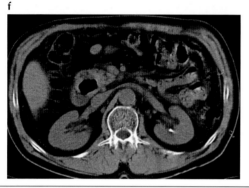

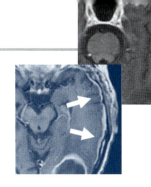

Novas modalidades de imagem são muitas vezes testadas na região da cabeça antes da sua introdução na prática clínica. As razões para isso são óbvias: a cabeça é relativamente pequena (ao menos, na maioria de nós) e – em uma maior escala – não existe nenhum movimento biológico significativo que possa nos dar tanto trabalho como na visualização de imagens do coração, pulmões e abdome. No entanto, muito pode dar errado na cabeça... e como, sem o cérebro, a vida simplesmente não seria a mesma, avanços na imagem da cabeça e do cérebro são de interesse fundamental para todos nós. Conseqüentemente, os primeiros escaneadores de tomografia computadorizada (TC) e ressonância magnética (RM) foram usados, exclusivamente, para a imaginologia cerebral. A RM fez os seus primeiros e maiores avanços no diagnóstico de doenças do sistema nervoso central (SNC) porque a composição do parênquima cerebral pôde ser representa-da com muito mais clareza do que jamais visto em qualquer outra modalidade de imagem. Por essas razões, a relevância dos exames de TC do crânio tende a decrescer no cenário eletivo para diagnósticos de anormalidades sutis do SNC. A TC permanece a modalidade de escolha primária em problemas agudos do SNC, em trauma e, – naturalmente – quando a RM é contra-indicada ou não está disponível (Tabela 1.11). Desde o advento da TC de perfusão e angiografia por TC dos vasos do pescoço e do polígono de Willis, ambas as modalidades oferecem fortes ferramentas para o diagnóstico do infarto cerebral agudo, e seu uso depende, principalmente, de sua disponibilidade e da preferência dos médicos locais. Alguns exames contrastados do canal vertebral (mielografias) ainda são realizados.

Como lesões muito sutis podem ter um enorme impacto clínico no SNC, principalmente dependendo da sua localização, uma

Tabela 11.**1 Sugestões para modalidades diagnósticas em imagem do SNC**[1]

Problema clínico	Investigação	Comentário
Distúrbios congênitos	RM	O exame concludente para todas as malformações, que evita a radiação ionizante. Geralmente, é necessário sedar as crianças pequenas.
	TC-3D	A TC-3D pode ser necessária para anomalias ósseas. A sedação é geralmente requerida para crianças pequenas.
	US	Considerar em recém-nascidos.
Acidente vascular encefálico agudo	TC/ATC/TCP	Facilmente disponíveis na maioria das instituições. A TC imediata avalia adequadamente a maioria dos casos e revela hemorragia: útil na determinação da causa, do local, tratamento primário apropriado e prevenção secundária. A ATC/TCP contrastada pode mostrar o defeito de perfusão imediatamente.
	RM/ARM/DW	Deve-se considerar em pacientes jovens; mais sensíveis em infartos recentes e lesões da fossa posterior. Pode mostrar hemorragias prévias. Na maioria dos hospitais não está disponível 24 horas por dia. Técnicas avançadas permitem um estudo bastante detalhado e sensível do AVC.
	US das carótidas	Deve ser realizado apenas em (1) pacientes com AVC após recuperação total nos quais se considera a cirurgia carotídea como prevenção secundária; (2) AVC evolutivo, com suspeita de dissecção ou êmbolo oclusivo agudo; (3) pacientes jovens com AVC.
Acidente isquêmico transitório (AIT)	TC/ATC do arco aórtico, carótidas, e do polígono de Willis	Pode ser normal. Pode detectar infarto estabelecido ou hemorragia e excluir doenças que podem mimetizar um AVC, assim como glioma, hemorragia extracerebral e cerebrites. Técnicas avançadas de imagem vascular contrastadas (ATC) avaliam a vasculatura intracraniana e extracraniana.

TC, tomografia computadorizada; TC-3D, TC tridimensional; ATC, angiografia por TC; TCP, TC de perfusão; DW (*diffusion weighted*), difusão por ressonância magnética; ORL, otorrinolaringologia; RM, ressonância magnética; MN, medicina nuclear; PET (*positron emission tomography*), tomografia por emissão de pósitron; FSCr, fluxo sanguíneo cerebral regional; SPECT (*single photon emission computed tomography*), tomografia computadorizada por emissão de único fóton; US, ultra-sonografia; RX, radiografia.

▶

Tabela 11.**1 Sugestões para modalidades diagnósticas em imagem do SNC**[1]

Problema clínico	Investigação	Comentário
	US das carótidas	Para avaliar a conveniência da endarterectomia carotídea ou angioplastia. Angiografia, ARM e ATC são alternativas para demonstração dos vasos.
Doenças desmielinizantes e outras doenças da substância branca	RM	É o exame mais sensível e específico para estabelecer um diagnóstico de esclerose múltipla; pode ser negativa em até 25% dos casos com esclerose múltipla estabelecida.
Lesão expansiva	RM	Mais sensível para tumores incipientes, na determinação da localização exata (planejamento do tratamento); modalidade com melhores resultados na determinação das lesões da fossa craniana posterior e nas lesões vasculares. A RM pode não revelar calcificação.
	TC	Muitas vezes suficiente em lesões supratentoriais.
Cefaléia: aguda, grave; hemorragia subaracnóidea (HSA)	TC	A história clínica é decisiva. Enxaqueca clássica e cefaléia em salvas são usualmente diagnosticadas sem TC. Cefaléias relacionadas à HSA ocorrem geralmente em fração de segundos, raramente em minutos, e quase nunca acima de 5 minutos. A TC fornece uma avaliação adequada na maioria dos casos de HSA e outros tipos de hemorragias intracranianas e de hidrocefalia associada. **N.B.:** Uma TC negativa não exclui HSA e, em caso de suspeita clínica, deve-se proceder à punção lombar se não houver contra-indicação (p. ex., hidrocefalia obstrutiva). A punção lombar também pode ser necessária para afastar meningite.
	RM	Melhor que a TC nas etiologias inflamatórias. A SPECT pode ser o exame mais sensível em relação à encefalite e pode fornecer evidências de danos sugestivos de distúrbios circulatórios em caso de enxaqueca.
Cefaléias: crônicas	Rx do crânio, seios da face, coluna cervical	A radiografia é pouco útil na ausência de sinais ou sintomas focais.
	TC/RM	Na ausência de sintomas neurológicos focais, não há indicação de exame de imagem. As seguintes características aumentam significantemente a possibilidade de se descobrir maiores anormalidades na TC ou RM: ■ Aparecimento recente e aumento rápido da freqüência e gravidade da cefaléia. ■ Cefaléia que acorda o paciente durante o sono. ■ Tontura associada, incoordenação, zumbido e distúrbio de consciência.
Problemas justasselares da hipófise	RM	Indicação de urgência quando há deterioração da visão.
	TC	Quando a RM não está disponível ou é contra-indicada.
Sinais da fossa posterior	RM	Muito melhor que a TC. As imagens de TC são muitas vezes degradadas por artefatos.
Suspeita de hidrocefalia; controle da função de um *shunt*	TC	Adequada na maioria dos casos.
	RM	Algumas vezes necessária e pode ser mais adequada em crianças.
	US	Primeira escolha para crianças nos primeiros anos de vida.
	RX	Pode demonstrar todo o sistema de válvulas e avaliar a continuidade e configuração do cateter de derivação ventriculoperitoneal quando existe evidência de hidrocefalia na imagem seccional.
Sintomas da orelha média ou interna (incluindo vertigem)	TC	A avaliação clínica desses sintomas requer especialistas em ORL, neurologia ou neurocirurgia.

TC, tomografia computadorizada; TC-3D, TC tridimensional; ATC, angiografia por TC; TCP, TC de perfusão; DW (*diffusion weighted*), difusão por ressonância magnética; ORL, otorrinolaringologia; RM, ressonância magnética; MN, medicina nuclear; PET (*positron emission tomography*), tomografia por emissão de pósitron; FSCr, fluxo sanguíneo cerebral regional; SPECT (*single photon emission computed tomography*), tomografia computadorizada por emissão de único fóton; US, ultra-sonografia; RX, radiografia.

Tabela 11.1 Sugestões para modalidades diagnósticas em imagem do SNC[1]

Problema clínico	Investigação	Comentário
Surdez neurossensorial	RM	Muito melhor que a TC, especialmente para schwannomas do acústico. Em crianças, RM e TC podem ser necessárias em surdez congênita e pós-infecciosa.
Demência e distúrbios de memória; primeiro surto psicótico	TC	O consentimento é baixo, mesmo em pacientes mais jovens, a menos que existam sinais neurológicos e progressão rápida. Acima dos 65 anos, a TC pode ser reservada a pacientes com surto dentro do último ano ou com uma apresentação atípica, deterioração rápida inexplicada, sintomas ou sinais neurológicos focais inexplicados, uma lesão recente na cabeça (precedendo o início da demência), ou incontinência urinária e/ou ataxia locomotora precoce na doença.
	RM, SPECT	Não tem valor clínico provado, embora possam ser usados em pesquisa.
Epilepsia	RM	A capacidade multiplanar proporciona maior sensibilidade e especificidade para a identificação de lesões corticais. Particularmente importante na epilepsia parcial, p. ex., epilepsia do lobo temporal, quando a cirurgia é considerada.
	TC	Após trauma; pode complementar a RM na caracterização de lesões, p. ex., detecção de pequenas calcificações.
	PET/MN; SPECT /FSCr	A SPECT ictal ou PET interictal é útil no planejamento da cirurgia de epilepsia quando a RM é negativa ou os resultados conflitam com a EEG ou evidência neurocirúrgica. Os agentes do fluxo sanguíneo cerebral regional (FSCr) são também valiosos.

[1]Modificado de acordo com RCR: Working Party. Making the best use of a Department of Clinical Radiology. Guidelines for Doctors, 5th ed. London: The Royal College of Radiologists, 2003.
TC, tomografia computadorizada; TC-3D, TC tridimensional; ATC, angiografia por TC; TCP, TC de perfusão; DW (*diffusion weighted*), difusão por ressonância magnética; ORL, otorrinolaringologia; RM, ressonância magnética; MN, medicina nuclear; PET (*positron emission tomography*), tomografia por emissão de pósitron; FSCr, fluxo sanguíneo cerebral regional; SPECT (*single photon emission computed tomography*), tomografia computadorizada por emissão de único fóton; US, ultra-sonografia; Rx, radiografia.

boa resolução anatômica/espacial e uma excelente resolução de contraste são extremamente importantes. E você, para interpretá-la como radiologista, tem que conhecer bem a anatomia!

> **!** A imagenologia do SNC é, clinicamente, muito importante e sofisticada. Para o clínico, entretanto, o exame clínico neurológico permanece ainda como o primeiro estágio e não deve ser negligenciado. Sinais e sintomas clínicos podem, de fato, fornecer informações-chave. Todo achado de imagem tem que ser interpretado juntamente com o respectivo quadro clínico; apenas a combinação entre a clínica do paciente e os exames de imagem possibilita a decisão da conduta correta.

11.1 Como você analisa um exame seccional do crânio?

Pontos principais da análise completa da imagem

Os passos básicos da avaliação da imagem são similares para a TC e RM do cérebro. Vamos passar rapidamente pela análise de uma TC de crânio para lhe familiarizar com uma boa abordagem clássica.

O primeiro aspecto que se deve prestar atenção é a **aparência morfológica geral do cérebro** (Fig. 11.1a, b): Quais os tamanhos dos espaços líquóricos cerebrais internos e externos? Por exemplo, quão bem podem ser vistos os giros e sulcos

cerebelares? O corno temporal do ventrículo lateral tem calibre normal? A aparência cerebral é adequada à idade do paciente ou ela sugere uma doença prévia, ou anormalidades induzidas por toxinas, estilo de vida ou drogas?

O próximo ponto de interesse é a **aparência do parênquima cerebral**: a diferenciação entre a substância branca e a substância cinzenta é normal? Os sulcos e giros têm a mesma largura bilateralmente? As estruturas medianas estão realmente no meio, os ventrículos laterais aparecem simétricos? Existe alguma lesão parenquimatosa focal?

Nós também avaliamos o **espaço do líquido cefalorraquidiano (LCR) intracraniano circunjacente ao cérebro**, o que a princípio, naturalmente, limita-se a: as cisternas têm calibres normais ou estão obliteradas, particularmente sob a forma infratentorial (Fig. 11.1c)?

Finalmente, nós analisamos a imagem após a **administração de contraste** intravenoso: existe evidência de realce anormal com o contraste em qualquer lesão focal ou nas meninges? Os realces da glândula hipofisária, do plexo coróide e dos vasos são, naturalmente, normais.

> **!** A aparência normal do cérebro, talvez mais que a de qualquer outro órgão, muda profundamente do nascimento até a morte. Um bom conhecimento da aparência normal apropriada à idade é crucial para a detecção de anormalidades significativas sem superestimar fenômenos normais.

Avalie o estado cerebral!

a

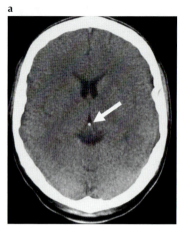

b

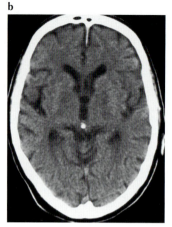

c

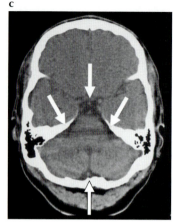

Fig. 11.**1a**   Essa TC de crânio típica de uma pessoa de 25 anos demonstra ventrículos estreitos e fissuras e sulcos bem definidos. Calcificação na região da glândula pineal (seta) é normal e se desenvolve precocemente durante a vida. **b** Uma TC de crânio típica de uma pessoa de 85 anos, por outro lado, mostra ventrículos e espaços liquóricos externos significativamente alargados. Em alguém com 25 anos de idade, esse padrão seria, então, altamente patológico. Deve-se considerar, por exemplo, encefalopatia por HIV, meningite prévia e dano cerebral tóxico induzido por álcool ou droga. A perda temporária de volume cerebral durante a terapia com esteróide em altas doses ou desidratação forçada poderia resultar nesta aparência. **c** O tamanho das cisternas infratentoriais (setas) nos diz algo sobre a pressão na fossa posterior. Quando elas são obliteradas, existe a possibilidade de herniação do tronco cerebral.

Eu vejo uma anormalidade – O que faço agora?

Você notou uma anormalidade difusa do parênquima cerebral ou uma lesão circunscrita? Em **doença parenquimatosa difusa**, as alterações do volume cerebral (atrofia, edema) e alterações das meninges (meningite, hemorragia subaracnóidea) são as mais freqüentemente encontradas.

Se uma **lesão focal** for detectada, diversos aspectos têm que ser considerados:

- A lesão está localizada dentro (surgindo) do parênquima cerebral (intra-axial) ou fora do cérebro (extra-axial)? Em particular, meningiomas extra-axiais e tumores selares devem ser diferenciados das lesões parenquimatosas.

- A lesão é solitária ou multifocal? Tumores cerebrais primários tendem a ser lesões solitárias. Lesões múltiplas sugerem doença metastática, etiologia infecciosa, ou um processo embólico ou vascular. Achados de imagem precisam ser correlacionados com os achados clínicos para se chegar ao diagnóstico correto, já que muitas dessas entidades podem aparecer de forma similar em nosso exame.

- A lesão é hipodensa ou hiperdensa (TC), ou hipointensa, iso-intensa, ou hiperintensa (RM) em relação ao parênquima adjacente? Os meningiomas tendem a ser hiperdensos na TC e isointensos na RM não-contrastada.

- A lesão é homogênea ou heterogênea? As hemorragias freqüentemente aparecem bastante heterogêneas. Alguns tumores cerebrais primários podem calcificar parcialmente e desenvolver necrose e hemorragia secundária, o que também lhes dá uma aparência bem heterogênea.

- A região está circundada por edema ou não existe nenhuma reação significativa do parênquima adjacente associada? Edema circundante pronunciado indica um crescimento rápido e é freqüentemente visto em metástases e em glio-

mas de alto grau, enquanto a ausência de edema geralmente indica um comportamento biológico mais benigno.

- A lesão sofre impregnação pelo meio de contraste? Caso sofra, é uma impregnação central ou periférica? O rompimento da barreira hematoencefálica é sempre patológico. Impregnação em forma de anel, por exemplo, deve ser indicativa de um abscesso ou um glioblastoma altamente maligno.

Você está pronto para o seu primeiro caso?

Paul e Giufeng foram escalados para a neurorradiologia por 1 semana. Eles seguem toda a rotina radiológica dos neurologistas e neurocirurgiões e – se o neurointervencionista estiver nos seus melhores dias – algumas daquelas intervenções neurorradiológicas realmente sofisticadas. Gregory está bastante satisfeito com o interesse de Giufeng na sua área favorita, e Paul lê seu livro de neuroanatomia toda noite para impressionar Giufeng e defender-se frente aos ataques inoportunos de Greg.

11.2   Distúrbios de perfusão cerebral

Hemorragia cerebral

Checklist: Cefaléia súbita

- O paciente sofre com crises de cefaléia crônica ou trata-se de um novo tipo de cefaléia?
- Existe uma história de medicação com a cefaléia como possível efeito colateral ou o paciente poderia estar intoxicado?
- A cefaléia ocorreu sob estresse físico ou esforço?
- O paciente sofre de hipertensão arterial?
- A cefaléia é acompanhada de outros sintomas neurológicos ou perda de consciência?

Totalmente inesperado

Will Klington (37) é trazido inconsciente à unidade de emergência. É tarde da noite. Seus acompanhantes reportam que Will começou a se queixar de uma cefaléia súbita grave totalmente inesperada, apresentou vômitos e perdeu a consciência poucos minutos depois. Os colegas de plantão transferiram o paciente imediatamente para a TC, onde Giufeng e Gregory estavam trabalhando juntos esta noite. A TC mostra um achado impressionante (Fig. 11.**2**). Gregory dá a Giufeng exatamente 1 minuto para o seu diagnóstico e, então, abandona a sala.

O caso de Will Klington

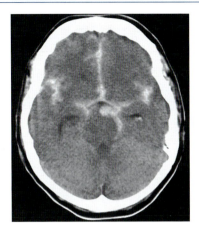

Fig. 11.**2**   Aqui você vê a imagem relevante da TC de crânio de Will Klington.

➔ **Qual é o seu diagnóstico?**

Enxaqueca, cefaléia em salvas: Enxaqueca e cefaléia em salvas são diagnósticos clínicos e não estão associados a nenhum achado positivo nos exames de imagem. A TC e RM normalmente não mostram nenhuma anormalidade.

Hemorragia subaracnóidea (HSA): Esse tipo de hemorragia é mais freqüentemente causado pela ruptura de um aneurisma preexistente do polígono de Willis, mas também pode ocorrer em trauma. Ela é diagnosticada com boa acurácia através de uma simples TC não-contrastada (Fig. 11.**3a**) e pode passar des-

Hemorragia subaracnóidea (HSA) e suas conseqüências

a

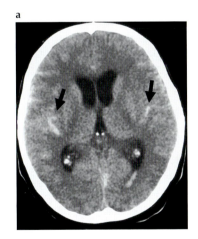

b

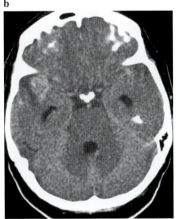

Fig. 11.**3a**   As linhas densas e finas na fissura de Sylvius (setas) correspondem a sangue no espaço subaracnóideo. Uma pequena quantidade de sangue também é vista no corno posterior do ventrículo lateral esquerdo: a hemorragia aguda deve ter progredido através do parênquima cerebral (visível em outras secções) e penetrada no interior do ventrículo. Os ventrículos já estão distendidos porque coágulos sanguíneos quase sempre seguem em direção ao interior do estreito aqueduto e tendem a obstruí-lo. É necessária uma ventriculostomia.

b Após uma HSA pronunciada, um hidrocéfalo normopressórico pode se desenvolver. Nesse paciente, 2 semanas após uma HSA, os cornos temporais estão distendidos e o quarto ventrículo também aparece dilatado. Apenas a obstrução do aqueduto não explicaria essa combinação de achados. A reabsorção do LCR sobre as convexidades cerebrais, entretanto, é gravemente comprometida devido à HSA. O Hidrocéfalo normopressórico é tratado através da punção espinhal ou inserção de um dreno para alívio da pressão.

Embolização de um aneurisma

a
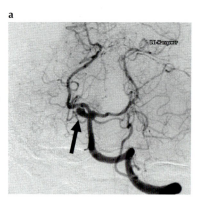

b
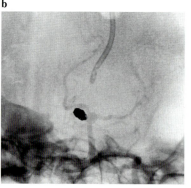

c
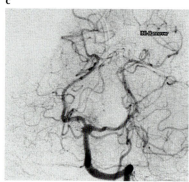

Fig. 11.**4a** A angiografia de subtração da circulação craniana posterior nesse paciente demonstra um aneurisma pediculado (seta), originando da extremidade distal da artéria basilar, próximo à origem das artérias cerebrais posteriores. **b** Algumas pequenas espirais (*coils*) foram depositadas no aneurisma através de um cateter bastante fino sob guia fluoroscópica. **c** A imagem da angiografia pós-intervenção mostra a normalização do padrão vascular.

percebida na RM padrão. A HSA sem trauma deveria sempre ser indicativa de uma angiografia à procura de um aneurisma (Fig. 11.**4a**), já que este pode continuar sangrando ou ressangrar com conseqüências letais. Um número considerável de aneurismas pode ser tratado de imediato através de terapia intervencionista neurorradiológica (Fig. 11.**4b, c**). Todos os outros casos são de responsabilidade do neurocirurgião. Outras causas de uma HSA são *hemorragias venosas* ou *malformações arteriovenosas sangrantes* (MAV).

Uma das maiores complicações da HSA na ruptura de um aneurisma é a penetração da hemorragia no parênquima cerebral e posteriormente no interior do sistema ventricular (veja abaixo). Se a HSA for tão pronunciada a ponto de obliterar a maior parte do espaço subaracnóideo cerebral e então prejudicar a reabsorção do LCR que normalmente acontece lá, uma hidrocefalia comunicante, ou *aresorptive hydrocephalus*, não-obstrutiva pode se desenvolver (Fig. 11.**3b**).

Hemorragia intracraniana: A hemorragia intracraniana espontânea pode ocorrer como seqüela de uma hipertensão arterial de longa data mal controlada, particularmente nos gânglios basais. Se ocorrer uma ruptura para dentro dos ventrículos, pode resultar em um tamponamento ventricular e na obstrução do aqueduto, o que leva à hidrocefalia. Uma ventriculostomia neurocirúrgica tem que ser realizada imediatamente. Malformações vasculares, tumores, metástases, infartos, vasculites e coagulopatias (incluindo iatrogênica por varfarina!) podem também causar hemorragia no interior do parênquima cerebral. O diagnóstico de um sangramento intracraniano é feito através de TC não-contrastada (Fig. 11.**5**). A RM serve para estabelecer, posteriormente, a etiologia do sangramento.

➡ **Diagnóstico:** Giufeng rapidamente entende porque Gregory saiu imediatamente. Ele, um apaixonado pela neuroangiografia intervencionista, foi certificar-se de que o pessoal e o material da sala de angiografia já estavam preparados para a angiografia

Hemorragia intracraniana

a
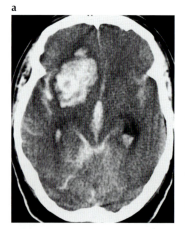

b
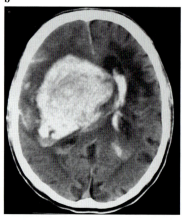

Fig. 11.**5a** Esta TC de crânio pré-contraste mostra hemorragia parenquimatosa no lobo frontal causada pela ruptura de um aneurisma da artéria cerebral média. A hemorragia invadiu o ventrículo. **b** Em outro paciente, ocorreu hemorragia maciça no hemisfério direito. Há uma HSA leve associada à direita. O efeito de massa é considerável: ocorreu um desvio de linha média para a esquerda de mais de 2 cm. O fluxo do LCR já está prejudicado, como você pode ver pela dilatação do corno anterior do ventrículo lateral esquerdo. Acredita-se que a hipodensidade periventricular, como vista aqui, esteja associada à alta pressão ventricular. Esse paciente, infelizmente, encontra-se além do alcance de qualquer opção terapêutica promissora.

cerebral que está prestes a acontecer. Existe, de fato, uma HSA grave, e a causa da mesma tem que ser encontrada e tratada o mais rápido possível. Giufeng informa para as acompanhantes do Sr. Klington sobre os achados e sobre o que tem que ser feito. As duas senhoras se conheceram há poucas horas apenas. Uma delas é a namorada do Sr. Klington, e a outra a sua esposa. A namorada estava totalmente desamparada e desesperada depois que o paciente entrou em colapso na cama. Ela ligou para a Sra. Klington à procura de ajuda. A esposa foi esperta o suficiente para chamar e levar consigo uma ambulância. Will Klington está com sorte. O grupo da neurointervenção encontra a fonte do sangramento e durante um procedimento complexo oblitera o aneurisma com algumas espirais de platina (*coils*). O paciente deixa o hospital 4 semanas depois sem nenhum déficit neurológico restante e com restituição completa de suas capacidades físicas relevantes.

> **!** Apenas a TC de crânio não-contrastada mostra pequenas hemorragias com segurança suficiente. Por esta razão, a TC de crânio na emergência precisa ser feita antes que qualquer outro exame de TC seja realizado e a primeira varredura deve ser sempre feita sem contraste intravenoso.

Infarto cerebral

Checklist: **Infarto cerebral**

- Os gânglios basais e a substância branca têm densidade normal?
- Os sulcos estão estreitados? Os sulcos estão espessados?
- Os vasos aparecem densos na TC não-contrastada?
- Há evidência de hemorragia?
- Caso haja, a hemorragia causa algum deslocamento?

A xícara de chá cai repentinamente

Anastásia Peabody-Smith (57) convidou suas amigas para o chá das 5 horas, como de regra, na sua mansão Woolloomooloo, quando ela repentinamente sofreu um acidente vascular cerebral (AVC). Suas amigas chamaram a ambulância imediatamente e, então, ela conseguiu chegar à unidade de emergência apenas meia hora após o incidente. O neurologista na sala de emergência diagnosticou uma hemiparesia do lado esquerdo e a transferiu imediatamente para uma TC de crânio para comprovar e posteriormente descrever o AVC. Giufeng está de plantão e ela é a primeira a ver as imagens aparecerem no monitor (Fig. 11.**6**). Ela sabe que tudo depende de uma conduta rápida nesses casos. A terapia trombolítica possibilita a rápida resolução do trombo subjacente que causa a obstrução do vaso cerebral. Isso é esperançosamente acompanhado pela resolução dos sintomas. A terapia deve ser iniciada, de preferência, em menos de 3 horas (e, em alguns casos, até 6 horas) após o início dos sintomas, mas só pode ser realizada se não existir hemorragia intracraniana associada.

O caso de anastásia Peabody-Smith

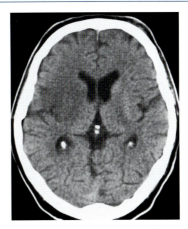

Fig 11.**6** Você vê aqui representada a imagem relevante da TC da Sra. Peabody-Smith. Você já pode fazer o diagnóstico?

➡ Qual é o seu diagnóstico?

Ataque isquêmico transitório (AIT): Esse fenômeno não pode ser visualizado através dos métodos de imagem porque o trombo subjacente é muito pequeno e a obstrução do vaso é transitória, assim como a alteração no território parenquimatoso dependente.

Acidente vascular cerebral: O *infarto isquêmico agudo* (0-6 horas) causa edema no território dependente e um discreto desvanecimento do contraste no parênquima cerebral (Fig. 11.**7a**). Entretanto, infartos recentes são, com freqüência, inicialmente invisíveis na TC. Algumas vezes um trombo denso é diretamente visível na luz da artéria cerebral média (Fig. 11.**7b**). Com a moderna angiografia e perfusão por TC, defeitos podem ser detectados mais precocemente e com maior facilidade (Fig. 11.**7c-i**). Desta forma, o infarto não-hemorrágico recente pode ser tratado através de trombólise local ou sistêmica. O sucesso terapêutico pode ser tão dramático que pacientes podem já estar de pé no dia seguinte a um infarto inicialmente paralisante. Entretanto, existe também um risco substancial de uma hemorragia letal como complicação da trombólise, que deve ser pesado diante das conseqüências esperadas de um infarto tratado de forma conservadora (Fig. 11.**8**).

O infarto cerebral subagudo (6-32 horas) demarca-se com mais clareza em relação ao parênquima normal (Fig. 11.**9a**) quando comparado ao infarto agudo. Se, devido ao processo trombolítico fisiológico normal, os vasos previamente obstruídos forem reperfundidos, pode-se ter como conseqüência a hemorragia intraparenquimatosa secundária, chamada de transformação hemorrágica do infarto (Fig. 11.**9b, c**). Outras lesões subjacentes e hemorragia decorrente de outras etiologias têm que ser consideradas e afastadas (p. 235). Na maioria dos casos, esta diferenciação é possível com base na história clínica.

Em pacientes com um *infarto isquêmico antigo*, o tecido necrótico é progressivamente removido através das células microgliais. Durante este processo, uma hiperperfusão ou "perfusão de luxúria" pode ocorrer (Fig. 11.**10a, b**). Conseqüentemente, a área infartada pode se tornar um defeito parenquimatoso pre-

AVC agudo

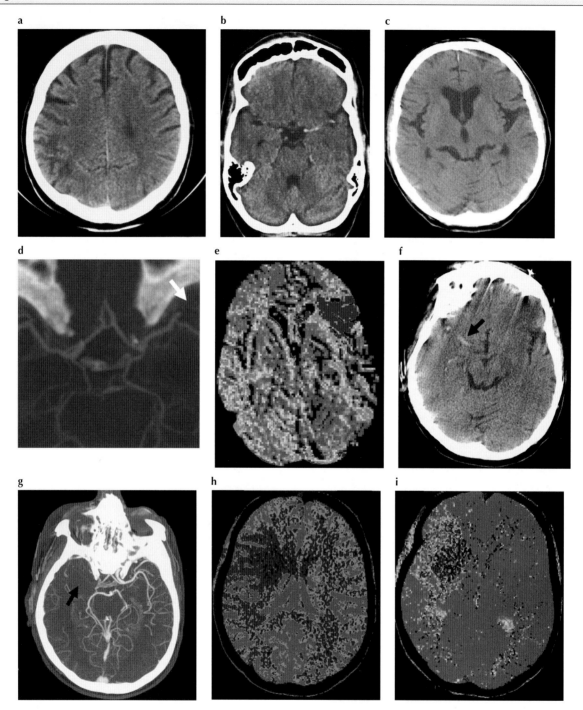

Fig. 11.**7a**   Neste paciente com uma história de fraqueza no braço esquerdo há 1 hora, existe um intumescimento dos sulcos parietais à direita e uma diminuição na densidade do parênquima. **b** Em um outro paciente com hemiparesia direita, a TC não-contrastada mostra claramente uma hiperdensidade da artéria cerebral média (ACM) direita – um fenômeno chamado "sinal da ACM densa" (*dense media sign*). Você está, na realidade, olhando para o trombo no interior do vaso. **c** Nesse paciente há um edema bastante sutil do lobo frontal esquerdo anterior à fissura de Sylvius. **d** A angiografia por TC do círculo de Willis mostra obstrução vascular de um ramo da artéria cerebral média (seta). **e** A imagem de perfusão mostra o defeito de perfusão, onde se suspeitava com base na imagem convencional. Volte um pouco atrás e olhe para **c-e** juntas.

f Essa TC de um paciente inquieto mostra um sinal da ACM densa (seta) à direita. Não é vista hemorragia aqui e nem em qualquer outro corte. **g** A angiografia por TC confirma a obstrução da artéria cerebral média direita (seta). **h** O mapa de fluxo prova o defeito de perfusão no território vascular da artéria cerebral média. **i** O tempo médio de trânsito está visivelmente alterado na mesma área. A área não excede dois terços do território vascular da artéria cerebral média. Esse é um bom caso para trombólise locorregional imediata. (Ver *Prancha* em *Cores*.)

Risco da trombólise

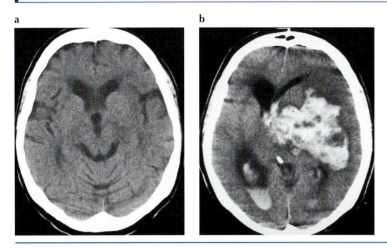

a

b

Fig. 11.**8a** A TC de crânio inicial não-contrastada desse paciente mostra um edema bastante sutil nos gânglios basais à esquerda, indicando um infarto que conduziu a uma hemiparesia direita. Não existia, definitivamente, nenhuma hemorragia presente no momento do diagnóstico. **b** A trombólise regional iniciada imediatamente após a TC de crânio foi complicada por uma hemorragia maciça que se estendeu para o interior do ventrículo e por uma subseqüente obstrução do fluxo do LCR. Veja o sangue no corno posterior direito do ventrículo lateral. Há um desvio grave da linha média. Este paciente não sobreviveu.

enchido por LCR com dilatação dos ventrículos adjacentes para compensar a perda de tecido (Fig. 11.**10c**).

Trombose dos seios: As tromboses dos seios venosos podem causar infartos cerebrais devido à congestão e obstrução do fluxo. Elas ocorrem em uma série de entidades patológicas: se há uso de contraceptivos orais ou como uma complicação de um processo séptico intracraniano. Clinicamente, elas manifestam-se através de sintomas neurológicos atípicos variados e crises epilépticas. É crucial para o clínico considerá-las nos diagnósticos diferenciais dos problemas agudos do SNC que não são tão característicos! O diagnóstico é comprovado pela RM (Fig. 11.**11**). O "sinal do delta vazio" é patognomônico: O trombo circundado por sangue realçado pelo contraste é visto dentro da confluência venosa.

➜ **Diagnóstico:** Giufeng chama Greg e também entra em contato com o neurologista. Ela acha que a Sra. Peabody-Smith tem um AVC recente sem um componente hemorrágico. Ela vê alguma perda na diferenciação entre as substâncias branca e cinzenta nos gânglios basais à direita quando os compara com o lado contralateral: a cápsula interna direita, a cabeça do núcleo caudado e os globos pálidos não podem ser diferenciados. A trombólise é uma opção apropriada nesse caso, mas riscos inerentes têm que ser considerados. Deve ser decidido, agora, se a terapia será administrada por via endovenosa pelos neurologistas ou local, dentro da artéria nutriente, pelo neurorradiologista intervencionista. Mas isso é, definitivamente, algo que deve ser realizado por Gregory.

AVC subagudo

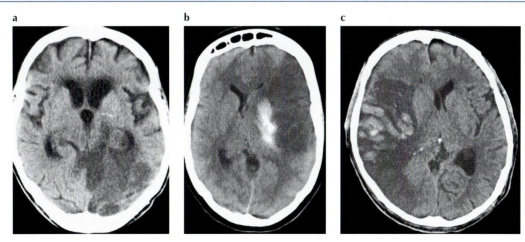

a

b

c

Fig. 11.**9a** Este paciente chegou ao hospital com cegueira cortical com 2 dias de duração. A TC de crânio mostra um infarto já bastante demarcado no lobo occipital esquerdo. **b** Em outro paciente, a reperfusão do território infartado levou a uma hemorragia parenquimatosa secundária – um infarto hemorrágico. **c** Este tipo de hemorragia pode ocorrer também em substância cinzenta infartada.

AVC antigo

a

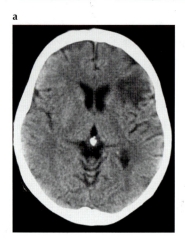

b

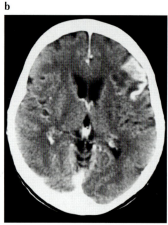

c

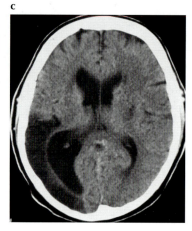

Fig. 10.**10a**   A TC de crânio pré-contraste mostra hipodensidade circunscrita na região frontal esquerda. **b** Após a administração do contraste, o seu acúmulo no córtex indica um aumento na vascularização nesta área durante a reabsorção do tecido necrótico.

c Esse AVC no território vascular posterior da artéria cerebral média direita foi quase completamente reabsorvido. Em resposta, há uma dilatação ex-vácuo marcante do corno posterior do ventrículo lateral direito.

Trombose de seio venoso e infarto venoso

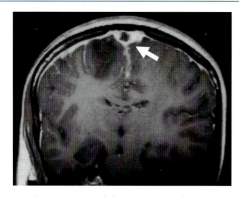

Fig. 11.**11**   Essa imagem coronal de RM ponderada em T1 após administração de contraste mostra perda de sinal na região cortical paramediana direita próxima à fissura inter-hemisférica causada pelo infarto venoso. Um defeito de preenchimento característico visto no seio sagital superior é o trombo venoso oclusivo subjacente (seta).

! As primeiras 6 horas são cruciais na conduta do AVC: o paciente deve ser conduzido rapidamente a um centro de AVC. Deve-se realizar imediatamente uma TC para afastar hemorragia. A menos que haja contra-indicação, a trombólise sistêmica ou local deve ser iniciada o mais rápido possível caso os riscos pareçam aceitáveis sob determinada circunstância.

11.3   Tumores cerebrais

Checklist: **Tumores cerebrais**

- Qual a idade do paciente?
- A massa está dentro do cérebro (intra-axial) ou fora do parênquima cerebral (extra-axial)?
- É uma massa solitária ou há múltiplas lesões?
- Qual é a densidade predominante da massa na TC?
- Ela contém componentes císticos?
- Nota-se algum realce pelo contraste?
- Há presença de algum edema associado no parênquima cerebral adjacente, e caso exista, qual a sua intensidade?
- Existe algum desvio na linha média? Caso exista, quanto? Existe indício de herniação cerebral iminente?
- Existe algum grau de hidrocefalia?

Mas o que há de errado com o meu marido?

Joe-James Lee-Chong (47) está acompanhado por sua esposa. Eles se consultaram juntos com o neurologista porque o Sr. Lee-Chong vem apresentando cefaléia crônica há poucas semanas. Antes disso ele nunca esteve realmente doente. Sua esposa relata que ele normalmente é uma pessoa muito ativa e bem-humorada. Agora ele vive sentado na cadeira e parece não dar conta de nada que está acontecendo. Uma convulsão tônica súbita na última semana os apavorou e fez com que sua esposa marcasse uma consulta urgente com o neurologista. Paul está trabalhando hoje em um dos escaneadores de RM. Ele conversou com o casal anteriormente, informando-o sobre o exame e sobre a administração do meio de contraste. Depois de olhar rapidamente as imagens da primeira seqüência da RM, ele

O caso de Joe-James Lee-Chong

a
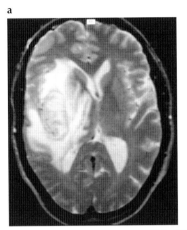

b
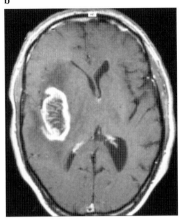

Fig. 11.**12** Aqui você vê as imagens relevantes da RM do Sr. Lee-Chong. Imagine a que tipo de seqüências de imagens **a** e **b** podem fazer parte.

solicitou séries contrastadas adicionais nos planos sagitais e coronais. Agora ele analisa o exame completo de RM e escolhe um corte representativo (Fig. 11.**12**).

➔ Qual o seu diagnóstico?

Meningioma: Os meningiomas são os tumores intracranianos mais freqüentes. Seu comportamento biológico é de um tumor benigno, *i. e.*, eles não metastatizam. Mas eles podem crescer ao longo do tempo e pressionar estruturas adjacentes importantes dentro e ao redor do cérebro e, portanto, podem precisar ser removidos. Eles se originam nas meninges, ou seja, o periósteo do crânio, a foice cerebral e o tentório, estando, então, localizados extra-axialmente e não são tumores cerebrais primários no sentido exato da palavra. Freqüentemente eles envolvem a base do crânio. Eles crescem muito lentamente, em geral ossificam e expandem o osso adjacente, causando esclerose. O tecido cerebral circunjacente raramente é edematoso. Na TC, eles com freqüência têm aparência densa mesmo antes da administração do contraste (Fig. 11.**13**) e eles sempre realçam significativamente após a administração do contraste intravenoso. Na RM, meningiomas podem

não ser notados em seqüências não-contrastadas porque eles se apresentam quase isointensos em relação ao parênquima cerebral; entretanto, após administração de contraste, eles freqüentemente mostram um realce expressivo (Fig. 11.**14**).

Oligodendroglioma: Os oligodendrogliomas constituem cerca de 5% de todos os tumores cerebrais verdadeiros da maioridade. Eles crescem lentamente, localizam-se de preferência no lobo frontal e tendem a desenvolver calcificações grosseiras (Fig. 11.**15**).

Astrocitoma: Astrocitomas (ou gliomas) são os tumores cerebrais primários mais importantes. Eles são classificados em quatro grupos (com comportamentos biológicos e prognósticos claramente distintos) que apresentam imagens de aparências diferentes:

- Astrocitomas grau 1 são também chamados de astrocitomas pilocíticos. Eles ocorrem principalmente em crianças (veja Fig. 11.**24**).
- Astrocitomas grau 2 são tumores que se manifestam em adultos jovens. Eles apresentam tipicamente bordas bem definidas, possuem pouco edema adjacente e realçam apenas mini-

Meningioma na TC

a
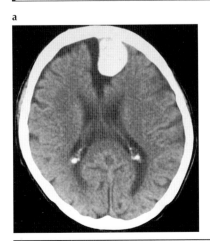

b
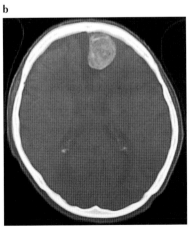

Fig. 11.**13a** Uma TC de crânio não-contrastada representa claramente o meningioma originado na foice cerebral. **b** A janela óssea demonstra calcificação parcial da lesão.

Meningioma na RM

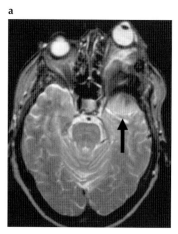
a

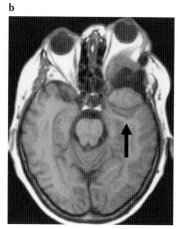
b

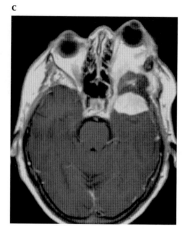
c

Fig. 11.**14a** e **b**　Nas imagens de RM ponderadas em T2 (**a**) e em T1 não-contrastada (**b**) você reconhece um meningioma na asa do esfenóide apenas após uma análise minuciosa da anatomia. A seqüência T2 não mostra qualquer edema associado. O componente formado por tecido mole é isointenso em relação ao parênquima cerebral (seta). A asa do esfenóide adjacente está expandida e esclerótica. **c** Após a

administração do contraste, a situação torna-se bem mais clara: o componente formado por tecido mole realça significativamente e é facilmente diferenciado do parênquima cerebral normal adjacente. Entretanto, torna-se agora quase impossível distinguir o tumor da gordura orbitária, pois foi utilizada a técnica sem supressão de gordura durante a aquisição desse exame.

mamente ou quase nada após a administração do contraste (Fig. 11.**16a**). A diferenciação morfológica de um infarto não é sempre possível sem um exame de acompanhamento.

- Astrocitomas grau 3 são também chamados astrocitomas anaplásicos. Eles são tumores que se manifestam na meia-idade. Suas margens tendem a ser difusas; eles são rodeados por edema considerável e acumulam contraste inomogenia-mente.
- O astrocitoma grau 4 ou glioblastoma multiforme é o tumor cerebral primário maligno mais comum. Ele predomina em

adultos mais velhos. Ele é caracterizado por um edema peri-focal pronunciado, um realce intenso e freqüentemente ser-pentiforme após administração de contraste, uma grande área necrótica central e um contorno indistinto (Fig. 11.**16b**). A lesão é difícil de diferenciar de um abscesso por razões puramente morfológicas. O tumor tem um padrão de cresci-mento infiltrativo e raramente pode ser ressecado por com-pleto. A parte do tumor visível através da imaginologia diag-nóstica infelizmente representa apenas a "ponta do *iceberg*"; no momento do diagnóstico, células tumorais quase sempre

Oligodendroglioma

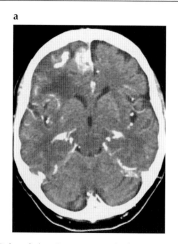
a

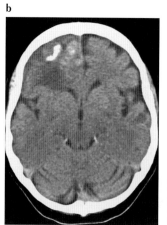
b

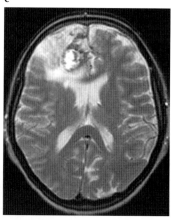
c

Fig.11.**15a**　A TC de crânio não-contrastada demonstra uma massa no lobo frontal direito com claro edema perifocal contendo calcificações grosseiras. **b** Após administração de contraste, a lesão realça de forma inomogênea. Esta combinação de achados é altamente sugestiva de um

oligodendroglioma. **c** A imagem de RM ponderada em T2 confirma a presença de edema da substância branca; o componente central de baixo sinal no tumor corresponde às calcificações vistas na TC.

Astrocitoma

a Astrocitoma grau 2

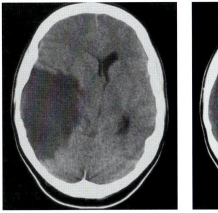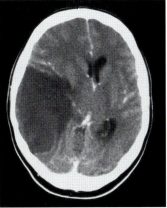

Fig. 11.**16a** A TC de crânio não-contrastada (esquerda) representa uma lesão hipodensa bem demarcada no lobo temporal direito. Após administração de contraste (direita), o tumor, um astrocitoma grau 2, permanece inalterado. Um AVC subagudo poderia ter uma aparência similar. **b** Na seqüência ponderada em T2 (esquerda), é visto edema no lobo occipital esquerdo. Após administração de contraste, a seqüência ponderada em T1 (direita) demonstra pequeno foco realçado pelo contraste, compatível, mas não-específico, com um tumor maligno. Este é um astrocitoma grau 4. Pequenos abscessos, por exemplo, em toxoplasmose, podem ter aparência similar.

b Astrocitoma grau 4

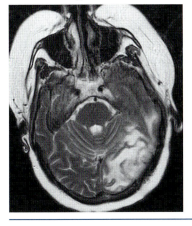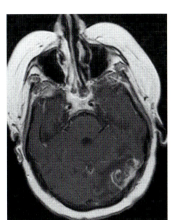

já se propagaram ao longo dos tratos da substância branca para dentro de outras partes do cérebro, invisíveis ao radiologista ou neurocirurgião.

> ! A imagem pré-operatória dos tumores cerebrais requer uma representação completa de sua configuração, seu tamanho e sua relação espacial com importantes estruturas anatômicas adjacentes em três planos, com seqüências contrastadas ponderadas em T1.

Hemangioblastoma: Os hemangioblastomas ocorrem em adultos de meia-idade e são, preferencialmente, formados no cerebelo. Em 15% dos casos eles são associados à doença de von Hippel-Lindau. A aparência típica da imagem é a de um grande cisto com um nódulo mural fortemente realçado pelo contraste (Fig. 11.**17**).

Metástases cerebrais: As metástases cerebrais são multifocais em 70% dos casos (Fig. 11.**18**). A RM é a modalidade de imagem mais sensível para a detecção de metástases (Fig. 11.**19**). As metástases são freqüentemente caracterizadas por um edema perilesional extenso e forte impregnação pelo contraste; carcinomas de pulmão e da mama estão entre os tumores primários mais comuns a causar metástases cerebrais.

Hemangioblastoma

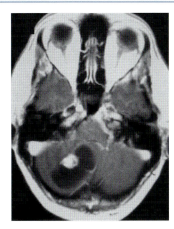

Fig. 11.**17** Este hemangioblastoma está localizado no hemisfério cerebelar direito. A seqüência ponderada em T1 após administração de contraste mostra a aparência típica de um cisto com um nódulo periférico realçado.

Metástase cerebral

a   b   c

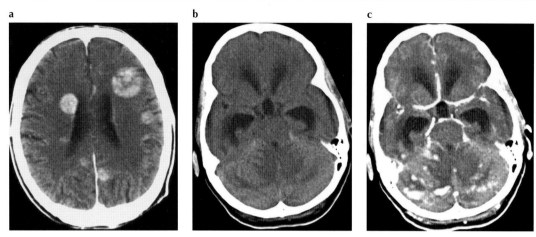

Fig. 11.**18a** Essa imagem de TC pós-contraste mostra múltiplas metástases de um carcinoma broncogênico. Agora os colegas da radioterapia terão que trabalhar. **b** O espaço liquórico externo está completamente ocupado nesta fossa posterior. Um hidrocéfalo obstrutivo supratentorial se desenvolveu. As razões para isso não estão claras na varredura pré-contraste. **c** Após administração de contraste, as metástases na fossa posterior são delineadas com bastante clareza. As próprias lesões e o edema adjacente levaram à obliteração dos espaços liquóricos externos.

Detecção de metástases cerebrais

a   b

c   d

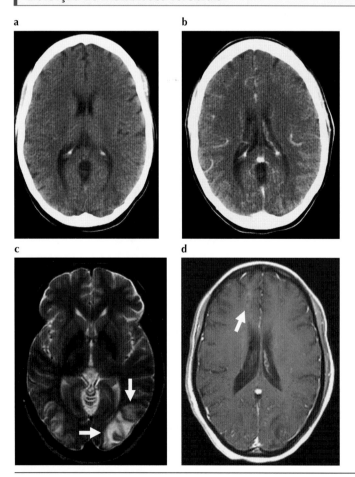

Fig. 11.**19** Essa seqüência de imagens ilustra a diferença de sensibilidade da TC e da RM no diagnóstico de metástases cerebrais. **a** Essa TC não-contrastada poderia muito bem ser reportada como normal. **b** Mesmo após administração de contraste, é difícil perceber uma lesão. **c** Esta é a imagem de RM ponderada em T2 que mostra o edema associado no lobo occipital bilateralmente (setas). **d** A seqüência ponderada em T1 após administração de contraste apenas um pouco mais superiormente sugere um vago acúmulo do contraste occipitalmente e outra metástase muito pequena no lobo frontal direito (seta). Estas são metástases cerebrais precoces de um carcinoma de mama.

Infecção intracraniana

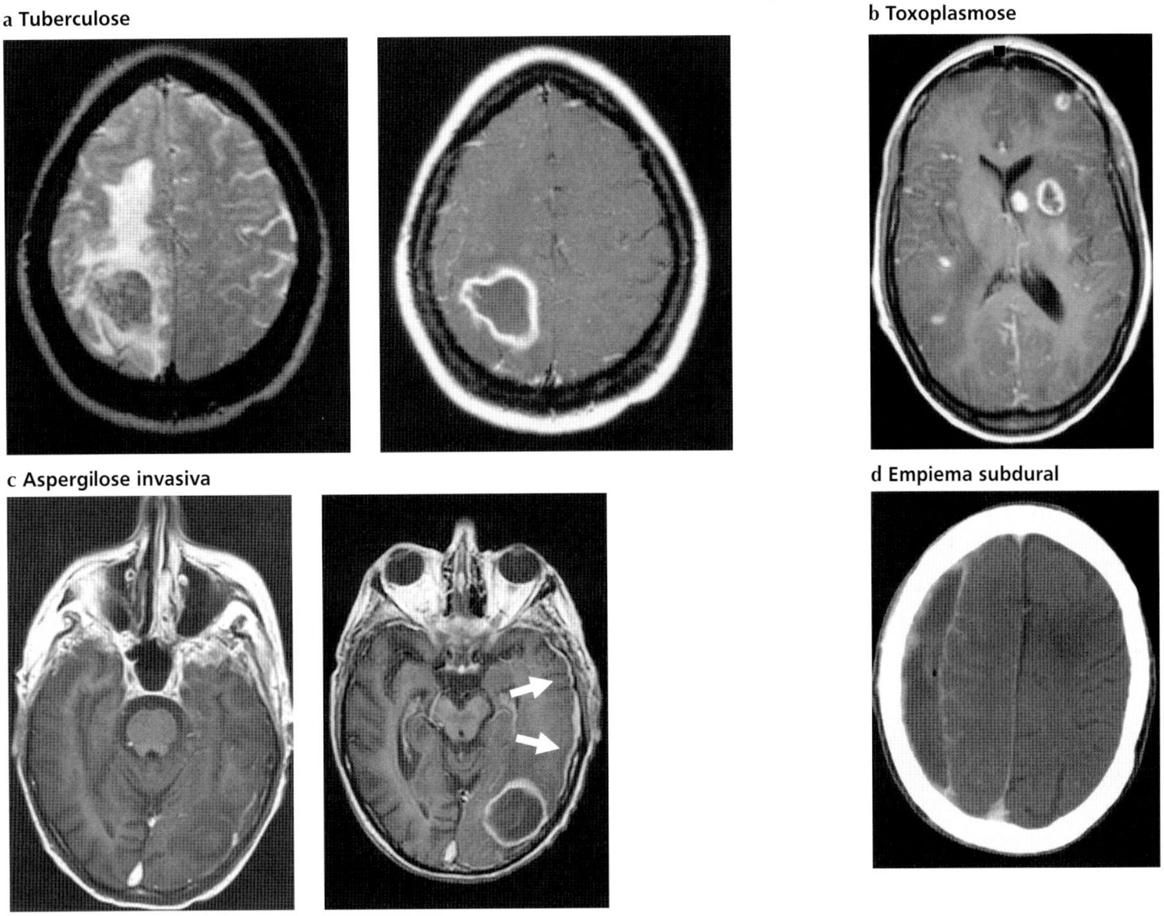

a Tuberculose

b Toxoplasmose

c Aspergilose invasiva

d Empiema subdural

Fig. 11.**20a** A seqüência ponderada em T2 (esquerda) revela um abscesso tuberculoso no lobo parietal direito que é rodeado por edema extenso. Na seqüência ponderada em T1 contrastada (direita), o acúmulo característico de contraste na parede do abscesso é muito bem apreciado. **b** Múltiplas pequenas lesões realçadas pelo contraste são visíveis na substância branca e subependimária (ao redor do ventrículo). Algumas delas mostram estruturas em forma de anel. Esta toxoplasmose cerebral desenvolveu-se em um paciente com infecção por HIV. Com base apenas na imagem, o linfoma associado ao HIV é um possível diagnóstico diferencial. **c** Este paciente neutropênico com uma leucemia mielóide aguda desenvolveu um abscesso micótico no lobo occipital esquerdo sem reação perilesional, mesmo após a administração de contraste (esquerda). Apenas 2 semanas depois (direita), após a medula óssea ter se recuperado; o paciente já está apto a apresentar uma resposta imune mais vigorosa e a mesma seqüência revela acúmulo de contraste na parede do abscesso, assim como ao longo das meninges adjacentes (setas). **d** Esse hematoma subdural crônico infectou-se após uma drenagem primária ineficaz. Após administração do contraste, as leptomeninges adjacentes realçam de forma significativa.

Abscesso cerebral: Um abscesso cerebral se desenvolve após a disseminação hematogênica de êmbolos sépticos para o cérebro (p. ex., em pacientes com endocardite) em pacientes imunossuprimidos, e com a disseminação intracraniana, direta ou venosa, de bactérias provenientes de uma infecção dos seios paranasais (Fig. 13.**7d**, p. 290), ou das células aéreas da mastóide. Em um paciente imunocompetente, um abscesso cerebral mostra geralmente forte realce pelo contraste na periferia da lesão e um extenso edema circunjacente (Fig. 11.**20a**).

Infecção avançada por HIV, terapia imunossupressora após transplante de órgão sólido, doenças hematológicas avançadas e quimioterapia agressiva podem prejudicar significativamente a resposta imune de um paciente, e abscessos fúngicos disseminados podem se desenvolver (Fig. 11.**20b, c**). Essas lesões fúngicas muitas vezes não exibem o forte realce pelo contraste nas membranas do abscesso, que reflete a integridade da resposta imune normal nas infecções bacterianas comuns. Naturalmente, hematomas também podem superinfectar (Fig. 11.**20d**).

Linfoma: Cerca de 2% de todos os tumores cerebrais são linfomas. Estes são particularmente freqüentes em pacientes infectados por HIV. Os linfomas realçam significativamente após a administração do contraste. Morfologicamente, pode ser difícil diferenciá-los de um glioblastoma ou de um abscesso (Fig. 11.**21**).

Linfoma intracraniano

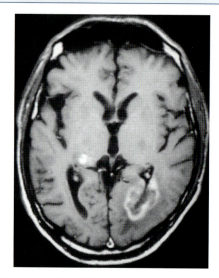

Fig. 11.**21**   Nesse paciente, o linfoma envolve os gânglios basais e insinua-se ao redor do ventrículo. Tais achados em um paciente com HIV são difíceis de diferenciar morfologicamente de toxoplasmose. A correlação com achados laboratoriais é importante.

Esclerose múltipla (EM): A esclerose múltipla é uma doença desmielinizante do adulto jovem de etiologia desconhecida. Esta pode ocorrer em episódios agudos recidivantes ou ter um curso progressivo contínuo. A sintomatologia é bastante variada, por isso, tumores cerebrais também devem ser afastados quando são encontrados sintomas neurológicos inespecíficos. As lesões desmielinizantes estão geralmente localizadas nas proximidades dos ventrículos laterais e estão orientadas em um padrão centrifugal. Na doença ativa, as lesões podem acumular contraste (Fig. 11.**22**). A EM geralmente é diagnosticada através do LCR.

➔ **Diagnóstico:** Paul diagnostica um tumor cerebral primário solitário, agressivo, intra-axial – muito provavelmente um glioblastoma. Gregory tem que concordar: um processo inflamatório parece ser muito improvável com base na história do paciente. A biopsia neurocirúrgica realizada alguns dias depois confirmou, infelizmente, o tipo tumoral que se suspeitava. Lee-Chongs precisa de muita força agora para lidar com as terríveis conseqüências deste diagnóstico devastador.

! Tumores cerebrais metastatizam muito raramente para sítios extracranianos, mas uma quantidade razoável de tumores extracranianos metastatizam para o cérebro.

Esclerose múltipla

a
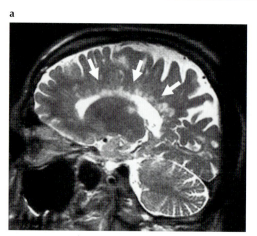

b
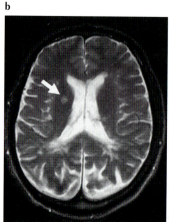

c
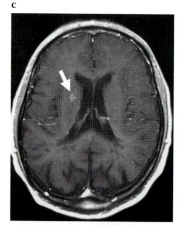

Fig. 11.**22a**   Essa imagem parassagital de RM mostra a orientação centrípeta típica das placas de desmielinização ao longo do eixo das veias medulares. Esse fenômeno é algumas vezes chamado "dedos de Dawson". **b** As lesões têm um alto sinal nas seqüências ponderadas em T2 (seta). **c** Em uma recidiva aguda, as lesões tendem a acumular contraste de forma periférica (seta).

O caso de Jerry Flockheart

a
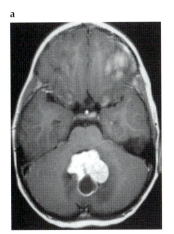

b
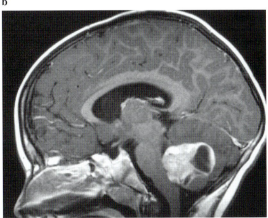

Fig. 11.**23** O que vem à sua mente quando você olha para essas imagens representativas da RM de crânio de Jerry Flockheart?

Nossa criança está muito doente

Os pais de Jerry Flockheart (8) estão extremamente preocupados. O pequeno garoto tem reclamado repetidamente de cefaléia, não consegue mais andar em linha reta e vomitou diversas vezes na semana passada. O pediatra imediatamente solicitou uma RM. Giufeng e Paul prepararam o aterrorizado menino para o exame, na medida do possível, especialmente para a longa estadia no estreito *gantry* da RM. Eles querem poupá-lo da anestesia geral, que caso contrário seria necessária. Durante o exame, o pai de Jerry senta-se na cabeceira do *gantry* e fala com ele de vez em quando. Finalmente, a varredura é completada e as primeiras imagens estão disponíveis. Jerry foi bravo e manteve-se perfeitamente calmo. Ambos os estudantes estão ansiosos para ver as imagens no monitor (Fig. 11.**23**).

➜ Qual é o seu diagnóstico?

Astrocitoma pilocítico (p. 241): O astrocitoma pilocítico, também chamado astrocitoma grau 1, é o tumor cerebral mais freqüente na infância. Este ocorre, principalmente, na fossa posterior (Fig. 11.**24**) e ao redor do quiasma óptico. Freqüentemente o tumor tem um componente cístico. Suas partes sólidas acumulam intensamente o contraste.

Meduloblastoma, ependimoma: Os meduloblastomas constituem cerca de 20% e os ependimomas cerca de 5% dos tumores cerebrais primários em crianças. Ambos originam-se no cerebelo, contêm cistos e calcificações e realçam moderadamente após a administração do contraste (Fig. 11.**25**). Ambos podem levar a obstruções do fluxo do LCR e, então, a um hidrocéfalo.

Glioma pontino: Esse é o terceiro mais freqüente tumor do SNC na infância (Fig. 11.**26**). Ele realça minimamente e comporta-se morfologicamente como um astrocitoma grau 2 (p. 241).

Astrocitoma pilocítico

a
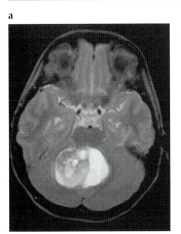

b
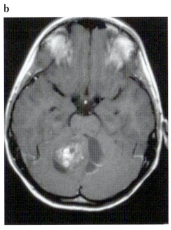

Fig. 11.**24a** Essa imagem de RM ponderada em T2 demonstra um astrocitoma pilocítico típico. O tumor é parcialmente cístico e não apresenta edema adjacente. **b** Após a administração de contraste, os componentes sólidos realçam de forma significativa.

Meduloblastoma

a

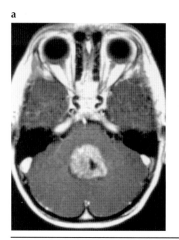

b

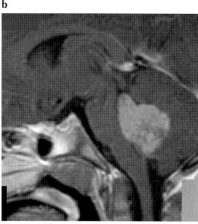

Fig. 11.**25** As imagens axiais (**a**) e sagitais (**b**) de RM pós-contraste revelam uma massa dentro ou ao redor do quarto ventrículo com um pequeno cisto em seu interior. Este é um meduloblastoma. Baseado na aparência dessa imagem, o diagnóstico diferencial inclui um ependimoma.

Glioma pontino

a

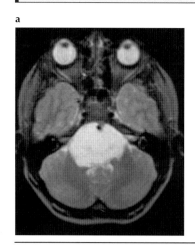

b

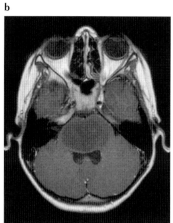

Fig. 11.**26a** O aumento maciço do sinal e a expansão da ponte são muito bem apreciados nas imagens ponderadas em T2.
b Após a administração de contraste, não há nenhum realce perceptível, como acontece, freqüentemente, em caso de glioma pontino.

Cisto aracnóide: Os cistos aracnóides estão localizados extra-axialmente e, de regra, são assintomáticos. Eles podem, entretanto, expandir-se, causando cefaléia. Localizam-se preferencialmente na base do crânio, muitas vezes na fossa temporal. Em RM e TC seus sinais/densidade acompanham o do líquido cefalorraquidiano, com o qual eles são preenchidos (Fig. 11.**27**).

Cisto colóide: Essa entidade é um tumor cístico cujo conteúdo é rico em proteína. Este origina-se nas proximidades do forame de Monro (Fig. 11.**28**). Se o tumor bloqueia o forame, uma obstrução na circulação fisiológica do LCR resulta em hidrocéfalo agudo. Essa crise é caracterizada por uma cefaléia intensa súbita associada a náuseas e êmese. Ocasionalmente, seguida por síncopes. A aparência clínica pode ser bastante característica: um adulto jovem subitamente fica inconsciente, cai no chão, balança a cabeça e levanta-se novamente, fica inconsciente, cai no chão, balança a cabeça e levanta-se novamente, fica inconsciente...

Cisto aracnóide

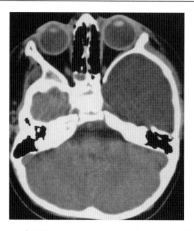

Fig. 11.**27** O corte de TC mostra uma massa com a densidade do LCR que expandiu a fossa temporal. Esse paciente sofreu convulsões epilépticas. A maioria dos cistos aracnóides é muito menor e basicamente representa variantes normais.

Cisto colóide

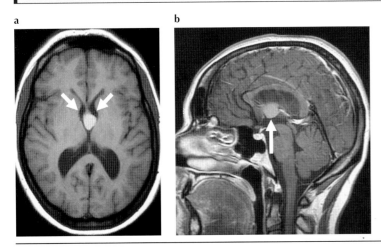

Fig. 11.**28a** A imagem ponderada em T1 exibe com clareza o cisto na área do forame de Monro (setas), mesmo antes da administração do contraste. Ele apresenta sinal de alta intensidade porque o seu conteúdo é rico em proteína. **b** Essa imagem sagital pós-contraste demonstra a origem do cisto (seta) no teto do terceiro ventrículo.

Malformação arteriovenosa: Uma malformação vascular congênita pode se tornar sintomática em decorrência de repetitivos sangramentos intraparenquimatosos e subaracnoidais. Sem terapia, o prognóstico é sombrio. Na TC, calcificações dentro do parênquima cerebral apontam para o diagnóstico. A RM é vantajosa ao mostrar o caráter vascular da lesão, assim como resíduos de hemorragias prévias (Fig. 11.**29**). A terapia preferida é a oclusão minimamente invasiva da lesão pelo radiologista neurointervencionista (Fig. 11.**30**). Esse perigoso procedimento deveria apenas ser feito por especialistas experientes neste campo.

➜ **Diagnóstico:** Giufeng e Paul queimam as pestanas. Trata-se definitivamente de um tumor infratentorial no interior ou ao redor do quarto ventrículo. Meduloblastoma, ependimoma ou astrocitoma pilocítico? O último é o mais provável. Um hemangioblastoma se encaixaria morfologicamente, mas não ocorre nessa faixa-etária. Gregory chega e interrompe a discussão acadêmica. "Isso vai ser descoberto de qualquer forma," diz ele assoando o nariz. "Pelo amor de Deus, chamem isso de pilo!" Giufeng e Paul estão um pouco surpresos com seu tom arrogante – afinal, trata-se de um tumor cerebral em uma criança. Greg senta-se em sua cadeira: "Ouça, gente, para vocês é o primeiro tumor cerebral pediátrico. Eu já passei por isso algumas vezes. Você precisa, de algum modo, manter certa distância da situação. Caso contrário, tem um colapso mental." Ele se levanta novamente, ajeita a gravata e caminha vagarosamente até a porta. "Eu vou trocar umas palavras com o paciente", ele murmura.

Angioma arteriovenoso

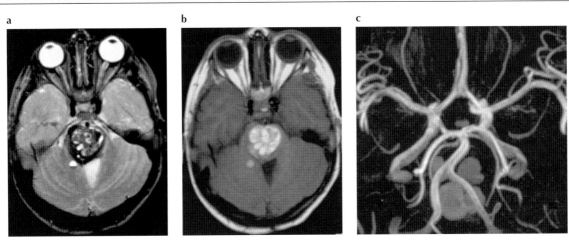

Fig. 11.**29a** A secção axial de RM ponderada em T2 revela a massa na ponte com sinal bastante heterogêneo. **b** Partes do tumor também têm alto sinal nas imagens ponderadas em T1, indicativas de metemoglobina extracelular relacionada com a hemorragia prévia. **c** A angiografia por RM (essa é uma projeção inferior de uma imagem em 3D) confirma uma lesão hipervascular na ponte.

Terapia de um angioma arteriovenoso

a
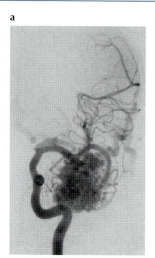

b
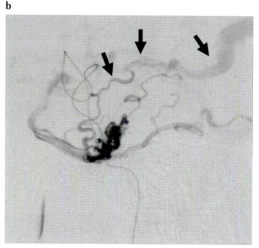

c
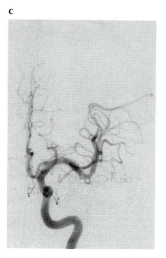

Fig. 11.30a Esta imagem angiográfica (projeção AP) de outro paciente mostra uma malformação vascular extensa na região temporal esquerda que se origina na artéria cerebral média. **b** A angiografia seletiva por meio de um cateter coaxial bastante fino mostra o angioma e sua antiga drenagem venosa (setas) com maior clareza. **c** Esse angioma foi embolizado e a anatomia vascular normal foi completamente reconstituída.

A que você deve prestar atenção em um exame de RM?

A cooperação do paciente é muito importante no exame de RM devido ao longo tempo das varreduras. Em crianças e em pacientes não-cooperativos, deve-se assegurar previamente que eles sejam capazes de se manter quietos durante o tempo requerido e que irão tolerar os ruídos altos e nada usuais das bobinas de gradiente no escaneador. É permitida a permanência do acompanhante do paciente na sala de escaneador, mas ele têm que seguir as mesmas medidas de precaução que se aplicam ao paciente. Uma boa orientação do paciente pode poupá-lo da anestesia geral. Se a anestesia geral for necessária, o time completo deve estar 100% focado, buscando retirar do exame todas as informações necessárias e manter o tempo de anestesia curto. E, naturalmente, as luzes e vozes na sala devem ser baixas.

Tumores cerebrais perisselares

Checklist: **Tumores cerebrais periselares**

- Existem distúrbios visuais ou sintomas endócrinos?
- A massa origina-se na sela ou ela é extra-selar, com compressão do conteúdo selar?
- A massa é sólida ou cística?
- O seio cavernoso está envolvido?
- O seio esfenóide está normalmente pneumatizado?

O carro surgiu do nada

Cathy Nuremberg (22) acabou de se recuperar de um sério acidente automobilístico causado por ela ao ignorar a preferência de uma outra pessoa. Ela sentiu-se muito culpada e ficou aliviada quando soube que mais ninguém ficou seriamente ferido. Agora ela tem outro problema maior: o médico na clínica oftalmológica, com o qual ela se consultou apenas para ter um novo par de óculos superchique, solicitou uma RM, pois algo estava errado com o seu exame ocular. A breve anotação na requisição diz algo sobre um defeito no campo visual. Paul conversou com a Sra. Nuremberg e está muito ansioso para ver o resultado da RM específica da região selar (Fig. 11.31).

! Massas na sela e ao seu redor podem causar distúrbios endócrinos e defeitos característicos do campo visual.

➜ Qual é o seu diagnóstico?

Tumores:

Adenoma hipofisário: O adenoma hipofisário é a mais freqüente massa selar ou justasselar. Este se origina do lobo hipofisário posterior. Quando um tumor é hormonalmente ativo (as síndromes clínicas clássicas são a acromegalia e a doença de Cushing), ele pode ser diagnosticado precocemente e é, com freqüência, muito pequeno no momento do diagnóstico (microadenoma). Um microadenoma não acumula contraste tão avidamente quanto o parênquima hipofisário normal, é por isso, então, que este aparece hipointenso em comparação à região circundante. Um tumor hormonalmente inativo torna-se sintomático quando comprime as estruturas adjacentes (hemianopsia bitemporal,

O caso de Cathy Nuremberg

a

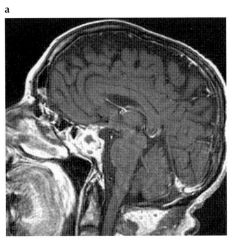

b

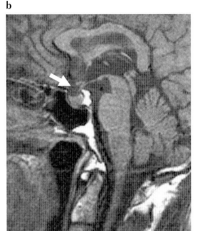

Fig. 11.**31a** Aqui você vê uma seção representativa da RM da cabeça de Cathy Nuremberg. Você nota alguma anormalidade? **b** Compare a imagem dela com esta secção sagital de uma RM não-contrastada normal da glândula hipofisária. Em geral, a fina haste hipofisária (seta) dirige-se anteriormente à adeno-hipófise de baixa intensidade de sinal, que ocupa a maior parte da sela, e dorsalmente à neuro-hipófise menor e de alta intensidade de sinal. Considera-se que o brilho do lobo dorsal da hipófise é ocasionado por características de sinal do seu conteúdo hormonal.

insuficiência hipofisária). Se o tumor for grande, ele poderá realçar significativamente após a administração do contraste (Fig. 11.**32**) e invadir sua circunvizinhança.

! Após a administração do contraste, um microadenoma caracteristicamente aparece hipointenso com relação ao parênquima normal da glândula hipofisária fortemente realçada ao seu redor. Um macroadenoma, por outro lado, acumula contraste rapidamente e sobressai fortemente com relação às estruturas circunjacentes comprimidas.

Craniofaringioma: Este tumor de crescimento lento origina-se de remanescentes da bolsa de Rathke em crianças e adultos jovens. O tumor tem componentes císticos, sólidos e calcificados, assim como uma cápsula firme (Fig. 11.**33**). Da região supra-selar, ele pode se estender para dentro do terceiro ventrículo. A compressão de estruturas perisselares pode causar hemianopsia bitemporal e até mesmo desenvolver insuficiência hipofisária.

Tumores perisselares variados: Metástase para a base do crânio (Fig. 11.**34a**), assim como os tumores regionais, como os cordomas

Adenoma hipofisário

a

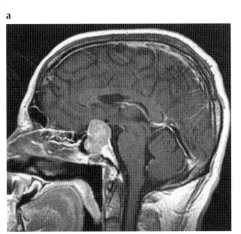

b

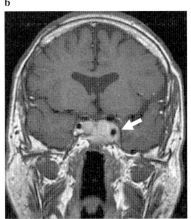

Fig. 11.**32a** A RM sagital após administração de contraste exibe um tumor de realce intenso e homogêneo que expandiu a sela e a pressionou contra a base do terceiro ventrículo. Este é um macroadenoma da glândula hipofisária. **b** As imagens coronais de RM documentam a invasão do seio cavernoso pelo macroadenoma e a artéria carótida cercada pelo tumor (seta).

Craniofaringioma

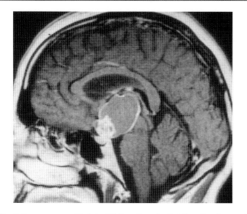

Fig. 11.**33** A imagem sagital de RM após administração de contraste mostra um tumor que acumula intensamente contraste em sua periferia, enquanto o seu centro parece ser cístico. O tumor invadiu o terceiro ventrículo. Este é um craniofaringioma.

do clivo (Fig. 11.**34b**) ou os epidermóides (Fig.11.**34c**) podem também levar a sintomas compressivos na região perisselar.

Aneurisma gigante: Um aneurisma gigante pode originar-se em qualquer lugar dentro do polígono de Willis e estender-se cranialmente, ocasionalmente causando uma compressão dos componentes selares e/ou perisselares (Fig. 11.35).

"Sela vazia": O termo "sela vazia" designa uma herniação preenchida por LCR (Fig. 11.36) das meninges para dentro da sela, que pode comprimir, por exemplo, a glândula hipofisária. Uma situação similar (e o aspecto da imagem) pode naturalmente desenvolver-se após cirurgia selar.

➜ **Diagnóstico:** Paul somou dois mais dois. A Sra. Nuremberg é jovem e nega qualquer sintoma endócrino. A lesão é principalmente cística e situa-se na posição correta: isto deve ser um craniofaringioma. Paul está certo. O defeito do campo visual que está caracteristicamente associado a este tumor e sua loca-

Outros tumores perisselares

a Metástase de base de crânio

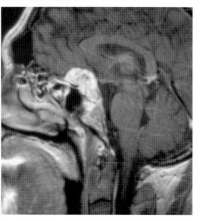

b Cordoma do clivo

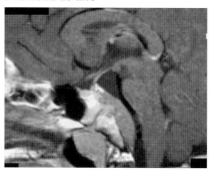

c Epidermóide

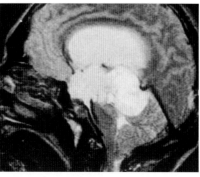

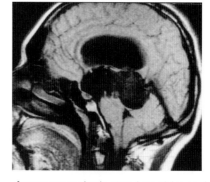

Fig. 11.**34a** Esta metástase de um câncer de mama está localizada imediatamente anterior à hipófise. A diferenciação de um adenoma primário de hipófise é impossível com base apenas na imagem. Achados clínicos e a história do paciente precisam ser considerados. **b** O clivo imediatamente posterior à sela está expandido e envolto por tecido mole

fortemente realçado. Este é um típico cordoma do clivo. **c** O epidermóide cístico contém líquido rico em colesterol que tem sinal característico de LCR nas imagens de RM ponderadas em T2 (direita) e em T1 (esquerda). O epidermóide obliterou completamente o terceiro ventrículo e comprimiu a hipófise póstero-superiormente.

Aneurisma gigante

a

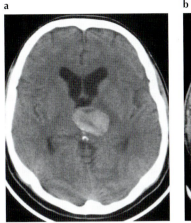

b

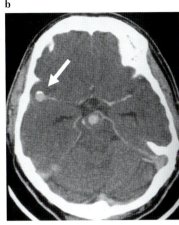

Fig. 11.**35a** Uma massa arredondada que aparece bastante densa na TC comprime o terceiro ventrículo. **b** A TC contrastada em um nível mais baixo demonstra não apenas a luz do aneurisma gigante parcialmente trombosado, mas também um aneurisma adicional da artéria cerebral média direita (seta).

lização particular é uma hemianopsia bitemporal. Olhando retrospectivamente, tem-se uma outra perspectiva do acidente: a Sra. Nuremberg não notou um carro que vinha do lado onde seu campo visual é de fato debilitado. Isso é um pequeno conforto para a jovem dama, que agora tem que enfrentar uma cirurgia craniana. Antes da cirurgia, os neurocirurgiões querem saber sobre uma possível invasão do tumor para dentro do seio cavernoso e ter uma boa idéia da configuração anatômica do seio esfenóide da paciente, pois esse é o trajeto mais prático para a abordagem e ressecção do tumor.

Tumores do ângulo cerebelopontino

Checklist: **Tumores do ângulo cerebelopontino**

- O centro da massa localiza-se dentro ou fora do meato acústico interno?
- Ela é cística ou sólida?
- Ela apenas se expande ou destrói o osso?

Uma orelha já entregou os pontos

Danny Hardware (54) já é surdo da orelha direita há algum tempo. Como ele trabalha com um amolador de aço muito barulhento durante o dia, e gosta de passar as noites tocando bateria na sua banda de *rock* antigo, isso de fato não o incomoda. Mas na última semana, para seu constrangimento, ele caiu do palco por causa de uma tontura progressiva que não cessava. Desde então, ele continua apresentando esse sintoma. A tontura agora o importuna dia e noite. Um estudo específico do ângulo cerebelopontino é realizado (Fig. 11.**37**). Pierre, o novo estudante do terceiro ano que faz radiologia como matéria opcional, está ao lado de Paul hoje. Ele apanha as imagens e as reúne no negatoscópio antes que Paul possa começar. Paul, então, se adapta à situação: "Bem, Pierre, o que você acha?"

"Sela vazia"

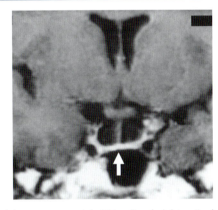

Fig. 11.**36** A imagem coronal de RM após administração de contraste ilustra a haste hipofisária fina e mediana e a glândula hipofisária gravemente comprimida por herniação descendente das meninges (seta).

O caso de Danny Hardware

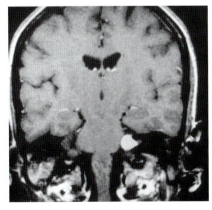

Fig. 11.**37** Aqui você vê a imagem coronal relevante de RM da cabeça de Danny Hardware. Analise a imagem. Você já pode fazer o diagnóstico?

Schwannoma do acústico

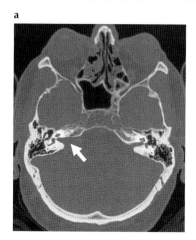 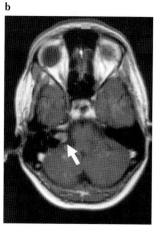 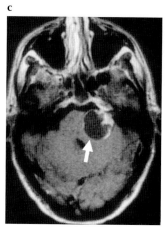

a   b   c

Fig. 11.**38a**   A TC de alta resolução do meato acústico interno revela uma expansão afunilada do meato direito (seta). **b** A imagem axial de RM ponderada em T1 após administração de contraste documenta um tumor pequeno, mas fortemente realçado na entrada do meato acústico interno (seta). **c** Em outro paciente, o schwannoma do acústico é bem maior e parcialmente cístico (seta).

➔ **Qual é o seu diagnóstico?**

Schwannoma do acústico: O schwannoma do acústico é basicamente um tumor do revestimento neural do componente vestibular do nervo vestibulococlear. Este se torna sintomático com a perda da audição e zumbido e está também associado à neurofibromatose tipo 2. O meato acústico interno pode ser expandido ao longo do tempo pela massa (Fig. 11.**38a**). Em RM, o realce intenso do tumor com o contraste é muito bem apreciado (Fig. 11.**38b**). Componentes císticos são também freqüentemente observados (Fig. 11.**38c**). Angiograficamente, um schwannoma do acústico em geral permanece invisível.

Meningioma (p. 241): Esse tumor freqüentemente se origina na base do crânio (Fig. 11.**39**). Ele não expande o meato acústico e aparece muito vascularizado na angiografia por cateter.

Tumor do glomo jugular: O tumor do glomo jugular origina-se do tecido paraganglionar ao redor da base do crânio e pode erodir a extremidade da parte petrosa do osso temporal (Fig. 11.**40a, b**). Pacientes tendem a ouvir um murmúrio sistólico, pois o tumor é muito vascularizado. A terapia de escolha é neurocirúrgica, mas a embolização pré-operatória é freqüentemente requisitada para limitar a perda sanguínea intra-operatória (Fig. 11.**40c, d**).

➔ **Diagnóstico:** Pierre está tomado pela ambição. Enlouquecidamente, ele folheia o imenso livro de neuro-RM que encontrou em uma das gavetas. Após alguns minutos ele olha para cima: "Exemplo de livro-texto de schwannoma do acústico!" declara ele triunfantemente com seu elegante sotaque francês. "Perfeitamente," resmunga Paul. Gregory passa por lá, a caminho da sala de neurointervenção: "Ei, uma típica lesão de *janitor*!". Pierre ficou intrigado e pede uma explicação para Paul, que lhe olha discretamente: "Gregory acha que é uma lesão tão simples de ver que até mesmo a moça da limpeza consegue diagnosticá-la. '*Janitor*' é uma palavra do inglês que significa 'zelador', Pierre. Gregory aprendeu isso quando esteve em *New England* por, vamos ver, Greg, foram durante 3 ou 4 semanas que você 'trabalhou' em Boston?" perguntou ele a Gregory, maliciosamente. Greg ignora Paul e segue apressadamente para seu destino original. Pierre não perdeu o largo sorriso no rosto: "Um diagnóstico histológico é um 'diagnóstico histológico'," diz ele, tranqüilo.

> **!** Es.e.Bs – pessoas que "estiveram em Boston" – estão muito freqüentemente em instituições acadêmicas ao redor do mundo: alguns deles se identificam com seus semelhantes através da gravata borboleta que vestem. Se você quer agradá-los, pergunte a eles sobre o "quando", o "onde", o "com quem". Permaneça apreensivo quando perguntar sobre o "quanto tempo", pois isso atinge a esfera pessoal de alguma maneira. A pergunta "o que realmente resulta disso" deve ser reservada para aqueles com amizade estável.

Meningioma do ângulo cerebelopontino

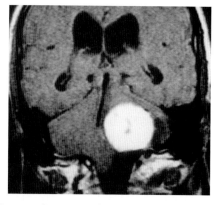

Fig. 11.**39**   Este grande tumor realça consideravelmente com contraste. Ele não alcança o meato acústico interno, ao contrário do schwannoma do acústico típico. Este foi confirmado como sendo um meningioma do ângulo cerebelopontino.

Tumor do glomo jugular

a

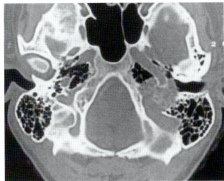

b

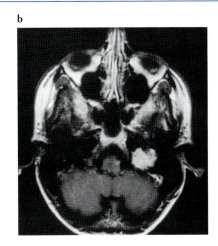

c

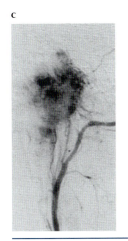

d

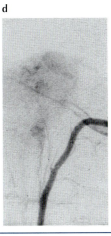

Fig. 11.**40a** Esta TC de alta resolução da parte petrosa do osso temporal mostra a destruição do ápice do rochedo do osso temporal esquerdo, que também envolve a orelha média. **b** A imagem axial de RM ponderada em T1 após a administração de contraste sugere extrema vascularização da massa. **c** A angiografia seletiva da carótida externa delineia os principais vasos de alimentação do tumor. **d** A embolização com cola tecidual via microcateter coaxial é a terapia de escolha.

11.4 Doenças neurodegenerativas

Checklist: **Alteração do volume cerebral**

- Qual a idade do paciente? Qual é, normalmente, a largura dos espaços liquóricos nessa idade?
- A alteração do volume do parênquima é regional ou generalizada?

Em caso de perda de volume cerebral

- Existe história clínica de demência ou uso excessivo de drogas ou álcool?
- Existe alguma evidência de infartos prévios? História de hipertensão arterial?
- Existe alteração da estrutura ou do sinal da substância branca? Os ventrículos estão dilatados?

Em caso de aumento de volume cerebral

- Houve algum dano agudo (trauma, anoxia)?
- A diferenciação entre a substância branca e a cinzenta é normal?
- Os ventrículos estão dilatados ou comprimidos?
- Os espaços liquóricos externos estão obliterados?

Minha esposa não me reconhece mais

Charlotte Braggbag (62) era uma personalidade bastante conhecida na sua vizinhança, dividindo generosamente sua opinião sobre absolutamente tudo com todos aqueles que se interessavam ou não em ouvi-la. Seu marido conseguia conviver com isso. Há poucos meses ela não tem dado mais opinião sobre nada. Seu marido também viveria bem assim. Porém, quando ela olhou para ele desconfiada na semana passada, e perguntou quem ele era e o que estava fazendo no apartamento dela, ele decidiu procurar ajuda. Finalmente, os dois acabaram no neurologista. Agora, eles estão sentados lado a lado na sala de espera da TC. Giufeng e Paul estão refletindo sobre o exame (Fig. 11.41). Algumas das imagens tiveram que ser repetidas porque a paciente não conseguia se manter quieta em nenhum momento.

O caso de Charlotte Braggbag

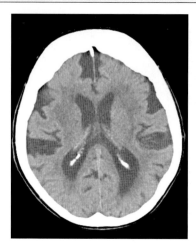

Fig. 11.**41**   Essa imagem representativa da TC da Sra. Braggbag foi selecionada para sua análise. O que você observa?

➔ Qual é o seu diagnóstico?

Demência do tipo Alzheimer: A demência de Alzheimer é a mais freqüente das demências. Morfologicamente, esta é caracterizada por atrofia cerebral global – ou seja, encolhimento irreversível do cérebro e resultante dilatação dos espaços do LCR interno e externo (Fig. 11.**42a**).

Doença de Pick: Esta entidade está também associada à demência e é causada por uma pronunciada atrofia cerebral frontal (Fig. 11.**42b**).

Doença de Binswanger: Esta forma de demência é causada por uma encefalopatia arteriosclerótica subcortical (EAS ou encefalopatia de Binswanger: Fig. 11.**42c**), que tende a se desenvolver devido à hipertensão arterial crônica. Achados característicos na TC e RM podem incluir mudanças degenerativas na substância branca periventricvular e infartos lacunares nos gânglios basais. Existe, freqüentemente, dilatação ex-vácuo dos ventrículos.

Doença degenerativa do cérebro

a Demência do tipo Alzheimer

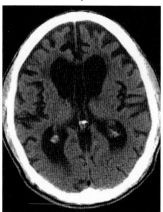

b Doença de Pick

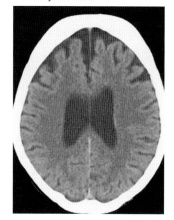

c Doença de Binswanger

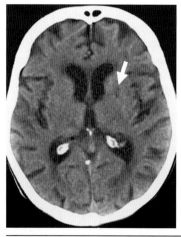

d Hidrocefalia normopressórica

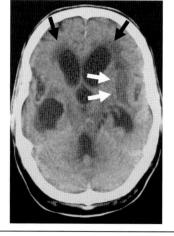

Fig. **11.42a**   Os espaços liquóricos internos e externos estão muito alargados para a idade desse paciente (65) e indicam atrofia generalizada do cérebro, como é visto na doença de Alzheimer. **b** Na doença de Pick, a atrofia parenquimatosa está limitada ao lobo frontal. **c** Os espaços liquóricos internos e externos estão dilatados e o parênquima periventricular tem densidade mais baixa que o normal. Um pequeno infarto lacunar é visto nos gânglios basais à esquerda (seta). Este é um paciente com encefalopatia arteriosclerótica subcortical (EAS ou encefalopatia de Binswanger). **d** Os cornos anteriores e temporais dos ventrículos laterais, assim como o terceiro e o quarto ventrículos estão dilatados; os espaços liquóricos externos têm calibre normal. Hipodensidades periventriculares espalhadas (setas pretas) sugerem o aumento da pressão ventricular. Há também evidência de infarto prévio na cápsula externa esquerda (setas brancas). (A propósito, onde está a cápsula interna?)

Perda do volume cerebral

a Encefalopatia por HIV

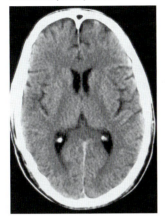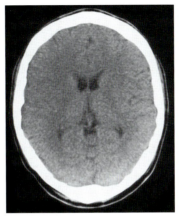

b Perda de volume induzida por esteróide

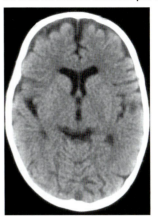

Fig. 11.**43a** O volume cerebral está difusamente reduzido (esquerda) neste paciente portador de HIV com 45 anos de idade, que estava ficando cada vez mais desorientado. À direita você vê uma TC normal de uma pessoa na mesma faixa etária, para comparação. **b** Esta criança está sendo tratada com altas doses de esteróides após um transplante hepático. O volume cerebral está significativamente reduzido. A TC após o término da terapia com esteróides nesses pacientes mostra o retorno do cérebro ao seu tamanho normal.

 Você conhece Alzheimer, Pick e Binswanger?
Alois Alzheimer foi um neurologista e psiquiatra em Wroclaw por volta de 1900. Seu campo especial de atuação era a patologia cerebral. Ele pesquisou o substrato da demência pré-senil, a qual recebeu o seu nome. Os neurologistas **Arnold Pick** e **Otto Binswanger** trabalharam no mesmo assunto, por volta da mesma época que Alzeheimer, o primeiro em Praga e o último em Jena. A maior contribuição de Binswanger para a medicina foi a sua pesquisa sobre a microangiopatia cerebral.

Hidrocéfalo normopressórico: A hidrocefalia normopressórica pode também estar associada à demência e pode ocorrer após meningite ou hemorragia subaracnóide (p. 235) e, – com mais freqüência – idiopaticamente. Os espaços liquóricos internos estão totalmente dilatados, os externos permanecem com calibre normal. Hipodensidades periventriculares vistas na TC foram interpretadas por alguns como um resultado do estiramento do parênquima (Fig. 11.**42d**).

Infarto cerebral: O infarto cerebral isolado provocado por oclusão embólica de uma pequena artéria terminal, por exemplo, na região do tálamo, pode causar também uma síndrome clínica semelhante à demência (p. 237).

➜ **Diagnóstico**: Paul acha que está olhando para uma EAS; Giufeng tende a Alzheimer. Pierre aparece e pergunta se isso poderia ser também doença de Creutzfeld-Jakob. Greg chega bem a tempo de impedir que Pierre pergunte ao infeliz Sr. Braggbag sobre qualquer consumo de carne bovina. "O pobre homem já tem muito com o que se preocupar. Deixe-o em paz, por favor. Creutzfeld-Jakob é incrivelmente rara! A atrofia é óbvia. O diagnóstico mais provável é Alzheimer". Gregory sen-

ta-se em uma cadeira e pega a taça de café que Giufeng acabou de trazer para Paul. "Perda de volume cerebral é uma coisa traiçoeira", começa ele a discursar. "Isto nem sempre está associado à demência. Sempre tenha em mente a idade do paciente. Daí então olhe para o contexto social. Quer saber um segredo? Mas não diga a ninguém que eu contei: Verifique o estado dos dentes no escanograma inicial da TC para obter informação sobre a higiene oral – isso dir-lhe-á um pouco sobre com que tipo de paciente você está lidando. Atrofia induzida por álcool e/ou droga, nós vemos aos montes nesse hospital. O mesmo vale para a encefalopatia por HIV, que também pode levar à

Aumento do volume cerebral

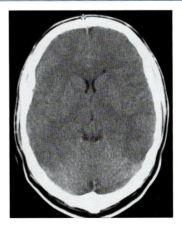

Fig. 11.**44** O edema cerebral generalizado está presente após uma *overdose* de *ecstasy*. As larguras dos espaços liquóricos internos e externos nesse viciado de 23 anos estão significativamente reduzidas.

atrofia [Fig. 11.**43a**]. Porém, desidratação ou terapia com este-róides em altas doses [Fig. 11.**43b**] também causam uma perda do volume cerebral. Você diagnostica atrofia cerebral em um paciente em uso de esteróides e verifica a reação do neurolo-gista quando o volume cerebral retorna ao normal, alguns dias após a descontinuação da medicação: Eles irão dar gargalhadas e você será o motivo do riso! Para falar a verdade, já aconteceu comigo uma vez." Giufeng e Paul ficam surpresos, Pierre pare-ce desnorteado. "Isso foi no início da residência, naturalmen-te!", acrescenta Greg apressadamente. "E então existe o outro extremo muito mais perigoso em emergência: o aumento no volume cerebral. Você pode receber um caso de edema cere-bral generalizado devido a uma *overdose* de drogas (Fig. 11.**44**) ou após uma anoxia prolongada".

> **!** O volume cerebral pode se alterar. A atrofia cerebral verdadeira, entretanto, é irreversível. O edema cerebral generalizado pode ser fatal.

11.5   Transtornos cerebrais congênitos

> *Checklist:*   **Malformações congênitas do cérebro**
>
> - Os ventrículos apresentam configuração normal?
> - O corpo caloso está presente?
> - Existem três ilhas de substância cinzenta visíveis dentro da substância branca (heterotopia)?
> - A fossa posterior apresenta configuração normal?
> - As circunvoluções cerebrais estão normais?

Há algo errado com essa criança

Jimmy Slowly (4) foi trazido ao hospital por seus pais. Por qualquer razão ele não consegue acompanhar seus cole-guinhas no jardim de infância. O pediatra encontrou tam-bém um sério déficit de desenvolvimento. O estudo de RM é realizado sob anestesia geral porque Jimmy não conse-gue se manter parado por muito tempo. Giufeng e Paul estavam envolvidos em outro caso e estão bem aliviados ao ver Gregory já ocupado, olhando fixamente para o monitor. Após analisar o exame, ele permanece um tempo sem contar aos dois o que acha (Fig. 11.**45**).

→ Qual o seu diagnóstico?

Meningocele: O desenvolvimento embriológico do tubo neural é bastante complexo, logo distúrbios congênitos não são in-comuns. Uma meningocele é uma herniação da meninge, na maioria das vezes dorsalmente (Fig. 11.**46a**). Se ela também contém parênquima cerebral, é chamada de *mielomeningocele*.

Complexo de Dandy-Walker: No complexo de Dandy-Walker, a aplasia do *vermis* cerebelar está associada à dilatação cística do quarto ventrículo (Fig. 11.**46b**). A fossa posterior está alargada, o tentório está elevado. O resultante comprometimento do flu-xo do LCR está freqüentemente associado à hidrocefalia.

Malformação de Arnold-Chiari: A malformação de Arnold-Chia-ri I é um grupo complexo de malformações caracterizadas pelo deslocamento caudal das amígdalas cerebelares e da medula oblonga para o interior do canal vertebral cervical (Fig. 11.**46c**). Malformações de Arnold-Chiari II são mais complexas e incluem disrafismo e meningoceles ou mielomeningoceles.

▌ O caso de Jimmy Slowly

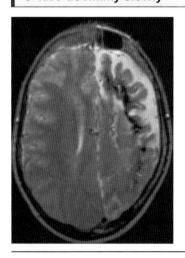 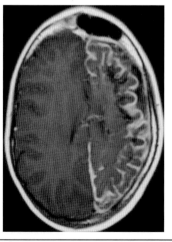

Fig. 11.**45**   Você consegue determinar o diagnóstico histológico de Jimmy com base nessas imagens representativas?

Malformações congênitas do cérebro

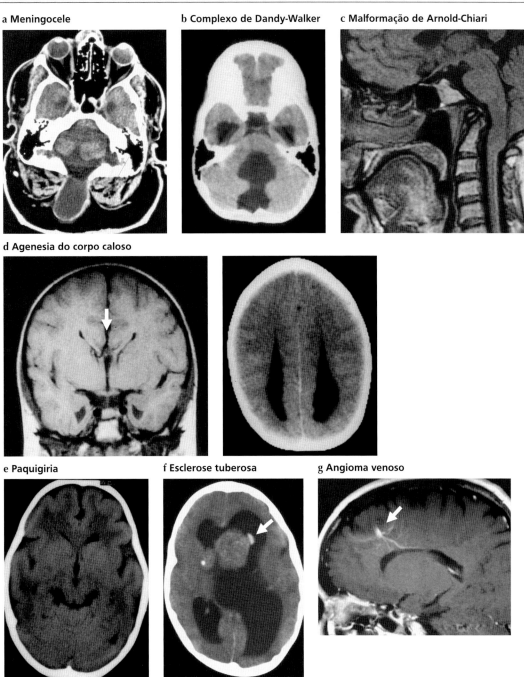

a Meningocele

b Complexo de Dandy-Walker

c Malformação de Arnold-Chiari

d Agenesia do corpo caloso

e Paquigiria

f Esclerose tuberosa

g Angioma venoso

Fig. 11.**46a** Esta meningocele apresenta-se como uma herniação dorsal da dura-máter através de um defeito ósseo. A bolsa dural está preenchida com LCR. **b** Nesta imagem axial de TC o *vermis* está ausente, o quarto ventrículo está alargado, e o corno temporal está consideravelmente dilatado, indicando hidrocefalia. Este é um paciente com complexo de Dandy-Walker. **c** A descida do cerebelo e do tronco cerebral para o interior do canal espinhal é característica da malformação de Arnold-Chiari. Há também uma malformação óssea associada à zona de junção craniocervical. **d** O corpo caloso está completamente ausente (seta, imagem esquerda) nessa imagem coronal de RM (compare a anatomia normal na Fig. 11.**32b**). A agenesia do corpo caloso leva a uma dilatação claviforme dos cornos posteriores dos ventrículos laterais

(imagem direita). **e** Esta criança com 1 ano de idade, gravemente retardada, tem giros extremamente espessados e de aparência grosseira. Esta configuração é denominada paquigiria. Compare com os giros normais na Fig. 11.**1a**. A criança também sofreu de agenesia do corpo caloso, que causou a dilatação claviforme dos cornos posteriores. **f** A esclerose tuberosa é caracterizada pela formação de tubérculos (nódulos) ao longo da parede ventricular (subependimária), que pode calcificar (seta). **g** Esta imagem sagital mediana de RM que foi obtida após a administração de contraste exibe uma veia de orientação centrípeta atipicamente espessa (seta). Este é um caso de angioma venoso de livro-texto.

▶

Malformações congênitas do cérebro

h Síndrome de Sturge-Weber

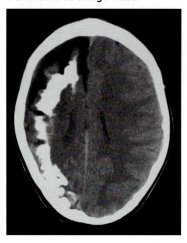
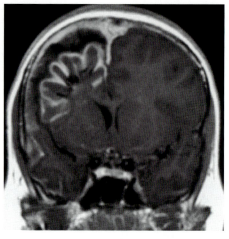

Fig. 11.**46h** Neste paciente com uma angiomatose de Sturge-Weber, a TC de crânio revela extensa calcificação da zona de junção das substâncias branca e cinzenta (esquerda), que pode, algumas vezes, ser apreciada até mesmo na radiografia de crânio. A região angiomatosa

acumula contraste avidamente, como visto nesta imagem coronal de RM após a administração de gadolínio (direita). A parte calcificada aparece como uma ausência de sinal.

Quem são as pessoas que estão por trás desses nomes?

Walter E. Dandy foi um neurocirurgião em Baltimore na primeira metade do século XX. Ele era assistente de Harvey Williams Cushing e foi o primeiro a desenvolver um método para observar o interior do cérebro vivo: a pneumoencefalografia. **Arthur E. Walker** era um jovem colega dele.

Julius Arnold e **Hans Chiari** foram patologistas no final do século XIX, o primeiro em Heidelberg, o último, inicialmente em Praga e depois em Estrasburgo.

Anomalias do corpo caloso: A agenesia do corpo caloso está muitas vezes associada a malformações cerebrais complexas (Fig. 11.**46d, e**). Ela pode ser total ou parcial.

Paquigiria: O distúrbio da migração neuronal durante o período embrionário pode interferir na formação ordenada do córtex cerebral. Esse é o caso, por exemplo, em paquigiria (Fig. 11.**46e**), na qual os giros corticais estão espessados e anormalmente lisos.

Esclerose tuberosa: Esta doença hereditária autossômica dominante é associada a retardo mental e erupção facial, chamada adenoma sebáceo. Hamartomas subependimários são encontrados no parênquima cerebral, que caracteristicamente calcifica de forma parcial (Fig. 11.**46f**).

Angioma:

Angioma venoso: Um angioma venoso representa uma veia anormalmente dilatada que drena o tecido cerebral funcional normal, e não está normalmente associado a quaisquer outros sintomas ou déficits de desenvolvimento. Como regra, essas le-

sões são variantes normais sem qualquer relevância terapêutica (Fig. 11.**46g**), mas não devem ser confundidas com malformação arteriovenosa cerebral porque sua remoção leva ao infarto venoso do parênquima drenado por esse vaso.

Angioma arteriovenoso: para detalhes sobre esta entidade, veja anteriormente mencionado (p. 249).

Síndrome de Sturge-Weber: Esta doença autossômica congênita dominante pode também ser uma mutação de novo. Os pacientes podem ter um nevo vascular cutâneo ("mancha em vinho-do-Porto"), visto usualmente ao longo da distribuição do nervo trigêmeo, e são mentalmente retardados. A TC ou RM demonstram um angioma ipsolateral na região parietoccipital, que geralmente está calcificada. O hemisfério é, ao mesmo tempo, atrófico (Fig. 11.**46h**).

➡ **Diagnóstico:** Giufeng e Paul estão absolutamente convencidos de que esse é um caso da síndrome de Sturge-Weber. Gregory dá um grande sorriso: "Isso foi o que o anestesiologista disse meia hora atrás. Se vocês estivessem aqui mais cedo e tivessem visto o pequeno garoto antes do exame, teriam notado a mancha em vinho-do-Porto em sua face. Esse é um ótimo caso para nós – infelizmente, não tanto para o garoto e seus pais."

 Malformações cerebrais congênitas podem ser muito complexas. Estes pacientes devem ser encaminhados a centros neuropediátricos experientes que ofereçam, também, um eficiente aconselhamento genético.

11.6   Tumores da medula espinal

Checklist: Tumores da medula espinal

- Há paraparesia?
- A medula espinal tem calibre normal e apresenta sinal normal nas imagens ponderadas em T2?
- O canal vertebral tem calibre normal?

Caso massas estejam presentes no canal vertebral

- A massa é intra ou extradural, intra ou extramedular?
- Ela é sólida, cística?
- Há evidência de realce periférico?
- Sintomas radiculares?
- Há algum mau alinhamento da coluna vertebral?
- Qual a largura do canal vertebral ósseo? Qual a largura dos forames intervertebrais?
- Qual é o grau de degeneração dos discos intravertebrais, das articulações intervertebrais, uncovertebrais e facetárias?

Quando as pernas faltam

Ann Ray (45) é trazida à unidade de RM em uma tarde de domingo sobre uma maca. Durante a semana passada ela sentiu uma fraqueza progressiva nos membros inferiores. Nesse fim de semana suas pernas a abandonaram completamente. Seu marido desesperado e os dois filhos adolescentes chamaram o clínico geral de emergência, que imediatamente a transferiu para um hospital. O médico de plantão no serviço diagnosticou uma paraplegia aguda e solicitou uma RM imediata (Fig. 11.**47**). Giufeng e Paul sabem que isso é uma indicação clássica para uma RM de emergência – dia ou noite. Após as varreduras sagitais obrigatórias de toda a coluna lombar, a área suspeita é também examinada com varreduras axiais.

→ **Qual o seu diagnóstico?**

Prolapso maciço do disco intervertebral: O prolapso maciço de um disco pode levar à paraplegia aguda (Fig. 11.**48**).

Tumor espinal extradural: Tumores espinais típicos são o mieloma múltiplo (Fig. 11.**49a**) e o linfoma. Massas com origem em órgãos parenquimatosos também podem invadir o canal vertebral por extensão direta (Fig. 11.**49b**).

Tumor espinal intradural:

Tumor espinal extramedular intradural: O mais freqüente tumor espinal extramedular intradural sólido é o meningioma espinal. Ele é um tumor de crescimento lento que também pode expandir o canal vertebral (Fig. 11.**50a**; veja também p. 241). Metástases, muitas vezes disseminadas através do LCR – também se acomodam no saco tecal (Fig. 11.**50b**). Esta é uma complicação temida, particularmente em tumores pediátricos da fossa posterior.

Tumor espinal intramedular: Massas espinais *intramedulares* tendem a ser tumores primários do SNC como astrocitomas e ependimomas. Metástases são também vistas (Fig. 11.**50c**).

Espondilodiscite: Uma espondilodiscite bacteriana pode estar associada a um abscesso epidural e pode comprimir o saco tecal, resultando em paraplegia aguda (Fig. 8.**41**, p. 143). O envolvimento do espaço intervertebral é característico, com perda de altura discal, perda da distinção do platô vertebral, e forte acúmulo de contraste na periferia do disco.

Trauma espinal e estenose de canal espinal preexistente: Em um canal vertebral estenótico, mesmo um trauma menor pode induzir à danos importantes da medula. Isso pode ser devido à súbita compressão de toda a medula (Fig. 11.**51a**), ou devido à compressão focal da artéria espinal anterior (Fig. 11.**51b**).

O caso de Ann Ray

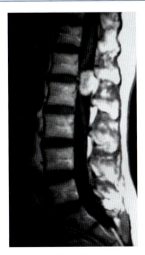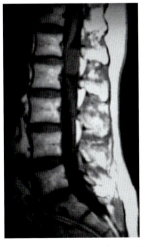

Fig. 11.**47**   Dê uma olhada nessas imagens representativas da RM de Ann Ray. Você supõe o que isso poderia ser?

Prolapso de disco intervertebral

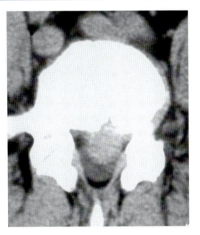

Fig. 11.**48**   O corte de TC obtido paralelamente ao platô vertebral mostra compressão severa do saco tecal pelo tecido mole isodenso à substância do disco intervertebral. Este é um prolapso discal maciço.

Tumor espinal extradural

a Plasmocitoma

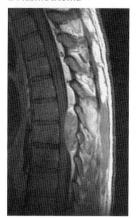

b Tumor de Pancoast

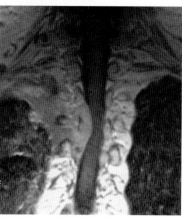

Fig. 11.**49a** A medula espinal, nessas imagens sagitais de RM contrastada ponderadas em T1, está consideravelmente comprimida pelo componente de tecido mole de um plasmocitoma. O plasmocitoma freqüentemente causa destruição do osso esponjoso e cortical. **b** O corte coronal de RM ponderada em T1 após administração de contraste revela um tumor de Pancoast, uma massa originada no ápice pulmonar, que pode invadir o canal vertebral através do forame neural e, subseqüentemente, causar compressão da medula. Cranialmente, esta envolve o plexo braquial e pode se apresentar com a síndrome de Horner.

Tumor espinal intradural

a Meningioma espinal

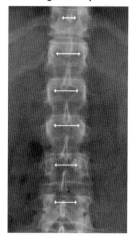

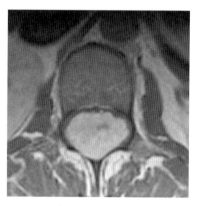

Fig. 11.**50a** Este meningioma espinal é detectado até mesmo na radiografia lombar (esquerda), pois seu lento crescimento forçou a separação dos pedículos (setas). A imagem axial de RM ponderada em T1 obtida após a administração de contraste (direita) exibe o tumor fortemente realçado, que expandiu o canal vertebral. **b** Algumas metástases pequenas e uma grande de um carcinoma do esôfago são vistas aqui salpicando a medula espinal. O tumor primário invadiu diretamente o canal espinal em um nível mais alto. **c** Após a administração de contraste, a metástase espinal intra-axial de um carcinoma de mama é muito bem apreciada.

b Doença metastática tecal

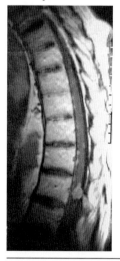

c Doença metastática envolvendo a medula espinal

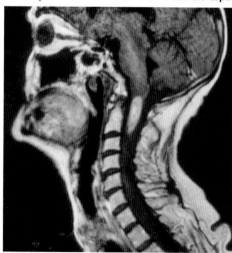

Trauma de coluna vertebral em estenose do canal vertebral

a

b

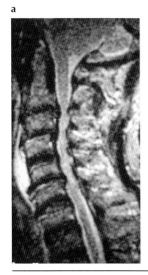
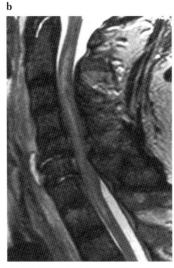

Fig. 11.**51a** O canal vertebral desse paciente está extremamente estreito, secundariamente às graves alterações degenerativas da coluna cervical com mau alinhamento associado. Um trauma menor adicional foi suficiente para induzir um dano grave na medula espinal, com paralisia transversa. **b** Em outro paciente que sofreu um trauma menor, alterações de sinal podem ser vistas na medula espinal estendendo-se inferiormente até o nível da estenose preexistente do canal vertebral. Neste caso, a artéria espinal anterior, a qual fornece suprimento sangüíneo crucial para a medula espinal cervical e torácica superior, foi comprimida. A isquemia da medula espinal é uma complicação temida (síndrome da artéria espinal anterior).

→ **Diagnóstico:** Giufeng e Paul diagnosticam uma massa extramedular intradural bem demarcada de crescimento lento, sendo, muito provavelmente, um meningioma a raiz do problema. Essa é uma boa notícia para Ann Ray. Os neurocirurgiões ressecam o tumor no mesmo dia. Três semanas depois ela está novamente de pé – em uma clínica de reabilitação realizando tratamento fisioterápico intensivo.

❗ Paraplegia aguda requer uma RM imediata e rápida terapia subseqüente.

Sapateando por outra razão

Ted Aslair (45 anos; 72 kg) está acompanhado por sua esposa Saffron (41 anos; 95 kg). Após uma longa pausa, eles freqüentaram um curso de atualização para aperfeiçoar sua dança. Na última aula eles praticaram *rock'n roll* clássico com avançado treino de pegadas (elevação da parceira). A coluna do Sr. Aslair realmente não estava muito boa para esse exercício. Na verdade, ela não vinha bem já faz um bom tempo. Três dias depois, ele descobriu que, além da dor que ele já vinha sofrendo, ele não conseguia mais levantar a ponta do seu pé direito. À primeira vista, sua esposa o parabenizou por ele finalmente ter entendido aquele passo especial que eles precisavam para dançar Rumba, mas no final ficou claro: Aslair tem um sério problema neurológico – um pé pendente. Gregory está sozinho hoje na unidade de neuroimagem e deu uma boa olhada nas imagens (Fig. 11.**52**).

❗ Particularmente quando sintomas radiculares estão presentes, achados de imagem e sintomas clínicos devem ser analisados em conjunto para se chegar a um diagnóstico seguro e correto. Muitas pessoas têm uma ou mais herniações discais sem nunca terem desenvolvido quaisquer sintomas associados. Portanto, apenas a presença associada de sintomas radiculares e um achado positivo equivalente no local anatômico correspondente esperado sugerem uma relação causal com uma certeza razoável. Uma radiografia da coluna lombar deve sempre ser realizada para excluir mau alinhamento/espondilolistese na coluna vertebral.

→ **Qual o seu diagnóstico?**

Prolapso discal: A herniação do disco intervertebral é a mais freqüente causa de sintomas neurológicos radiculares. No prolapso, a substância do núcleo pulposo perfura o ânulo fibroso e o ligamento longitudinal posterior e comprime uma ou mais raízes do nervo espinal (Fig. 11.**53a-d**).

O caso de Ted Aslair

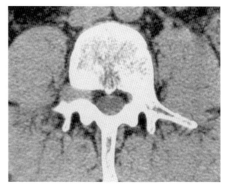

Fig. 11.**52** Essa é uma imagem representativa da TC de Ted Aslair. Quais achados chamam a sua atenção?

Prolapso do disco intervertebral

a
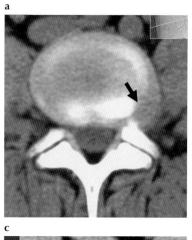

b
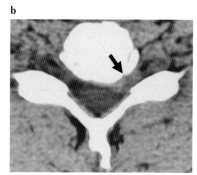

c
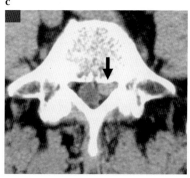

d
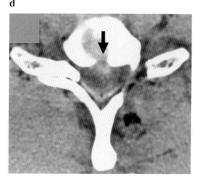

e
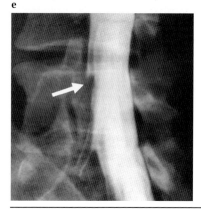

Fig.11.**53** Os prolapsos discais são classificados de acordo com sua localização/direção: **a** Um prolapso lateral (seta) pode comprimir a raiz nervosa espinal lateral ao forame neural. **b** O prolapso foraminal (seta) comprime o nervo espinal diretamente no interior do forame. **c** Um prolapso paracentral (seta) está freqüentemente localizado no recesso lateral, onde ele comprime o nervo. **d** O prolapso central (seta) tende a comprimir a própria medula espinal. **e** O tecido do disco prolapsado, neste caso, perdeu sua comunicação com o espaço intervertebral acima (seqüestro, seta), como pode ser visto nesta mielografia. O gânglio radicular inferior de L5 está normalmente configurado com uma raiz espinal delgada bem delineada por contraste intratecal positivo. O gânglio radicular superior de L4, ao contrário, aparece comprimido e a raiz do nervo espinal está espessada. No nível do espaço do disco intervertebral não há impressão extrínseca do saco tecal.

Quando o tecido discal perde sua conexão com o disco do qual ele se originou, denomina-se seqüestro ou fragmento. Seqüestros usualmente não desaparecem sob terapia conservadora (Fig. 11.**53e**) e são, então, com mais freqüência tratados cirurgicamente.

Estenose degenerativa dos forames neurais: Na região cervical, a estenose degenerativa dos forames neurais é principalmente causada por alterações osteoartríticas hipertróficas das articulações uncovertebrais (Fig. 11.**54a**); na região lombar, ela é causada pela osteoartrite das articulações facetárias (Fig. 11.**54b**) e pela hipertrofia do ligamento amarelo (Fig. 11.**54c**).

Cisto sinovial: O cisto sinovial, um divertículo da articulação facetária, também pode causar compressão das raízes do nervo espinal (Fig. 11.**55**). Nesse caso, ele deve ser excisado cirurgicamente. Cistos sinoviais são, entretanto, difíceis de serem encontrados pelo cirurgião, pois eles podem romper muito facilmente durante exploração cirúrgica. Posteriormente, o espaço cístico pode se fechar novamente durante a recuperação pósoperatória, com um possível efeito indesejável: a recorrência do cisto e dos sintomas.

Schwannoma: Os schwannomas periféricos seguem o curso da raiz do nervo espinal através do forame, assumindo neste processo a forma de um haltere (Fig. 11.**56**). A administração de contraste intravenoso é necessária para diferenciá-lo de um prolapso discal.

Estenose degenerativa do forame neural

a Hipertrofia das articulações uncovertebrais

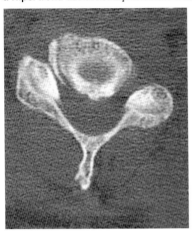

b Osteoartrite das articulações intervertebrais

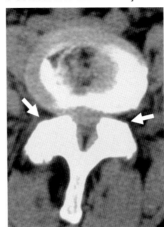

c Hipertrofia do ligamento amarelo

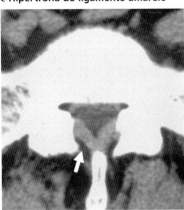

Fig. 11.**54a** As articulações uncovertebrais estão localizadas diretamente adjacentes ao forame neural intervertebral cervical. Alterações degenerativas hipertróficas nestas articulações podem causar estenoses foraminais, como visto aqui no lado direito. **b** A expansão da articulação facetária posterior (setas) tem um efeito similar na região lombar. A doença discal degenerativa hipertrófica com abaulamento discal nesses níveis (note o sinal do vácuo!) ajuda a agravar ainda mais a situação. **c** A hipertrofia do ligamento amarelo freqüentemente associado (seta) favorece um aumento no grau da estenose, afetando o forame intervertebral.

Cisto sinovial

a

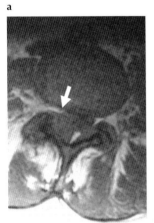

b

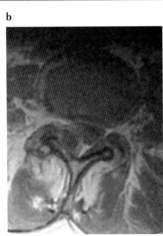

Fig. 11.**55a** Nesta imagem axial de RM ponderada em T1, uma pequena massa é vista no canal espinal imediatamente adjacente a uma articulação intervertebral (seta). **b** Apenas após a administração de contraste pode-se distinguir a fina membrana sinovial, o que clarifica o verdadeiro caráter da lesão.

Schwannoma

a

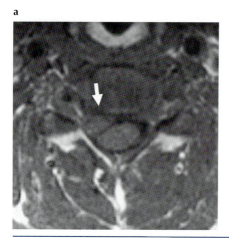

b

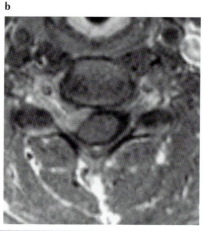

Fig. 11.**56a** A imagem axial usual de RM ponderada em T1 exibe a massa (seta) em um forame intervertebral à direita. Esta lembra um haltere. **b** Após administração de contraste, a configuração em haltere típica de um schwannoma torna-se mais clara.

Espondilólise, espondilolistese degenerativa ou pseudo-espondilolistese, estenose congênita do canal vertebral: A espondilólise, pseudo-espondilolistese ou espondilolistese degenerativa e a estenose congênita do canal vertebral também têm que ser consideradas no diagnóstico diferencial (p. 144).

➜ **Diagnóstico:** Gregory acabou de ditar seu relatório e diagnosticou um prolapso discal foraminal no caso de Aslair. Ele mostra a imagem para Giufeng e Paul. Giufeng está maravilhada com a configuração lisa e alongada do processo e pensa: isso também poderia ser um schwannoma? Gregory olha novamente: "Nossa, Giu, você pode estar certa! Nós temos que realizar uma série contrastada!" O seguinte exame com contraste, poucos minutos depois, mostra um forte realce do tecido em questão, confirmando o diagnóstico de schwannoma. Giufeng está o mais orgulhosa possível, Paul a parabeniza e Gregory... Os olhos de Gregory brilham.

11.7   O *vernissage* de Gregory

A semana na neurorradiologia foi tirada de letra. Como Greg reservou o dia para trabalhar em outro artigo, Paul espera passar o dia sem a terrível sabatina habitual. São 17 horas de uma sexta-feira e ele se solta mais a cada minuto que passa. Giufeng, entretanto, está um pouco tensa e olha em volta nervosamente. Poucos minutos depois, Greg entra na sala com uma penca de filmes embaixo do braço. Com um sorriso largo ele reúne quatro casos no negatoscópio (Fig. 11.**57**). "Você não pensou agora que eu iria lhe abandonar, Paul, ou pensou?" brinca ele amistosamente. Giufeng pára em frente ao negatoscópio. "Você vai comigo mais tarde?" Greg sussurra ao seu ouvido. Paul aguça os ouvidos: "Ei, vocês dois, o que está acontecendo?" Questiona ele categoricamente. "Aham, bem, Giufeng e eu estamos indo a um *vernissage* superchique, meu querido Paul!" diz Greg. "Oh, querido, arte ingênua, eu presumo", responde Paul com raiva. Giufeng ameniza a situação: "Ei rapazes, as coisas mais importantes primeiro. Eu começo com esse caso e você, Paul, fará o próximo."

Estudo de casos

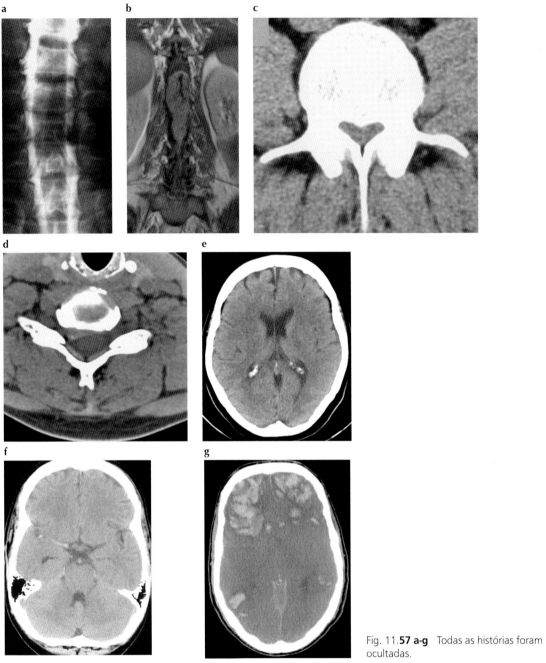

Fig. 11.**57 a-g** Todas as histórias foram ocultadas.

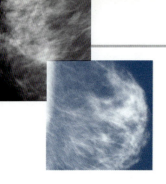

12 Mama

O exame radiológico da mama feminina (mamografia) assume, por diversas razões, uma posição muito especial dentro do espectro de todas as modalidades de imagem. Antes de tudo, este é um exame de puro tecido mole, com o qual calcificações finas devem ser detectadas. Por esta razão, ele é realizado com uma voltagem de exposição muito mais baixa que a normalmente utilizada para a radiografia de projeção (25-32 kVp) (p. 34).

> **!** Com essa tecnologia, carcinomas de apenas poucos milímetros podem ser detectados. Em nenhuma outra parte do corpo a radiologia atual pode esperar alcançar algo assim.

Em segundo lugar, o contato entre o radiologista e o paciente é particularmente próximo – algo que não é regra em outras subespecialidades da radiologia (com exceção da radiologia intervencionista). O momento do exame é freqüentemente um período de estresse psicológico intenso para as mulheres envolvidas. Dentro de poucos minutos, uma massa mamária recentemente palpada pode apresentar-se como um cisto inofensivo ou como um carcinoma potencialmente letal com todas as suas implicações para o futuro profissional e pessoal da paciente. O diagnosticador não fica impassível diante do conflito emocional resultante. Uma decisão clara nem sempre se consegue de imediato; a incerteza tem que ser cuidadosamente considerada e explicada pelo radiologista, que precisa fazer recomendações muito específicas para o planejamento diagnóstico adicional e a resolução desse conflito com a paciente.

Entretanto, deve-se ter em mente que a mamografia é uma modalidade que pode reduzir a mortalidade do câncer de mama em até 40%, caso seja tecnicamente bem realizada por mamografistas especializados, como parte de um programa bem organizado de triagem populacional do câncer de mama. Nenhuma outra modalidade de imagem consegue, ao menos, se aproximar desse tipo de impacto na saúde da mulher. O ultra-som e a RM são modalidades auxiliares secundárias, porém essenciais na avaliação da mama (Tabela 12.1).

Tabela 12.**1 Sugestões para modalidades diagnósticas em imagem da mama**[1]

Problema clínico	Investigação	Comentário
Triagem mamográfica em pacientes assintomáticas[2]		
Triagem < 40 anos	Mamografia	Não é indicada porque não há benefício comprovado na triagem do câncer de mama em mulheres com menos de 40 anos sem risco aumentado para este câncer. O câncer de mama é raro abaixo dos 35 anos de idade e a sensibilidade da mamografia na detecção de malignidade pode ser reduzida em pacientes mais jovens devido ao denso parênquima mamário.
Triagem 40-49 anos	Mamografia	Mulheres que recorrem à triagem com essa idade devem ser advertidas sobre os riscos e benefícios. Embora o câncer possa ser diagnosticado por triagem, o benefício total para a população nesta idade é limitado.
	US	Apenas como um suplemento especial à mamografia em mulheres com mamas densas e com implantes.
Triagem 50-64 anos	Mamografia	Há redução na mortalidade como resultado da triagem populacional certificada com controle de qualidade nesta faixa etária.
	US	Apenas como um suplemento especial à mamografia em mulheres com mamas densas e com implantes.
Triagem > 65 anos	Mamografia	Convocação para a triagem em alguns programas até os 70 anos. A auto-referência (*self-referral*) é requerida em alguns programas.
	US	Apenas como suplemento especial à mamografia em mulheres com mamas densas e com implantes.

▶

Tabela 12.**1** (Continuação) **Sugestões para modalidades diagnósticas em imagem da mama**[1]

Problema clínico	Investigação	Comentário
Antecedentes familiares de câncer de mama	Mamografia	Está surgindo evidência de benefício em mulheres com risco significantemente aumentado aos 40 anos e parece sobrepor os prejuízos da triagem. A triagem deve apenas ser contemplada após a avaliação do risco genético e o aconselhamento adequado sobre os riscos e os benefícios ainda não comprovados. O consenso indica que a triagem em mulheres < 50 anos com história familiar apenas deve ser contemplada se o risco de câncer de mama ao longo da vida for 2 vezes superior ao risco médio. Novas diretrizes para a mamografia e outras formas de triagem nessas mulheres ainda estão em fase de revisão.
	US	Suplemento útil à mamografia em mulheres com mamas densas e com implantes.
Mulheres < 50 anos nas quais foi ou é considerada a terapia de reposição hormonal (TRH)	Mamografia	A TRH vem mostrando aumentar a densidade e as alterações benignas na mama. Há relato de queda na sensibilidade e especificidade e uma taxa aumentada de repetição de exames nesse tipo de mama. Não há nenhuma evidência que sustente a realização de mamografia de rotina antes do início da TRH. Mulheres em TRH com 50 anos ou mais podem ser adequadamente monitoradas em um programa regular de triagem do câncer de mama.
	US	Apenas como um suplemento especial à mamografia em mulheres com mamas densas e com implantes.
Mamoplastia de aumento (50 anos ou mais)	Mamografia, US	Como parte do programa regular de triagem do câncer de mama: a mamografia é mais bem realizada em uma unidade fixa, já que podem ser necessárias incidências extras (com deslocamento do implante) e US.
Pacientes sintomáticas		
Suspeita clínica de carcinoma	Mamografia	O encaminhamento para uma clínica de doenças da mama deve preceder qualquer investigação radiológica. Mamografia com ou sem US deve ser usada no âmbito da avaliação tripla – exame clínico, imagem e citologia/biopsia.
	US	A modalidade de escolha para mulheres < 35 anos. Deve ser realizado em clínicas especializadas em doenças da mama.
	RM	A RM da mama deve ser considerada após a comprovação histológica de câncer para excluir multifocalidade ou multicentricidade e se há discordância entre os resultados de imagem e patologia.
Suspeita de um carcinoma recorrente (pós-terapia)	Mamografia	Para detecção.
	US	Para detecção e biopsia guiada por imagem.
	RM	Em casos ambivalentes, no mínimo 6 meses após a cirurgia ou 12 meses após a radioterapia.
Nódulos generalizados, mastalgia difusa, hiperestesia ou retração persistente do mamilo	–	Na ausência de outros sinais sugestivos de malignidade, é improvável que o estudo de imagem possa influenciar a conduta. A dor focal, mais que a dor generalizada, pode requerer investigação.
Mastalgia clínica	–	Na ausência de outros sinais clínicos sugestivos de malignidade ou de dor localizada, é improvável que uma investigação possa influenciar a conduta.
Mamoplastia de aumento (suspeita clínica de carcinoma, ruptura)	US, RM	A avaliação da integridade dos implantes mamários e de possíveis massas palpáveis coexistentes requer profissionais experientes e equipamentos especializados. A RM é o estudo mais abrangente.

▶

Tabela 12.**1** (Continuação) **Sugestões para modalidades diagnósticas em imagem da mama**[1]

Problema clínico	Investigação	Comentário
Doença de Paget do mamilo	Mamografia	Mostrará anormalidade em 50% das mulheres. Útil na determinação da possibilidade de biopsia guiada por imagem. Quando é confirmada doença invasiva, ela influencia a conduta cirúrgica da axila.
Mastite	US	Pode distinguir entre um abscesso que requer drenagem e uma inflamação difusa e, quando conveniente pode guiar a aspiração.
	Mamografia	Pode ser útil quando existir a possibilidade de malignidade.

[1]Modificado de acordo com: RCR Working Party. Making the best use of a Department of Clinical Radiology. Guidelines For Doctors, 5th ed. London: The Royal College of Radiologists, 2003.
[2]Muitos países ainda não dispõem de um programa de triagem mamográfica populacional do câncer de mama com certificado de qualidade. RM = ressonância magnética; US = ultra-sonografia.

 A triagem vale a pena?
Dez em cada 100 mulheres desenvolvem câncer de mama; três delas morrem em decorrência desta doença. A triagem populacional com controle de qualidade (como é realizada na Suécia, Holanda, Austrália, Reino Unido, citando apenas alguns exemplos) salva a vida de uma dessas três mulheres. Em 1% de todas as mulheres, evita-se, então, a morte pelo câncer de mama. Para alcançar esse resultado, o sistema de saúde holandês gasta cerca de 1% do total do orçamento destinado à saúde. Imagine, então, se os outros 99% do orçamento tivessem um efeito similar!

12.1   Como analisar uma mamografia?

Sempre visualize uma mamografia sob ótimas condições de iluminação, ou seja, em um negatoscópio com luminescência adequada, bem colimado, com uma lente de aumento em mãos, um forte foco de luz lateral, e tudo isso em uma sala com baixa luz ambiente. Para fazer uma comparação bilateral, sempre coloque a mamografia de ambas as mamas lado a lado no negatoscópio. Certifique-se de dar uma olhada em filmes anteriores, que também devem ser colocados no negatoscópio. Caso existam mamografias antigas que não estejam disponíveis no momento da interpretação da imagem, faça uma interpretação preliminar, solicite os filmes anteriores e reveja as imagens novamente quando estes estiverem disponíveis. Nesse momento, um anexo ao relatório deve ser feito. Apenas imagens analisadas sob essas rígidas condições fornecem o máximo das informações diagnósticas que devemos ao paciente.

! Mamografia requer: negatoscópio claro, foco claro, cérebro claro.

Como avaliar a qualidade da imagem?

A densidade óptica do filme é ótima quando se pode observar bem o contorno cutâneo com o foco de luz. O parênquima glandular deve ser penetrado até o ponto em que os vasos sejam discerníveis, mesmo nas áreas mais densas da mama. A princí-

pio, as imagens da mama devem ser o mais simétrica possível. Sistemas de mamografia digital permitem o ajuste de alguns parâmetros da imagem pelo radiologista, que pode compensar certo grau de exposição subótima durante a interpretação da radiografia. Entretanto, essa opção não substitui uma técnica radiográfica cuidadosa. O posicionamento da mama pelo técnico de mamografia deve ser realizado de tal forma que:

- O mamilo seja sempre visualizado como parte integral do contorno cutâneo e seja visto em perfil na incidência craniocaudal.
- O tecido gorduroso dorsal ao parênquima glandular e/ou ao músculo peitoral ainda seja um pouco visível na incidência craniocaudal.
- Na projeção oblíqua, o contorno do músculo peitoral siga, aproximadamente, do centro da borda superior do filme até perto do centro da borda dorsal do filme.

! Em mamografia, técnicos altamente motivados, intensamente treinados e comunicativos são essenciais.

Em que você deve prestar atenção na análise da imagem?

Primeiro compare a **distribuição do parênquima glandular** de ambas as mamas: este deve estar distribuído quase simetricamente (Fig. 12.**1a**). As mamas, entretanto, não são sempre do mesmo tamanho!

Quando **lesões estreladas** forem vistas (Fig. 12.**1b, c**), tente determinar se estas são decorrentes da superposição de estruturas do parênquima normal ou se há realmente uma desorganização da arquitetura mamária, ou seja, distorção ou cirrose. A imagem estrelada é visível na segunda projeção? Algumas vezes, uma incidência magnificada em cone é necessária para diferenciar uma lesão estrelada verdadeira de um fenômeno de somação. Incidências com compressão localizada (*spot*) também podem ser muito úteis nesta situação: uma bandeja de compressão radioluminescente é empregada na área localizada sobre a lesão estrelada observada. A pressão

Mamografia: achados normais

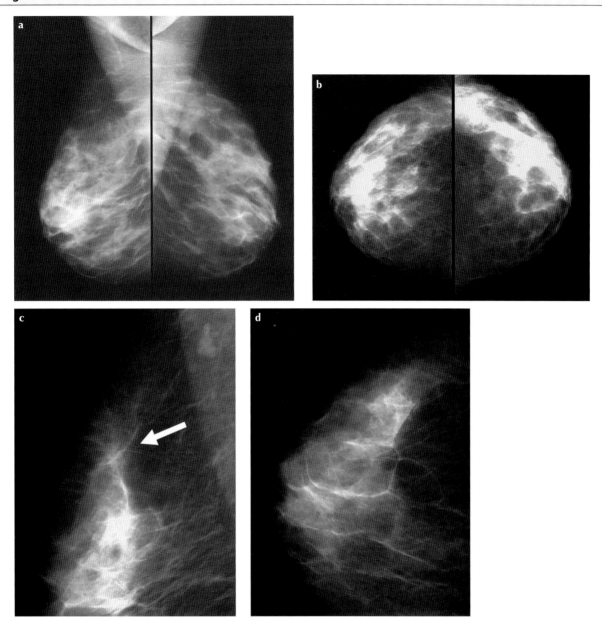

Fig. 12.**1a** Você vê a incidência médio-oblíqua normal de ambas as mamas (note o contorno do músculo peitoral descendo até o meio da margem posterior da imagem). O parênquima de aparência lobulada está distribuído quase simetricamente em ambas as mamas. **b** Nesta incidência craniocaudal, o tecido gorduroso posterior ao parênquima glandular é bem apreciado. **c** Esta incidência oblíqua mostra uma figura estrelada (seta) no prolongamento axilar da mama. **d** A estrutura não é visível na incidência craniocaudal. Ela era o resultado de uma superposição de múltiplas estruturas normais diferentes.

focal adicionada causa o espalhamento das várias camadas do tecido mamário normal, enquanto um câncer estrelado não se espalhará e pode, de fato, tornar-se mais evidente quando o tecido sobreposto for afastado. Existe uma massa de tecido mole no centro da estrela? Há alguma calcificação visível no interior?

Caso exista uma massa **circunscrita de tecido mole** na mama, examine o seu contorno cuidadosamente. Ela tem bordas totalmente distintas? Você por acaso vê um halo – uma margem estreita de densidade decrescente – ao redor da mas-

sa? Ou as extensões da massa em forma de dedos parecem infiltrar o tecido adjacente? Há alguma calcificação associada à massa?

Por último, as mamografias são examinadas com uma lente de aumento e o contorno cutâneo é avaliado com o foco de luz. Existem **calcificações** detectáveis? Caso existam, estas são grandes e grosseiras ou finas, lineares ou ramificadas? Estas seguem o curso normal dos vasos ou alinham-se ao sistema ductal glandular? Incidências magnificadas facilitam a análise de calcificações suspeitas.

Em um paciente sintomático, uma lesão palpável ou um achado mamográfico positivo serão também avaliados por um exame de ultra-som para uma melhor caracterização.

Pronto para o seu primeiro caso? Vamos lá!

A mãe da melhor amiga de infância de Hannah descobriu recentemente que tem câncer de mama. Hannah vivenciou a constante preocupação da senhora e da família durante sua visita ao hospital e, por isso, tem um interesse especial por essa área. Ela aguardou ansiosamente pelo seu internato em radiologia mamária para aprender melhor sobre essa terrível doença. Ela também gosta muito do contato com os pacientes, que é muito mais intenso que em qualquer outra área da radiologia. Dra. Skywang a recebe cordialmente e promete oferecer uma boa introdução sobre o assunto.

12.2   Lesões benignas e malignas da mama

Checklist: Tumores de mama

- Ambas as mamas estão representadas simetricamente?
- Todo o parênquima mamário está compreendido na imagem?
- Há presença de massas?
- Como elas se relacionam com as suas adjacências?
- Elas alteram a estrutura parenquimatosa?
- São detectadas microcalcificações?

Susto ao amanhecer

Meg Dyan (26) está amedrontada: no domingo de manhã, enquanto tomava banho, ela palpou um nódulo em sua mama esquerda, que ela tem certeza que não estava ali antes. Na verdade, ela sempre sentiu pequenos nódulos em seus seios e, logo antes do período menstrual, eles ficam

O caso de Meg Dyan

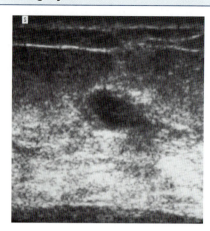

Fig. 12.**2**   Essa é a imagem de ultra-som relevante da lesão na mama da Sra. Dyan.

aumentados e dolorosos ao toque. Mas nenhum igual a este de agora. Ela passou todo o final de semana tentando obter ajuda e informações sobre o que isto poderia ser. Uma pesquisa na Internet a deixou ainda mais preocupada. A primeira coisa que ela fez na segunda-feira foi se consultar de emergência em um serviço de mastologia após falar ao telefone com uma colega de confiança e com a sua ginecologista. O técnico de mamografia a encaminha diretamente para a radiologista do dia. Dra. Skywang e Hannah ouvem atentamente a sua história, perguntam sobre ocorrências de câncer de mama na família e depois realizam o exame físico de suas mamas. Não há dúvida de que existe um nódulo palpável medindo aproximadamente 1,5 cm. Este é móvel em relação à parede torácica. A pele sobreposta é macia e sem alterações. Hannah faz a varredura de ambas as mamas, cuidadosamente, com a sonda de ultra-som sob a supervisão de Skywang e, então, se concentra no nódulo na mama esquerda (Fig. 12.**2**).

Fibroadenoma

a

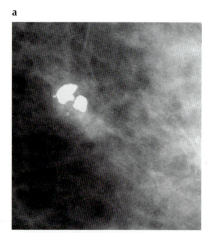

b

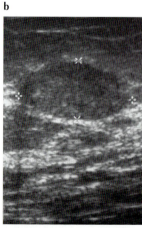

Fig. 12.**3a**   Essas calcificações grosseiras são um típico achado mamográfico associado a um fibroadenoma. Elas lembram pipoca. A massa de tecido mole do adenoma também é visível.
b Ultra-sonograficamente, um fibroadenoma mostra uma ecogenicidade interna homogênea e uma borda lisa e regular. A sombra acústica é mínima, apenas um pouco diferente do parênquima glandular adjacente.

Não há razão para pânico!
A estrutura normal da glândula mamária pode ser tão irregular que massas dispersas podem ser palpadas. Elas, entretanto, não representam nada além de variações do parênquima normal. Isso ocorre, principalmente, pouco antes do período menstrual, quando as mamas também tendem a se tornar bastante densas. Por esta razão, qualquer imagem deve ser realizada na segunda semana do ciclo menstrual.

➡ **Qual é o seu diagnóstico?**

Fibroadenoma: É um tumor benigno da mama que se desenvolve em mulheres jovens. Ele se mantém por um tempo e freqüentemente involui em uma idade mais avançada, especialmente após a menopausa. Em mulheres mais velhas, fibroadenomas

novos são raros e são sempre muito suspeitos. No exame físico, o fibroadenoma é geralmente uma lesão bastante móvel. Como ele pode crescer rapidamente e, ocasionalmente, atingir um tamanho considerável, as pacientes muitas vezes ficam amedrontadas. A mamografia exibe o fibroadenoma como uma massa oval de margens lisas, apresentando freqüentemente calcificações grosseiras que podem lembrar pipoca (Fig. 12.**3a**). Ultra-sonograficamente, a aparência de um fibroadenoma é compatível com uma massa sólida, de margens lisas, com ecogenicidade interna relativamente homogênea e ausência de sombra acústica posterior (Fig 12.**3b**). Quando a aparência da lesão não for tão bem definida ou for suspeita, uma biopsia com agulha (*core biopsy*) guiada por ultra-som é rapidamente realizada, o que geralmente acaba com a incerteza do diagnóstico.

Cistos da mama

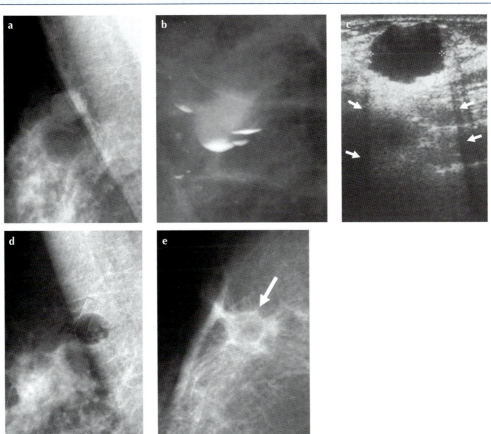

Fig. 12.**4a** Esta projeção cística sobre o contorno do músculo peitoral tem a aparência típica de uma lesão benigna: uma margem lisa e bem definida ao longo de toda a sua circunferência. Isso também poderia ser um fibroadenoma? Certamente. Câncer de mama pode ser excluído? Não, baseando-se apenas na mamografia. **b** Esta incidência lateral magnificada de uma mama mostra uma laminação em alguns cistos, que estão parcialmente preenchidos com leite de cálcio – um fenômeno conhecido como "xícara de chá". Esta aparência é patognomônica para cistos. **c** Os cistos apresentam aparência franca ao ultra-som: anecóico e com presença de reforço acústico posterior, o que causa uma hiperecogenicidade segmentar do tecido distal ao cisto (setas). **d** Caso o cisto tenha sido puncionado e evacuado, ar é freqüentemente injetado

em seu interior. Isso é feito por duas razões: por um lado, uma mamografia subseqüente poderá visualizar a parede do cisto e qualquer tecido previamente mascarado pelo conteúdo do cisto por causa da densidade radiográfica potencialmente igual. Isso é particularmente importante em cistos grandes. Por outro lado, espera-se que a instilação do ar suporte o encolhimento do cisto e previna a recorrência. **e** Essa paciente teve um carcinoma de mama removido há 2 anos. A história da paciente torna um cisto oleoso o diagnóstico mais provável para essa lesão no leito tumoral. Essa lesão tem densidade de gordura e apresenta uma fina cápsula (seta). Um lipoma da mama também poderia apresentar esta aparência.

Cisto: Um cisto muitas vezes tem sua origem em lóbulos ou ductos glandulares dilatados. Ele pode crescer rapidamente, pode inflamar e, também – muito raramente – conter um câncer. Mamograficamente, ele aparece, na maioria dos casos, como uma massa arredondada de margem bem definida (Fig. 12.**4a**). O cisto pode conter "leite de cálcio", que causa uma interface característica entre o líquido do cisto e pequenas partículas calcificadas, que se estendem ao longo da porção inferior do cisto: isto é mais bem observado em mamografias realizadas com um feixe horizontal. Esse fenômeno denominado em "xícara de chá" é visto nas projeções em perfil absoluto (Fig. 12.**4b**). Ocasionalmente, a parede do cisto pode calcificar. No ultra-som, um cisto bem definido é anecóico e apresenta um forte reforço acústico posterior (um setor de ecogenicidade mais alta diretamente distal ao cisto; Fig. 12.**4c**). A comprovação absoluta, naturalmente, é feita através da punção guiada por ultra-som com aspiração do líquido do cisto. Se qualquer resíduo de sangue for notado dentro do líquido aspirado, este deve ser enviado ao patologista para a análise citológica. Em mulheres mais velhas e, por outro lado, em mamas muito densas, o líquido do cisto deve ser substituído por ar antes que a mamografia seja repetida. Nesta mamografia de controle imediato, a parede e a vizinhança imediata do cisto são verificadas novamente com cuidado especial (Fig. 12.**4d**).

Um *cisto oleoso* é uma seqüela de um traumatismo na mama que causou um hematoma e alguma necrose focal do tecido gorduroso. A história do paciente é, naturalmente, o sinal mais claro da real natureza do processo. Na mamografia, o cisto oleoso mostra-se como uma massa arredondada com densidade de gordura (Fig. 12.**4e**). Ultra-sonograficamente, ele não pode ser distinguido de um cisto simples.

➜ **Diagnóstico:** O exame de ultra-som foi a modalidade conclusiva no caso da Sra. Dyan. Hannah está absolutamente certa:

Alívio

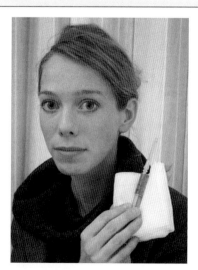

Fig. 12.**5** O conteúdo do cisto é de cor escura, tipo Coca-Cola. Pelo olhar da Sra. Dyan, você pode perceber que ela passou 2 dias de preocupação e que sentiu um grande alívio após o diagnóstico e a aspiração do cisto benigno.

O caso de Natassja Rimzky I

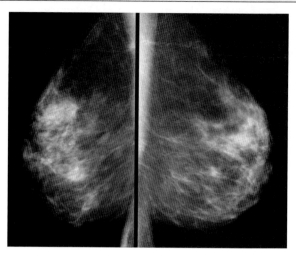

Fig. 12.**6** Essas são as mamografias da Sra. Rimzky.

a massa na mama da Sra. Dyan é, definitivamente, um cisto que aumentou de tamanho agudamente. Vários outros cistos menores estão espalhados no restante do parênquima. Quando ela dá a boa notícia à paciente, a Sra. Dyan respira fundo e vira

Hematoma na mama

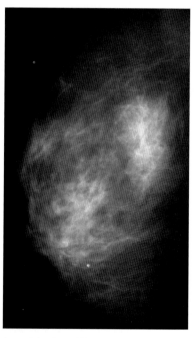

Fig. 12.**7** Essa dama foi submetida a uma biopsia a vácuo *(vacuum core biopsy)* de uma lesão de mama suspeita 2 dias antes desta mamografia de controle. Um hematoma relativamente grande se desenvolveu próximo à parede torácica. A história da paciente é a chave neste caso. Mas tome cuidado! Nem toda lesão à mama é lembrada ou revelada. O oposto também é verdade: se um nódulo é descoberto na mama, danos menores são freqüentemente considerados como a causa. Esta pode ser uma lembrança desnecessária, mas a psicologia do paciente desempenha um importante papel na medicina.

a cabeça para o lado. Logo depois vira a cabeça para trás e olha para Hannah com lágrimas nos olhos. Hannah também fica sem palavras e sorri cordialmente para tranqüilizá-la. O cisto é puncionado sob guia ultra-sonográfica, e o líquido é evacuado e enviado ao laboratório de citologia, apenas para confirmação do diagnóstico (Fig. 12.**5**). De volta a sala de espera, à Sra. Dyan abraça sua colega que veio acompanhá-la.

Diga-me a verdade, Dr.!

Nastassja Rimzky (35) foi enviada para a realização de uma mamografia pelo seu ginecologista. Durante um exame de rotina, seu médico palpou um nódulo em sua mama direita e solicitou uma mamografia para melhor esclarecimento. A Sra. Rimzky não realiza o auto-exame de mama já há muito tempo. Ela disse que isto a deixou muito nervosa. No momento, ela também se encontra bastante tensa. Não há história familiar de câncer de mama, porém a sua família é muito pequena. Ela achou a compressão da mama, durante a mamografia, bem dolorosa. Hannah estuda os filmes com bastante cuidado. Na mama direita ela encontra uma massa suspeita (Fig. 12.**6**).

➜ Qual é o seu diagnóstico?

Fibroadenoma, cisto: Ambos já foram discutidos acima (p. 273) e podem ocorrer em qualquer mama desenvolvida.

Cicatriz, hematoma: Uma cicatriz ou hematoma, tanto pós-traumático quanto pós-operatório, também podem ter aparência mamográfica de uma massa de tecido mole (Fig. 12.**7**).

Carcinoma de mama invasivo: Um carcinoma de mama invasivo pode ter diversas aparências. Este diagnóstico é mais provável quando há presença de uma borda espiculada ou mal definida (Fig. 12.**8a**), ou desorganização significativa da arquitetura parenquimatosa circunjacente da mama. Mas o câncer de mama também pode se apresentar no parênquima sem nenhum envolvimento visível de sua adjacência imediata; seu contorno pode ser liso e nítido (Fig. 12.**8b**). No ultra-som, sombra acústica e uma margem irregular são os achados mais freqüentes (Fig. 12.**8c**).

Linfonodos intramamários: Estes são particularmente freqüentes nos quadrantes laterais da mama. Mamograficamente, eles podem apresentar luminescência central; seu contorno é lobulado e uma pequena depressão pode ser visível, que corresponde ao hilo do linfonodo (Fig. 12.**9**).

Carcinoma de mama invasivo

a
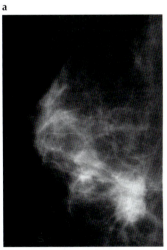
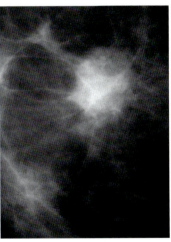

Fig. 12.**8a** Essa grande lesão (esquerda) mudou a arquitetura do tecido mamário vizinho. A incidência magnificada em outra projeção (direita) exibe a extensão cirrótica do tumor dentro do parênquima glandular. **b** Esse tumor não invade visivelmente o tecido circunjacente. Mamograficamente, ele também poderia ser um cisto ou um fibroadenoma. Um exame de ultra-som deve ser realizado para melhor caracterização. **c** O exame de ultra-som traz uma informação adicional crucial: Há claramente uma sombra acústica posterior. Cisto então deve sair da lista de diagnósticos diferenciais. Uma biopsia por agulha, *core needle biopsy* (*core biopsy*), é imediatamente realizada sob guia ultra-sonográfica. O resultado histológico foi um carcinoma ductal invasivo.

b
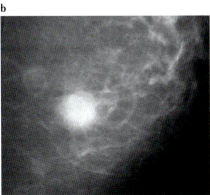
c
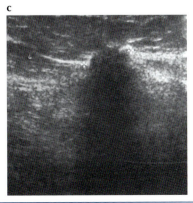

Linfonodos intramamários

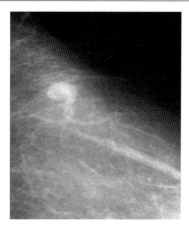

Fig. 12.**9** Linfonodos tipicamente mostram uma pequena retração hilar e uma fina lobulação.

➜ **Diagnóstico**: Após algumas ponderações, Hannah ainda tinha um pouco de dúvida se esta lesão era mesmo um câncer de mama. Nas imagens magnificadas, ela detectou também uma pequena calcificação, o que acontece em até 40% de todos os carcinomas (Fig. 12.**10a**). Dra. Skywang pediu que ela realizasse um ultra-som da lesão, o qual também apontou para um caráter maligno da lesão (Fig. 12.**10b**). Dra. Skywang recomendou que a paciente realizasse uma biopsia por agulha (*core needle biopsy*) guiada por ultra-som. Mrs. Rimzky concordou na mesma hora. O resultado final ficou disponível 2 dias depois: tratava-se de um câncer de mama invasivo. A RM de ambas as mamas foi então realizada, e demonstrou várias outras lesões próximas à lesão dominante (Fig. 12.**10c**).

> **!** Em mais de 40% dos espécimes de mastectomia, os patologistas encontram focos adicionais de câncer que não foram detectados na mamografia e/ou ultra-som. A ressonância magnética contrastada da mama pode encontrar muitas dessas lesões com boa precisão e confiabilidade.

Mrs. Rimzky é operada apenas poucos dias depois. Em vez da quadrantectomia, que estava programada inicialmente, uma mastectomia total com dissecção linfonodal axilar é realizada. Felizmente, comprovou-se que os linfonodos não estavam acometidos.

Esse pedacinho de cálcio

Dorothy Lamour (45) visitou a clínica de doenças da mama para realização de um *check-up* completo. Após ter sido informada que a clínica não fazia parte de um programa de triagem do câncer de mama, ela pensa um pouco e, então, se queixa de nódulos que ela vem sentindo em ambas as mamas recentemente. No exame clínico, Hannah confirma a consistência granulosa de ambas as mamas, mas não consegue encontrar nenhuma lesão dominante. Skywang repete o exame e chega à mesma conclusão. Sra. Lamour não tem conhecimento de nenhum caso de câncer de mama na sua

O caso de Nastassja Rimzky II

a
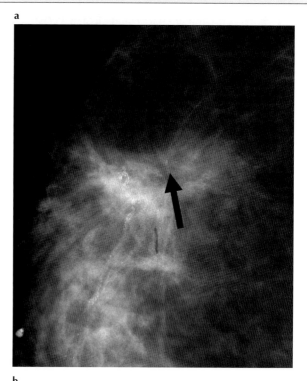

b
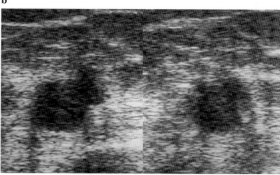

c
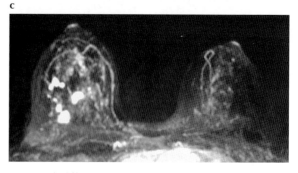

Fig. 12.**10a** A incidência magnificada documenta um pouco melhor a invasão do tecido circunjacente pelo câncer. Há calcificações finas irregulares no centro da lesão (seta). **b** Ultra-sonograficamente, Hannah vê uma massa parcialmente hipoecóica, de margem irregular. Definitivamente, não é um cisto. A presença de um discreto reforço acústico posterior não muda em nada a sua opinião. **c** O exame de RM comprova a lesão e encontra tumores adicionais na mesma mama.

O caso de Dorothy Lamour

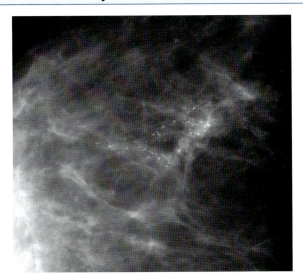

Fig. 12.**11** Essa é a incidência magnificada relevante da mamografia da Sra. Lamour.

família. São realizadas mamografias que são colocadas no negatoscópio para serem analisadas. Hannah alinha as mamografias cuidadosamente e as analisa meticulosamente (Fig. 12.**11**). Essas não seriam microcalcificações? Ela pega a lente de aumento e começa a pensar sobre os possíveis diagnósticos diferenciais.

➡ **Qual o seu diagnóstico?**

Calcificações vasculares: Calcificações vasculares são freqüentes, sobretudo, em pacientes mais velhas, mas elas também podem ser encontradas em mulheres jovens que sofrem de diabetes ou insuficiência renal (Fig. 12.**12**). As calcificações alinham-se homogeneamente às paredes vasculares, com a aparência de duas finas linhas paralelas. A sua diferenciação para o cálcio dentro dos ductos glandulares, na maioria dos casos, não é problemática.

Calcificação vascular

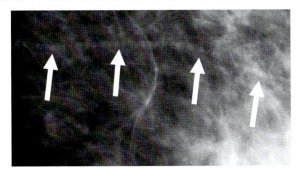

Fig. 12.**12** Esse vaso (setas) exibe calcificações finas e regulares ao longo de sua parede. Essa aparência é característica e dificilmente pode se confundida com calcificações intraductais mais ominosas.

Necrose gordurosa

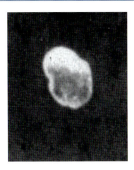

Fig. 12.**13** Esta incidência magnificada mostra a aparência típica de uma necrose de tecido gorduroso. A calcificação é relativamente grande e arredondada e tem uma luminescência central. Uma calcificação na parede de um cisto seria, provavelmente, mais grosseira. A diferenciação, no entanto, é puramente acadêmica, pois nenhuma das entidades está associada a um risco aumentado de malignidade.

Necrose gordurosa: Esta entidade, freqüentemente, se apresenta como uma calcificação relativamente grande, com uma, luminescência central (Fig. 12.**13**). Suas características radiológicas são razoavelmente confiáveis e podem não requerer qualquer outra ação adicional, além do exame de controle que é agendado regularmente.

Cistos: Cistos podem mostrar uma aparência similar caso eles desenvolvam calcificações dentro de suas paredes.

Mastite de células plasmáticas

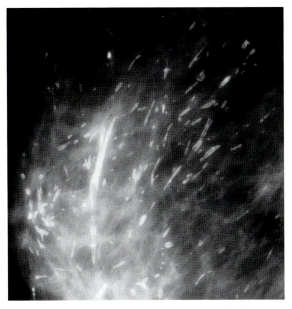

Fig. 12.**14** A mastite de células plasmáticas é caracterizada por calcificações densas com margens lisas em forma de estilete, localizadas dentro dos ductos glandulares e apontadas em direção ao mamilo. Então esse é um diagnóstico bastante seguro. Mas tome cuidado: Pacientes com mastite de células plasmáticas, como todas as outras mulheres, também podem desenvolver um carcinoma de mama. Lembre-se do efeito *"satisfaction of search"* e sempre examine cuidadosamente toda a mamografia, mesmo se você encontrar um diagnóstico óbvio.

Adenose esclerótica

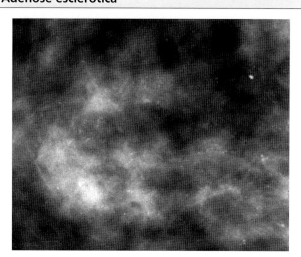

Fig. 12.**15**   Aqui estão elas – as calcificações em forma de patinhas de cachorro da adenose esclerótica. Elas devem ser analisadas com extremo cuidado e freqüentemente recorrer-se-á à biopsia por agulha (*core biopsy*), *core needle biopsy*: As calcificações malignas não têm aparência tão diferente e podem estar presentes em uma radiografia que também exibe extensa adenose esclerótica, confundindo o radiologista. A comparação com filmes anteriores é, portanto, especialmente crucial nestes casos.

Mastite de células plasmáticas: Na mastite de células plasmáticas, calcificações sólidas em forma de bastonete são formadas dentro dos ductos glandulares da mama (Fig. 12.14). Essas calcificações são muito mais regulares e densas que as calcificações malignas.

Carcinoma ductal *in situ*

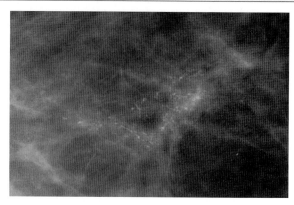

Fig. 12.**16**   Essas calcificações irregulares seguem o curso dos ductos glandulares e, portanto, aparecem ramificadas. Este é um carcinoma ductal *in situ*.

Adenose esclerosante: A adenose esclerosante da mama está associada a microcalcificações difusas, quase sempre bilaterais, arredondadas, agrupadas e relativamente regulares (Fig. 12.15). Os holandeses gostam de chamá-las de *hondepotjes* (patinhas de cachorro).

Carcinoma ductal *in situ* (CDIS): O CDIS consiste em um aglomerado de células que se replicam e disseminam dentro dos ductos glandulares. Ele é caracterizado por calcificações finas e ramificadas (Fig. 12.16). Raramente ocorre infiltração das adjacências. O CDIS pode abranger uma grande parte do sistema ductal e pode também ocorrer em diferentes divisões da glân-

Biopsia estereotáxica

a

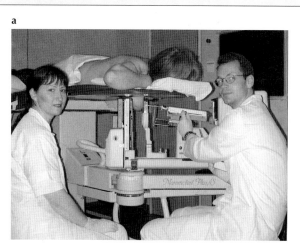

b

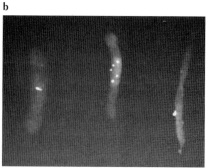

Fig. 12.**17a**   Essa dedicada mesa estereotáxica é usada para a realização de biopsia a vácuo, *(core biopsy with a vacuum needle)*. Nessa técnica, uma agulha oca é avançada até a adjacência das calcificações, com alta precisão. O tecido é então aspirado para dentro do orifício lateral da agulha, extirpado com uma lâmina circular cortante, e removido do reservatório interno da agulha, enquanto a parede externa da agulha permanece no mesmo lugar. Esses passos são repetidos, girando a agulha no sentido horário até que se obtenha amostras de todo o tecido circunjacente à agulha. **b** A radiografia magnificada do espécime das amostras colhidas confirma que as microcalcificações estão incluídas na amostra de tecido. Só assim você pode ter certeza que atingiu e removeu o tecido da região correta da mama.

dula. A determinação da invasividade não pode ser feita na mamografia.

➜ **Diagnóstico**: As calcificações na mama da Sra. Lamour estão configuradas irregularmente e arranjadas em uma formação triangular orientada em direção ao mamilo, bastante similar a uma "revoada de gansos selvagens", como são chamadas por alguns. Hannah olha outra vez mais atentamente com a Dra. Skywang. Infelizmente, ainda existe um pouco de dúvida se estas se tratam de calcificações malignas. O ultra-som da área não revela nenhuma alteração: as calcificações são muito pequenas para serem detectadas e nenhuma massa discreta de tecido mole é discernível. Sra. Lamour recebe a má notícia calmamente, mas ela quer que algo seja feito rapidamente. É marcado um horário para uma biopsia estereotáxica com agulha para o dia seguinte (Fig. 12.**17a**). Depois do procedimento, o tecido colhido é radiografado novamente para verificar se este, de fato, contém as microcalcificações suspeitas (Fig. 12.**17b**). O exame histológico revela um CDIS com componentes invasivos menores.

Por favor, de novo não

Há aproximadamente 1 ano e meio, Trudy Hansson (55) teve um carcinoma de 1 cm removido de sua mama esquerda. Ela realizou radioterapia e agora retorna para uma consulta de acompanhamento. Hannah examina a mama e encontra uma cicatriz mole e móvel. Mas percebe certa resistência ao palpar o leito tumoral. A mamografia é indubitavelmente anormal – há uma massa de tecido mole no local onde o câncer estava localizado (Fig. 12.**18**). Hannah lista os possíveis diagnósticos diferenciais.

➜ **Qual é o seu diagnóstico?**

Hematoma: Um hematoma ocorre normalmente em combinação com uma cirurgia de mama, mas também pode desenvolver-se após biopsias minimamente invasivas (Fig. 12.**17**) e outros traumatismos na mama. Na maioria dos casos, a conexão com o trauma é evidente e indicativa do diagnóstico. Entretan-

---

| **O caso de Trudy Hansson I**

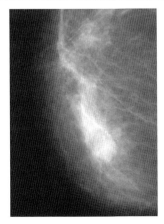

Fig. 12.**18** Essa é a subsecção relevante da mamografia da Sra. Hansson.

| **Alterações da pele**

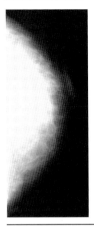

Fig. 12.**19** Esta mama, após radioterapia está edematosa e densa. É difícil excluir um câncer de mama recorrente na mamografia convencional nessas circunstâncias.

to, tome cuidado com traumas que são repentinamente lembrados após uma lesão ser encontrada: os pacientes em negação podem compreensivelmente tender a procurar causas não-malignas de um nódulo na mama.

Cisto oleoso: Necrose gordurosa pode desenvolver-se no local de ressecção do tumor, podendo dar origem a um cisto oleoso (p. 274). Cistos oleosos são facilmente diferenciados de outras lesões através da mamografia devido a sua densidade equivalente à da gordura (Fig. 12.**4e**).

Alterações pós-cirúrgicas da pele: A retração da pele e a cicatrização do parênquima mamário podem assumir a aparência mamográfica de uma recorrência tumoral. Adicionalmente, a radioterapia leva a um espessamento cutâneo e o parênquima pode desenvolver alguma fibrose pós-radiação; isso torna a avaliação mamográfica da mama tratada extremamente difícil (Fig. 12.**19**). A RM contrastada da mama pode ser útil nessa situação e está sendo avaliada como uma ferramenta auxiliar à mamografia.

Carcinoma recorrente: A recorrência de um carcinoma de mama é diagnosticada mamograficamente, princpalmente, através da comparação de exames pós-operatórios seqüenciais. Sua aparência é similar à de um tumor primário (Fig. 12.**8**).

| **O caso de Trudy Hansson II**

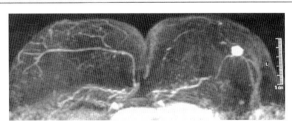

Fig. 12.**20** A RM da mama confirma a presença de uma lesão realçada por contraste na região suspeita. Há grande probabilidade de se tratar de um carcinoma. Felizmente, não há nenhum foco maligno adicional associado.

Galactografia: achados normais

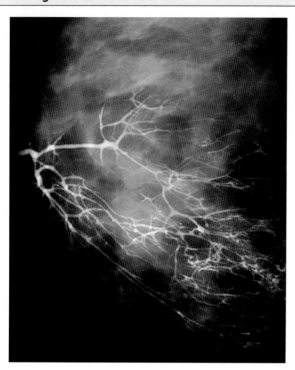

Fig. 12.**21**　Esta galactografia é completamente normal. Os ductos podem ser acompanhados até os mamilos; não há nenhum cisto, nenhuma dilatação, nenhuma falha de enchimento; e não há término abrupto de enchimento. Em algumas mulheres, o líquido pode ser delicadamente extraído dos ductos apenas com uma leve compressão durante o exame clínico. Este é um fenômeno normal – até mesmo mamas que não estão amamentando secretam uma quantidade mínima de líquido, que é reabsorvido pelo epitélio ductal.

→ **Diagnóstico**: Hannah realmente não acredita que a anormalidade nas radiografias da Sra. Hansson represente um hematoma, já que a cirurgia foi realizada há mais de 1 ano. A densidade da lesão é muito alta para ser considerada como um cisto oleoso. Uma cicatriz é possível e muito difícil de ser diferenciada de uma recorrência. A única mamografia disponível é o filme pré-operatório. Dra. Skywang decide fazer uma RM da mama por que ela é, praticamente, a única modalidade que pode excluir uma recorrência nesse caso (Fig. 12.**20**). O resultado da RM é altamente sugestivo de uma recorrência tumoral. Pobre Trudy Hansson, passará por tudo novamente.

Uma mancha no sutiã

Catherine Winnipeg (42) tem notado ultimamente uma secreção saindo de seu mamilo direito. Por causa disso, ela pôs um absorvente em seu sutiã. O líquido tem coloração escurecida. Ela não sabe informar se este também continha sangue. A sua mama esquerda nunca apresentou nenhum problema. Após a amamentação de três filhos, ambas as mamas continuavam secretando por um bom tempo, mas ela nunca deu muita importância a isso. Agora, ela está preocupada. Sua mamografia não mostra nada de anormal. Durante o exame clínico, Hannah consegue, por meio de

O caso de Catherine Winnipeg

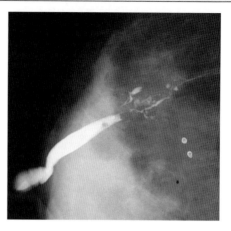

Fig. 12.**22**　Um dos ductos mamilares está obstruído e bastante dilatado. Uma falha de enchimento é visível: o papiloma foi localizado. Você viu as duas calcificações na vizinhança imediata? Agora você já deve estar apto a fazer o diagnóstico.

Necrose gordurosa.

uma compressão suave, extrair um pouco mais de líquido escuro da mama direita. Junto com a Dra. Skywang, Hannah acalma a Sra. Winnipeg. Ela esclarece que a razão para essa secreção deve ser muito provavelmente um papiloma, e que este raramente maligniza. Ela aconselha a paciente a realizar uma galactografia. Para esse procedimento, o ducto glandular em questão é canulado, a partir do mamilo, por meio de uma agulha romba fina, e injeta-se pequena quantidade de contraste. Posteriormente, uma mamografia é realizada. Na Figura 12.**21**, você pode ver como é uma galactografia. A galactografia da Sra. Winnipeg mostra uma falha de enchimento típica no ducto afetado, compatível com um papiloma (Fig. 12.**22**). Dra. Skywang sugere que este seja removido cirurgicamente. Além de livrar-se da irritante secreção, o exame histológico acabaria com qualquer incerteza sobre a natureza benigna ou maligna da lesão.

12.3　Implante mamário

Do tamanho P ao G – ou a beleza tem o seu preço

Pamela Baywatch (63) é uma dama impressionante, que sempre se preocupou com a sua aparência. Ela já fez muitos sacrifícios para parecer jovem. Agora, o seu clínico geral encontrou uma lesão em seu fígado durante um *check-up* de rotina que incluiu um ultra-som. Ele acha que pode ser uma metástase de um tumor primário desconhecido e, naturalmente, pensou de início em um carcinoma de mama. A mamografia, entretanto, não ajudou muito por uma razão clara (Fig. 12.**23a**). A RM da mama foi agendada. Hannah olha para as imagens e fica absolutamente

O caso de Pamela Baywatch I

a

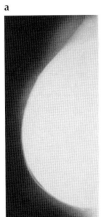

b

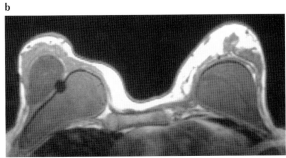

Fig. 12.**23a**   Esta parte da história a Sra. Baywatch contou às técnicas de mamografia apenas na intimidade da sala de mamografia: ela aumentou a mama várias vezes em sua vida. O tecido entre a parede do tórax e o implante não pode ser visualizado, apesar dos esforços e artifícios dos técnicos mais experientes. Um câncer poderia facilmente esconder-se ali. **b** A RM da mama irá, esperançosamente, esclarecer essa situação.

perplexa (Fig. 12.**23b**). O que será que está acontecendo nessa mama? Skywang também tem dificuldade, pelo menos até falar com a Sra. Baywatch.

➜ Qual é o seu diagnóstico?

Implante mamário: Certos tipos de implantes mamários consistem em um envelope de borracha de silicone preenchido com líquido. Até poucos anos atrás, era usado exclusivamente gel de silicone. Agora, combinações de gel de silicone e solução salina são usadas (solução salina em um lúmen externo, silicone no lúmen interno em um implante de luz dupla). Após a implantação, uma cápsula fibrosa forma-se ao redor do envelope de borracha do implante (Fig. 12.**24a, b**). A cápsula freqüentemente retém o líquido, mesmo após a ruptura e o colapso do envelope de borracha (Fig. 12.**24c**).

> **!** Se um implante mamário é inserido na tentativa de reconstruir a mama após uma cirurgia de câncer de mama, uma recorrência tumoral freqüentemente só pode ser excluída por RM (Fig. 12.**25**). Se as mamas foram aumentadas por razão estética, são obtidas, além das incidências mamográficas normais, incidências especiais com o deslocamento do implante. Se o parênquima mamário não puder ser visualizado adequadamente, ou se existir a suspeita de ruptura do implante, os pacientes podem precisar ser examinados com RM.

➜ Diagnóstico:
Hannah ainda não sabe o que dizer sobre a mama da Sra. Baywatch. Após administração de contraste, a mama da Sra. Baywatch não mostra qualquer realce pelo contraste, então um carcinoma invasivo pode ser excluído com segurança suficiente. A região arredondada com ausência de sinal na mama direita é mais bem explicada como um artefato de metal, o qual não surpreenderia ninguém após a evidente cirurgia. Mas, qual é a segunda grande estrutura anterior ao implante de silicone? Duas seqüências adicionais de RM mostram a direção certa a Hannah (Fig. 12.**26**). À parte, ela aproveita o tempo para ter uma longa conversa com a paciente, o que ajuda muito na interpretação dos achados de imagem em pacientes com uma complexa história cirúrgica pregressa.

Implante mamário

a

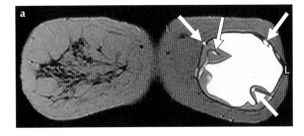

b

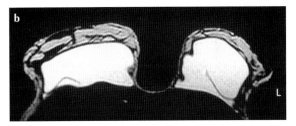

c

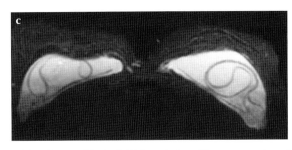

Fig. 12.**24a**   Essa seqüência de RM sensível ao silicone aumenta o sinal do silicone dentro do implante. A cápsula fibrosa ao redor está preenchida com líquido. Algumas gotas de silicone (setas) podem ser vistas dentro das dobras do implante, indicando um vazamento do envelope do implante. **b** Essas dobras devem ser diferenciadas de uma ruptura franca do envelope do implante. **c** A aparência na RM de envelopes de implantes rotos é caracterizada por um padrão típico similar a um popular prato italiano: este é chamado de sinal do *linguini*. O silicone permanece dentro da cápsula fibrosa externa, ao redor do envelope de borracha colapsado.

Carcinoma recorrente em uma mama reconstruída com um implante

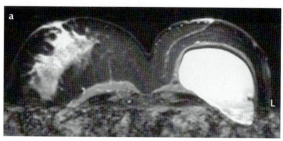
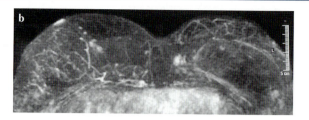

Fig. 12.**25a** Essa seqüência de RM ponderada em T2 com supressão de gordura mostra o implante intacto na mama esquerda, 3 anos após a ressecção de um carcinoma. **b** Após a administração de contraste, uma lesão realçada é visualizada medialmente na mama esquerda e um outro grupo de lesões suspeitas aparece na mama contralateral. A lesão do lado esquerdo é uma recorrência, até que se prove o contrário. O achado na mama direita deve também ser analisado histologicamente.

O caso de Pamela Baywatch II

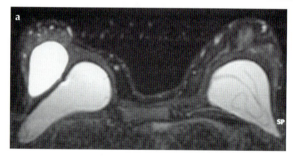
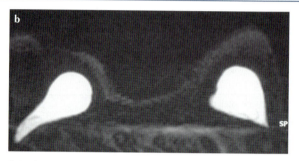

Fig. 12.**26a** Essa seqüência de RM ponderada em T2 com supressão de gordura documenta a ruptura do implante à esquerda com um belo sinal do *linguini*. À direita, duas coleções líquidas adjacentes são vistas. **b** Mais uma seqüência seletiva para o silicone – você já viu uma na Fig. 12.**24a** – resolve o problema: A coleção líquida anterior não contém silicone e é um cisto residual; a coleção posterior é o implante de silicone.

A história que a Sra. Baywatch conta soa irreal, mas é verídica e indicativa do que alguns fazem por beleza e dinheiro. Nos anos 1960, ela aumentou ambas as mamas com implantes de gordura alogênica. Estes infeccionaram um lado e foram removidos e substituídos por implantes de silicone. A retenção líquida na mama direita, visível na RM, é muito provavelmente um resíduo deste primeiro implante de gordura. Além disso, há uma ruptura do envelope do implante esquerdo.

Para a Sra. Baywatch, a história teve uma desfecho feliz: a lesão do fígado foi ressecada cirurgicamente e comprovou ser benigna. Para o cirurgião que implantou ilegalmente a gordura alogênica em suas mamas e nas mamas de inúmeras outras mulheres nos anos 1960, o oposto é verdade: ele cometeu suicídio poucos anos depois.

12.4 Tumores da mama masculina

Sozinho entre as mulheres

Clark Winterbottom (55) foi convencido a ir à clínica de doenças da mama por sua esposa. Ele palpou uma massa atrás do seu mamilo direito algumas semanas atrás. Para piorar a situação, ele agora começou também a apresentar dor. Ele senta na sala de espera e folheia inquietamente uma revista de moda. Durante o exame clínico da mama, Hannah palpa um nódulo na região retromamilar em ambos os lados. O exame de ultra-som confirma a presença de tecido glandular. Hannah sabe que existem apenas dois diagnósticos diferenciais principais para um homem com um nódulo na mama: uma ginecomastia causada por uma variedade de fatores (Fig. 12.**27**) – como é felizmente o caso do Sr. Winterbottom – e um carcinoma de mama, que é muito raro em homens (Fig. 12.**28**). Se existir qualquer dúvida sobre o caráter benigno do tumor, todo o tecido glandular é removido, o que de qualquer maneira representa um benefício para a maioria dos pacientes.

O caso de Clark Winterbottom

a

b

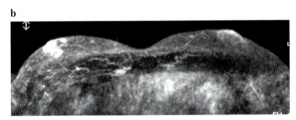

Fig. 12.**27** A imagem de RM após administração de contraste exibe o forte realce do parênquima glandular proliferativo em ambos os lados, porém, mais à direita do que à esquerda. O padrão é compatível com uma ginecomastia. A indicação de cirurgia depende, em grande parte, da preferência do paciente e da causa fundamental da ginecomastia, a qual pode ser reversível e, algumas vezes, pode ser tratada clinicamente.

12.5 Teste da Dra. Skywang

Hannah contou a Giufeng sobre o seu trabalho no ambulatório de mama. Giufeng quer acompanhar Hannah por um dia para também dar uma olhada. Milva Skywang usa um pouco de seu tempo para apresentar alguns estudos de caso no final de um dia de muito trabalho. Gregory aparece para verificar o que as meninas estão fazendo, mas é mandado imediatamente de volta para a neurorradiologia pela Sra. Moore, a técnica do serviço de mamografia: "Eles não têm mais o que fazer lá na neuro, não, é?", Skywang olha para as duas estudantes e conta a história do primeiro caso clínico com um leve sorriso no rosto.

É só uma questão de tempo

Samantha Sorrow (42) decidiu fazer uma mamografia – pela primeira vez na vida. Sua mãe e sua tia faleceram devido a um câncer de mama e agora um câncer de mama foi diagnosticado também em sua irmã mais nova. A Sra. Sorrow é então uma paciente de alto risco – não há dúvida quanto a isso. Ela realizou uma avaliação genética para de-

Carcinoma de mama em um homem

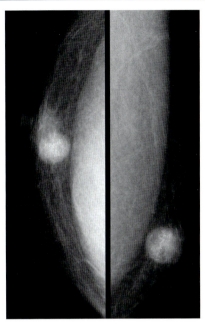

Fig. 12.**28** Você está olhando para uma mamografia médio-oblíqua (**a**) e craniocaudal (**b**) de um homem. Localizado anteriormente ao músculo peitoral é vista uma massa de tecido mole circunscrita com calcificações finas internas. Este é um carcinoma de mama. O câncer de mama em homens é mamograficamente idêntico ao câncer nas mulheres.

terminar se é portadora dos genes *BRCA-1* e *BRCA-2*, que podem estar associados a um risco vitalício de desenvolvimento do câncer de mama de até 87%. Seu marido a acompanha na sala de exame. O exame clínico é normal. A mamografia, entretanto, mostra uma lesão (Fig. 12.29a). Você a vê?

Giufeng não tem nenhuma suspeita – nenhuma surpresa; é o seu primeiro dia na mamografia. Hannah tem um possível diagnóstico em mente, mas não está completamente segura. As calcificações são definitivamente intraductais. Mas elas também apresentam margens lisas e são muito densas. Você pode ajudar as duas estudantes? Dra. Skywang separou o próximo caso para Giufeng.

Queda livre

Joselyn Busy (55) palpou um nódulo em sua mama esquerda após uma queda na banheira. Isso foi há 9 meses, diz ela. Foi sua filha que a trouxe para a consulta. Sra. Busy diz aos técnicos que tem que voltar rapidamente para casa porque deixou a máquina de lavar funcionando. Giufeng olha a mamografia da Sra. Busy (Fig. 12.29b). Você vê o problema? O que poderia ser isto?

Estudo de Casos

a Samantha Sorrow

b Joselyn Busy

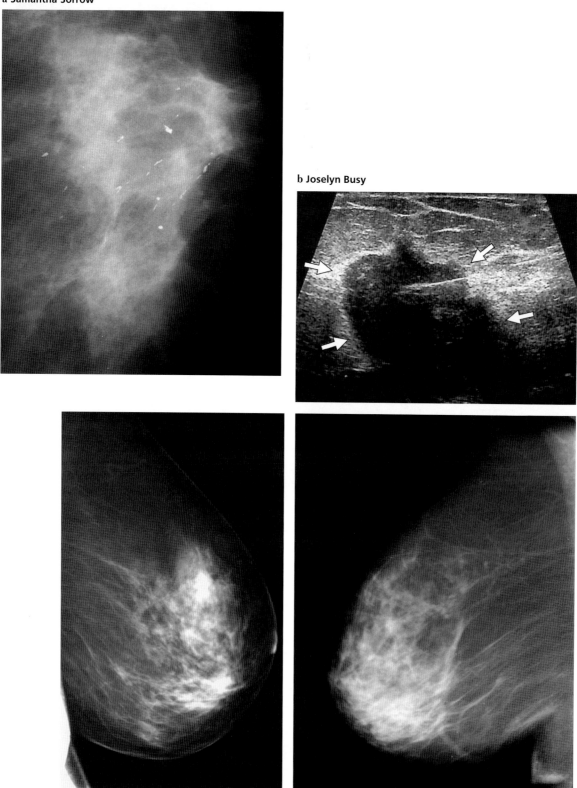

Fig. 12.**29a** Aqui você vê uma subsecção da mamografia da Sra. Sorrow. **b** Verifique as mamografias laterais direita e esquerda e o ultra-som da Sra. Busy.

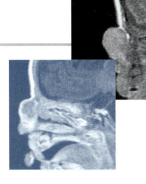

Otorrinolaringologistas e cirurgiões bucomaxilofaciais procuram os radiologistas regularmente; já os oftalmologistas recorrem a eles com menor freqüência. Problemas clássicos são as inflamações dos seios paranasais, a avaliação dentária, assim como a localização de corpos estranhos metálicos no olho (Tabela 13.1). Qualquer outro problema de imagem em face, cabeça e pescoço tende a tornar as coisas muito mais interessantes. Freqüentemente, os neurologistas e os neurocirurgiões também estão envolvidos. Muitas vezes o objetivo é confirmar um diagnóstico suspeito clinicamente ou caracterizar a lesão ou o tumor antes de uma terapia agressiva.

Tabela 13.**1 Sugestões para modalidades diagnósticas de imagem em face e pescoço**[1]

Problema clínico	Investigação	Comentário
Doença do nariz, dos seios, da orelha e do sistema salivar		
Distúrbio congênito	RM/TC	Exame definitivo para todas as malformações. TC pode ser necessária para definir anormalidades ósseas e da base do crânio. Sedação ou anestesia geral pode ser necessária para crianças pequenas.
Sinusite	RX	Sinusite aguda pode ser diagnosticada clinicamente. Se os sintomas persistem > 10 dias, a RX ou TC limitada dos seios é indicada. Os achados muitas vezes são inespecíficos e encontrados em indivíduos assintomáticos.
	TC	Em caso de insucesso de toda terapêutica médica, de complicações (p. ex., celulite orbitária), ou de suspeita de malignidade e previsão de cirurgia.
Sintomas relativos ao ouvido interno ou médio (incluindo vertigem)	TC	Avaliação de sintomas requer competências no domínio da ORL; da neurologia ou da neurocirurgia.
Tumor de glândula salivar	US	Método de escolha inicial. Altamente sensível e específico. Pode ser combinado com biopsia.
Doença do pescoço		
Massa de origem desconhecida	US	Investigação de primeira linha para caracterização. Pode ser combinado com biopsia.
	RM/TC	Se a extensão completa da lesão não é determinada no US, para identificar outras lesões e estadiamento.
Desordem congênita	Veja acima	Veja acima.
Doenças da ATM e dos dentes		
Disfunção da ATM	RX	Para documentação de alteração degenerativa óssea.
	RM	Investigação definitiva.
Avaliação dentária	RX	Para encontrar ou excluir focos dentários, particularmente antes de terapia imunossupressiva.

AP, ântero-posterior; TC, tomografia computadorizada; ORL, otorrinolaringologia; RM, ressonância magnética; ATM, articulação temporomandibular; US, ultra-som; RX, radiografia.

Tabela 13.**1** (Continuação) **Sugestões para modalidades diagnósticas de imagem em face e pescoço[1]**

Problema clínico	Investigação	Comentário
Doenças do olho		
Lesão orbitária	RM	Investigação de escolha. Tenha cuidado com corpos estranhos metálicos.
	US	Considere para lesões intra-oculares.
	TC	Para avaliar estruturas ósseas e o ducto nasolacrimal.
Trauma orbitário	TC	Quando trauma orbitário está combinado com trauma facial importante. Reconstruções em 3D adicionais são muito úteis.
Corpo estranho orbitário	RX	O RX simples em perfil de exposição leve pode excluir o corpo estranho metálico. A RX AP é considerada adicionalmente antes da RM.
	TC	Requerida por alguns especialistas se for encontrado corpo estranho metálico pela RX.
	US	Se um corpo estranho for radiolucente ou a RX for difícil.
Perda visual aguda	RM/TC	A RM é preferível para lesões suspeitas do quiasma óptico.
	Angiografia	O encaminhamento ao especialista é indicado.

[1]Modificado de acordo com: RCR Working Party. Making the best use of a Department of Clinical Radiology. Guidelines for Doctors, 5th ed., London: The Royal College of Radiologists, 2003.
AP, ântero-posterior; TC, tomografia computadorizada; ORL, otorrinolaringologia; RM ressonância magnética; ATM, articulação temporomandibular; US, ultra-som; RX, radiografia.

13.1   Doenças do nariz e seios

Checklist: Doenças do nariz e seios

Lesões congênitas
- Há comunicação com o espaço subaracnóideo ou com o cérebro?

Seios paranasais
- Os seios estão pneumatizados normalmente?
- Eles apresentam radiolucência normal? Há uma perda de volume ou presença de nível hidroaéreo?
- Há deslocamento ou destruição das estruturas ósseas?
- Quais procedimentos cirúrgicos já foram realizados?

Um montinho no nariz

Agostino Martinez (3) foi trazido por seus pais, que estão bastante preocupados. Ele vai ser operado devido a uma pequena protuberância na raiz do nariz, que está presente desde o seu nascimento. Os cirurgiões querem saber a extensão do tumor antes de ressecá-lo e, por isso, solicitaram uma RM. Giufeng assumiu esse interessante caso de Greg, que também está bastante animado. Ela é a primeira a ver as imagens que vão aparecendo, uma a uma, no monitor (Fig. 13.1). Gregory disse a ela que o desenvolvimento embriológico extremamente complexo do osso facial, com todos os seus imprevistos, é que torna este exame necessário. Fusões nor-

O caso de Agostino Martinez

a

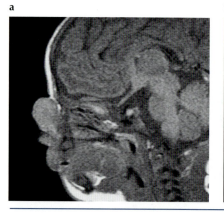

b

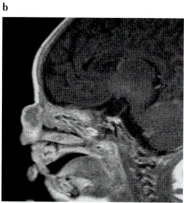

Fig 13.**1a**   Essa imagem sagital de RM ponderada em T1 mostra um tumor lobulado na raiz do nariz. **b** Após administração de contraste, a periferia da lesão realça marcantemente. Uma comunicação com o espaço subaracnóideo não foi vista nesta nem em outras imagens do exame.

mais, por exemplo, podem atrasar ou não acontecer (Fig. 3.**3**, p. 9), ou tecido pode ser deixado para trás ou mal orientado no seu caminho de migração. Lesões congênitas da linha média da face podem se estender profundamente para dentro do crânio e, por fim, podem se estender até mesmo para o espaço subaracnóideo ou cérebro. Procedimentos cirúrgicos mal planejados podem resultar em complicações sérias como o extravasamento de líquido cefalorraquidiano (LCR) ou meningite.

Giufeng reflete sobre qual poderia ser exatamente o problema do pequeno Agostino e revisa as imagens novamente.

➜ **Qual o seu diagnóstico?**

Encefalocele nasofrontal: Uma encefalocele é uma protuberância do saco dural que contém LCR e tecido cerebral. Ela pode estar localizada em qualquer lugar ao longo do neuroeixo, posteriormente (Fig. 13.**2**) ou anteriormente. Quando esta não contém tecido cerebral, também é chamada de meningocele.

Dermóide: Um dermóide consiste de tecido ectodérmico (elementos dérmicos e epidérmicos) que foram deixados para trás durante um processo de migração embriológica. Esta variação facial é encontrada na base do dorso nasal e expande o osso neste local (Fig. 13.**3**). Este também pode ser um componente de uma fístula nasal de LCR.

Glioma nasal: O glioma nasal consiste de tecido cerebral seqüestrado na base do nariz (Fig. 13.**4**). Este pode ter uma conexão fibrosa com o espaço subaracnóideo, mas sem comunicação com o espaço do LCR.

➜ **Diagnóstico:** Giufeng procurou os achados relevantes. Não há comunicação aparente entre o tumor e o espaço do LCR. Um

defeito ósseo também não é visto. A pequena protuberância de Agostino pode ser ressecada com ótimo resultado estético. Trata-se, provavelmente, de um glioma nasal benigno, sem potencial de malignização e que não tende a recidivar. Greg, que estava ocupado em uma reunião com o chefe, revê o caso e concorda com as suas conclusões. A família Martinez pode tranqüilizar-se novamente. O exame patológico após a ressecção confirmou a presença de tecido cerebral na lesão.

Dermóide

a
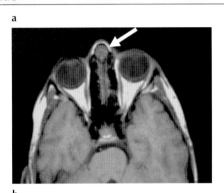

b
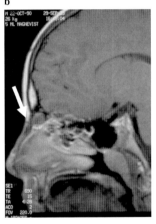

c
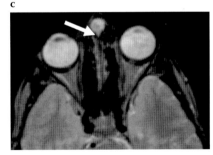

Fig. 13.**3a** A imagem axial de RM ponderada em T1 representa um pequeno tumor (seta) no dorso nasal, circundado por osso com ausência de sinal. **b** Na imagem sagital obtida após administração de contraste, há indício de um trato fistuloso cutâneo (seta), mas nenhuma evidência de comunicação com o espaço do LCR. **c** A imagem axial ponderada em T2 mostra uma pequena saliência dorsal do tumor (seta), indicando uma possível comunicação com o espaço intracraniano. O exame histológico foi compatível com um dermóide.

Meningocele

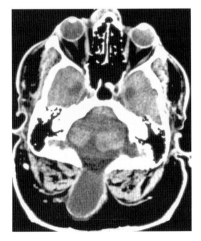

Fig. 13.**2** O corte axial de TC através da base do crânio demonstra um defeito ósseo posterior, através do qual uma bolsa dural se estende para dentro do tecido subcutâneo. Esta não contém qualquer tecido cerebral.

Glioma nasal

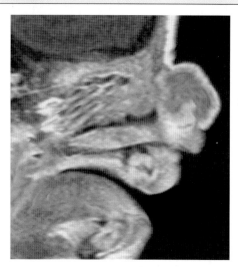

Fig. 13.**4**   O corte sagital ponderado em T1 após administração de contraste demonstra um tumor na raiz do nariz. Uma extensão para o espaço do LCR não está presente. Este é um glioma nasal.

Um problema das cavernas

Sid Cavern (54) foi enviado ao departamento de radiologia por seu médico para realizar algumas radiografias dos seios paranasais. Seu médico já vem tentando tratá-lo de uma sinusite há algum tempo e agora está preocupado porque, apesar da terapia prolongada, os sintomas clínicos continuam inalterados. Paul e Hannah estão hoje responsáveis pela unidade óssea. Após adquirir um pouco de experiência com esse tipo de paciente, eles já sabem quais são os dois tipos de radiografias necessárias para a avaliação adequada dos seios paranasais: a incidência de Waters (Fig. 13.**5a**), para ver os seios frontais, etmoidais e esfenoidais, assim como a incidência de Caldwell (Fig. 13.**5b**) para os importantes seios maxilares. Os dois internos analisam as radiografias do Sr. Cavern (Fig. 13.**6**). Alternativamente, os seios paranasais podem ser avaliados com uma TC coronal limitada. Não é necessária a administração de contraste intravenoso para esse exame e alguns cortes representativos fornecem uma boa visão geral e podem excluir uma anormalidade inflamatória significante. Entretanto, no caso do Sr. Cavern, as radiografias foram bem executadas e exibem bem os achados patológicos.

Técnica de radiografia dos seios (incidências de Caldwell e Waters)

a

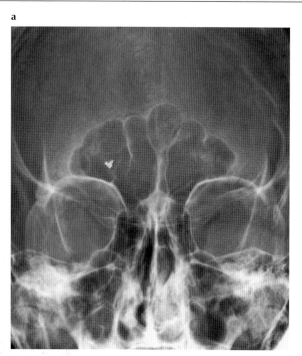

b

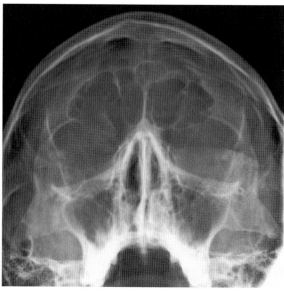

Fig. 13.**5a**   A incidência de Caldwell é obtida posicionando-se o nariz e a fronte do paciente contra o cassete de raios X e inclinando-se o tubo em sentido caudal. A imagem representa os seios frontais, etmoidais e esfenoidais. A porção petrosa do osso temporal sobreposta mascara o seio maxilar. A propósito, você pode ver brilhantemente a fissura orbital superior e o forame redondo nessa projeção. Você lembra quais são as estruturas que passam por esses orifícios? **b** A incidência de Waters é obtida com o queixo elevado e posicionado sobre o cassete de raios X, com o nariz afastado em 1-1,5 cm da placa, enquanto o feixe de raios X é perpendicular ao cassete. Nesta projeção, os seios maxilares e frontais, assim como a cavidade nasal, são bem apreciados. Neste paciente há uma tumefação cutânea à esquerda, decorrente de um trauma.

O caso de Sid Cavern

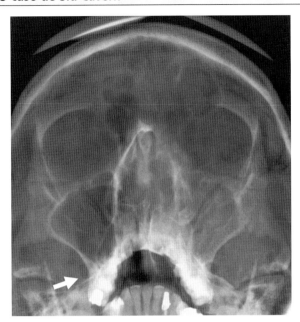

Fig. 13.**6** Há perda da radioluminescência normal do seio maxilar esquerdo. A cavidade nasal também parece estar densa demais. Ela também está expandida? Só para lhe irritar – o forame oval está bem visível no lado direito (seta). O pequeno forame espinhoso imediatamente lateral a ele facilita a diferenciação em relação a outros orifícios. Qual nervo passa por esse forame? Qual estrutura preenchida com LCR se encontra diretamente atrás dele?

Naturalmente, é a divisão mandibular do nervo trigêmeo; e gânglio de Gasser ou gânglio trigeminal encontra-se atrás dele.

→ Qual é o seu diagnóstico?

Sinusite:

Sinusite aguda: A sinusite aguda pode estar associada a uma coleção de secreções infectadas nos seios, podendo obliterá-los completa ou parcialmente – um nível hidroaéreo pode ser visto nas radiografias dos seios (Fig. 13.**7a**). A sinusite aguda é principalmente, de natureza viral, mas uma causa dentária tem sempre que ser considerada. Se uma anormalidade dentária não for tratada ou se a drenagem dos seios paranasais estiver obstruída – devido à estenose dos óstios ou tumefação crônica das membranas mucosas – a terapia conservadora pode não funcionar. Para avaliar qual é o procedimento cirúrgico mais adequado, é necessária uma TC específica dos seios paranasais, porque ela representa o septo ósseo e os tecidos moles com uma clareza excepcional. Se a sinusite não for tratada ou a terapia não obtiver êxito, é possível uma extensão para dentro dos tecidos moles faciais (Fig. 13.**7b**). Se a infecção alcançar a órbita (Fig. 13.**7c**), é possível ocorrer um dano ao nervo óptico ou ao bulbo ocular. Se a infecção perfurar para dentro da abóbada craniana, as conseqüências podem ser fatais (Fig. 13.**7d**). A trombose séptica do seio cavernoso é uma outra complicação temida de qualquer infecção séria e de longa duração nos tecidos nasais/paranasais.

  Sinusite crônica: A sinusite crônica é o resultado final de infecções dos seios recorrentes ou refratárias à terapia (Fig. 13.**8**). Se o osso perissinusoidal está esclerosado e o próprio seio perdeu volume, o diagnóstico pode ser feito com base na imagem.

Sinusite aguda e suas complicações

a Sinusite maxilar aguda

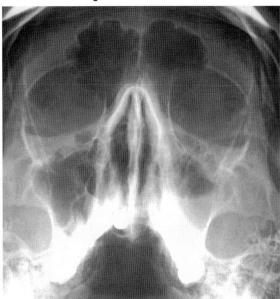

b Perfuração para dentro do tecido mole facial

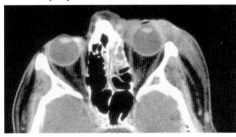

c Perfuração para dentro da órbita

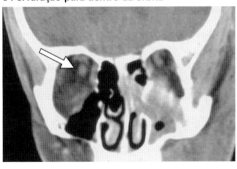

Fig. 13.**7a** O nível líquido no seio maxilar esquerdo indica sinusite, caso os sintomas clínicos se ajustem. Uma fratura maxilar poderia, naturalmente, produzir também tal nível líquido quando ocorrer um sangramento para dentro do seio. **b** A imagem axial de TC através da órbita (note os cristalinos) demonstra uma infiltração dos tecidos moles periorbitários à esquerda como conseqüência da falha no tratamento da sinusite maxilar. Bem representados, estão os músculos retos medial e lateral, assim como o curso do nervo óptico à direita. **c** Esta imagem coronal de TC através da órbita posterior – observe o nervo óptico (seta) e os músculos da órbita à direita – documenta a extensão da sinusite maxilar aguda para dentro da órbita.

▶

Sinusite aguda e suas complicações

d Perfuração para dentro da abóbada craniana

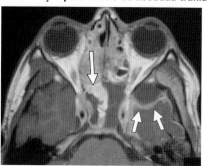 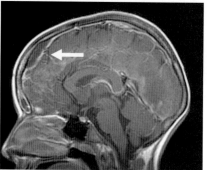

Fig. 13.**7d**   A imagem axial de RM ponderada em T1 (esquerda) obtida após administração de contraste (o conteúdo do bulbo ocular é escuro) mostra retenção de líquido em ambos os seios esfenoidais, com realce marcante da mucosa (seta longa). Há uma bolsa líquida adicional na fossa temporal (setas curtas) que está rodeada pelas meninges intumescidas e realçadas. Este é um abscesso epidural potencialmente letal associado à meningite, como conseqüência de uma sinusite! Note outro abscesso epidural frontal na imagem à direita (seta).

Tumor benigno:

Cisto de retenção: Um cisto de retenção é uma massa preenchida com líquido, de expansão lenta, que se origina nas membranas mucosas paranasais. Este pode ser encontrado em até 10% de todos os adultos (Fig. 13.**9a**). A maioria dos cistos de retenção permanece clinicamente silenciosa. Eles podem-se ocasionalmente erodir o osso. Os cistos podem crescer para fora dos seios maxilares através do complexo ostiomeatal e tornarem-se clinicamente aparentes como pólipos coanais.

Osteoma: Este tumor ósseo benigno tende a ocorrer nos seios frontais (Fig. 13.**9b**). A alta densidade do tumor esférico ou lobulado na radiografia propicia um diagnóstico fácil e preciso.

Angiofibroma juvenil: Adolescentes do sexo masculino podem desenvolver um angiofibroma juvenil (Fig. 13.**9c**). Ele se origina na fossa pterigopalatina e se estende para dentro da nasofaringe, podendo obliterar os seios. Os cirurgiões preferem a embolização deste tumor altamente vascularizado antes da ressecção.

Tumor maligno: Se a terapia conservadora falha ou se há evidência radiográfica de destruição óssea (Fig. 13.**10a**), processos malignos precisam ser considerados. Para avaliar adequadamente a extensão do tumor, a possibilidade de infiltração dos vasos, nervos, músculos e das glândulas parótidas, assim como a avaliação dos linfonodos para terapia subseqüente, a RM é a modalidade de escolha (Fig. 13.**10b**). A TC (com reconstruções em 3D) é excelente para a avaliação de estruturas ósseas e para o planejamento operatório, mas não proporciona a boa resolução de contraste para estruturas de tecido mole que a RM pode oferecer.

➡ **Diagnóstico:** Hannah acha que uma sinusite crônica é o diagnóstico mais provável. Paul está contrariado com o fato de o Sr. Cavern nunca ter apresentado problemas nos seios paranasais no passado. Eles ainda estão discutindo quando Gregory passa, a caminho da sala de neurointervenção. Ele observa que o septo nasal está destruído e também é alertado pela história clínica e idade do paciente: "Este é um processo agressivo, até que se prove o contrário, garotos. Pensem em câncer!" Hannah concorda relutante – ela simplesmente não analisou a imagem com cuidado suficiente. À segunda vista, parece bastante óbvio. Isso não acontecerá com ela novamente. O diagnóstico histológico, 1 semana depois, volta do laboratório como carcinoma de células escamosas.

❗ Quatro olhos vêem melhor que dois. Pedir ajuda a alguém com mais experiência não é sinal de fraqueza – ao contrário, de muita inteligência. Para radiologistas experientes, é uma honra ajudar o iniciante – eles tendem a se sentir lisonjeados – e você, como iniciante, tira proveito disso. Mas fique alerta: radiologia é uma área complexa. "Raposas velhas" também podem errar uma ou mais vezes – e elas sabem disso.

Sinusite crônica

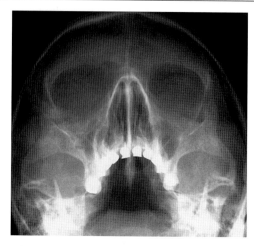

Fig. 13.**8**   A incidência de Waters ilustra a esclerose do osso e perda de volume em ambos os seios maxilares em um paciente com sinusite crônica. O seio frontal esquerdo está opacificado; o direito não é visto de modo algum.

Tumor benigno

a Cisto de retenção

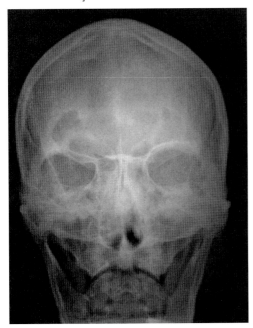

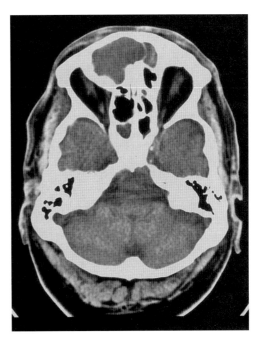

b Osteoma

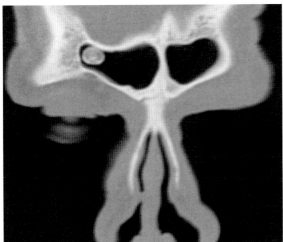

c Angiofibroma juvenil

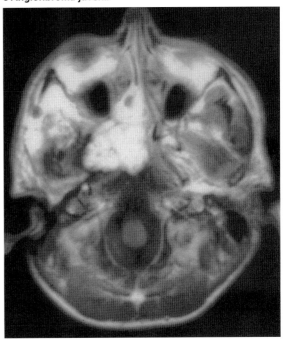

Fig 13.**9a** A radiografia ântero-posterior do crânio (esquerda) documenta uma expansão do seio frontal direito com margens escleróticas. O teto orbitário está deprimido; o seio frontal esquerdo está obliterado. A imagem axial de TC (direita) confirma a expansão do seio frontal direito e mostra um notável desvio do septo para a esquerda. A causa disso é um cisto de retenção. **b** Um corte coronal de TC exibe uma um corpo arredondado com estrutura e densidade óssea no seio frontal, provavelmente estendendo-se do teto do seio. Isto é um osteoma típico. **c** A imagem axial de RM ponderada em T1 obtida após administração de contraste documenta uma grande massa nodular no teto dorsal da nasofaringe. Esta aparência, juntamente com os achados clínicos, é compatível com o diagnóstico de um angiofibroma juvenil.

Tumor maligno

a

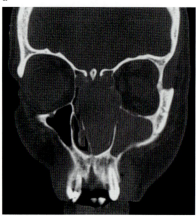

b

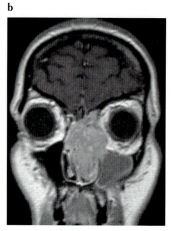

Fig. 13.**10a** O seio maxilar esquerdo e a cavidade nasal estão obliterados; o septo ósseo nasal, as conchas do lado esquerdo e a parede orbitária medial (também chamada lâmina papirácea) estão destruídos nesta imagem coronal de TC vista em janela óssea. **b** Nesta imagem coronal de RM após administração de contraste, são mostradas uma massa realçada homogeneamente na cavidade nasal e sua extensão para dentro do seio frontal. O seio maxilar estava, em retrospecto, opacificado secundariamente à retenção de líquido. Você está olhando para uma seqüência ponderada em T1 ou em T2?

Em T1, pois o globo ocular está escuro.

13.2   Doenças das orelhas

Checklist: Orelhas

- A mastóide está suficientemente pneumatizada?
- As células da mastóide estão obliteradas?

Música da sorte

Carlos Antenna (32) tem lutado contra uma infecção do ouvido médio há algumas semanas. Ele queixa-se de dor e perda auditiva. Ele atrasou um pouco a sua visita ao otorrinolaringologista porque ultimamente tem viajado muito por motivos profissionais. Ele tampouco está tomando seus caros antibióticos porque deixou a caixa em casa. Agora, outro pico de febre o forçou a visitar novamente o seu médico. O colega o encaminhou imediatamente à radiologia para a realização de uma radiografia. Hannah dá uma olhada bem de perto na incidência de Schüller (Fig. 13.**11**).

Você sabe algo sobre a projeção de Schüller?
Quando se realiza uma projeção de Schüller, o feixe central de raios X (uma linha imaginária indo do foco do ânodo dos raios X ao centro da imagem) está alinhado com a abertura externa do canal auditivo do lado representado. A extensão da pneumatização da mastóide, a distribuição e o grau de aeração das células aéreas da mastóide e o contorno do poro acústico podem ser muito bem avaliados. A TC específica do osso temporal em cortes finos é o estudo de escolha para problemas complexos.

O caso de Carlos Antenna

a

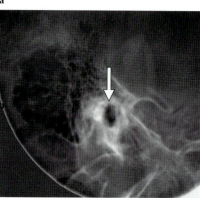

b

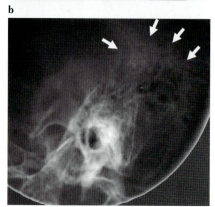

Fig. 13.**11a** No lado assintomática, as células aéreas da mastóide estão, normalmente pneumatizadas, posterior e superiormente ao proeminente poro acústico (seta), que é rodeado por osso denso. Diretamente anterior ao poro, o côndilo mandibular é visto em seu nicho articular. A estrutura ligeiramente arqueada um pouco acima e anterior à articulação temporomandibular é a aurícula, que está curvada anteriormente para este exame. **b** No lado sintomático, a parte superior da mastóide está atenuada, indicando um preenchimento das células aéreas com secreções reativas ou pus (setas).

Ar na mastóide?

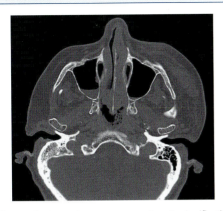

Fig. 13.**12** Este paciente mostra uma pneumatização significativamente reduzida das células aéreas da mastóide no lado direito. Infecções da orelha média são muito mais freqüentes neste cenário. Os níveis líquidos em ambos os seios maxilares neste paciente foram decorrentes de um trauma.

➡ **Diagnóstico:** os achados radiológicos na radiografia do Sr. Antenna confirmam a impressão clínica de uma mastoidite como conseqüência de uma prolongada infecção do ouvido médio. Devido à longa duração e aos picos de febre do Sr. Antenna, decide-se por realizar uma RM para excluir uma extensão do processo para dentro da abóbada craniana. O Sr. Antenna, finalmente, percebe a gravidade da situação e fica bastante aliviado quando a RM se mostra normal. Ele prometeu seguir rigorosamente o conselho do seu médico no futuro. Hannah lembra-se de pacientes com problemas similares que ela viu nas últimas semanas. Ela busca no arquivo a TC de outro paciente que mostrou uma pneumatização significativamente reduzida das células aéreas da mastóide (Fig. 13.12) decorrente de infecções passadas recorrentes da orelha na juventude. Ela também lembra de pacientes em que o diagnóstico foi feito por RM (Fig. 13.13a) e nos quais os eventos tiveram uma evolução dramática para o pior (Fig. 13.13b).

13.3 Doenças da articulação temporomandibular

> *Checklist:* **Articulação temporomandibular (ATM)**
> - Qual é a posição relativa da porção dorsal do disco para o côndilo mandibular?
> - Ele desliza durante a abertura da boca?
> - A aparência do côndilo mandibular é simétrica?

Mastigação e solução do problema

Isabela Nutcracker (41) está passando por uma fase muito conturbada na sua vida de engenheira. Juntamente ao seu trabalho estressante no projeto do túnel que atravessa a cidade de Sidney, ela desenvolveu, agora, uma dor atormentadora na metade direita da face. Ela sente um clique quando abre a boca. O cirurgião de cabeça e pescoço solicitou uma RM funcional da articulação temporomandibular a fim de determinar a causa do seu sofrimento. Giufeng cobre hoje a unidade de RM e está, como de costume, muito bem preparada para o exame.

O que Giufeng sabe sobre a ATM?
Ela sabe que a articulação consiste em dois compartimentos distintos divididos por um disco com uma configuração similar a um haltere. O disco é suspenso por ligamentos ventral e dorsal e transfere a força do côndilo mandibular para o tubérculo articular do osso temporal. Quando a boca é aberta, o côndilo desliza para fora da fossa mandibular, por baixo do tubérculo articular. Se a boca está fechada, a parte dorsal do disco permanece na posição de 12 horas em relação ao côndilo mandibular (**a**);

Complicações da otite média

a Mastoidite

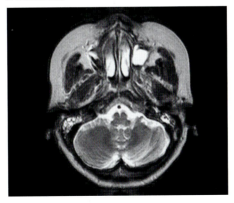

b Abscesso cerebral

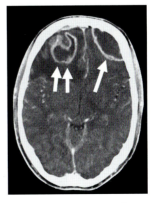

Fig. 13.**13a** O corte axial de RM ponderada em T1 mostra líquido em ambos os lados. Isto é indicativo de mastoidite. O paciente também se apresentou com os sintomas de infecção da orelha média. Como um achado não relacionado, o exame mostra um cisto de retenção no seio maxilar esquerdo. **b** Em outro paciente, a infecção da orelha média perfurou a abóbada craniana. Resultou, então, em um abscesso epidural agudo potencialmente letal (seta longa), e até mesmo um intracerebral (setas curtas).

quando a boca é aberta, este se move para o topo do côndilo (**b**). O côndilo mandibular pode ser hipoplásico, a articulação pode apresentar degeneração. Tenha em mente as enormes forças que a pequena articulação temporomandibular têm que suportar – isso explica porque essa articulação é tão propensa a desenvolver problemas.

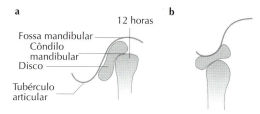

Giufeng revê a RM da Sra. Nutcracker, olhando separadamente para cada lado com a boca aberta e fechada (Fig. 13.**14**).

➡ **Qual é o seu diagnóstico?**

Luxação: Na *luxação fixa*, o disco permanece anterior ao côndilo mandibular, independentemente se a boca está aberta ou fechada, e está freqüentemente comprimido (Fig. 13.**15a**). Há também pacientes com *luxação intermitente*, onde o disco desliza de volta para a sua posição normal quando a boca é aberta (Fig. 13.**15b**).

➡ **Diagnóstico:** Os achados são claros no caso da nossa engenheira. Ambos os côndilos mandibulares mostram uma configuração normal. Giufeng diagnostica uma luxação fixa do disco no lado direito. Ela não conseguiu encontrar uma anormalidade à esquerda. Agora, os cirurgiões de cabeça e pescoço têm que fazer o que podem para dar um bom empurrão no projeto do túnel.

13.4   Lesões e doenças da órbita

Checklist: Lesões e doenças da órbita

Lesões

- Há corpos estranhos metálicos intra-orbitários?
- A estrutura óssea orbitária está intacta?

Massas

- Em qual compartimento (bulbo, órbita, base do crânio, espaço pré-septal ou pós-septal) a massa está localizada?
- A massa desloca ou infiltra a vizinhança?
- Há uma malignidade primária conhecida?

O caso de Isabella Nutcracker

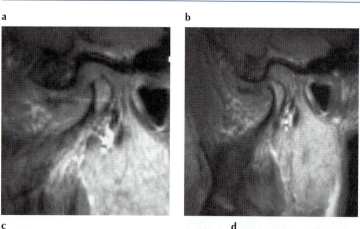

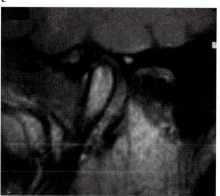

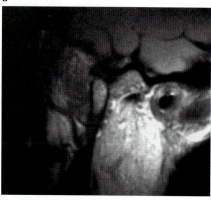

Fig. 13.**14** As imagens deste exame estão alinhadas parassagitalmente em uma leve angulação para demonstrar otimamente a função da articulação temporomandibular. A face ventral está à esquerda nesta imagem. As imagens **a** e **b** representam a articulação direita, **c** e **d**, a articulação esquerda. Primeiro localize o côndilo mandibular; então, identifique o caminho onde há o deslizamento ao longo do tubérculo articular, e, finalmente, encontre o disco de baixo sinal. A parte superior da imagem mostra o lobo temporal; a parte posterior mais baixa, a mastóide pneumatizada e, conseqüentemente, quase sem sinal.

Deslocamento

a Deslocamento fixo

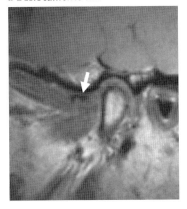 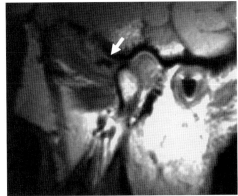

b Deslocamento redutível

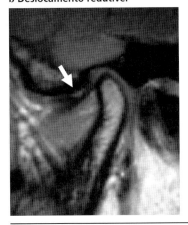 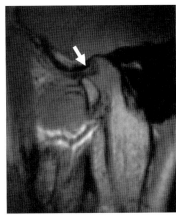

Fig. 13.**15a** Este disco (seta) é identificado ventralmente ao côndilo mandibular, não importando se o côndilo está na fossa mandibular quando a boca está fechada (esquerda) ou se ele se situa sob o tubérculo articular quando a boca está aberta (direita). **b** Este disco (seta) é visto anteriormente ao côndilo mandibular (na posição de 10 horas aproximadamente) quando a boca está fechada (esquerda). Ele está subluxado anteriormente. Quando a boca abre (direita), ele assume sua posição translacional normal entre o côndilo mandibular – que agora se moveu ventralmente – e o tubérculo articular.

Trabalho em equipe

Alfried von Trupp e Stahlbach (56) é muito conhecido no mundo da arte abstrata devido a suas grandes e sofisticadas esculturas em ferro. Quando ele estava dando os toques finais no seu último projeto "O Grande Profeta" com sua lixadeira angular, seus óculos de proteção caíram e um estilhaço de metal atingiu o seu olho. O oftalmologista de plantão não foi capaz de determinar o local preciso do estilhaço durante o exame ocular. Seu chefe – um grande amante das artes – foi chamado, mas também não conseguiu ver o corpo estranho com clareza suficiente. Joey examina as radiografias da órbita, nas quais a pequena limalha de metal é muito bem identificada (Fig. 13.**16a**). Evidentemente que a RM não é a modalidade de escolha para determinar a localização precisa de um corpo estranho metálico – isto ele tem certeza. O fragmento metálico seria deslocado pelo forte campo magnético e traria dano adicional ao olho. A TC da órbita (Fig. 13.**16b**) exibe o corpo estranho razoavelmente bem, apesar dos artefatos, mas os cirurgiões oftalmológicos acham que a sua localização em relação às lentes e ao eixo bulbar ainda não está clara o suficiente para uma remoção correta atraumática. Eles solicitam uma radiografia pelo método de Comberg, que é um exame especial desenvolvido especificamente para o propósito de localizar corpos estranhos metálicos intrabulbares. Agora é a vez da Sra. Koch: a técnica de raios X mais antiga e experiente. Ela realiza o exame meticulosamente sob os olhos ansiosos de toda a equipe (Fig. 13.**16c**); Joey a auxilia. Dê uma olhada na radiografia. Você pode indicar a localização exata do corpo estranho no desenho esquemático (Fig. 13.**16d**)?

> **!** Um técnico de raios X experiente, ferrenho e motivado é um verdadeiro tesouro. Se você mostrar interesse e apreciação pelo trabalho dele, ele também ajudar-te-á em seu trabalho.

Esse olhar "malvado"

Loretta Hotblood (45) desenvolveu o "olhar malvado", como ela mesma se autodenomina. Ela notou que seus olhos se projetam para fora da órbita, principalmente à direita. Além disso, ela tem dificuldades para fechar as pálpebras por isso, que seus olhos tendem a ficar ressecados. Reação das outras pessoas no ônibus ou no trabalho à parte, ela está particularmente incomodada com a crescente visão

O caso de Alfried von Trupp e Stahlbach

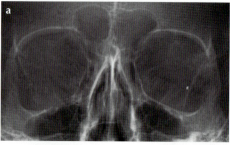

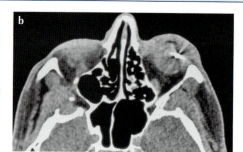

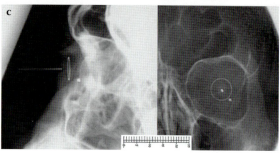

Fig. 13.**16a**　A radiografia da órbita mostra claramente um corpo estranho no olho esquerdo. Se for visível durante o exame clínico oftalmológico, este pode ser removido sem ajuda da imagem. **b** A TC axial através da órbita também demonstra o corpo estranho; entretanto, o seu local preciso em relação ao cristalino e à câmara anterior do olho ainda não está claro. **c** A lente de Comberg alinha-se ao eixo do cristalino. O corpo estranho pode agora ser localizado em relação ao eixo do cristalino e ao anel metálico em duas projeções.

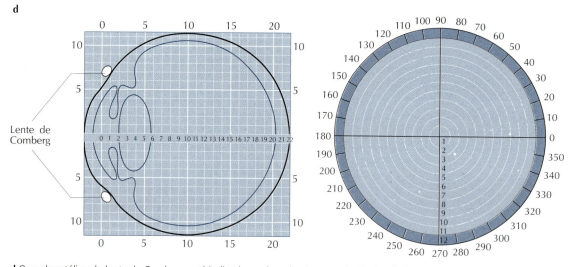

d O anel metálico da lente de Comberg está indicado no desenho à esquerda. O eixo da lente de Comberg corresponde ao centro do círculo no desenho à direita. Agora vá em frente e esboce o corpo estranho dentro do diagrama.

dupla (diplopia). Sua acuidade visual também diminuiu. O endocrinologista diagnosticou uma orbitopatia endócrina, mas a terapia convencional não trouxe, até agora, nenhuma melhora substancial. Por esta razão, está sendo contemplada adicionalmente. Antes desse procedimento, a RM é indicada para comprovar o diagnóstico, excluir outras causas de exoftalmia, descartar uma possível compressão do nervo óptico e documentar o estado antes do tratamento. Paul e Joey acompanham o exame e analisam as imagens (Fig. 13.**17**). Eles sabem que têm que excluir cautelosamente a presença de um número de tumores que podem causar exoftalmia.

➔ **Qual é o seu diagnóstico?**

Oftalmopatia endócrina: Na orbitopatia endócrina (ou doença de Graves), os músculos orbitários aumentam. Há também o aumento de volume da gordura intra-orbitária (Fig. 13.**18**).

O que você pode aprender com Graves

Graves foi o médico irlandês que primeiro descreveu a oftalmopatia endócrina em 1835, e também um dos primeiros *bedside teacher*. Ele foi um homem extraordinário; seu talento lingüístico era tanto que ele foi levado, em custódia, como um espião **alemão** na Áustria por 2 semanas, quando viajava por lá sem identificação apropriada. Em outra viagem, no Mediterrâneo, ele salvou um navio e sua rebelde tripulação ao assumir o

O caso de Loretta Hotblood

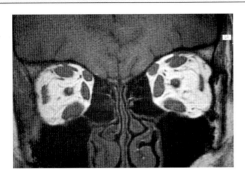

Fig. 13.**17** Esta seqüência de RM com realce da gordura orbital representa uma imagem coronal diretamente posterior ao globo ocular.

Oftalmopatia endócrina

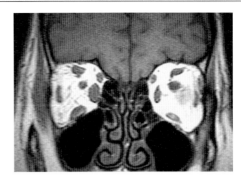

Fig. 13.**18** A imagem coronal de RM ponderada em T1 através da órbita demonstra muito bem o nervo óptico localizado centralmente e os músculos oculares aumentados – um achado típico em oftalmopatia endócrina.

comando durante uma tempestade. O navio sofreu um vazamento, as bombas quebraram e a tripulação tentou abandonar o navio. Graves destruiu o único bote salva-vidas com um machado e consertou as bombas com o couro de seus próprios sapatos, e todos que estavam a bordo sobreviveram. Sem dúvida hoje você conhece, instituições que necessitariam de um homem formidável como esse.

Fístula carotídeo-cavernosa: Uma exoftalmia também pode ser causada por uma fístula carotídeo-cavernosa (Fig. 13.**19a**).

Esta entidade é uma comunicação pós-traumática ou idiopática entre a artéria carótida e o seio venoso cavernoso, que pode ter um efeito de massa retrobulbar e causar hipertensão venosa locorregional. O proeminente preenchimento dos vasos conjuntivais e um ruído vascular detectável na auscultação com um estetoscópio são patognomônicos. Radiologistas intervencionistas têm a oportunidade de resolver esse problema esplendo-

Fístula carotídeo-cavernosa

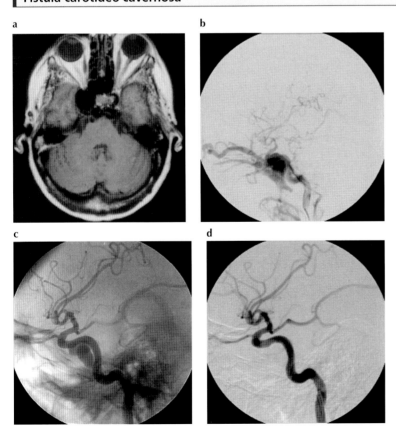

a

b

c

d

Fig. 13.**19a** Esta imagem de RM ponderada em T1 da base do crânio exibe uma grande estrutura com ausência de sinal posterior à órbita direita. Este é um grande segmento de vaso que certamente não pertence a este local. **b** Uma angiografia de subtração é realizada pela administração de contraste através de um cateter dentro da artéria carótida comum direita – você pode ver a ponta do cateter – e a subtração das imagens pré-contraste das imagens pós-contraste. Uma enorme dilatação de uma artéria no seio cavernoso com drenagem venosa precoce é documentada. Isto é indicativo de uma fístula carotídeo-cavernosa. **c** Para fechar a fístula, esta é preenchida com balões destacáveis. O resto do lúmen vascular irá esperançosamente trombosar posteriormente, mas a drenagem venosa precoce já foi interrompida. **d** Após a intervenção, a subtração mostra um fluxo vascular normalizado.

Meningioma

a

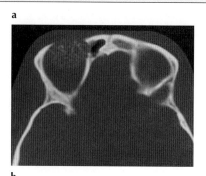

b

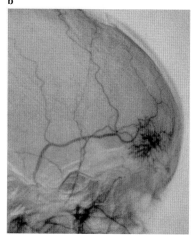

Fig. 13.**20a** A revisão desta TC de crânio em janelas ósseas mostra uma estranha calcificação abaixo do teto orbitário. Isto é sugestivo de um meningioma porque esses tumores tendem a calcificar desta maneira. **b** A angiografia revela o padrão vascular em raios de roda, típico de um meningioma.

rosamente. Após a documentação da fístula de grande calibre (Fig. 13.**19b**), balões destacáveis podem ser introduzidos através de um cateter (Fig. 13.**19c**), preenchidos *in situ* e deixados para trás, ocluindo a fístula.

Meningioma: Este tumor benigno origina-se da meninge e é muitas vezes encontrado adjacente ao osso esfenóide ou ao teto orbitário. Este freqüentemente calcifica (Fig. 13.**20a**) e realça fortemente após administração do contraste em um típi-

Linfoma da base do crânio

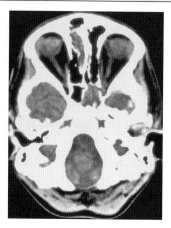

Fig. 13.**21** Este paciente reclamou de uma diminuição aguda de acuidade visual à esquerda. O corte axial de TC exibe o tumor, que se estende do seio esfenoidal para dentro da órbita esquerda (em outros cortes), dentro do canal óptico.

co padrão em raios de roda (Fig. 13.**20b**). Se a remoção cirúrgica for contemplada, uma embolização pré-operatória do tumor abundantemente vascularizado pelo radiologista intervencionista é freqüentemente requerida – desta vez, claro que sem o uso de balões, mas com espirais (*coils*) ou pequenas partículas que ficam presas nos capilares do tumor.

Metástases/linfoma: Doença metastática e linfoma devem sempre ser considerados nos diagnósticos diferenciais (Fig. 13.**21**). Eles muitas vezes exibem um crescimento infiltrativo e destrutivo. No caso da Sra. Hotblood, o carcinoma de mama seria o tumor primário mais provável.

Osteopetrose: A expansão óssea da órbita e do osso esfenóide podem também causar uma protrusão do bulbo ocular. Isto é visto na osteopetrose (ou "doença do osso de mármore") [Fig. 13.**22**; veja também Fig. 8.30c, p. 137] e na doença de Camurati-Engelmann (veja Fig. 8.30d, p. 137), onde os ossos se tornam mais densos e espessos com o decorrer do tempo. Ambas as doenças são normalmente diagnosticadas durante a infância. Há um estreitamento progressivo dos forames cranianos, muitas vezes resultando em paralisia de nervos cranianos, especialmente do nervo óptico.

Osteopetrose

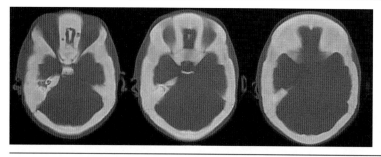

Fig. 13.**22** As janelas ósseas desta TC de crânio mostram um enorme aumento na densidade e no volume do osso. É evidente que os forames ósseos conseqüentemente ficarão tão estreitos que a compressão dos respectivos nervos centrais é inevitável e o globo ocular será forçado para fora da órbita.

Neurofibroma plexiforme

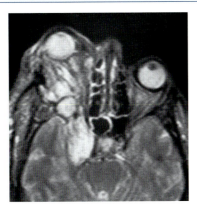

Fig. 13.**23**   A imagem axial de RM ponderada em T2 demonstra uma grande massa na base do crânio, que invadiu e preencheu a maior parte da órbita. Esta se apresenta com um alto sinal e uma estrutura nodular – um padrão típico para um neurofibroma plexiforme.

Neurofibroma plexiforme: Por fim, um neurofibroma plexiforme da órbita é uma das marcas registradas da neurofibromatose (Fig. 13.**23**). Este se manifesta durante o final da infância e freqüentemente também envolve as pálpebras e outros tecidos moles adjacentes.

→ **Diagnóstico:** Com base na história clínica e nas imagens da RM, Paul e Joey são a favor de oftalmopatia endócrina típica como diagnóstico. Eles estão certos. A radioterapia pode começar agora.

13.5   Doenças do pescoço

Checklist: Massas do pescoço
- O tumor é sólido ou cístico (centralmente necrótico)?
- O tumor é solitário?
- O seu local corresponde com os locais típicos dos linfonodos?
- De qual estrutura anatômica ele se origina?

Um inchaço a mais

Sylvester Mascarpone (35) recentemente notou uma tumefação no lado direito do seu pescoço musculoso. A tumefação não é dolorosa, mas a assimetria o incomoda muito. Ele fuma um charuto Havana toda noite, quando está sentado em frente à lareira – um hábito do qual seus amigos da academia costumam zombar. Joey o ajuda a encontrar uma posição confortável no *gantry* da RM. O Sr. Mascarpone tem-se apresentado um pouco claustrofóbico desde que ficou preso durante 3 horas em uma fantasia de metal defeituosa, durante as filmagens de seu último filme. Joey esclarece o exame a ele mais uma vez, administra lentamente meia ampola de diazepam intravenoso e coloca um pano claro e leve sobre os olhos do paciente. Ele também senta na outra extremidade do *gantry* da RM para permanecer próximo ao paciente. Depois, Paul e Joey olham juntos as imagens (Fig. 13.**24**). Eles discutem os possíveis diagnósticos.

→ **Qual o seu diagnóstico?**

Tumor maligno: Em fumantes, tumores malignos da face e do pescoço são freqüentes (Fig. 13.**25a**). Muitas vezes eles são diagnosticados pelo paciente ou clinicamente antes que qualquer anormalidade possa ser verificada através de modalidades

O caso de Sylvester Mascarpone

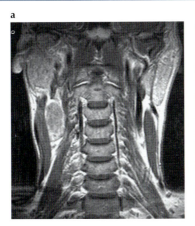
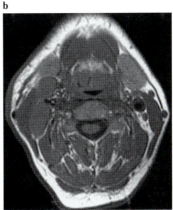

a   b

Fig. 13.**24**   Estas são as imagens coronal (**a**) e axial (**b**) relevantes da RM do Sr. Mascarpone. Você vê alguma anormalidade?

Tumor maligno de cabeça e pescoço

a

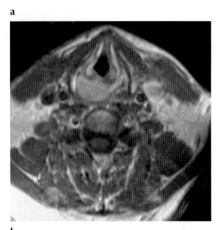

b

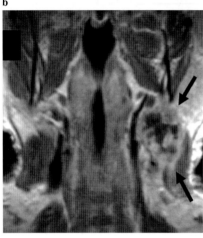

Fig. 13.**25a** Imagem axial de RM ponderada em T1 após administração de contraste mostra o nível aproximado das cordas vocais. A massa realçada posterior às vias aéreas causa uma assimetria óbvia – uma observação radiológica essencial na complexa área de cabeça e pescoço. Este era um carcinoma da hipofaringe. **b** O aumento e o realce irregular e periférico pelo contraste de um linfonodo regional do lado esquerdo (setas), lateral à área com ausência de sinal da artéria carótida, nesta imagem de TC ponderada em T1, comprova a disseminação linfática regional. Para a sua orientação: no meio da imagem, você vê as vias aéreas; cranialmente, em ambos os lados o osso mandibular relativamente livre de sinal com o músculo masseter lateral e o músculo pterigóideo medial a ele.

de imagem. Isso vale, sobretudo, para tumores da cavidade oral. Tumores da parótida são também freqüentemente notados pela primeira vez pelos próprios pacientes. O exame histopatológico é requerido na maioria dos casos, antes que a decisão sobre um tratamento possa ser feita; a biopsia é facilitada sob controle de ultra-som em lesões profundas. A RM é a modalidade mais abrangente para avaliar a extensão local e o envolvimento de linfonodos regionais em pacientes com câncer de cabeça e pescoço (Fig. 13.**25b**).

Aumento linfonodal: Linfadenopatia pode ser decorrente de linfoma, doença metastática ou inflamação reativa, por exemplo, na tuberculose. Um exame de ultra-som (Fig. 11.**26a**) com subseqüente remoção de uma amostra do tecido através de

biopsia com agulha ajuda a obter o diagnóstico do tecido. Se for diagnosticado um linfoma, o estadiamento é mais bem complementado por TC (Fig. 13.**26b**).

Cistos cervicais: Malformações congênitas como cisto cervical lateral ou mediano podem gerar tumefações na região cervical. Os *cistos cervicais laterais* ou *cistos das fendas branquiais* (Fig. 13.**27**) são remanescentes do aparelho branquial embrionário. Estes estão localizados lateralmente à veia jugular e dorsalmente à glândula salivar submandibular, estes com freqüência se tornam clinicamente aparentes quando uma inflamação aguda se desenvolve no seu interior. Uma conexão fistulosa dos cistos para a superfície cutânea pode se formar e incitar uma busca pela etiologia subjacente. Cistos cervicais medianos originam-se de remanescentes do ducto tireoglosso, particularmente na base da língua. Clinicamente, o tumor é macio, elástico e se move durante a deglutição.

Paraganglioma ou tumor do glomo: Qualquer massa pulsátil do pescoço é diagnosticada e tratada com cuidado especial. Uma biopsia com agulha prematura pode resultar em hemorragia severa. Paragangliomas originam-se de porções extra-adre-

Linfadenopatia na região de cabeça e pescoço

a

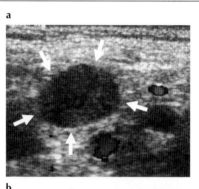

b

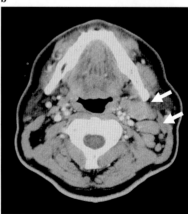

Fig. 13.**26a** O ultra-som mostra um linfonodo significativamente aumentado (setas) na vizinhança imediata da veia jugular. O sinal Doppler ajuda a distinguir vasos dentro do nódulo e em suas adjacências. Este paciente tem um linfoma. **b** A TC demonstra toda a extensão da disseminação linfática dorsal ao ângulo mandibular (setas). Múltiplos nódulos, de diferentes tamanhos, são visualizados. A TC de tórax e do abdome foi, subseqüentemente, realizada para estadiamento completo.

Cisto cervical lateral

a
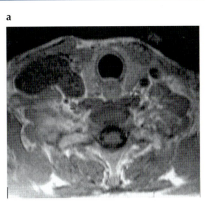

b
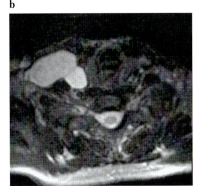

Fig. 13.**27a** A imagem axial de RM ponderada em T1 mostra a lesão nos tecidos moles cervicais ântero-laterais à direita, quase homogênea e de baixo sinal. **b** A imagem ponderada em T2, com saturação de gordura, confirma a característica cística da massa (a saturação de gordura está incompleta na gordura subcutânea posterior por razões técnicas).

Paraglioma

a
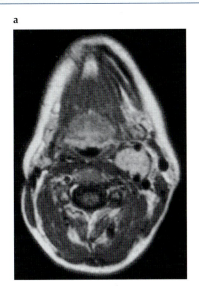

b
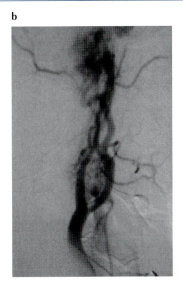

c
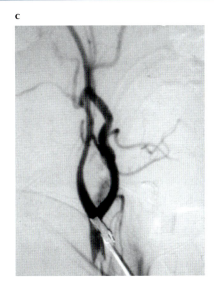

Fig. 13.**28a** Uma massa fortemente realçada por contraste na bifurcação da carótida esquerda é visível neste corte axial de RM da base da língua. **b** A angiografia seletiva com a ponta do cateter na artéria carótida comum esquerda documenta diversos tumores bem vascularizados na bifurcação e na base do crânio. **c** Após a embolização com pequenas partículas através de uma ramificação da artéria carótida externa, o rubor vascular desapareceu e as chances para um procedimento cirúrgico curativo seguro e eficiente melhoraram bastante.

nais do sistema nervoso simpático. Estes podem se originar em diferentes níveis ao longo do feixe vascular cervical. No caso do Sr. Mascarpone, um paraganglioma do bulbo carotídeo precisaria ser considerado. Os paragliomas cervicais estão tipicamente localizados na bifurcação da carótida e realçam intensamente após a administração de contraste (Fig. 13.**28a**). Como a lesão é muito vascularizada, uma embolização pré-operatória através dos ramos da artéria carótida externa é freqüentemente solicitada por cirurgiões (Fig. 13.**28b, c**).

Fístula arteriovenosa: Aneurismas ou uma fístula arteriovenosa podem também causar uma massa pulsátil ou gerar ruído em qualquer lugar do corpo. Se a fístula tem um grande calibre, o volume do *shunt* arteriovenoso pode levar a insuficiência cardíaca de alto débito. A documentação de uma fístula arteriovenosa (Fig. 13.**29a, b**) e, freqüentemente, também a sua terapia – embolização com balões ou espirais metálicas (Fig. 13.**29c**) – são realizadas pelo radiologista.

➡ **Diagnóstico:** Joey e Paul se decidiram. Isto é definitivamente um cisto cervical lateral em uma localização típica. O paciente está visivelmente aliviado com a boa notícia. Em decorrência à sedação, é necessário que ele permaneça na unidade por um tempo antes que seu motorista o leve de volta ao Park Hyatt no seu Humvee turbo. Os cirurgiões de cabeça e pescoço cuidarão dele no devido tempo.

Fístula arteriovenosa

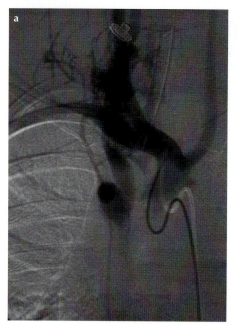
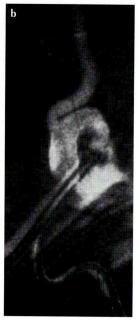
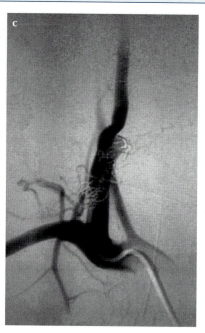

Fig. 13.**29a**   A angiografia com a ponta do cateter na artéria braquiocefálica ilustra o *shunt* venoso imediato para o sistema da veia ázigo (no orifício para dentro da veia cava, o meio de contraste está diluído). O primeiro segmento da artéria vertebral está significantemente dilatado pelo fluxo sanguíneo aumentado; seu calibre se assemelha ao de uma grande artéria carótida. **b** A angiografia seletiva usando uma projeção angulada individualmente e com um cateter no orifício da artéria vertebral representa melhor a fístula arteriovenosa. O vaso que se estende cranialmente é o segmento normal da artéria vertebral. **c** Após embolização da fístula com espirais metálicas, o fluxo sanguíneo anatômico normal é restaurado.

13.6   Os dentes de que você precisa

Hank Colgait (35) foi enviado por um cirurgião bucomaxilofacial. Ultimamente, ele vem notando uma tumefação dolorosa no seu ângulo mandibular esquerdo durante a mastigação. O colega solicitou uma ortopantomografia (OPG). Ortopantomografia é uma técnica de tomografia específica e tecnicamente sofisticada na qual um tubo e um cassete de filme giram em torno da cabeça do paciente. Greg examina o filme (Fig. 13.**30**) e pede aos nossos estudantes que eles mesmos dêem uma boa olhada. Este paciente tem um conjunto de diagnósticos, diz ele. Além de uma fratura do maxilar há cerca de 20 anos atrás e da perda de muitos dentes no decorrer do tempo, ele tem também:

- Um granuloma apical.
- Um terceiro molar (dente do siso) impactado e outro normal.
- Uma ponte dentária intacta e outra amputada, e
- a razão para a dor do Sr. Colgait:

Nossos estudantes pegam o formulário e apontam suas observações para os respectivos dentes. Você quer tentar também?

Maxila	18 17 16 15 14 13 12 11	21 22 23 24 25 26 27 28
Mandíbula	48 47 46 45 44 43 42 41	31 32 33 34 35 36 37 38
	Direita	Esquerda

Você acertou? As respostas corretas podem ser encontradas na página 342.

Aponte os achados!

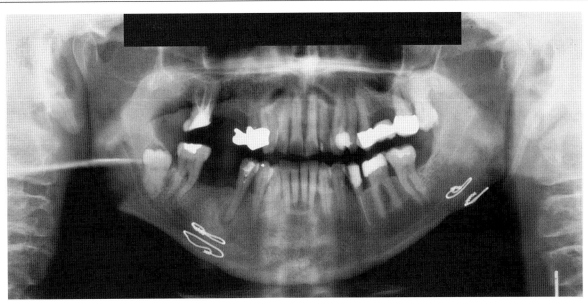

Fig. 13.**30** A ortopantomografia é realizada com um aparelho sofisticado e específico de tomografia. A cooperação e o posicionamento do paciente são cruciais. Avalie toda a dentição e também os componentes ósseos da articulação temporomandibular. A coluna cervical está visível lateralmente em ambos os lados. Agora aponte os achados de cada dente individualmente utilizando o esquema (veja o texto). Apenas uma dica para começar: os dentes 47 e 32 são candidatos razoavelmente normais.

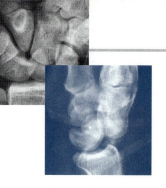

14 Trauma

Em nenhum outro campo da medicina podemos ajudar tanto e tão rapidamente quanto em medicina do trauma. Se você alguma vez já viu a metamorfose de um corpo humano abatido, inanimado e descorado voltando à vida corado, pulsante e cheio de disposição – tudo isto sob as mãos experientes de um grupo de especialistas focados e coordenados, trabalhando rapidamente – você entende porque a profissão médica vale a pena. E quando você ouve os mesmos pacientes 6 meses depois falando que têm conseguido retomar suas vidas privadas e atividades profissionais, você tem noção do quão é importante o perfeito funcionamento da emergência médica e do cuidado no trauma para a sociedade como um todo. A imagem exerce um papel central neste cenário, que é também chamado de *golden hour*. Ela pode contribuir para uma abordagem eficiente de um paciente gravemente ferido mais que em qualquer outro momento.

14.1 Politrauma

Hannah, Giufeng, Paul, Ajay e Joey estão bastante satisfeitos com o período de internato na radiologia. Como é de costume, eles convidaram o departamento, no qual trabalharam e tanto aprenderam, para um "queijos e vinhos". São 15 h de sexta-feira, o último dia de trabalho antes do início das longas e necessárias férias de verão nas escolas. O grande movimento, comum no departamento, terminou mais cedo que nos outros dias. Quem, por acaso, gostaria de ficar doente num dia como este? O clima é de alegria. Paul brinca com Greg pela primeira vez. O chefe também não quer perder esse evento e está louco para comer um daqueles hambúrgueres de canguru que Paul providenciou na delicatessen que fica no final da rua. Ele está quase pronto para discur-

sar um breve agradecimento aos nossos estudantes quando um técnico de raios X da emergência entra apressadamente na sala. A sala de emergência acabou de receber pelo rádio uma chamada de um motorista de ambulância: ocorreu uma colisão em massa na auto-estrada, 50 km ao norte da cidade; vários caminhões e pessoas que tinham adiantado suas férias estão envolvidos. As primeiras equipes que chegaram ao local em um helicóptero-ambulância estimam que haja mais de uma dúzia de pessoas gravemente feridas. Todas as ambulâncias disponíveis na cidade estão a caminho do local da colisão na auto-estrada.

As medidas necessárias no departamento são rapidamente iniciadas. Todos os funcionários do turno anterior irão permanecer na casa até a poeira baixar. Hannah, Paul e Ajay estão atribuídos cada um a uma TC; Joey e Giufeng são enviados para a unidade de emergência radiológica e para a sala de ressuscitação. Então, um silêncio e um clima de expectativa tomaram conta das equipes. Todos aguardam. O ar sobre o hospital começa a zunir com a chegada dos helicópteros.

> ### Paciente A
>
> Cinco minutos depois, o primeiro paciente gravemente traumatizado (A, identidade desconhecida, sexo masculino, aproximadamente 50 anos de idade) foi trazido do helicóptero para a sala de ressuscitação. Ele está intubado, diversas cânulas periféricas intravenosas de largo calibre foram colocadas e ele já foi desfibrilado uma vez. Ele usa um colar cervical e recebeu bastante fluido intravenoso. Muitas coisas ocorrem em paralelo agora (Tabela 14.1). Enquanto são realizadas radiografias do tórax, da coluna cervical em perfil e da pelve, Giufeng – trajando um avental plumbífero – realiza um ultra-som do abdome.

Tabela 14.**1 Sugestões para modalidades diagnósticas por imagem do trauma**[1]

Problema clínico	Investigação	Comentários
Trauma importante		Realizar o mínimo de RX necessárias na avaliação inicial.
Triagem geral do paciente inconsciente ou confuso	RXT	Para afastar pneumotórax, derrame pleural, mediastino alargado e verificar o posicionamento do tubo durante a estabilização das condições do paciente, o que é a prioridade.
	RX da pelve	Durante a estabilização das condições do paciente, que é a prioridade. Fraturas pélvicas estão freqüentemente associadas a uma importante perda sanguínea.
	US do abdome	Durante a estabilização das condições do paciente, que é a prioridade. Para excluir líquido livre no abdome e derrame pericárdico.

Tabela 14.**1** (Continuação) **Sugestões para modalidades diagnósticas por imagem do trauma**[1]

Problema clínico	Investigação	Comentários
	TC do crânio	Após a ressuscitação inicial.
	RX da coluna cervical	A RX da coluna cervical pode esperar, desde que a coluna e a medula estejam adequadamente protegidas, até que a circulação do paciente etc., esteja estabilizada.
Abdome/pelve		
Trauma contuso	US do abdome	Durante a estabilização das condições do paciente, que é a prioridade. Para excluir líquido livre e procurar lesões de órgãos sólidos no abdome.
	RXT, Rx da pelve	Pneumotórax deve ser excluído. Fraturas pélvicas que aumentam o volume pélvico estão freqüentemente associadas a perdas sanguíneas importantes.
	RX do abdome em pé	Paciente em pé ou posicionado sobre o lado esquerdo; raios horizontais para excluir o ar livre.
	TC	Para uma avaliação adicional dos achados da RX e do US do abdome. Sensível e específica, porém demorada e pode atrasar a cirurgia em alguns casos.
Suspeita de trauma renal	US Abdome	Para a avaliação inicial; resultado negativo não exclui outras lesões retroperitoneais ou renais.
	TC	Na suspeita de lesões importantes +/- hipotensão +/- hematúria macroscópica. Fase de contraste arterial/venoso em suspeita de problema de perfusão. Fase excretora para avaliar o sistema coletor.
Tórax		
Trauma torácico leve	RXT	Não indicada rotineiramente. A demonstração de uma fratura de costela não altera a abordagem. Tome cuidado com contusões do esqueleto torácico inferior esquerdo, indicativas de lesão esplênica.
Trauma moderado a severo	RXT	Para pneumotórax, derrame ou contusão pulmonar, posição do tubo, largura mediastinal.
	TC/ATC com reconstruções em 3D da aorta ou angiografia	Se o mediastino está alargado, para excluir hemorragia mediastinal e lesão aórtica; se a ATC não estiver disponível, proceder à angiografia rapidamente.
Lesão por arma branca	RXT, US	Para mostrar pneumotórax, dano pulmonar ou líquido. US para derrame pleural e pericárdico.
Suspeita de fratura do esterno	RXT, RX lateral do esterno	A fratura do esterno indica trauma mediastinal grave.
	TC	Para excluir lesões suspeitas na aorta e na coluna torácica.
Coluna cervical		Interpretação exigente.
Paciente consciente, com lesões somente na cabeça e/ou face	RX da coluna cervical	Não é necessária naqueles que atendem aos seguintes critérios: 1. Sem dor ou hiperestesia na coluna cervical; 2. Sem déficit neurológico focal; 3. Totalmente consciente; 4. Sem intoxicação; 5. Sem dor, lesão por distração.
Paciente inconsciente com lesão na cabeça Lesão no pescoço com dor	RX da coluna cervical	Tem que ser de boa qualidade e mostrar a coluna cervical até o segmento T1/T2 para permitir uma avaliação correta. Deve mostrar o dente do áxis centralizado entre as massas laterais de C1 (nem sempre possível no momento do exame inicial). A RX pode ser muito difícil no paciente gravemente traumatizado e a manipulação exagerada tem que ser evitada.

LCR, líquido cefalorraquidiano; TC, tomografia computadorizada; ATC, angiografia por TC; RXT, radiografia do tórax; RM, ressonância magnética; MN, medicina nuclear; US, ultra-som; RX, radiografia.

Tabela 14.**1** (Continuação) **Sugestões para modalidades diagnósticas por imagem do trauma**[1]

Problema clínico	Investigação	Comentários
	TC	Caso apareçam dificuldades na avaliação ou sejam vistas fraturas no RX, a TC com reconstruções multiplanares e 3D é obrigatória. A RM deve ser considerada.
Lesão em pescoço com dor, mas RX inicialmente normal; suspeita de lesões ligamentares, espasmo	RX da coluna cervical; flexão e extensão	Imagens obtidas em flexão e extensão (considerar fluoroscopia) realizadas pelo paciente sem assistência e sob supervisão médica. Movimento passivamente guiado (apenas cirurgião) pode fornecer informações adicionais.
	RM	Demonstra lesões ligamentares e discais.
Lesão no pescoço com déficit neurológico	RX da coluna cervical	Para a avaliação inicial. Tem que ser de boa qualidade para permitir uma interpretação correta.
	RM	Melhor e mais seguro método para demonstrar lesão intrínseca da medula, compressão medular, lesões ligamentares e fraturas vertebrais em múltiplos níveis. Algumas restrições com os sistemas de suporte à vida.
	TC	Considerar mielografia por TC se a RM não estiver disponível.

Cabeça

Problema clínico	Investigação	Comentários
Baixo risco de lesão intracraniana ■ Perfeitamente orientado ■ Inexistência de amnésia ■ Sem perda de consciência ■ Inexistência de defeitos neurológicos ■ Inexistência de lacerações graves do couro cabeludo ■ Inexistência de hematoma	Sem imagem	Esses pacientes têm alta e são dadas instruções sobre traumatismos cranianos a um adulto responsável que o possa acompanhar. Podem ser internados se tal pessoa não se encontrar disponível.
Risco médio de lesão intracraniana ■ Perda de consciência ou amnésia ■ Traumatismo violento ■ Contusão, tumefação ou laceração do couro cabeludo que penetra até o osso ou > 5 cm ■ Sintomas ou sinais neurológicos (incluindo cefaléias, dois ou mais vômitos, ou regresso à consulta) ■ História ou exame inadequado (epilepsia, álcool, criança etc.) ■ Crianças com menos de 5 anos: suspeita de lesão não-acidental, suspeita de fontanela tensa; queda de uma altura superior a 60 cm ou sobre uma superfície dura	TC	TC é o primeiro e único exame neste grupo de pacientes, para excluir com segurança uma lesão craniana. Se não se verificar nenhuma anormalidade, os pacientes podem geralmente ter alta e são dadas instruções sobre traumatismos cranianos a um adulto responsável que os possa acompanhar. Normalmente o paciente é internado se tal pessoa não se encontrar disponível ou houver presença de uma fratura. A RM do cérebro é a investigação preferida para lesões intracranianas em lesões não-acidentais em crianças.
Alto risco de lesão intracraniana ■ Suspeita de corpo estranho ou de traumatismo craniano penetrante ■ Desorientação ou depressão do estado de consciência ■ Sintomas ou sinais neurológicos focais ■ Convulsões ■ Coagulopatia, incluindo terapia anticoagulante ■ RX do crânio revela fratura craniana ou diástase de suturas ■ Rinorréia com LCR ou otorréia com sangue ou LCR (fratura da base do crânio) ■ Hemotímpano, "olhos de guaxinim" ■ Estado geral instável, que impede a transferência para um serviço de neurologia ■ Incerteza no diagnóstico	TC (imediatamente!)	Esses pacientes geralmente serão internados para observação. Se houver atraso para a realização da TC em caráter de urgência, consultar um neurocirurgião. Uma deterioração posterior na escala de coma de Glasgow (ECG) em 1 ponto (especialmente classificação motora) justifica uma TC de controle. Falha para atingir ECG dentro de 15 a 24 horas em pacientes com TC inicialmente normal justifica TC de controle.

LCR, líquido cefalorraquidiano; TC, tomografia computadorizada; ATC, angiografia por TC; RXT, radiografia do tórax; RM, ressonância magnética; MN, medicina nuclear; US, ultra-som; RX, radiografia.

Tabela 14.**1** (Continuação) **Sugestões para modalidades diagnósticas por imagem do trauma**[1]

Problema clínico	Investigação	Comentários
Risco muito elevado de lesão intracraniana ■ Deterioração do estado de consciência ou sinais neurológicos (p. ex., alterações pupilares) ■ Confusão ou coma persistente, apesar da ressuscitação ■ Fontanela tensa ou diástases de suturas ■ Ferida aberta ou lesão penetrante ■ Fratura com afundamento ou cominutiva ■ Fratura da base do crânio	TC (imediatamente!)	**É indicado o encaminhamento urgente a neurocirurgia e anestesia**, que precisa ser solicitado em paralelo à imagem.
Coluna torácica e lombar		
Ausência de dor e de déficit neurológico	Sem imagem	O exame físico dá resultados fidedignos nesta região. Se o paciente está desperto, alerta e assintomático, a probabilidade de lesão é baixa.
Dor, ausência de déficit neurológico ou quando o paciente não está apto para a avaliação	RX da área dolorosa	Proceder à RX em caso de dor/hiperestesia, queda significativa, acidente automobilístico de grande impacto, fratura vertebral concomitante ou impossibilidade de avaliação clínica do paciente.
	TC/ RM	TC ou RM se a RX sugerir instabilidade ou fraturas do elemento posterior ou deixar informações a desejar.
Déficit neurológico com ou sem dor	RX	Para a avaliação inicial.
	RM	RM de toda a coluna é o melhor método de demonstração de lesões ligamentares, lesões intrínsecas da medula, compressão medular, lesões da cauda eqüina e fraturas vertebrais em múltiplos níveis.
	TC	Melhor para análises detalhadas de lesões ósseas. Reconstruções multiplanares e 3D são obrigatórias. Freqüentemente utilizada no contexto específico de TC "espiral do trauma" incluindo o tórax e o abdome.
Pelve e sacro		
Queda com incapacidade de apoiar o pé	RX da pelve mais lateral do quadril	O exame físico pode não ser fidedigno. Pesquisar fraturas do colo femoral, que podem não estar evidentes na RX inicial, até mesmo com boas projeções laterais.
	TC, RM, mapeamento ósseo (*bone scan*)	Útil em determinados casos, onde o RX é normal ou inconcludente.
Hemorragia uretral e lesão pélvica	Uretrografia retrógrada	Para demonstrar a integridade uretral, vazamento ou ruptura. Considerar cistografia ou TC pós-contraste tardia se a uretra estiver normal e houver suspeita de vazamento na bexiga.
Traumatismo do cóccix ou coccigodinia	RX do cóccix	Não indicado rotineiramente porque os aspectos normais são freqüentemente equivocados e os achados não influenciam a abordagem.
Membro superior		
Lesão do ombro	RX do ombro	Algumas luxações apresentam achados sutis. No mínimo, são necessárias incidências ortogonais.
	US, TC, RM	Desempenham um papel nas lesões de partes moles.
Lesão do cotovelo	RX do cotovelo	Para demonstrar derrame. No seguimento, as RX de rotina não estão indicadas nas situações de "derrame, sem fratura óbvia".
	TC, RM	Em lesões complexas e RX ambivalente.

LCR, líquido cefalorraquidiano; TC, tomografia computadorizada; ATC, angiografia por TC; RXT, radiografia do tórax; RM, ressonância magnética; MN, medicina nuclear; US, ultra-som; RX, radiografia.

Tabela 14.**1** (Continuação) **Sugestões para modalidades diagnósticas por imagem do trauma[1]**

Problema clínico	Investigação	Comentários
Lesão do punho	RX	Série de quatro projeções é necessária quando há suspeita de fratura do escafóide.
	RM, MN, TC	Se persistir dúvida clínica, RM, MN ou TC são fidedignas; a RM é a mais específica. Cada vez maior a utilização da RM como o único exame em lesões complexas.
Membros inferiores		
Lesão do Joelho (queda/trauma contuso)	RX	Não indicado rotineiramente, especialmente nos casos em que os sinais físicos de lesão são pouco significativos. São indicações para a radiografia a incapacidade de suportar o peso ou uma grande hiperestesia óssea, especialmente na patela ou na cabeça da fíbula.
Lesão do tornozelo	RX	Não indicada rotineiramente. Características que justificam a RX são: paciente idoso, hiperestesia maleolar, edema acentuado de tecidos moles e incapacidade de suportar peso.
Lesão do pé	RX	Não indicada rotineiramente, a menos que haja hiperestesia óssea real ou incapacidade contínua de suportar o peso. Mesmo a demonstração de uma fratura raramente influencia sua abordagem. Só raramente as RX do pé e do tornozelo estão indicadas em conjunto; nenhuma delas deve ser efetuada sem que haja uma boa justificativa. As anormalidades clínicas geralmente se restringem ao pé ou ao tornozelo. Se as RX não forem realizadas, aconselhar retorno em uma semana se os sintomas persistirem. A TC é indicada em lesões complexas da parte média do pé ou do dorso do mesmo.
Suspeita de fratura por estresse	RX	Indicada, embora freqüentemente inconcludente.
	MN, RM	Proporciona a detecção precoce, bem como a obtenção de dados visuais sobre as propriedades biomecânicas do osso.

[1]Modificado de acordo com: RCR Working Party. Making the best use of a Department of Clinical Radiology. Guidelines For Doctors, 5th ed. London: The Royal College of Radiologists, 2003.
LCR, líquido cefalorraquidiano; TC, tomografia computadorizada; ATC, angiografia por TC; RXT, radiografia do tórax; RM, ressonância magnética; MN, medicina nuclear; US, ultra-som; RX, radiografia.

➡ Ultra-som abdominal

Checklist: **Ultra-som abdominal em politrauma**

• Há presença de líquido livre no abdome? Há presença de derrame pleural ou derrame pericárdico?
• É possível visualizar lesão de algum órgão parenquimatoso?
• Pode-se detectar a presença de líquido ao redor da aorta?

Giufeng inicia a varredura sagitalmente a partir do lado direito do paciente e segue a margem do fígado em direção anterior, exibindo assim a bolsa de Morrison, o recesso entre o fígado e o rim direito (Fig 14.1a).

! Um sinal de uma lesão significante de órgãos viscerais, a presença de líquido livre no abdome, é mais bem visualizado na bolsa de Morrison.

Giuffeng não consegue encontrar líquido livre e relata isto ao responsável pela minuta que está protocolando todos os eventos na sala de ressuscitação, incluindo a hora exata do exame de ultra-som. Um ultra-som de controle apenas 30 minutos mais tarde – após a estabilização circulatória do paciente (veja também Fig. 14.31b) – pode mostrar uma situação completamente diferente. Rapidamente ela faz a varredura do fígado, de ambos os rins, do baço e da aorta à procura de anormalidades e, então, verifica o espaço pleural dos dois lados, assim como o pericárdio (Fig. 14.1b), à procura de líquido. Ela empurra então o aparelho de ultra-som de volta para o canto da sala.

➡ Radiografia do tórax

Neste momento, a primeira radiografia do tórax aparece no negatoscópio (Fig. 14.2). O coração de Giufeng dispara, sua boca fica seca. Ela respira fundo e tenta ser sistemática em sua análise, apesar de toda a adrenalina da situação.

Paciente A: ultra-som

a, b Abdome

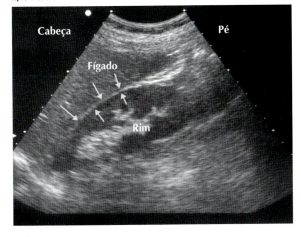
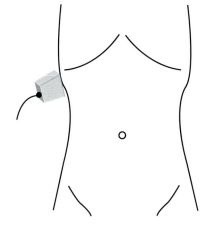

c, d Coração

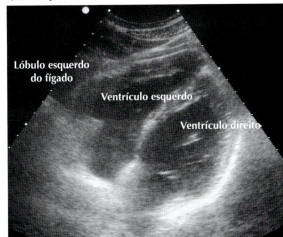
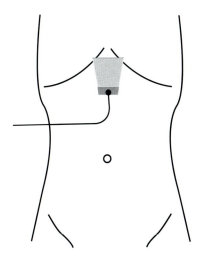

Fig. 14.**1a** Vista da bolsa de Morrison. O fino recesso peritoneal entre o fígado e o rim direito (setas) é a bolsa de Morrison. É neste local que o líquido livre se deposita inicialmente e onde ele não pode ser confundido com líquido em qualquer órgão oco. **b** A sonda de ultra-som está localizada na parede súpero-lateral do abdome (corte sagital). **c** Vista do coração. Você vê o septo interventricular e os dois ventrículos cardíacos? Líquido no pericárdio manifestar-se-ia como uma faixa escura entre o fígado e o coração. **d** A sonda de ultra-som está posicionada logo abaixo do processo xifóide e está inclinada cranialmente.

Checklist: **Radiografia do tórax no politrauma**

- O tubo endotraqueal está bem posicionado?
- Há um pneumotórax ou até mesmo um pneumotórax hipertensivo?
- Os cateteres venosos centrais estão posicionados corretamente?
- Há fraturas de costelas, particularmente na região localizada sobre o baço?
- Há um edema pulmonar, uma contusão pulmonar?
- O mediastino está alargado? Tome cuidado: posicionamento do paciente!
- O diafragma está intacto?

O tubo endotraqueal está posicionado corretamente? Sua primeira preocupação deve ser o tubo endotraqueal (ET). Idealmente, sua ponta deve estar 1,5 cm acima da bifurcação traqueal. Caso esteja posicionada mais abaixo, os movimentos do paciente podem levar à intubação seletiva de um brônquio principal com uma consecutiva redução na aeração ou até mesmo colapso do lado contralateral. Resulta-se em uma perda de volume que pode levar ao deslocamento do mediastino para o lado contralateral (Fig.14.3). Para não lesionar as cordas vocais, o balonete do tubo deve estar localizado bem abaixo destas, em torno do nível da quinta vértebra cervical. Você tem certeza de que o tubo está dentro da traquéia? Muito ar no estômago pode indicar intubação incorreta do esôfago, ainda presente ou recente (Fig. 14.3). O anestesista precisa ser alertado para o fato imediatamente, e realizar o exame clínico, incluindo a auscultação para checar a posição do tubo ET!

Paciente A: radiografia do tórax

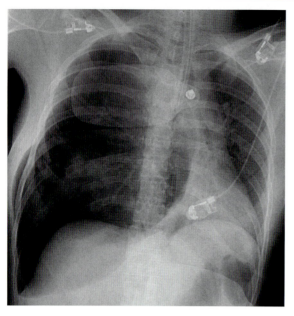

Fig. 14.**2**   Esta é a radiografia do tórax do paciente A. Você vê alguma anormalidade? Use o *checklist* para a sua análise da imagem.

Há um pneumotórax? A segunda coisa mais importante a se considerar são as possíveis complicações do acesso vascular. Se as grandes veias, jugular interna ou subclávia, forem puncionadas, sobretudo o ápice pulmonar estará em risco, especialmente se várias tentativas forem necessárias até que o acesso venoso seja estabelecido. Há evidência de um pneumotórax (Fig.

14.4a, b)? Na radiografia de tórax com o paciente em posição supina realizada em equipamento portátil, o ar no espaço pleural move-se anteriormente. Uma fina margem de atenuação reduzida ao longo do contorno do coração e do diafragma pode ser a única indicação de um pneumotórax. Entretanto, há outro sinal para procurar.

> **!** Os recessos pleurais profundos são somente alcançados e expostos por ar livre no espaço pleural (Fig. 14.**4c**). Este é o relativamente específico "sinal do sulco profundo" de um pneumotórax.

Caso exista um pneumotórax hipertensivo (Fig. 14.**4d**) causando um deslocamento mediastinal para o lado contralateral, a ventilação do pulmão contralateral e o retorno venoso para o tórax estarão prejudicados. O rápido alívio da pressão aumentada no espaço pleural é crucial.

Cateteres, dobras de panos, margens de costelas, o contorno medial das escapulas e dobras cutâneas (Fig.14.**4e**) podem simular um pneumotórax porque podem assemelhar-se ao contorno da pleura visceral.

> **!** Verifique o cruzamento de estruturas anatômicas: qualquer "linha pleural" cruzada por vasos pulmonares no seu caminho para a periferia não pode ser o contorno da pleura no pneumotórax.

Os cateteres venosos centrais estão posicionados corretamente? Os cateteres venosos subclávios ou jugulares devem seguir harmonicamente o curso da veia cava (Fig. 14.**5a**) e não atingir o nível da válvula tricúspide (Fig. 14.**5b**) para evitar arritmias induzidas pelo cateter. Um cateter para a medida da pressão pulmonar central (cateter de Swan-Ganz) é avançado através do coração direito para o interior da artéria pulmonar. Para

Onde está o tubo?

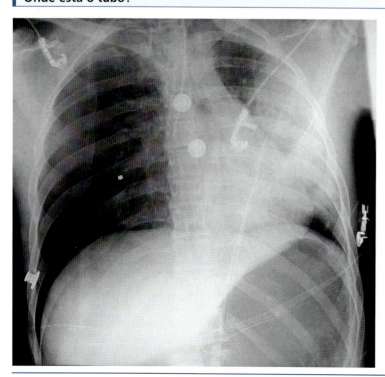

Fig. 14.**3**   A ponta do tubo está localizada no brônquio-fonte direito! O pulmão esquerdo está com a densidade aumentada devido à atelectasia e perdeu volume; o mediastino está deslocado para a esquerda. O estômago está significativamente hiperdistendido como conseqüência de uma intubação esofágica prévia, que já foi corrigida. Durante o acidente ou durante a intubação, o paciente aspirou uma obturação dentária. Há outro achado extremamente importante demonstrado nesta radiografia. Você consegue vê-lo?

Sim, é claro, há um pneumotórax hipertensivo à direita. Os dispositivos metálicos são eletrodos de ECG. As finas linhas sobrepostas no abdome superior são dobras de tecido.

Pneumotórax

a Pneumotórax

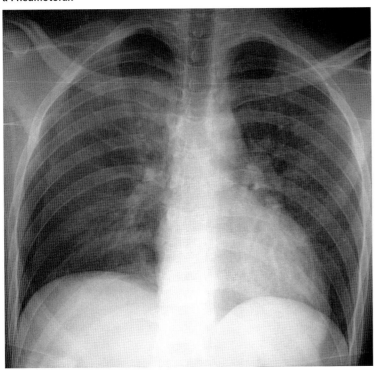

b Pneumotórax apical

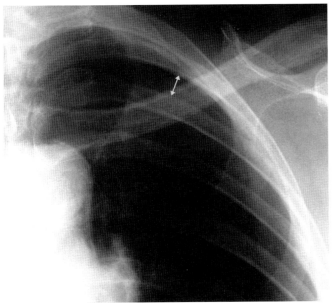

c "Sinal do sulco profundo"

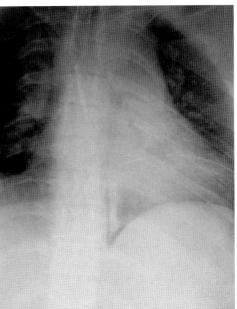

Fig. 14.**4a** A margem pleural aparece como uma linha fina, passando ao longo da parede torácica direita, que não é atravessada por nenhum vaso. Até então, não há nenhum pneumotórax hipertensivo. Para prevenir o seu desenvolvimento, uma drenagem torácica pode precisar ser inserida. **b** Em outro paciente, somente uma fina linha é visível apicalmente entre a terceira e a quarta costelas dorsalmente (seta). Se você não tem certeza absoluta, pode solicitar a repetição da radiografia em expiração. Esta técnica freqüentemente torna o espaço pleural preenchido com ar mais largo e mais bem visível. **c** Paravertebralmente à esquerda, vê-se o recesso pleural profundo e pontiagudo, também chamado de "sinal do sulco profundo". O lobo inferior esquerdo parcialmente sem ar é visto penetrando-o, mas sem preenchê-lo. Um dreno de tórax já foi introduzido neste paciente.

▶

Pneumotórax

d Pneumotórax hipertensivo

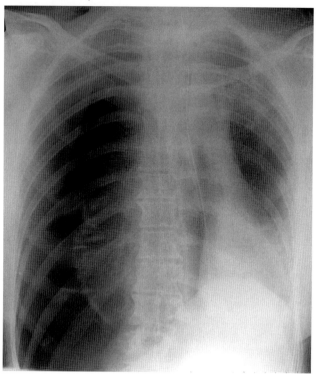

e Diagnóstico errado

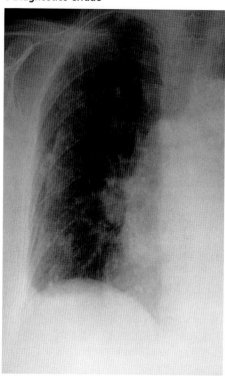

Fig. 14.**4d** Há ausência de marcas vasculares na periferia do hemitórax direito (compare com o hemitórax esquerdo). A pleura visceral e com ela o pulmão colapsado são facilmente apreciados. O hemidiafragma direito está severamente rebaixado, enquanto o mediastino está deslocado para o lado contralateral (note o curso da sonda nasogástrica dentro do esôfago). Há presença de enfisema subcutâneo na região cervical direita. A pleura parietal foi provavelmente lesada durante uma punção vascular.

É necessária uma intervenção imediata! **e** Nesta radiografia, uma linha relativamente densa é visível, ela é atravessada pela vasculatura pulmonar – portanto, isso não pode ser um pneumotórax. A linha está paralela a uma densa faixa de atenuação com poucos centímetros de largura: você está olhando para uma dobra cutânea. Lembre-se: esses pacientes acamados estão deitados sobre o cassete do filme e nem todos têm um físico tão bem desenvolvido quanto o seu.

mensurações corretas, o cateter é encravado dentro de um vaso arterial pulmonar mais periférico e um pequeno balão é temporariamente inflado em sua extremidade. O balão deve permanecer desinsuflado em qualquer outro momento.

Há fratura de costelas, especialmente sobre o baço? A presença de uma fratura ou até mesmo de várias fraturas de costelas (Fig.14.**6**) na região do hemitórax inferior esquerdo aumenta em muito a probabilidade de uma lesão esplênica coexistente. Fraturas de costelas podem causar um pneumotórax, e até mesmo um pneumotórax hipertensivo (ver anteriormente). Há evidência de um hemotórax? Consolidações circunscritas no pulmão neste estágio tendem a ser decorrentes de contusões pulmonares (Fig. 14.**6**).

Há edema pulmonar? Há contusões pulmonares? Opacidades peri-hilares simétricas esparsas e vasos sanguíneos mal definidos indicam *edema pulmonar* caso (muito importante!) a radiografia tenha sido realizada com inspiração suficiente (Fig.14.**7**). As causas podem incluir uma ressuscitação com fluido em excesso durante o tratamento inicial de emergência. Em pacientes idosos, uma descompensação cardíaca pode também ser induzida pelo próprio trauma.

Se – particularmente na presença de fraturas de costelas – consolidações circunscritas são detectáveis no pulmão de uma pessoa vítima de trauma recente, *contusões pulmonares* são as causas mais prováveis (Fig. 14.**6**). Elas consistem de hemorragias pulmonares que tendem a desaparecer em poucos dias. As injúrias ao pulmão podem, entretanto, levar também a rupturas do parênquima pulmonar, denominadas lacerações pulmonares (Fig. 14.**6**). Opacidades em áreas pulmonares inferiores também podem ser decorrentes de atelectasias ou aspiração.

O mediastino está alargado? O mediastino está sempre mais largo no paciente deitado que naquele que se encontra em pé. O diafragma, especialmente nos indivíduos mais gordos, empurra o mediastino para cima, comprimindo-o. Além disso, o retorno venoso está aumentado, adicionando também ao volume mediastinal. Qualquer rotação do paciente ao redor do seu eixo longitudinal também faz com que o mediastino pareça mais largo. Por esta razão, é crucial que o paciente esteja posicionado adequadamente para a radiografia: isso não é sempre trivial no ambiente de uma sala de emergência ou de terapia intensiva. A determinação da posição relativa dos processos espinhosos entre as margens mediais das clavículas (idealmente centralizados) ajuda a definir o grau de rotação do paciente

Cateter venoso central

a

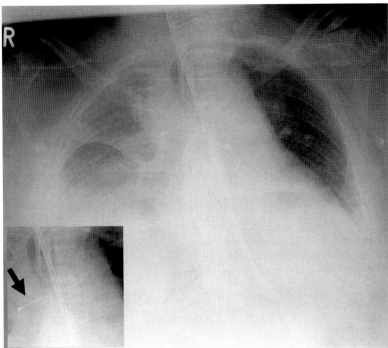

b

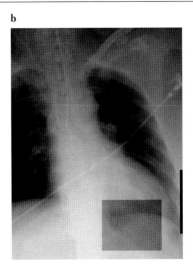

Fig.14.**5a** Um cateter venoso central foi introduzido através da veia jugular esquerda e desviou para dentro da veia ázigo, onde a sua ponta parece ter uma densidade muito alta. Este, entretanto, está sendo visualizado ortogonalmente. **b** Nesta radiografia, você pode seguir o cateter venoso central através do átrio direito para dentro do ápice do coração (em destaque). Algo mais chama a sua atenção?

O tubo está posicionado muito baixo!

Fraturas múltiplas de costelas

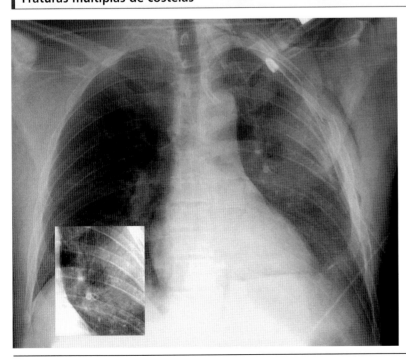

Fig.14.**6** Este paciente sofreu fraturas múltiplas de costelas (costelas 3-6 à esquerda). Um pneumotórax já foi tratado com uma drenagem torácica. A área pulmonar adjacente à fratura está consideravelmente aumentada em densidade: os alvéolos estão preenchidos com sangue, por isso então os brônquios são visíveis como faixas pretas, isto é chamado de "broncograma aéreo positivo" em um paciente com uma contusão pulmonar. Dentro desta zona há uma área circunscrita de luscência aumentada (veja em destaque) – isto é uma ruptura pulmonar. A hemorragia pulmonar desaparece dentro de poucos dias. A ruptura pulmonar pode levar meses para cicatrizar.

Edema pulmonar

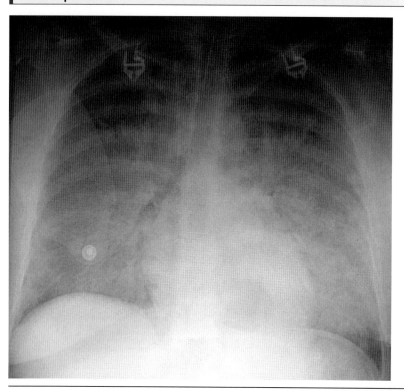

Fig. 14.**7** Um edema alveolar grave é caracterizado pelo broncograma aéreo positivo e opacidades peri-hilares simétricas. A distribuição das consolidações assemelha-se ao contorno de uma borboleta durante o vôo (ou até mesmo de uma criatura menos popular), por isso então o edema pulmonar alveolar peri-hilar é freqüentemente rotulado como "edema em borboleta" ou "edema em asa de morcego". Este paciente foi submetido a uma vigorosa ressuscitação com fluido e desfibrilação (você pode ver o grande eletrodo transparente do desfibrilador sobreposto no hemitórax direito) e desenvolveu edema pulmonar neste contexto.

Pneumomediastino

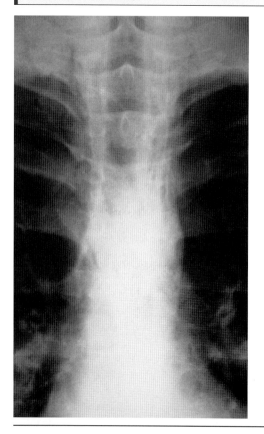

Fig. 14.**8** Esta vista do mediastino superior mostra algumas faixas finas e escuras, paralelas à traquéia e aos grandes vasos mediastinais, como, por exemplo, o tronco braquiocefálico. Deve haver ar no mediastino. Olhe direito!

Ruptura do diafragma

a

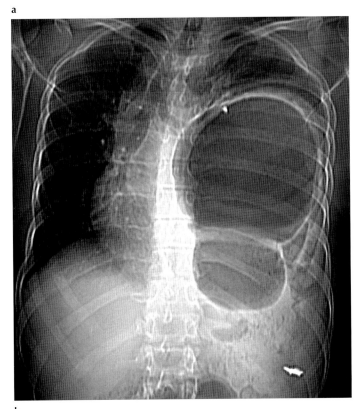

b

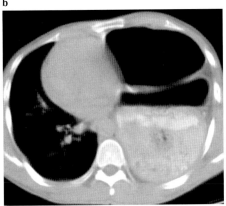

Fig. 14.**9a** O hemidiafragma no lado esquerdo está obliterado. Partes do cólon e o estômago prolapsaram para dentro do tórax. **b** A TC confirma o achado. O estômago está em posição elevada no hemitórax esquerdo.

em torno do eixo corporal. Se a rotação é levada em consideração e o mediastino ainda parece estar anormalmente largo, uma TC contrastada do tórax deve ser realizada – particularmente naqueles pacientes com trauma por acidente com veículo automotor em alta velocidade ou qualquer outro trauma de desaceleração. Isto é para excluir quaisquer lesões tratáveis dos grandes vasos, especialmente dissecção aórtica traumática ou formação de aneurisma. Sangue no mediastino visto na TC pode ser um sinal indireto. Se existir um pneumomediastino (Fig. 14.8), uma ruptura brônquica ou traqueal também deve ser considerada.

O diafragma está intacto? Caso a margem do diafragma não seja visível ou caso existam alças intestinais visíveis dentro do tórax (Fig. 14.9a), uma TC (Fig. 14.9b) deve ser realizada para determinar a presença de uma ruptura e procurar lesões associadas. A maioria das rupturas diafragmáticas ocorre do lado esquerdo porque à direita o diafragma está protegido pelo fígado.

Giufeng dita os diagnósticos para quem está fazendo a minuta: "Tubo mal posicionado no brônquio-fonte direito, pneumotórax hipertensivo grave à direita, fraturas múltiplas de costelas à direita (4ª- 8ª); perda de volume do pulmão esquerdo; desloca-

Que patologia você encontra aqui?

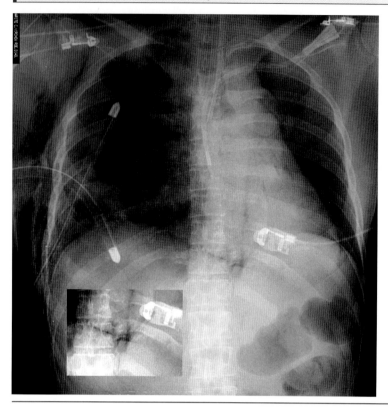

Fig. 14.**10**

Há um "sulco profundo" (veja em destaque) próximo à coluna à esquerda. Se você olhar mais de perto, encontrará uma fina linha ao longo do acentuado contorno do coração. Este paciente também tem um pneumotórax à esquerda! A posição do tubo precisa ser corrigida e outro dreno torácico precisa ser inserido à esquerda.

mento mediastinal para a esquerda." O eletrodo de desfibrilação ainda está fixado ao tórax. As razões para a parada cardíaca prévia agora são evidentes: apenas o lado com o pneumotórax hipertensivo estava sendo ventilado.

Os cirurgiões de trauma já haviam suspeitado de um pneumotórax hipertensivo com base na clínica do paciente e inseriram dois drenos de tórax à direita após dar uma olhada rápida

Paciente A: A primeira radiografia da coluna cervical

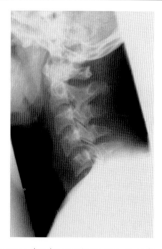

Fig. 14.**11** Qual é o seu primeiro pensamento quando você vê esta imagem? Quais são as conseqüências?

na RXT. Eles também solicitaram uma radiografia de controle imediatamente após a realização da primeira RXT e antes que Giufeng tivesse terminado a sua análise. Giufeng percebe imediatamente que os drenos não tiveram exatamente o efeito esperado: o mediastino ainda está deslocado para a esquerda porque aparentemente foi, sobretudo, a intubação seletiva do brônquio-fonte direito que causou a redução da aeração e resultante atelectasia do pulmão esquerdo. Felizmente, o anestesista escutou Giufeng e corrigiu a posição do tubo logo depois que Giufeng mencionou a posição incorreta deste. Mas Giufeng agora identifica um outro achado importante (Fig. 14.**10**). Você tem alguma idéia do que poderia ser?

→ **Radiografia lateral da coluna cervical**
Neste meio-tempo, a radiografia da coluna cervical ficou pronta para a análise. Os cirurgiões de trauma e o anestesista querem saber o cuidado que deve ser tomado durante o reposicionamento do paciente e se o colar cervical já pode ser retirado. A radiografia da coluna cervical é sempre difícil de avaliar e qualquer erro pode ser fatal.

! Vinte por cento de todos os pacientes politraumatizados têm uma lesão na coluna cervical, uma lesão por deslocamento (particularmente no trauma por desaceleração), ou uma lesão por compressão devida a cargas axiais extremas impactando os corpos vertebrais na direção longitudinal. É, portanto, crucial verificar a coluna cervical com muito cuidado. A definição, o contorno e o alinhamento de todos os corpos vertebrais e elementos posteriores devem ser lisos e harmônicos!

Linhas auxiliares para a avaliação da coluna cervical

a   b

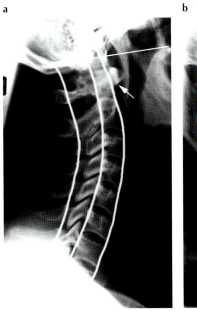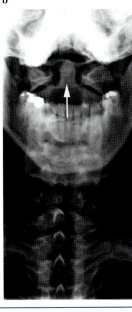

Fig. 14.**12a** As linhas auxiliares para a avaliação da configuração da coluna cervical em perfil correm (de anterior para posterior) ao longo das bordas anteriores dos corpos vertebrais, ao longo das bordas posteriores dos corpos vertebrais e ao longo do contorno anterior dos arcos vertebrais posteriores. Uma outra linha auxiliar – a linha auxiliar de Chamberlain – cursa do palato duro até a margem posterior do forame magno. O ápice do dente não deve projetar-se por mais de 3 mm acima desta linha. Outro ponto importante é a distância atlantodental (seta) – esta não pode exceder 4 mm. E, finalmente, a margem do tecido mole pré-vertebral acima do nível da entrada do esôfago (aproximadamente C4-C5) não deve exceder 7 mm em adultos. **b** Na projeção ântero-posterior, imagine linhas ao longo dos processos espinhosos (não se deixe perturbar por processos bífidos!) e das articulações intervertebrais. A posição bem centralizada do dente do áxis (seta) com relação às articulações atlantoccipitais e às articulações intervertebrais C1-C2 é verificada com cuidado. (Mas tenha cuidado: o paciente está posicionado direito?)

Checklist: Radiografia da coluna cervical no politrauma

- Todos os corpos vertebrais cervicais são visualizados? (Encontre uma pessoa forte para puxar os ombros para baixo ou realize incidências oblíquas!)
- Todas as linhas auxiliares de contorno são bem visualizadas e têm aparência normal?
- O dente do áxis está centralizado?
- Os tecidos moles pré-vertebrais aparecem normais?
- Ainda há dúvida? Faça uma TC!

Giufeng está bastante aliviada porque Gregory veio ajudá-la. Ambos examinam a radiografia (Fig. 14.11). Em primeiro lugar eles certificam-se de que toda a coluna cervical está documentada; então eles olham a configuração da coluna (lordose normal?), os cursos harmônicos das linhas auxiliares ao longo das bordas anteriores e posteriores dos corpos vertebrais cervicais, da margem posterior do canal vertebral (na projeção lateral) e dos processos espinhosos (nas projeções lateral e ântero-posterior) (Fig. 14.12). Eles estudam as articulações intervertebrais, os espaços dos discos intervertebrais, a configuração dos corpos vertebrais e a faixa de tecido mole pré-vertebral. O dente do áxis está bem centralizado na projeção AP?

Giufeng e Gregory sabem que a zona da junção occipitocervical até C2/C3 mostra algumas peculiaridades em trauma (Fig. 14.13).

Lesões da junção occipitocervical até C2/C3:

Fratura de Jefferson: A fratura de Jefferson é uma fratura por compressão axial típica (p. ex., em um mergulho de cabeça em águas rasas). Os arcos anterior e posterior de C1 estão fraturados (Fig. 14.14a), o que causa uma instabilidade perigosa. Na

incidência específica para o dente do áxis ou em uma reconstrução coronal de TC (Fig. 14.14b), as facetas articulares de C1 do segmento C1/C2 estão deslocadas lateralmente.

Fratura do processo odontóide: A fratura do dente é a mais freqüente lesão traumática da coluna cervical superior. Esta é classificada de acordo com Anderson em fraturas do ápice do dente (Anderson I, provavelmente estável), da base do dente (Anderson II, provavelmente instável, Fig. 14.15a, b), e do corpo da vértebra áxis (Anderson III, na maioria das vezes estável, Fig. 14.15c).

Fraturas da coluna cervical superior

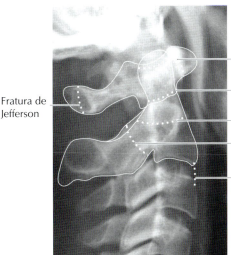

Fratura de Jefferson

Fratura de Anderson tipo I

Fratura de Anderson tipo II

Fratura de Anderson tipo III

Fratura do enforcado (*hangman's fracture*)

Fig. 14.**13** Aqui estão ilustradas as fraturas mais importantes da coluna cervical superior.

Fratura de Jefferson

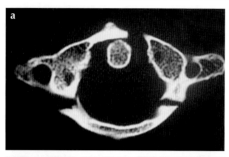

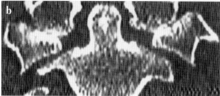

Fig. 14.**14a**   Esta imagem de TC mostra uma fratura dos arcos anterior e posterior do anel de atlas. Está bastante óbvio que esta fratura é freqüentemente instável. O dente do áxis perdeu completamente sua fixação óssea. **b** A migração lateral das facetas articulares é mais bem documentada por esta imagem de TC, que foi reconstruída em um plano que mostra melhor a anormalidade. O ligamento transverso que normalmente mantém o dente no lugar também deve estar rompido.

Espondilolistese traumática: A segunda fratura mais freqüente é a espondilolistese traumática de C2, também chamada de "fratura do enforcado" (*hangman's fracture*) porque esta é causada por uma hiperextensão súbita, da mesma forma que ocorre durante o enforcamento (Fig. 14.**16**). Dependendo da força

Fratura do processo odontóide

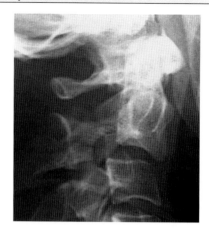

Fig. 14.**16**   Este paciente chocou-se contra o painel do seu carro em um acidente automobilístico. Ele não usava o cinto de segurança e o seu carro não era equipado com um *air bag*. A hiperextensão resultante quebrou o arco vertebral de C2 e rompeu o sistema ligamentar entre C2 e C3. Esta fratura é claramente instável.

da hiperextensão, o arco de C2 quebra bilateralmente (tipo 1, possivelmente instável). Se os ligamentos e o disco do segmento articular C2/C3 romperem parcialmente (tipo 2) ou completamente (tipo 3), resulta-se em um grau de instabilidade mais elevado.

> **!** A fratura do dente é a mais comum, a espondilolistese traumática é a segunda mais comum, e a fratura de Atlas é a terceira fratura mais comum da coluna cervical superior.

Espondilolistese traumática

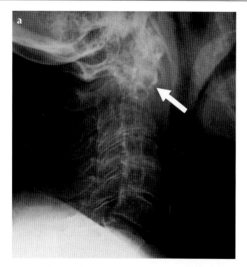

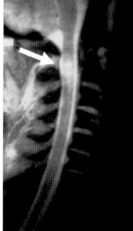

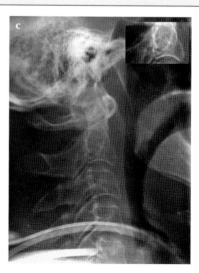

Fig. 14.**15a** Este paciente idoso – note a degeneração dos espaços intervertebrais – tem uma fratura da base do dente (seta) classificada como Anderson tipo II. **b** Um exame de RM de uma fratura similar em um outro paciente ilustra a possível conseqüência da instabilidade óssea resultante. O corte sagital ponderado em T2 documenta um aumento de sinal (seta) ao longo do curso da medula espinal. Este sinal indica uma contusão da medula espinhal. **c** Este paciente tem uma fratura de Anderson tipo III (veja em destaque).

Lesão ligamentar da coluna cervical

a

b

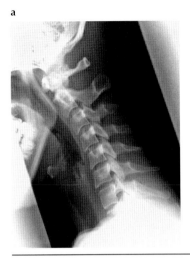
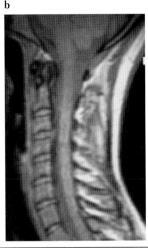

Fig. 14.**17a** Este paciente sofreu um trauma em chicote durante uma colisão de automóvel. A radiografia em flexão mostra uma dobra sutil no nível de C3/C4. **b** A imagem de RM confirma o prolapso discal neste nível.

Lesões ligamentares: Lesões ligamentares primárias são de grande relevância para qualquer reabilitação futura. Estas são diagnosticadas após o atendimento primário de emergência já ter sido concluído através de radiografias em retroflexão e anteflexão (Fig. 14.**17a**) e RM (Fig. 14.**17b**).

Lesões da coluna vertebral abaixo de C3: Giufeng acha que a denominada "coluna vertebral normal" começa em C3. Começando neste nível, as lesões espinhais são categorizadas como:

- Fraturas por compressão (tipo A).
- Fraturas por flexão-distração (tipo B).
- Lesões por torção (tipo C).

O envolvimento da borda posterior do corpo vertebral, naturalmente, tem um significado muito importante, pois indica um risco potencial ao canal vertebral. As fraturas da coluna cervical inferior resultam, na maioria das vezes, do mecanismo de flexão-distração (tipo B). Qualquer restrição à flexibilidade da coluna vertebral, como é visto na espondilite anquilosante (Fig. 14.**18a**) ou doença de Forestier (Fig. 14.**18b**), aumenta o risco de fraturas instáveis mesmo após um trauma menor.

Enquanto Giufeng ainda está ocupada estudando a radiografia, Greg já solicitou a repetição do exame: C6 e C7 não estão representadas de forma alguma. A nova radiografia é realizada na incidência oblíqua porque, mesmo com dois fortes cirurgiões de trauma puxando os ombros do paciente para baixo, a zona da transição cervicotorácica poderia não ser adequadamente visualizada na projeção lateral. Os novos achados assustam Giufeng (Fig. 14.**19**). Há um deslocamento considerável de C6 sobre C7: os ligamentos desta seção devem estar completamente rompidos. Esta é uma típica lesão por torção (lesão tipo C), a instabilidade pode causar uma paraplegia. Toma-se extremo cuidado e a estabilização da coluna cervical é assegurada.

Problemas vertebrais preexistentes que aumentam o risco de trauma

a Espondilite anquilosante

b Doença de Forestier

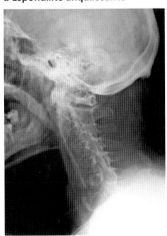
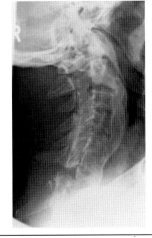

Fig. 14.**18a** Na espondilite anquilosante, também chamada de doença de Bechterew, ocorre uma ossificação lenta e progressiva de todo o sistema ligamentar da coluna vertebral. Você já viu a aparência prototípica da "coluna em bambu" na Fig. 8.**44b**, p. 146. Note a fratura ao nível de C6-C7 após um trauma menor neste paciente. **b** Na doença de Forestier, apenas o ligamento longitudinal anterior ossifica, mas o efeito é o mesmo: a coluna perde toda a sua elasticidade. Todo movimento que resulta em qualquer carga axial significante na coluna constitui um risco considerável de fratura para esses pacientes. Um trauma menor levou a uma fratura de C7 neste caso.

Paciente A: As projeções adicionais da coluna cervical

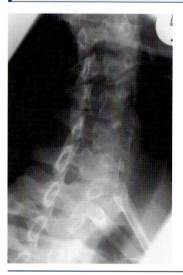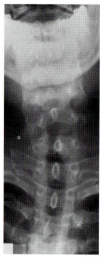

Fig. 14.**19**   Aqui você vê importantes imagens adicionais da coluna cervical em uma projeção (**a**) oblíqua e (**b**) póstero-anterior. Agora a patologia deve estar clara!

Paciente A: TC de crânio

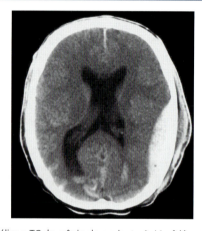

Fig. 14.**20** Análise a TC de crânio do paciente A. Você já pode definir o diagnóstico? Todos eles?

→ TC do crânio

Depois que os anestesistas conseguem com êxito realizar a estabilização circulatória, o paciente A é trazido para a sala de TC. Paul estava esperando por ele. A gravidade do trauma e o estado neurológico incerto do paciente ventilado mecanicamente e sedado profundamente requer uma TC de crânio. O risco de uma lesão intracraniana é relativamente alto. Cuidadosamente, o paciente é colocado sobre a mesa da TC. Enquanto os anestesistas monitoram o paciente, Paul senta-se em frente ao monitor da TC e analisa o exame à medida que as imagens aparecem na tela uma por uma (Fig. 14.**20**). Você pode ajudá-lo? Qual é o diagnóstico correto? Antes de começar, dê uma olhada em cortes representativos de uma TC de crânio normal (Fig. 14.**21**).

Edema cerebral generalizado: Um edema generalizado letal (Fig. 14.**22**) pode se desenvolver como uma conseqüência de um traumatismo craniano grave. O impacto resultante do tronco cerebral contra as bordas do forame magno ou clivo pode

Achados normais em uma TC de crânio

a   **b**

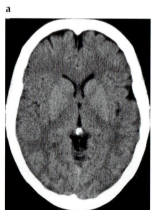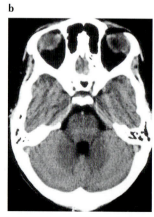

Fig. 14.**21a**   Esta é uma TC normal de uma pessoa com 50 anos de idade. Os espaços do LCR interno e externo são bem apreciados. As matérias branca e cinzenta são facilmente diferenciadas uma da outra e têm densidades normais. **b** As cisternas basais e da fossa posterior também são bem visualizadas.

Edema cerebral generalizado decorrente de um trauma craniano

a   b   c

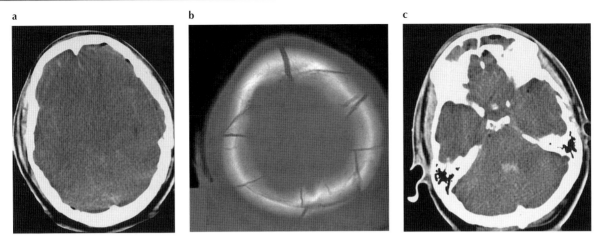

Fig. 14.**22**   Este paciente de 40 anos foi atingido por um pedaço de madeira que caiu de um prédio. As pupilas já não reagiam à luz no helicóptero-ambulância. **a** Em comparação com a TC normal (veja Fig. 14.**21a**), os espaços do LCR interno e externo estão completamente obliterados e a diferenciação entre as matérias branca e cinzenta é impossível. A fissura de Sylvius e os sulcos frontais são contornados com material denso (sangue). Entretanto, a linha média não está deslocada. Estes achados são compatíveis com um edema cerebral generalizado severo e hemorragias subaracnóideas. **b** Um corte de TC mais cranial em uma janela óssea mostra a razão para as extensas mudanças: uma fratura explosiva do crânio. Como a abóbada craniana não permite expansão suficiente de um cérebro edematoso, a pressão intracraniana conseqüentemente aumenta. Em estados menos graves de edema, uma terapia conservadora antiedematosa ou uma extensa fenestração cirúrgica do crânio pode ter êxito – neste paciente, qualquer ajuda já viria tarde demais. **c** Uma imagem de TC na região da fossa posterior demonstra uma falta completa do espaço do LCR externo. O quarto ventrículo está preenchido com sangue (compare com a Fig. 14.**21b**). Este paciente foi posteriormente transferido para a unidade de tratamento intensivo para a determinação de morte cerebral (EEG isoelétrico 24 horas, exame neurológico). Esperançosamente, a doação de órgãos neste caso é uma opção para ajudar alguém em necessidade.

comprometer o suprimento vascular do cérebro. Um infarto secundário pode se desenvolver resultando em morte ou dano cerebral permanente. Um edema difuso similar pode ser a seqüela de uma hipoxia cerebral de longa duração, por exemplo, em choque prolongado, asfixia, afogamento, ou estrangulamento (Fig. 14.**23**). As conseqüências são idênticas.

Hematoma epidural: Um hematoma epidural (Fig. 14.**24**) traz um alto risco para o paciente. Ele é freqüentemente um sangramento arterial induzido por uma fratura. Este preenche o espaço entre a calota craniana e o seu periósteo, a dura-máter. Este espaço é, naturalmente, limitado pelas suturas cranianas onde o periósteo está firmemente fixado. Qualquer sangue neste espaço irá elevar a dura, assumindo a forma de um coxim em expansão. Relativamente pouco sangue pode então resultar em uma lesão expansiva pulsátil significante, afetando o cérebro adjacente como um "martelo a vapor". Esta evolução pode ser muito rápida e é naturalmente acelerada após a estabilização circulatória. Uma intervenção neurocirúrgica imediata é necessária!

Hematoma subdural: Um hematoma subdural (Fig. 14.**25a**), induzido pela lesão de veias comunicantes, pode espalhar-se relativamente livremente embaixo da dura-máter (do ponto de vista do neurocirurgião abrindo o crânio) – subduralmente. As estruturas ósseas não impedem o espalhamento. Freqüentemente, entretanto, um *hematoma subdural agudo* está associado a contusões cerebrais que pioram significativamente o prognóstico. Consideravelmente melhores são as chances dos pacientes nos quais uma *hemorragia subdural subaguda* se manifesta somente após um intervalo livre de sintomas neurológicos.

Edema cerebral generalizado decorrente de estrangulamento

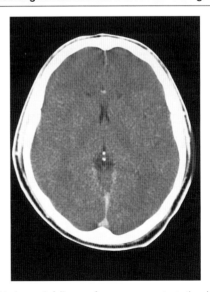

Fig. 14.**23**   Este jovem infeliz se enforcou em uma tentativa de suicídio. A hipoxia levou a um edema generalizado. Não se nota hemorragia na imagem pré-contraste (não exibida). A estrutura clara, normal na linha média, é a foice cerebral. A TC contrastada mostra o seio venoso sagital superior dorsalmente. Os pontos claros, ventralmente na linha média, são as artérias cerebrais anteriores; os pontos muito densos na linha média, um pouco dorsais ao centro, são calcificações típicas na glândula pineal.

Hematoma epidural

a
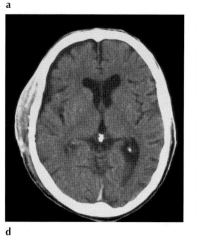

b
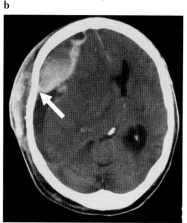

c
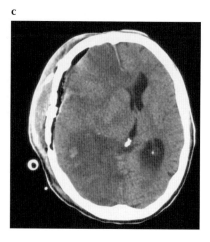

d
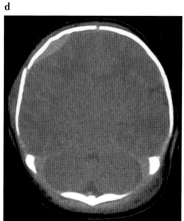

Fig. 14.**24a**   A TC inicial foi realizada imediatamente após a chegada do paciente politraumatizado à unidade de emergência. Há um considerável hematoma de couro cabeludo no lado direito. Não há nenhuma evidência de edema cerebral; as estruturas da linha média não estão deslocadas. **b** Poucas horas depois, o paciente entrou em coma. A repetição do exame revela um típico hematoma epidural na região frontal direita. O sangramento não atravessa a sutura coronal (seta) posteriormente. A superfície cerebral aparece consideravelmente comprimida ("efeito martelo a vapor"). A linha média está agora deslocada para a esquerda em mais de 1,5 cm. Não apenas o cérebro, mas também as artérias que suprem o cérebro estão deslocadas e conseqüentemente comprimidas contra a foice cerebral e o tentório. O alívio imediato através de uma craniotomia é necessário para salvar o paciente. **c** O exame de controle após a craniotomia documenta os danos conseqüentes ao deslocamento da linha média. Os territórios vasculares da artéria cerebral anterior e posterior, bem como partes do território da artéria cerebral média à direita, estão intumescidos e com densidade reduzida – tudo isso é indicativo de infarto cerebral. Parietalmente à direita há uma hemorragia cerebral adicional – devido a uma contusão traumática ou a um infarto hemorrágico. Há um pouco de ar residual pós-cirúrgico visto no espaço epidural. Houve uma diminuição apenas mínima do deslocamento da linha média devido ao pronunciado edema do hemisfério direito. **d** Neste neonato que caiu da mesa durante a troca da fralda, um hematoma epidural frontal à direita é acompanhado por edema global grave.

Hematoma subdural

a
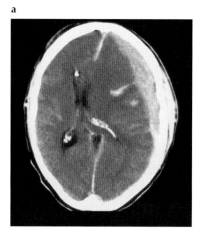

b
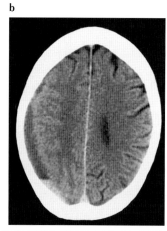

Fig. 14.**25a**   Este paciente se envolveu em um acidente automobilístico em alta velocidade e sofreu um traumatismo craniano. Como conseqüência, um grande hematoma subdural desenvolveu-se à esquerda e espalhou-se sobre a superfície cerebral, levando a um deslocamento substancial da linha média. A contusão cerebral resultou em uma hemorragia intraparenquimatosa, a qual é vista frontalmente à esquerda. Pequena quantidade de sangue subaracnóideo é vista bilateralmente (veja Fig. 14.**27** para comparação). Uma intervenção neurocirúrgica imediata é também necessária neste paciente. **b** Esta mulher reclamou de uma dor de cabeça contínua desde que bateu a cabeça contra um teto baixo no seu porão. A TC de crânio mostra um hematoma subdural crônico à direita que tem um nível líquido-líquido (soro acima e os eritrócitos na parte inferior do hematoma) e um efeito de massa resultante muito pequeno.

Hematoma intraparenquimatoso

a

b

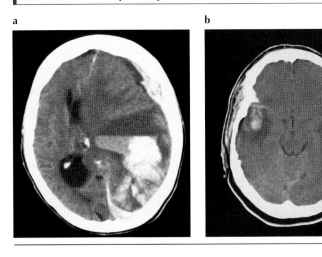

Fig. 14.**26a** Há um pequeno hematoma subdural no lado esquerdo e hemorragia grave dentro do parênquima cerebral na região occipital deste paciente. A hemorragia mostra camadas. O efeito de massa adicional de ambos os processos aumenta a pressão intracraniana e causa um deslocamento severo da linha média, o que provavelmente também é a razão para a hidrocefalia obstrutiva do ventrículo lateral direito. O corno posterior direito do ventrículo lateral está totalmente dilatado. A produção contínua de LCR contribui ainda mais para o aumento da pressão intracraniana. A descompressão cirúrgica do sistema ventricular é crucial para dar ao paciente uma chance de sobrevivência. **b** Em outro paciente, um trauma de desaceleração levou a uma contusão cerebral na região temporal direita (e a uma fratura, que não está visível nesta imagem) com um contragolpe associado na região temporal esquerda.

Quanto mais longo for o intervalo, melhores são as chances de sobrevivência. Tanto o hematoma subdural agudo como o subagudo podem ser tratados por drenagem neurocirúrgica através de um ou vários buracos de broca no crânio, ou abertamente com uma craniotomia e evacuação. O *hematoma subdural crônico* (Fig. 14.**25b**) pode não se tornar sintomático até semanas após um pequeno trauma subjacente. Se necessário, este também é lavado e drenado através de um buraco de broca.

Hematoma intraparenquimatoso: Um hematoma intraparenquimatoso (Fig. 14.**26a**) pode também ocorrer como uma seqüela de uma contusão cerebral grave. Este pode ser aliviado cirurgicamente. Em trauma de desaceleração, lesões de *coup* e *contre-coup* (para todos os não-francófilos: golpe e contragolpe) podem ser vistas. Estas consistem de hemorragias em regiões opostas do cérebro (Fig. 14.**26b**). Adicionalmente, *hemorragias*

subaracnóideas menores – detectáveis como linhas finas e claras ou pontos dentro dos sulcos – podem ocorrer como uma lesão concomitante (Fig. 14.**27**). Hemorragias subaracnóideas (HSA) na ausência de trauma significativo são mais freqüentemente causadas pela ruptura de um aneurisma preexistente e hemorragia resultante (p. 235, Capítulo 11).

Paul está um pouco confuso, mas finalmente se decide: há um hematoma epidural clássico ao longo da convexidade superior esquerda do cérebro. O couro cabeludo nesta área está intumescido, como conseqüência de um trauma direto. Os sulcos estão intumescidos e a distinção entre as matérias branca e cinza está diminuída, ambos os achados indicam edema cerebral locorregional. Occipitalmente à direita, os sulcos estão preenchidos com sangue. Esta é uma hemorragia subaracnóidea como parte de um fenômeno de *contre-coup*. O sistema ventri-

Hematoma intraparenquimatoso com hemorragia subaracnóidea

a

b

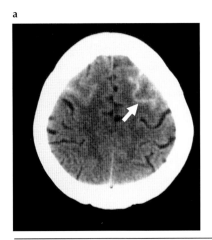
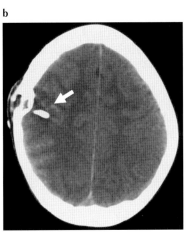

Fig. 14.**27a** Aqui você vê uma pequena hemorragia subaracnóidea (HSA, seta) que estava associada a uma contusão cerebral na região occipital, alguns centímetros abaixo. Note o preenchimento dos sulcos com sangue denso. **b** Uma pancada com uma barra de ferro causou esta fratura com afundamento do crânio no lado direito. Surpreendentemente, uma HSA leve (seta) é a única anormalidade intracraniana resultante.

cular está consideravelmente dilatado, o que deve ser decorrente de uma obstrução da drenagem do LCR. A razão para isso permanece obscura para Paul, mas Gregory chega a tempo e resolve o quebra-cabeça: ele aponta para o sangue no corno posterior direito do ventrículo lateral, onde está presente uma pequena interface líquido-líquido com o LCR. Em algum lugar deve existir um sangramento parenquimatoso que rompeu para dentro do sistema ventricular. O menor coágulo sanguíneo desta fonte pode obstruir o aqueduto que conecta o terceiro e o quarto ventrículo e levar a uma hidrocefalia, requerendo ventriculostomia cirúrgica. O paciente A é transferido imediatamente para a sala de operações neurocirúrgicas.

Paciente B

Neste meio tempo, outro paciente gravemente traumatizado (B, identidade desconhecida, sexo masculino, cerca de 45 anos de idade) é levado às pressas para o escaneador de TC.

O que Paul deve considerar no trauma de desaceleração?

Paul sabe que lesões na aorta estão entre os principais problemas após acidentes com veículos automotores em alta velocidade e outros traumas de desaceleração. O paciente só sobrevive a uma ruptura da parede aórtica se a adventícia, a parede externa da aorta, permanecer intacta. O arco aórtico é mantido no lugar pela saída dos vasos cervicais e pelo ligamento arterioso (o remanescente do ducto arterioso de Botalli fetal, que corre entre a superfície superior da origem da artéria pulmonar esquerda e a superfície inferior do arco da aorta. Este passa súpero-lateralmente à fixação inferior para a superior – esta última encontra-se próxima ao nível da origem da artéria subclávia direita na aorta). Noventa por cento de todas as rupturas aórticas se originam diretamente distais ao ligamento arterioso. Estas podem estar associadas a uma dissecção.

Radiografia e TC do tórax: Uma RXT que foi realizada em um outro hospital de emergência mostra um alargamento mediastinal (Fig. 14.**28a**). Como conseqüência, o paciente, que por outro lado se encontrava estável, foi transferido imediatamente. Paul inicia um tipo de protocolo de TC para dissecção pré e pós-administração de contraste (Fig. 14.**28b**).

Checklist: **TC do tórax em politrauma**

- Há hemorragia no mediastino?
- Todos os grandes vasos estão normais?
- Há presença de ar no mediastino?
- Há líquido no pericárdio?

Lesão aórtica: Uma *ruptura aórtica incompleta* (Fig. 14.**29a**) – não há sobrevivência em uma ruptura completa – felizmente causa um alargamento mediastinal detectável em cerca de 80% dos casos. Em até 50% dos casos, é visto simultaneamente um pneumotórax. A ruptura aórtica é mais bem apreciada através de uma TC espiral rápida, onde a aorta pode ser reconstruída em três dimensões ou em cortes finos bidimensionais. Caso esta tecnologia não esteja disponível, a aortografia transfemoral por cateter precisa ser realizada. Um pseudo-aneurisma (Fig. 14.**29b-d**) é a seqüela natural de uma ruptura aórtica incompleta não tratada. Uma *dissecção aórtica* (Fig. 14.**29e**, veja também p. 79) está freqüentemente associada.

Lesão cardíaca: Uma lesão cardíaca também é possível em trauma de desaceleração. A hemorragia dentro do pericárdio, levando ao tamponamento, é a lesão que mais freqüentemente requer intervenção cirúrgica. O trauma penetrante, por exemplo, um ferimento por arma branca (Fig. 14.**29f**) ou uma lesão por arma de fogo, pode também resultar em um tamponamento pericárdico. O líquido no pericárdio restringe o movimento cardíaco e por meio disso reduz o débito cardíaco – um diagnóstico rápido é então essencial.

 Pacientes com aneurisma aórtico preexistente (p. 85) ou lipomatose mediastinal (Fig. 14.**29g**) ou crianças pequenas com um timo bem desenvolvido também demonstram um mediastino alargado na RXT.

Paul examina a TC com muito cuidado, imagem por imagem. Ele diagnostica um pseudo-aneurisma do arco aórtico. Mais tarde o achado é confirmado durante uma aortografia (Fig. 14.**30**).

Paciente C

Enquanto isso, o terceiro paciente gravemente traumatizado (C, identidade desconhecida, sexo feminino, cerca de 45 anos de idade) é levado para a sala de ressuscitação. Ela está consciente e respira espontaneamente; várias cânulas venosas periféricas foram inseridas e ela usa um colar cervical. Joey é o responsável pelo aparelho de ultra-som.

Radiografia do tórax e série para costelas: Percebe-se que a RXT está dentro dos limites da normalidade. Um ferimento na pele no tórax lateral à esquerda e dor nesta área indicam a realização de uma série para costelas (Fig. 14.**31a**). Esta mostra uma fratura da oitava costela.

 Uma fratura do esqueleto torácico inferior deve alertar-lhe para possíveis traumas graves dos órgãos abdominais subjacentes e deve ser correlacionada com um exame de ultra-som ou TC do abdome.

Paciente B

a Radiografia do tórax

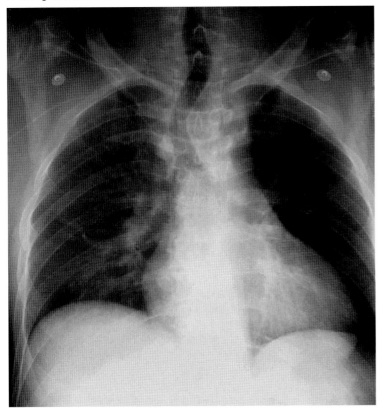

Fig. 14.**28a** Esta é a radiografia do tórax que levou à transferência do paciente para o centro de trauma. O mediastino superior aparece alargado. Você tem certeza que o paciente está posicionado corretamente?
b Vá em frente e siga o arco aórtico e suas ramificações nos cortes consecutivos. Tente formar em sua mente um modelo tridimensional do arco. Agora tente girá-lo.

b TC do tórax

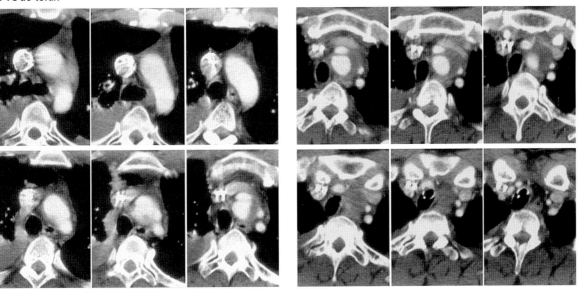

Causas de alargamento mediastinal

a Ruptura aórtica incompleta

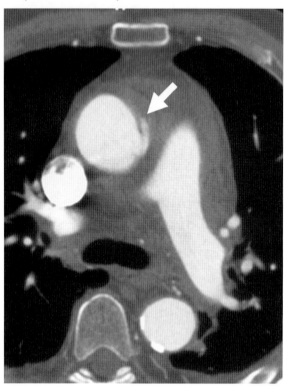

Fig. 14.**29a**   Esta TC mostra uma ruptura incompleta da aorta ascendente. O vazamento de contraste para dentro do defeito da íntima e da média é bem observado (seta). **b** Neste paciente formou-se um pseudo-aneurisma na localização típica, próximo ao ligamento de Bothalli (estrela). **c** A reconstrução sagital do arco aórtico mostra melhor o aneurisma (estrela) em relação à coluna. **d** A reconstrução sagital da coluna torácica representa a fratura do corpo vertebral adjacente, enfatizando a força brutal do trauma.

b-d Pseudo-aneurisma traumático

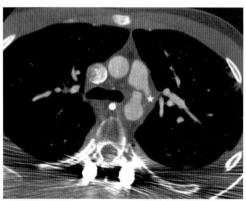
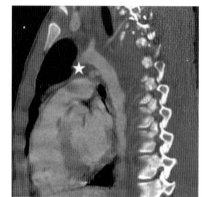
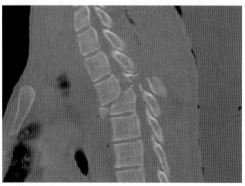

Causas de alargamento mediastinal

e Dissecção aórtica

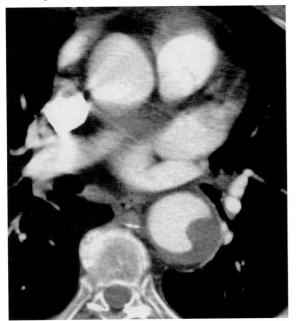

f Hemopericárdio

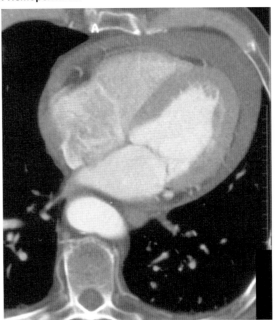

g Lipomatose mediastinal

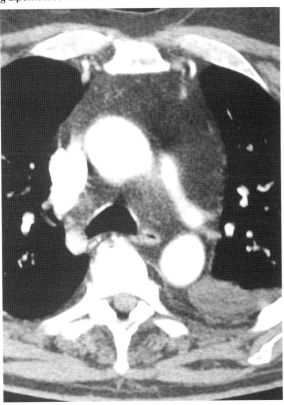

Fig. 14.**29e** Um hematoma da parede da aorta descendente foi a seqüela de um trauma grave de tórax neste paciente. Este é o precursor de uma dissecção aórtica. **f** Uma discussão entre amigos, com ânimos exaltados, culminou em uma facada diretamente no coração. O pericárdio está preenchido com sangue – uma rápida intervenção cirúrgica é imperativa. **g** Os grandes vasos estão envoltos por uma larga bainha de tecido gorduroso. Compare com a densidade da gordura subcutânea. Apenas a TC pode diagnosticar a lipomatose mediastinal com segurança em um cenário de emergência.

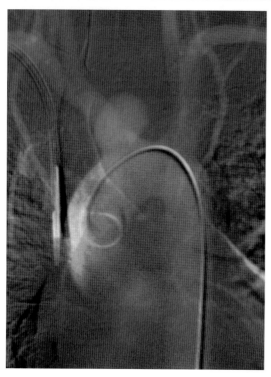

Fig. 14.**30**   Um cateter *pigtail* que tem a forma de rabo de porco está localizado no arco aórtico. Esta imagem de angiografia por subtração digital (as imagens obtidas antes e após a administração de contraste são subtraídas uma da outra) mostra a protuberância cranial do lúmen aórtico próxima à origem do tronco braquiocefálico. Este é um falso aneurisma. O diagnóstico concorda muito bem com os achados da radiografia de tórax convencional (Fig. 14.**28a**): a traquéia foi deslocada para a direita pelo aneurisma.

Ultra-som e TC do abdome: durante o exame de ultra-som, Joey dá uma boa olhada especialmente na bolsa de Morrison (Fig. 14.**31b**), onde o líquido livre no abdome tende a se acumular primeiro. Devido à sua localização e consistência, o baço é o órgão abdominal mais sujeito à lesão contusa. Contusões, lacerações e rupturas do baço (Fig. 14.**32a, b**) e do fígado (Fig. 14.**32c**) assim como sangramentos de grandes vasos para o interior da cavidade abdominal (Fig. 14.**32b**) são facilmente vistos nas imagens de TC.

> **!** Lembre-se que a quantidade de hemorragia pode estar reduzida no choque grave. Após estabilização circulatória, os sangramentos podem intensificar-se e manifestar-se com certo atraso.

Líquido livre no abdome em um paciente traumatizado pode também ter outras causas. O trauma pode romper o intestino ou causar a explosão de uma bexiga urinária cheia. Sangramentos também podem ocorrer no retroperitônio, particularmente em lesões renais, as quais freqüentemente se tornam sintomáticas, com hematúria (Fig. 14.**33**).

> **!** Em um paciente politraumatizado, os órgãos parenquimatosos do abdome superior e especialmente o retroperitônio não são examinados suficientemente por ultra-som. Uma TC abdominal é indicada em todos os casos de dúvida e trauma grave. O ultra-som pode ser útil como uma ferramenta de triagem rápida para detectar condições que requeiram atenção cirúrgica imediata mesmo antes da realização de uma TC, como o hematoma/tamponamento pericárdico, hemotórax e grandes quantidades de líquido livre no abdome requerendo uma laparotomia de emergência imediata.

Joey imediatamente se preocupa com uma ruptura esplênica ao ver a fratura óbvia da oitava costela no lado esquerdo. O aspec-

a Radiografia do hemitórax esquerdo

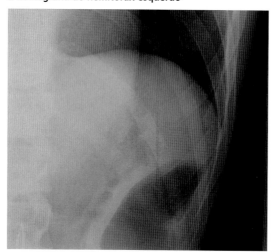

b Ultra-som abdominal

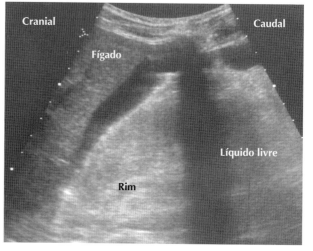

Fig. 14.**31**   Aqui você vê a radiografia do hemitórax inferior esquerdo do paciente C (**a**), bem como um corte parassagital de ultra-som através do fígado e do rim direito (**b**).

Causas de líquido livre no abdome

a Ruptura esplênica contida

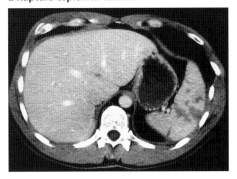

b Ruptura esplênica com extravasamento ativo de sangue

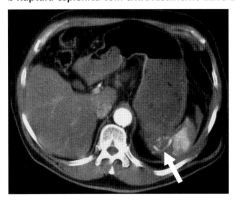

c Ruptura hepática

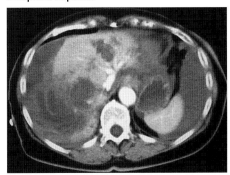

Fig. 14.**32a**   Neste paciente ocorreu uma ruptura esplênica, que felizmente não levou a um sangramento maciço para dentro do peritônio. Esta é uma ruptura esplênica incompleta ou laceração esplênica. **b** Esta ruptura esplênica em outro paciente exibe extravasamento ativo de sangue para dentro do peritônio. Você reconhece o sangramento ativo ao observar o sangue realçado com meio de contraste dentro da hemorragia intra-abdominal (seta). Este jovem homem não foi vítima de um acidente automobilístico, mas sim de hábitos sexuais certamente não ortodoxos de seu último namorado. Algemado em sua própria cama; em um furor sexual seu namorado o atacou e o perfurou com uma faca 26 vezes. Felizmente o paciente recuperou sua plena saúde, mas ele se tornou um pouco mais minucioso na escolha de seus parceiros sexuais. Em todo caso, as lesões mantiveram os cirurgiões de trauma entretidos por um bom tempo. **c** Esta é uma ruptura hepática (compare com o fígado normal em **a** e **b**) devido a um trauma abdominal contuso. Esta dama foi tratada com inibidores da agregação plaquetária devido a uma arteriosclerose coronária avançada. Ela chamou a ambulância durante um ataque cardíaco. Quando a equipe da ambulância chegou, ela ainda pôde abrir a porta, mas logo em seguida entrou em colapso. O time conseguiu ressuscitá-la no local, mas notou sinais de choque um pouco depois. A ruptura do fígado causada pela ressuscitação foi diagnosticada rapidamente com uma TC abdominal e, posteriormente, tratada cirurgicamente. A paciente teve sorte: a cirurgia foi um sucesso e ela retornou para casa poucas semanas depois. Rupturas esplênicas, hepáticas e lesões pericárdicas ocorrem raramente durante ressuscitação – fraturas de costelas são comuns.

Hemorragia retroperitoneal

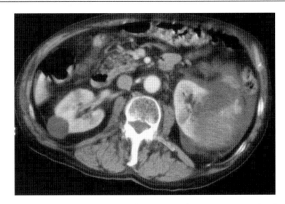

Fig. 14.**33** Nesta imagem você vê documentada uma ruptura do rim esquerdo associada a um sangramento retroperitoneal. Fraturas dos processos transversos vertebrais também foram vistas neste lado. O paciente apresentou hematúria grave após um acidente automobilístico.

to ultra-sonográfico da bolsa de Morrison reforça sua suspeita: Há uma quantidade considerável de líquido entre o fígado e o rim direito, indicativa de ruptura de órgão visceral – mais provavelmente do baço. O baço em si é difícil de ser visualizado por completo porque ele está parcialmente obscurecido pela sobreposição do pulmão. A TC abdominal é realizada imediatamente e confirma o diagnóstico (Fig. 14.**34a**).

Radiografias da coluna vertebral: Neste momento as radiografias da coluna vertebral estão prontas para a análise de Joey (Fig. 14.**34b**). Ele as analisa com muita atenção e calma, a despeito dos cirurgiões de trauma respirando em seu pescoço.

Antes de tudo, Joey olha para a configuração da coluna vertebral. Todas as linhas auxiliares ao longo das bordas anteriores e posteriores dos corpos vertebrais e ao longo dos processos espinhosos aparecem lisas e bem definidas? Os corpos vertebrais individualmente estão configurados normalmente? Joey olha para cada corpo separadamente, tentando imaginar vagamente um modelo completo e tridimensional para eles.

Paciente C

a TC abdominal

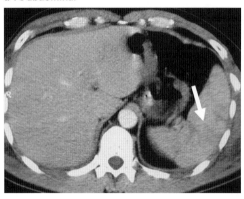

Fig. 14.**34a** Há uma ruptura do baço (seta). **b** Observe a radiografia da coluna lombar do paciente. Alguma coisa parece anormal? **c** O segundo e o terceiro arco foraminal direito do osso sacral estão interrompidos (seta), o que significa que a asa sacral direita está fraturada.

b Radiografias da coluna vertebral

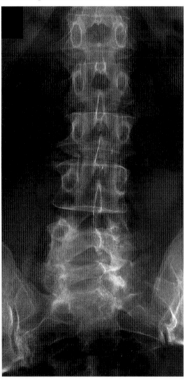
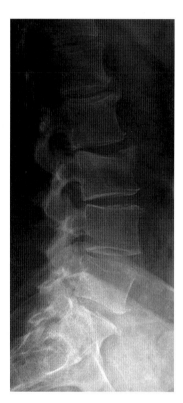

c Radiografia e TC da pelve

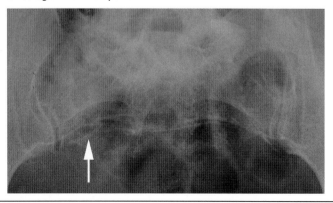
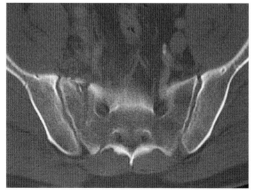

> ! Uma questão predominante na avaliação de uma fratura de coluna vertebral é se o canal vertebral e/ou o forame neural estão envolvidos e como.

A fratura afeta a coluna posterior do corpo vertebral? Este é sempre o caso se o corpo vertebral está dorsalmente diminuído em altura. Para determinar isso, meça a altura do corpo vertebral imediatamente abaixo e imediatamente acima – a altura do corpo vertebral normalmente aumenta harmonicamente na direção caudal. O canal vertebral aparece estreitado? Isto é de particular importância acima do nível de L3 porque a medula espinal atinge até este nível. O arco vertebral dorsal está envolvido? Se este for o caso, existe a ameaça de instabilidade, que pode danificar seriamente os nervos espinais ao longo de seus cursos através do forame neural potencialmente estreitado.

Joey se decide e menciona uma fratura da borda vertebral anterior de L3. O responsável pelas anotações mal segura o bocejo, visto que os cirurgiões já tinham feito este diagnóstico minutos antes quando Joey ainda estava ocupado fazendo o ultra-som.

Radiografia e TC da pelve: Neste meio-tempo, a radiografia da pelve também foi colocada no negatoscópio (Fig. 14.**34c**). A avaliação da pelve, particularmente do osso sacro, é freqüentemente comprometida pela superposição do conteúdo intestinal. Estruturas úteis são os forames sacrais: analise seus contornos cuidadosamente e compare com o lado contralateral. Eles são totalmente visíveis e lisos ou existem defeitos, um degrau ou irregularidades? Freqüentemente uma fratura do osso sacro continua cranialmente dentro dos processos transversos lombares. Estes estão realmente intactos? Na região do osso ilíaco e do anel pélvico anterior a superposição é menor. Mas lembre que fraturas pélvicas posteriores muitas vezes estão associadas a uma outra fratura do anel pélvico anterior e vice-versa. Se nenhuma fratura é encontrada, as larguras da sínfise púbica e das articulações sacroilíacas devem ser verificadas. Em algum lugar o anel pélvico deve ter cedido. A propósito, a sínfise púbica é mais larga em mulheres que já deram à luz do que nas outras que ainda não.

Joey não detectou nenhuma fratura em uma primeira olhada rápida na radiografia pélvica. Gregory, que hoje parece estar em todos os lugares ao mesmo tempo, coloca o dedo no filme. O arco foraminal de S2 à direita está interrompido. A TC confirma uma fratura sacral (Fig. 14.**34c**).

14.2 Luxações e fraturas

Agora as lesões agudas graves e que oferecem risco de morte aos pacientes politraumatizados do acidente na estrada já foram estudadas radiologicamente. Nossos estudantes retornam aos exames radiológicos de rotina e aos procedimentos que ocorrem na Sala de Emergência de qualquer cidade vibrante neste mundo. O que é melhor para descrever as numerosas luxações e "pequenas" fraturas do que um bom filme de briga à moda antiga? A propósito: todas as fraturas podem ser classificadas. Verifique a nomenclatura atual em seu livro de trauma favorito.

> **Checklist:** **Luxações e fraturas**
> - A região relevante foi documentada em duas projeções?
> - As projeções são de fato perpendiculares uma a outra?

Eastside story

Aconteceu uma briga entre jovens de duas gangues rivais na escada externa de um *biergarten* (bar a céu aberto), bem próximo ao hospital. Um dos participantes já é bem conhecido do chefe do time de emergência, Sr. Webber, e é recebido com um caloroso aperto de mão. Membros de ambos os grupos estão agora sentados na sala de espera, gemendo de dor, mas ainda irreconciliáveis, e mantidos à distância apenas por uma forte policial. Ela sabe mais ou menos o que aconteceu durante o confronto: uma tal de "Ayeesha" e muito álcool. Os técnicos de raios X começam a atender sistematicamente aos feridos, um após o outro. Felizmente, os esquentadinhos ficam um pouco mais calmos na sala de raios X quando seus companheiros somem de suas vis-

Fraturas dos ossos metacarpianos 4 e 5

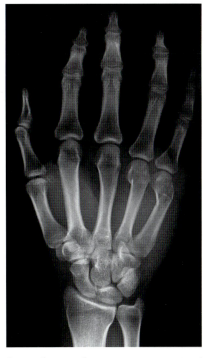

Fig. 14.**35** Se Dung não controlar o seu temperamento, ele sofrerá esta típica lesão do boxeador mais freqüentemente. Seus quarto e quinto ossos metacarpianos estão fraturados e desviados em sentido palmar. Seria certamente interessante uma comparação com a respectiva radiografia de Sylvester Stallone ou Bud Spencer.

tas. Joey chama Ajay e Paul para reforço. Cada um pega alguns formulários para relatório e anotam brevemente as conseqüências da briga.

Dung aparentemente deu um soco em Fuad, irmão de Ayeesha, quando Fuad gritou e quis dar um tapa no rosto de sua irmã. Desde então sua mão dói muito (Fig. 14.**35**). O

Fratura do rádio distal

a Fratura por extensão (tipo Colles)

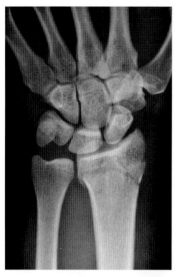
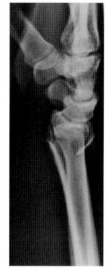

b Fratura da borda do rádio (tipo Smith)

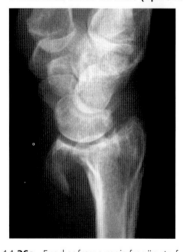

Fig. 14.**36a** Fuad sofreu a mais freqüente fratura do rádio distal, a fratura por extensão tipo Colles. Neste tipo de lesão, o fragmento distal do rádio está deslocado e angulado dorsalmente, dando-lhe a aparência de um garfo (configuração em *fourchette* ou baioneta). Fuad teve sorte – a superfície articular não está envolvida e a ulna está posicionada corretamente. Uma protrusão ulnar apontaria para uma lesão da fibrocartilagem triangular e teria que ser corrigida no devido tempo.
b Eyad caiu sobre o dorso da mão: ele teve uma fratura por flexão tipo Smith, na qual há um desvio palmar do fragmento distal. Infelizmente, a fratura de Eyad envolveu a superfície articular.

queixo de Fuad resistiu ao soco, mas ele se desequilibrou ao tentar livrar-se do golpe e caiu sobre a mão alguns degraus abaixo (Fig. 14.**36a**). Ele arrastou seu amigo bêbado, Eyad, com ele, o qual tentou desajeitadamente aparar a própria queda com a mão esquerda (Fig. 14.**36b**). O gigante Eyad ficou tão furioso que arrancou uma ripa da cerca e tentou agredir Dung com esta. O amigo de Dung, Nam, interveio e aparou o golpe (Fig. 14.**37**). Hoang pulou nas costas de Eyad, e foi derrubado, na queda ficou com a mão presa entre as ripas da cerca (Fig. 14.**38**). Faris, primo de Fuad, desequilibrou-se na escada quando estufou o peito em desafio, tentando parecer maior, e caiu pelo lado da escada sobre a calçada. Agora o seu antebraço está inchado e dói bastante (Fig. 14.**39**). Thanh deu uma ajudinha para que Faris caísse, por isso o amigo de Faris, Ghazi, empurrou-o para o chão. O seu cotovelo agora está imóvel e doloroso (Fig. 14.**40**).

Ah sim, enquanto isso Ayeesha tomava um bom *cappuccino* com a irmã de Dung, Hue, em um Café próximo. De lá, as duas garotas chamaram um monte de ambulâncias para o local através do telefone celular. Elas agora estarão livres dos garotos por algumas horas.

Joey, Ajay e Paul já estão cansados de olhar radiografias de pessoas que se autodestruíram e resolvem sair para tomar um café. Hannah, que apareceu um pouco tarde demais para acompanhar o atendimento dos brigões, está disposta e pronta para algo mais.

Fratura da ulna

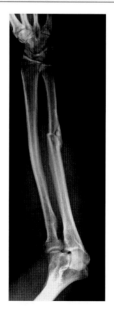
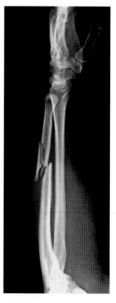

Fig. 14.**37** Nam amorteceu ou aparou o golpe com o antebraço. Isso resultou em uma fratura isolada da ulna em cunha – também chamada de fratura de parada *(parry fracture)* ou fratura do cassetete. O pequeno entalhe na cabeça radial é seqüela de uma lesão prévia.

Fratura do osso escafóide

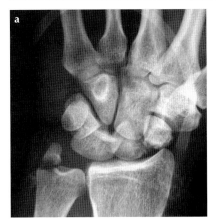

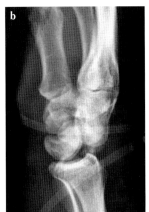

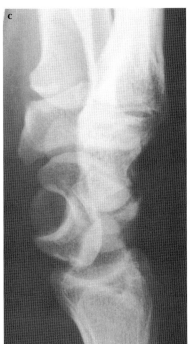

Fig. 14.**38a-c** Hoang não teve sorte. A avulsão óssea do epicôndilo ulnar é o seu menor problema (**a**). O escafóide está fraturado, com dois fragmentos bastante deslocados. A fratura típica do escafóide é muitas vezes tão sutil que pode não ser notada na projeção padrão. Por esta razão, projeções especiais anguladas adicionais são solicitadas quando se suspeita de uma fratura do escafóide. As fraturas podem facilmente interromper o suprimento sanguíneo para os fragmentos do escafóide. É por este motivo que o processo de cura pode ser prejudicado e uma pseudo-artrose pode se desenvolver como conseqüência. Hoang também tem uma luxação perilunar do carpo: compare a configuração dos ossos semilunar e capitato na projeção lateral (**b**) com a situação correta vista na Fig. 14.**36a** (projeção lateral). Uma luxação isolada do semilunar também pode ocorrer (**c**): compare a posição do rádio com a do semilunar para determinar se eles estão alinhados ou não.

Para todos vocês que não desistiram das aulas de alemão, aqui está uma ajuda anatômica:

Das Schiffchen (escafóide) fährt im Mondenschein (semilunar)
im Dreieck (piramidal) um das Erbsenbein (pisiforme),
Vieleck groß (trapézio) und Vieleck klein (trapezóide),
der Kopf (capitato), der muss beim Hammer (hamato) sein.

Esta velha mnemônica alemã fala sobre um **pequeno navio** que navega **à luz da lua** no **triângulo** ao redor do pé de **ervilha, polígono grande, polígono pequeno**, e a **cabeça** tem que estar perto do **martelo** (o final desta todos nós devemos aceitar).

Fratura de Galeazzi

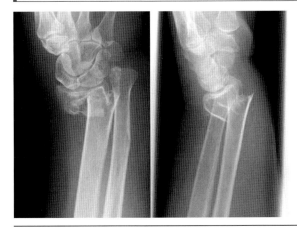

Fig. 14.**39** Faris sofreu uma grave fratura radial distal e uma luxação ulnar distal. Esta é uma famosa fratura nomeada em homenagem a Galeazzi. Se a ulna está fraturada proximalmente e a cabeça do rádio está luxada, esta é chamada de fratura de Monteggia. A diferença entre as duas pode ser memorizada usando a seguinte mnemônica:

Bella *ragazza* (italiano para "moça bonita") – fratura de rádio (*Ra*) = Galleazi (*gazza*).

Fratura da cabeça radial

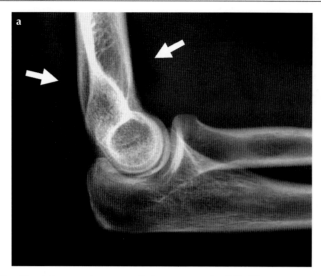 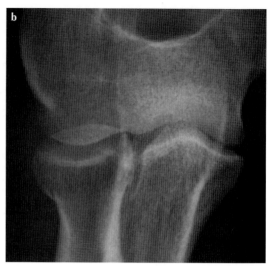

Fig. 14.**40a** Thanh tem um derrame articular no cotovelo. O líquido eleva o coxim gorduroso normalmente localizado na fossa coronóide e olecraniana e adere à cápsula articular fora do seu esconderijo (setas). Quando você vê este sinal do coxim gorduroso positivo, o paciente tem uma fratura de cotovelo até que se prove o contrário, mais provavelmente da cabeça radial. **b** A projeção ântero-posterior confirma a suspeita: Há um pequeno degrau no contorno da cabeça no lado ulnar.

Luxação do ombro

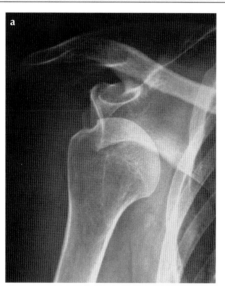 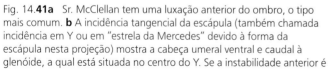 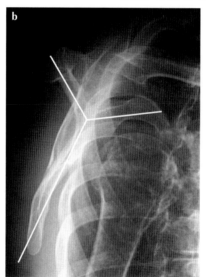

Fig. 14.**41a** Sr. McClellan tem uma luxação anterior do ombro, o tipo mais comum. **b** A incidência tangencial da escápula (também chamada incidência em Y ou em "estrela da Mercedes" devido à forma da escápula nesta projeção) mostra a cabeça umeral ventral e caudal à glenóide, a qual está situada no centro do Y. Se a instabilidade anterior é severa e recorrente, esta freqüentemente resulta em graus variados de fratura por impressão da circunferência dorsolateral da cabeça umeral ("lesão de Hill-Sachs", sutil no caso do Sr. McClellan). Adicionalmente, durante a luxação, pode ocorrer o impacto do úmero na borda anterior da glenóide ("lesão de Bankart").

Fratura do colo do fêmur

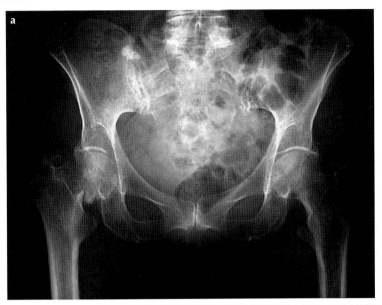

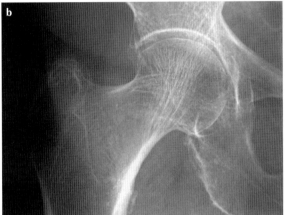

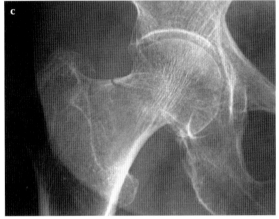

Fig. 14.**42a**   Nadine Rothman sofreu uma lesão bastante típica para a sua idade: uma fratura do colo do fêmur devido a sua osteoporose. A fratura é classificada de acordo com sua angulação como Pauwels I-III (aproximadamente 30°, 50° e 70°). Quanto mais agudo o ângulo da fratura, maior o grau de instabilidade e o risco de necrose avascular da cabeça femoral ou formação de uma pseudo-artrose. O que você acha de Pauwels III neste caso? Uma fratura do colo femoral não é sempre tão óbvia. **b** Em Anastásia, namorada do Sr. Rothman, nenhuma fratura foi encontrada na radiografia inicial tirada logo após uma queda que casou dor no seu quadril direito. **c** Uma semana depois (não houve regressão da dor) e o diagnóstico radiológico ficou claro. Nesses casos a cintilografia óssea também pode ser útil porque mostra o aumento do metabolismo ósseo no local de uma fratura em um estágio inicial, quando esta poderia estar invisível de outra forma. A RM é mais cara, mas também mostraria a contusão óssea.

Pobres azarados

Durante a sua caminhada no Jardim Botânico esta manhã, o aposentado corretor de valores Rob McClellan se desequilibrou no chão escorregadio e caiu sobre o ombro. Ele não consegue movimentar o ombro desde então (Fig. 14.**41**). Sua namorada Nadine Rothman tentou ajudá-lo, mas também caiu no concreto escorregadio. Agora o seu quadril direito está doloroso e ela não consegue mais movimentar a perna (Fig. 14.**42a**). Philipp, o neto de McClellan, que estava com eles na caminhada, tentou ir ajudá-los, correndo a toda velocidade com os seus patins *inline*, e caiu sobre o braço ao tentar frear (Fig. 14.**43**). Hannah olha as radiografias desse lamentável grupo.

Fratura em galho verde

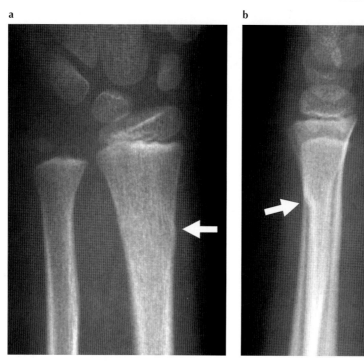

a   b

Fig. 14.**43** Em crianças, o osso pode quebrar sem lesar seriamente o periósteo ao seu redor. Esta é chamada de fratura em galho verde. Freqüentemente, o único sinal é um pequeno abaulamento da cortical (seta em **a** e **b**). Philipp tem uma fratura em galho verde do antebraço distal, a qual irá curar rapidamente com uma imobilização gessada.

Fratura diafisária do fêmur

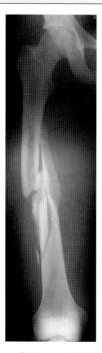

Fig. 14.**44** Hank sofreu uma fratura cominutiva da diáfise femoral. A sombra de tecido mole indica um hematoma grave e lesão de tecido mole.

Surfe

As oportunidades para ávidos surfistas dentro da cidade são limitadas – mas há alternativas para os desesperados e cabeças de vento. Hank e seu amigo Dude têm um pouco de ambas as características, e em um nível perigoso. Depois de brincarem a terça-feira de carnaval, bêbados como gambás, eles surfaram sobre o engate dos vagões do último trem suburbano para Bondi Junction e caíram na velocidade máxima. Felizmente, eles foram achados muito rapidamente por alguns outros notívagos. Hank está deitado em um colchão a vácuo, apático e com a coxa direita severamente edemaciada (Fig. 14.**44**). Dude reclama de dor no joelho direito (Fig. 14.**45**) e no pé esquerdo (Fig. 14.**46**). Hannah examina os filmes já perto do fim do expediente.

Fratura da tíbia proximal

a

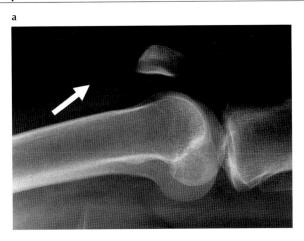

b   c

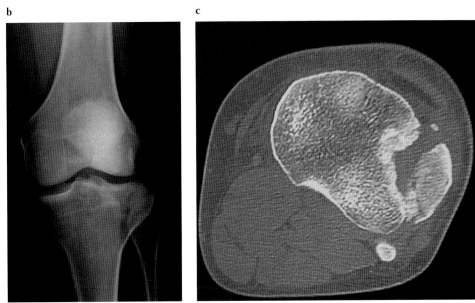

Fig. 14.**45a** A radiografia lateral já indica uma fratura do platô tibial. A pronunciada efusão na bolsa suprapatelar da articulação do joelho mostra uma interface líquido-líquido (seta), indicando uma camada suspensa de gordura, o que prova a comunicação da articulação com a medula óssea gordurosa. (A propósito, esta imagem também ajuda a entender por que pode ocorrer embolia gordurosa com risco de vida após fraturas de grandes ossos tubulares). Apenas a TC poderia teoricamente excluir uma fratura neste cenário com segurança suficiente. **b** A radiografia ântero-posterior demonstra claramente a fratura da tíbia. **c** Antes de abordar esta fratura articular, os cirurgiões freqüentemente solicitam uma TC com reconstruções 3D para definir pré-operatoriamente o tipo de parafuso e onde este deve ser colocado. A reconstrução da superfície articular é crucial para o resultado do tratamento.

Fratura da articulação do tornozelo

a   b   c

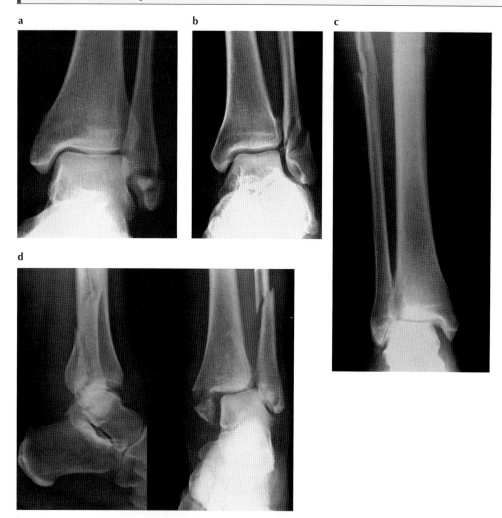

d

e

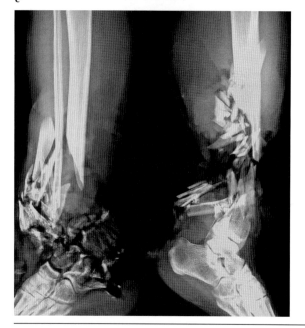

Fig. 14.**46**   Dude sofreu uma fratura de seu tornozelo lateral esquerdo. Estas fraturas são classificadas de acordo com Weber. A questão importante é o envolvimento da sindesmose tibiofibular distal: se esta está rompida, a bifurcação óssea dos tornozelos lateral e medial, que está firmemente fixada ao redor do tálus, torna-se disfuncional, causando instabilidade do tálus. **a** A fratura fibular do tipo Weber A que Dude sofreu está localizada distalmente à sindesmose. A sindesmose e a articulação superior do tornozelo estão neste caso intactas. **b** Com uma fratura fibular do tipo Weber B, a sindesmose é envolvida e perde a sua estabilidade. **c** A lesão fibular do tipo Weber C é uma fratura proximal à sindesmose, a qual, entretanto, está também rompida. Se a fratura do tipo Weber C tem localização muito alta na fíbula proximal, ou seja, fora da região normalmente visualizada para um problema da articulação do tornozelo, esta é chamada fratura de Maisonneuve. A sindesmose também está rompida neste tipo de fratura. Observe o espaço articular medial alargado da articulação superior do tornozelo. **d** Além disso, o tornozelo medial e a borda dorsal da tíbia (triângulo de Volkmann) também podem estar fraturados. **e** A dimensão do perigo do surfe em trens metropolitanos é documentada nestas radiografias dos colegas de Hank e Dude, igualmente negligentes, mas consideravelmente menos afortunados.

14.3   Teste de Hannah

Hannah está prestes a deixar a unidade de imagem de trauma quando Greg passa por lá. "Onde está todo mundo?" pergunta ele a Hannah desesperado. "Giufeng, Joey, Ajay, Paul – parece que todos já foram embora. Provavelmente no momento eles estão chegando ao *pub* de estudantes e tomando uma cerveja. Típico!" – reclama Greg. "Ninguém para brincar, é isso, Gregory?" – sorri Hannah. "Na verdade, eu também não deveria estar mais aqui, mas será que você poderia me fazer um favor e examinar rapidamente esses casos comigo (Fig. 14.47), antes de eu ir à festa de Giufeng." Greg empalidece. "Agora me diga que você não sabia da festa, Greg!" Gregory olha desconsolado e desmorona na cadeira em frente ao negatoscópio. "Meu Deus, Greg, isso parece ser realmente sério. Você tem se comportado mal?" Gregory balança a mão debilmente. "Vamos lá, Greg, seja valente. Este é um departamento acadêmico, lembra? Vamos fazer esses casos e você pode simplesmente ir junto comigo". Hannah bate levemente em seu ombro.

Vá em frente e ajude Gregory! Ele e Hannah na verdade já querem ir para esta festinha particular na praia.

Um colega realmente internacional que fez a diferença em sobrevivência no trauma

Geoffrey Jefferson foi um neurocirurgião nascido em Manchester que trabalhou em São Petersburgo durante a Primeira Guerra Mundial, onde serviu no Hospital Anglo-Russo, um presente do império britânico aos aliados russos. Obviamente ele ganhou muita experiência com trauma grave durante esse tempo. Tornou-se uma testemunha cética da revolução comunista de outubro de 1917. Antes, tinha exercido a medicina no Canadá, cidade natal de sua esposa; depois, na guerra, trabalhou na França. Ele descreveu a fratura típica do atlas em 1920. Um de seus sábios ditados é útil para finalizar este livro:

"Ganhos materiais têm um pequeno papel na equação da vida. A grande vantagem é permitir-se trabalhar com algo que você gosta."

Estudo de casos

a Este paciente não consegue mover o braço após uma queda.

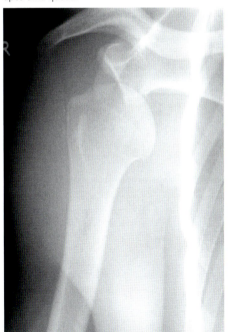

b Esta história foi omitida, mas nós ainda queremos o diagnóstico completo.

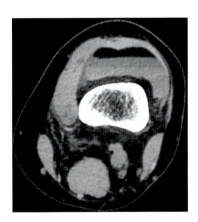

c Este paciente veio direto da estrada e está em choque.

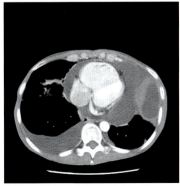

Fig. 14.**47**

Estudo de casos

d Este paciente acabou de ser trazido pelo helicóptero.

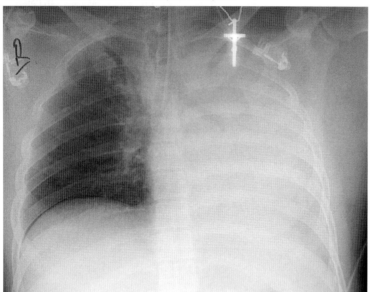

e Pergunta: Fratura cervical?

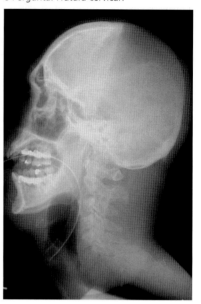

f Esta criança foi trazida em coma pelos pais.

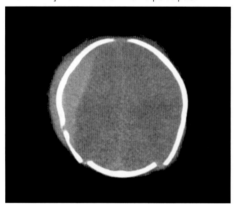

g Este paciente sofreu um acidente automobilístico em alta velocidade e a radiografia de tórax estava anormal.

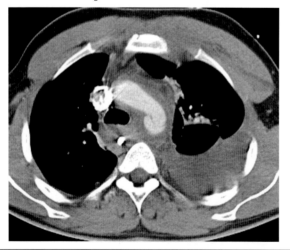

h Dor abdominal inespecífica com 2 semanas de duração.

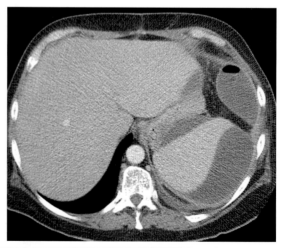

Estudo de casos

i-l Este é um bom caso para finalizar este livro. Observe, analise, raciocine, relembre, discuta e chegue a um diagnóstico abrangente! Todas as imagens pertencem a um paciente. Analise uma por uma. Não tenha pressa.
Escreva-nos um e-mail (willy.vater@yahoo.com.br) caso você consiga. Boa sorte!

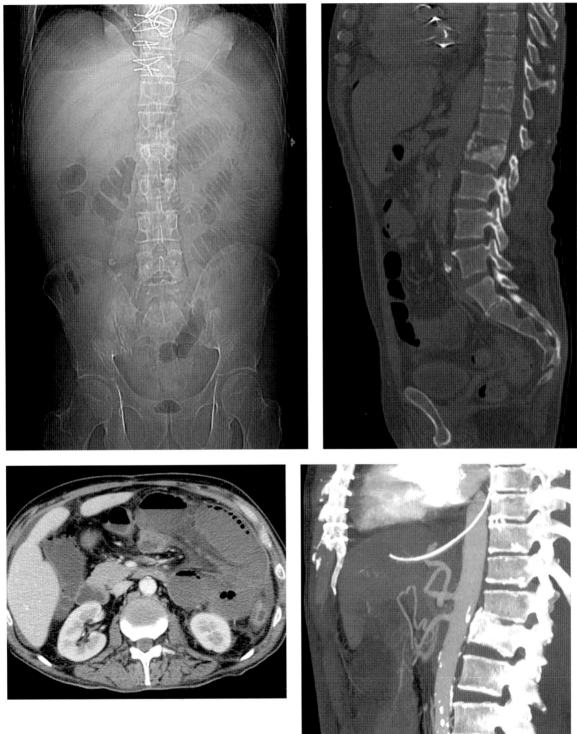

Fig. 14.**47**

Soluções para os Estudos de Casos

Capítulo 6

Fig. 6.**76** **a** Esta é uma dissecção aórtica do tipo B – a dissecção é limitada à aorta descendente. A falsa luz pode ser distinguida da luz verdadeira por feixes de fibras residuais que conectam o *flap* intimal com a média. A luz verdadeira é a menor luz – que mostra mais realce pelo contraste, neste caso. **b** Há um grande tumor no mediastino anterior. A traquéia está estreitada com uma configuração em "bainha de sabre" (*saber sheat*). Em casos com sintomatologia aguda, como este com congestão venosa superior, a causa mais provável é um linfoma. Um grande bócio retroesternal poderia produzir uma aparência similar. **c** Esta imagem de TC mostra dilatação maciça dos brônquios em todos os campos pulmonares. Estas são bronquiectasias graves na fibrose cística. **d** A redistribuição, as linhas de Kerley, uma fissura horizontal acentuada, marcas vasculares indistintas, *bronchial cuffing*, e um coração aumentado comprovam um edema pulmonar cardiogênico. **e** A caverna de paredes espessas no ápice pulmonar direito ocorreu em um paciente HIV-positivo – isto é tuberculose, até que se prove o contrário. Foi confirmada tuberculose. O que você faria em seguida se você tivesse visto o paciente? Naturalmente, em primeiro lugar você se certificaria de que o paciente tinha uma máscara facial. **f** A radiografia representa uma pneumonia do lobo superior direito e um pouco do lobo médio. Os brônquios são bem visualizados, em contraste com o fundo de alvéolos preenchidos com pus. **g** As marcações intersticiais gravemente aumentadas na periferia (linhas de Kerley) e centralmente (padrão reticular ou em forma de rede) sugerem um processo intersticial. A TCAR (**direita**) confirma o espessamento do septo interlobular em um paciente com carcinomatose do interstício pulmonar. **h** O pulmão esquerdo deste paciente está excessivamente transparente, hipovascular e com volume reduzido. Ele sofreu de infecções pulmonares recorrentes na infância até os 12 anos de idade. Correto – esta é a síndrome de Swyer-James.

Capítulo 7

Onde e quando o consentimento informado do paciente deve ser realizado? Ele deve ser feito de preferência um dia antes do exame, no consultório ou na enfermaria, mas nunca na hora e no local em que o exame é realizado. Quais parâmetros devem ser observados? Tempo de protrombina deve ser > 50%, tempo parcial de tromboplastina < 35 segundos, e contagem de trombócitos > 50.000/μl. Ácido acetil salicílico (AAS/aspirina) deve ser descontinuado uma semana antes da realização de intervenções corporais profundas.

Capítulo 8

Fig. 8.**83** **a** Há um mau alinhamento no nível de C4/C5 muito parecido com a espondilolistese degenerativa vista na coluna lombar. Osteófitos ventrais e estreitamento do espaço discal na coluna cervical inferior sustentam a idéia de uma causa degenerativa. **b** O corpo vertebral de C2 neste homem tornou-se esclerótico: Esta é uma metástase osteoblástica de um carcinoma de próstata. **c** A mão aparece desmineralizada em comparação com a metáfise radial. Os tecidos moles parecem estar intumescidos. Isto combina muito bem com a doença de Sudeck, mas lembre-se: Os sintomas clínicos devem se ajustar! **d** A largura da articulação radiocarpal está diminuída radialmente. A borda óssea está esclerosada. O escafóide mostra um pequeno osteófito, o semilunar parece um pouco desalinhado. Isto é uma osteoartrite pós-traumática com mau alinhamento do lunato. **e** Este é um paciente com espondilite anquilosante: ambas as articulações sacroilíacas parecem estar fusionadas, mais pronunciadamente à direita. **f** Este aqui não poderia ser mais patognomônico do que isso: um condrossarcoma gigante engole a metade direita da pelve. **g** Este é um típico fibroma não-ossificante – não são necessárias medidas adicionais. **h** Correto. Este é um osteoma osteóide do tálus. **i** Esta é um osteosclerose hereditária severa do tipo Camurati-Engelmann. **j** O paciente sofre de mieloma múltiplo. **k** O osso semilunar mostra uma estrutura heterogênea densa. Você está olhando para uma osteonecrose do semilunar, também chamada de doença de Kienböck. Esta é uma irmã menor da necrose da cabeça femoral. Se você diagnosticou isso sozinho, ou você é um gênio ou folheou um daqueles grossos livros de radiologia óssea. Em qualquer caso – Parabéns! **l** Este paciente sofre de dor lombar baixa. Doença de Paget do osso sacro é o diagnóstico.

Capítulo 9

Fig. 9.**70** **a** Este é um carcinoma da hipofaringe que se origina do recesso piriforme. **b** Alças sentinelas no intestino delgado com níveis líquidos em diferentes alturas apontam para um íleo (obstrutivo) mecânico. **c** Esta é uma diverticulose do cólon ascendente. **d** Uma hérnia escrotal está presente bilateralmente. **e** Você já diagnosticou o cisto esplênico? **f** Esta é a radiografia de um neonato sem nenhum ar no estômago e no intestino delgado. Este é um sinal definitivo de atresia esofágica. **g** É assim que uma tênia se apresenta em um estudo baritado. **h** Este paciente sofre de pancreatite crônica. **i** Você reconheceu as metástases hepáticas e a ascite? **j** Você notou que a maior parte do ar está no intestino delgado, mas nenhum no cólon distal e reto? Você também vê as alças dilatadas preenchidas por ar do cólon proximal? Este é um vólvulo cecal! Também é apreciado um pouco de resto de meio de contraste no intestino. **k** Este é um vólvulo cecal. **l** Este paciente foi encaminhado de uma instituição de saúde mental porque ele havia ingerido alguma coisa. Que material poderia ser? (Era mercúrio tirado de um termômetro antigo.) **m** Não há desculpa se você não acertou esse: Esta é uma grave gangrena do intestino grosso e delgado decorrente de um infarto mesentérico. **n** Este aqui era para os verdadeiros "ce-dê-efes": O contraste está na veia cava e nas veias hepáticas, mas não na aorta. Pode-se pensar em duas possibilidades teóricas: (a) Esta é remota: o contraste foi administrado através de uma veia das extremidades inferiores – o que nunca lhe daria aquele preenchimento sólido dos vasos: o retorno venoso dos rins o misturaria. (b) Esta é a solução: O paciente tem uma insuficiência cardíaca direita grave, então o contraste flui através da veia cava superior, passa pelo coração diretamente para dentro da cava inferior e das veias hepáticas. O contraste é administrado quase sempre através das veias do braço, naturalmente. E, a propósito, algumas pessoas chamam isso de sinal do coelhinho da *playboy* (*playboy bunny sign*). **o** Este paciente estava apreensivo após um longo vôo servindo como "mula" (*body packer*). Os pacotes lacrados com droga foram engolidos antes do vôo. Um vazamento dos invólucros significa, naturalmente, sério problema de saúde para o coitado.

Capítulo 10

Fig. 10.**21 a** Este é um rim pélvico com um carcinoma de células renais. **b** Aqui você vê um priapismo pós-traumático. A sínfise púbica está rompida, a articulação sacroilíaca esquerda está aberta: A configuração é também chamada lesão em "livro aberto". Os genitais estão aumentados devido a hemorragia, trombose ou edema. **c** Esta é a aparência de um rim transplantado calcificado. **d** Há um trombo tumoral que cresceu através da veia cava para dentro do átrio direito. Este paciente tinha um carcinoma renal. **e** Você diagnosticou corretamente o hematoma renal? **f** Você detectou o cálculo no rim esquerdo? Isto é nefrolitíase. **g** A lesão no rim é uma manifestação de linfoma. Você enxergou o tumor no mesentério, ventral à aorta? Se esse tumor passou despercebido, lembre-se do efeito *satisfaction of search* (Capítulo 3).

Capítulo 11

Fig. 11.**57 a** Há um prolapso discal de C7 à esquerda que comprime significativamente o nervo espinhal. **b** Esta imagem coronal de RM da coluna lombar no nível dos rins mostra um tumor extra-axial, intratecal – um meningioma típico. O tumor expandiu o canal vertebral. **c** Este canal vertebral está extremamente estreito devido a uma estenose congênita. **d** Um prolapso foraminal à direita é visto nesta TC. **e** Se você ainda não o detectou, volte um passo atrás! Os gânglios da base à esquerda estão hipodensos – um infarto precoce não poderia ser mais óbvio. A TC de perfusão chegaria ao diagnóstico muito mais facilmente. Caso não exista hemorragia, o tratamento trombolítico poderia ser iniciado. **f** Este "sinal da ACM densa" (*dense media sign)* está bem óbvio: este é um infarto precoce do hemisfério direito. **g** Esta TC mostra uma hemorragia intracraniana frontal em combinação com edema extremo.

Capítulo 12

Fig. 12.**29 a** O que você está vendo é uma típica mastite de células plasmáticas. **b** O carcinoma mamário mostra pronunciada sombra acústica pronunciada.

Capítulo 13

Fig. 13.**30** O 48 é um dente do siso impactado; o dente 28 erupcionou. Um granuloma apical é visível no dente 45. A ponte entre 25 e 27 está intacta; a ponte ancorada no dente 14 se estende para o nada. A coroa do dente 16 encontra-se com uma fratura oblíqua. Há presença de material obturador no conduto radicular dos dentes 16 e 35. Sobreposto a 42-44, um sialólito é visível, situado sobre o ducto principal da glândula submandibular.

Capítulo 14

Fig. 14.**47 a** Você está vendo uma luxação caudal do ombro típica. Você deveria agora se preocupar com fraturas por impressão ou avulsões da glenóide. **b** Agora, este deve ter sido muito fácil. Se você não diagnosticou esta fratura do platô tibial através de seus sinais indiretos, volte e verifique a Fig. 4.**4b**. Este é o sinal da bandeira holandesa (*Dutch flag sign*) – agora na TC. **c** Hemorragia pericárdica e pleural extensa em um paciente traumatizado: uma intervenção torácica imediata é necessária. **d** A ponta do tubo traqueal está localizada no brônquio principal direito. Resultou-se em uma atelectasia completa do pulmão esquerdo. Graças a deus foi você quem analisou a imagem – essa você acertou, não foi? **e** Este é um mau posicionamento cefálico do tubo. Resultará em lesão grave na glote. **f** Um hematoma subgaleal e um hematoma subdural com edema grave foram diagnosticados nesta criança. Em trauma não muito claro em crianças, sempre exclua a síndrome da criança espancada. **g** Esta é uma dissecção áortica pós-traumática (você vê o *flap*?) com hemotórax do lado esquerdo. **h** Duas semanas após trauma abdominal, este paciente apresentou-se com dor – uma ruptura esplênica tardia está presente. **i, j, k, l** Esta foi a sua chance de provar que entendeu tudo, que tem bom senso e um pouquinho de sorte. O topograma da TC do abdome **(i)** exibe uma alça de intestino delgado dilatada, preenchida por ar, no abdome médio. Obs.: Um feixe vertical é utilizado em topogramas normais, portanto, interfaces ar-líquido não apareceriam. Há um problema definido da peristalse intestinal. A imagem axial de TC **(j)** confirma o intestino delgado dilatado e revela pequenas bolhas de ar na parede intestinal – o sinal do "colar de pérolas" (*string of pearls sign*). Muito provavelmente uma necrose da parede intestinal está presente. A reconstrução sagital da TC espiral do trauma **(k)** informa por que o paciente veio para o hospital de início. O corpo vertebral de L2 foi triturado em um trauma por desaceleração. O que mais poderia ter acontecido nesse processo? A última reconstrução de TC **(l)** esclarece tudo: O impacto do trauma causou a fratura de L2 e uma dissecção da artéria mesentérica superior, que levou à necrose intestinal, que foi a base do íleo em desenvolvimento. Agora viaje no tempo e volte para a primeira imagem **(i)** e procure o "colar de pérolas" e a fratura nesta imagem – isto era tudo que nossos antepassados tinham para o diagnóstico.

Posfácio

Nosso grupo de estudantes, neste ínterim, já nos deixou, obviamente, e outros já os substituíram. Entretanto, não esquecemos desta brilhante turma e acompanhamos seu destino dentro da aldeia global com curiosidade.

Em primeiro lugar, Paul – nosso radiologista de berço. Ele iniciou a residência em otorrinolaringologia em Melbourne. Além disso, ele gerencia uma loja virtual especializada em *lingerie* francesa junto a seu irmão. A *homepage* ilustrada da loja e os *e-mails* especiais sobre liquidações mantêm o departamento entretido. Realmente, não nos preocupamos com o seu futuro.

Giufeng mudou-se para Estocolmo, onde está preparando-se para ingressar em Neurorradiologia no Instituto Karolinska. Seu último cartão-postal da cidade subpolar de Hammerfest também ostentou a assinatura de um certo Ingmar, acendendo fantasias em alguns membros da equipe de TC. As pessoas lembram dela pela sua personalidade agradável e tranqüila.

Ajay continua procurando por um bom programa de residência nos Estados Unidos. Ele viajou, também, pelo Canadá e pela Europa e tem em vista, ainda, o Charité, em Berlim. Entretanto, mais uma vez, sua esposa ainda não se decidiu.

Alguns já sabiam o que queriam o tempo todo, porém preferiam guardar segredo. Primeiro, chegou um cartão-postal de Joey na seção de angio. Era de Boston, onde Joey parou durante uma viagem turística a New England, no fim da qual ele planejava visitar seus avós em Nova Iorque. Os *croissants* franceses na *Harvard Square* são realmente fantásticos, dizia ele. Aquela vaga especial para pesquisa em angiografia ainda continua disponível? Chefe Waginaw promete verificar.

Uma semana depois, outro cartão-postal mostrando um impressionante pôr-do-sol sobre as Cataratas do Niágara chegou à seção de radiologia óssea. Este havia sido enviado por Hannah; ela dizia que estava muito bem e mandava lembranças a todos. Ambas as informações encontraram-se na cafeteria do departamento e, lá, pouca imaginação foi requerida para se ter todo o cenário: aqueles dois, quem diria? Hannah, evidentemente, já havia conseguido um emprego com os cirurgiões de trauma. Como ela fez isto, ninguém sabe, mas os cirurgiões, certamente, ganharam uma ótima colega.

Ok, o que mais? Bem, não podemos esquecer de Greg, que também chegou onde merecia: o chefe o convidou para assumir a cadeira de professor-assistente. Assim é a vida, Gregory!

Índice Remissivo

Os números em *itálico* são referentes a figuras ou tabelas

A

Abscesso(s)
  na espondilodiscite, 144
    localização dos, 144
  hepático, 202
  renal, 222, 223
  cerebral, 245
Acalasia, 85, 86, 184
Acidente
  vascular cerebral, *ver AVC*
Acústico
  schwannoma do, 254
Adenoma
  hepático, 204
  pancreático, 213
  renal, 224
  supra-renal, 228
  hipofisário, 251
Adenose
  esclerótica, 278
AIT(Ataque Isquêmico Transitório), 237
Alargamento
  do mediastino, 83
    superior, 83
  hilar, 91
Alteração(ões)
  pulmonares agudas, 63
    padrão, 63, 69
      linear, 63
      reticular, 63
      reticulonodular difuso, 63
      intersticial difuso, 63
      acinar, 69
      confluente difuso, 69
      alveolar, 69
    redistribuição venosa, 64
      para os lobos superiores, 64
    linhas de Kerley, 65
    bronchial cuffing, 66
    edema alveolar, 66
    pneumonia, 67, 70
      viral, 67
      por *Pneumocystis carinii*, 70
    tuberculose miliar, 68
    hemorragia pulmonar, 70
    SARA, 71, 72
Alzheimer
  demência tipo, 256
Amiloidose, 162

Aneurisma
  aórtico, 85
  do ventrículo, 89
    esquerdo, 89
  da parede, 89
    cardíaca, 89
  embolização de, 236
  gigante, 252, 253
Angiografia
  por RM, 97
  modalidades em, *98*
    sugestões, *98*
    e intervenção, *98*
Angioma, 260
  arteriovenoso, 249, 250
    terapia de, 250
Angiomiolipoma, 222
  renal, 223
Ângulo
  cerebelopontino, 253, 254
    tumores do, 253
      diagnóstico, 254
    meningioma do, 254
Aorta
  dissecção da, 79
Aparelho(s)
  móveis, 44
    radiografia em, 44
      torácica, 44
  geniturinário, *219*
    condições do, *219*
      estudo radiológico das, *219*
Ar
  livre, 177, 178
    intraperitoneal, 177, 178
  no retroperitônio, 177, 178
  na parede, 177, 179
    intestinal, 177, 179
AR(Artrite Reumatóide), 147, 149, 160
Arnold-Chiari
  malformação de, 258
Articulação(ões)
  imagem das, 120
    análise da, 120
  intervertebrais, 140, 141
    OA das, 140, 141
  doenças das, 146
    da extremidade, 147, 151
      superior, 147

  inferior, 151
  do ombro, 147, 148
    degeneração da, 147
    doença degenerativa da, 148
      conseqüências da, 148
  do quadril, 151, 152
    inflamação da, 151, 152
  temporomandibular, *ver ATM*
Artrite
  reumatóide, *ver AR*
  psoriática, 147, 150
Artropatia
  neuropática, 161
Asbestose, 75
Ascite, 214
Aspergiloma, 52
Astrocitoma, 241, 243
  pilocítico, 247
Ataque
  isquêmico transitório, *ver AIT*
Atelectasia, 54, 61
  pós-obstrutiva, 50
  obstrutiva, 55
    em crianças, 55
ATM(Articulação Temporomandibular)
  doenças da, 293
    luxação, 294
Atrofia
  por desuso, 138, 139
  renal, 225
    diagnóstico, 225
Aumento
  linfonodal, 300
AVC(Acidente Vascular Cerebral), 237
  agudo, 238
  subagudo, 239
  antigo, 240

B

Balão
  dilatação com, 100
    na obstrução, 100
      arterial, 100
Base
  do hálux, 160
    articulação da, 160
      OA da, 160
Binswanger
  doença de, 256

Biopsia(s)
  teciduais, 104
    procedimentos, 104
      pulmonar, 104-106
      mediastinal, 104
      abdominal, 105
      pélvica, 105, 106
      retroperitoneal, 105
      óssea, 105, 107
  estereotáxica, 278
Bloqueio(s)
  neurais, 113
    procedimentos, 113
      nervo simpático lombar, 113
      plexo celíaco, 113
      infiltrações, 113
        com lidocaína, 113
        com corticosteróides, 113
Bócio, 84
Bouchard
  nódulos de, 150
Bronchial
  cuffing, 66

C

Cabeça
  femoral, 151
    NAV da, 151
Calcificação(ões)
  valvares, 89
  vasculares, 277
    na mama, 277
Cálculo
  renal, 227
Canal
  vertebral, 141, 263, 266
    estenose do, 141, 263, 266
      trauma em, 263
        de coluna vertebral, 263
      congênita, 266
    espinal, 261
      estenose de, 261
        preexistente, 261
Carcinoma
  broncogênico, 48, 52, 53, 55, 92
    estadiamento em, 55
  de testículo, 57
    metástases de, 57
  da hipofaringe, 186
  esofágico, 186
  hepatocelular, *ver CHC*
  da vesícula biliar, 210, 211
  pancreático, 213
  de células, 223, 224
    renais, 223, 224
  de mama, 275, 283
    invasivo, 275
    em homem, 283
  ductal *in situ*, *ver CDIS*
  recorrente, 279, 282
    em mama reconstruída, 282
      com implante, 282

Carcinomatose
  peritoneal, 215
Cardiomiopatia, 86, 87
Caroli
  doença de, 203
  síndrome de, 203, 211
CCC(Colangiocarcinoma), 207
CDIS(Carcinoma Ductal *in situ*), 278
Cefaléia
  súbita, 235
  em salvas, 235
Célula(s)
  gigantes, 124
    tumor de, 124
  das ilhotas, 214
    tumores das, 214
  renais, 223, 224
    carcinoma de, 223, 224
  plasmáticas, 277, 278
    mastite de, 277, 278
Cérebro
  doença do, 256
    degenerativa, 256
  malformações do, 258, 259, 260
    congênitas, 258, 259, 260
CHC(Carcinoma Hepatocelular), 207
Cicatriz
  na mama, 275
Cintilografia
  de ventilação-perfusão, 81
    no embolismo pulmonar, 81
Cirrose
  hepática, 209
Cisto(s), 275, 277
  ósseo, 124, 125
  de Baker, 158
  hepáticos, 200, 201
    congênitos, 200, 201
  equinocócico, 201
  hidático, 202
  aracnóide, 248
  colóide, 248, 249
  sinovial, 264, 265
  da mama, 273, 279
    oleoso, 279
  cervicais, 300
Colangiocarcinoma, *ver CCC*
Colecistolitíase, 210
  conseqüências, 210
Colite
  ulcerativa, 196, 197
  pós-radiação, 197
Cólon
  pólipo do, 195
  tênia no, 197
  parasitoses do, 198
Colonoscopia
  virtual, 168
Coluna
  vertebral, 139, 263, 316, 319
    doenças da, 139

osteocondrose, 140
    OA, 141
    estenose do canal vertebral, 141
    escoliose, 142
    prolapso discal, 142
    espondilodiscite, 143, 144
      abscessos na, 144
    espondilolistese verdadeira, 145
    espondilólise, 145
    espondilite anquilosante, 146
  trauma de, 263
    em esteatose, 263
      do canal vertebral, 263
  radiografia da, 316
    lateral, 316
    lesões da, 319
      abaixo de C3, 319
Complexo
  de Dandy-Walker, 258
Componente(s)
  corpóreos, 9
    diferentes, 9
    atenuação de, 9
Compressão
  do esôfago, 188
Condromatose
  sinovial, 153
Congestão
  venosa, 63
    pulmonar, 63
      insuficiência cardíaca esquerda
        com, 63
Contraste
  meios de, *ver MC*
  duplo, 189, 913
    enema com, 189, 193
      do intestino, 189, 193
        delgado, 189
        grosso, 193
Coração
  doenças do, 29
    MC nas, 29
      iodados intravasculares, 29
  esquerdo, 88, 89
    aumento do, 88, 89
  direito, 89
    aumento do, 89
Corpo
  estranho, 187
    no esôfago, 187
  caloso, 260
    anomalias do, 260
Corticosteróide(s)
  infiltrações com, 113
Costela(s)
  checando as, 45
Coxartrose, 151
Crânio
  exame do, 233
    seccional, 233
      análise do, 233
  TC do, 320

Craniofaringioma, 252
Criança(s)
    atelectasia em, 55
        obstrutiva, 55
Crohn
    doença de, 187, 190, 191, 194, 196
    esofagite na, 187

D

Dandy-Walker
    complexo de, 258
Defecação
    problemas na, 198, 199
        retocele anterior, 199
Degeneração
    da articulação, 147
        do ombro, 147
Deglutição
    normal, 182
Demência
    tipo Alzheimer, 256
Densitometria
    óssea, 134
Dente(s), 302
Derivação
    portossitêmica intra-hepática
        transjugular, ver TIPSS
Dermóide, 287
Derrame
    pleural, 49, 61
    pericárdico, 86
Dilatação
    com balão, 100
        na obstrução, 100
            arterial, 100
Disco
    intervertebral, 141, 261
        prolapso de, 141, 261
            maciço, 261
Displasia
    fibrosa, 124, 125
    do quadril, 155, 156
Dissecção
    da aorta, 79
    aórtica, 81, 82
        terapia de, 82
Distúrbio(s)
    da peristalse, 185
        esofágica, 185
    de perfusão, 235
        cerebral, 235
            hemorragia, 235
            infarto, 237
Divertículo(s)
    esofágicos, 183
    duodenal, 189
    do intestino, 190
        delgado, 190
Diverticulose, 194
    complicações da, 195

Doença(s)
    MC nas, 29
        iodados intravasculares, 29
    crônica, 72
        do pulmão, 72
            padrão, 72
                linear, 72
                reticular, 72
                micronodular crônico, 72
                intersticial, 72
    vascular, 99
        oclusiva, 99
            intervenção em, 99
    do osso, 121
        lesões focais, 121
        enostose, 122
        osteoma, 122, 123
            osteóide, 123
        encocondroma, 123
        osteocondroma, 123
        fibroma, 124
            não-ossificante, 124
        tumor, 124, 131
            de células gigantes, 124
            marrom, 132
        displasia fibrosa, 125
        cisto ósseo, 125
        fratura, 126
            de estresse, 126
        infarto ósseo, 126
        osteossarcoma, 127
        sarcoma de Ewing, 128
        metástases, 129
        mieloma múltiplo, 130
        osteopoiquilose, 130
        de Paget, 131
        generalizadas, 132
            osteoporose, 133
            metástases, 134
            densitometria óssea, 134
            osteomalacia, 135
            hiperparatireoidismo, 136
            congênitas, 137
            osteoartropatia hipertrófica, 138
            atrofia por desuso, 138
            de Sudeck, 139
    da coluna vertebral, 139
        osteocondrose, 140
        OA, 141
        estenose do canal vertebral, 141
        escoliose, 142
        prolapso discal, 142
        espondilodiscite, 143, 144
            abscessos na, 144
        espondilolistese verdadeira, 145
        espondilólise, 145
        espondilite anquilosante, 146
    das articulações, 146
        da extremidade superior, 147
        do ombro, 148
        luxação do ombro, 148

    AR, 149
        artrite psoriática, 150
        nódulos, 150
            de Heberden, 150
            de Bouchard, 150
        da extremidade inferior, 151
        OA, 151, 157
            do quadril, 151
            do joelho, 157
        coxartrose, 151
        gânglio intra-ósseo, 152
        inflamação do quadril, 152
        NAV da cabeça femoral, 152
        osteoporose transitória, 153
        condromatose sinovial, 153
        sinovite transitória, 154
        de Legg-Calvé-Perthes, 155
        epifisiólise, 155
        displasia do quadril, 156
        lesões dos ligamentos cruzados, 157
        laceração meniscal, 158
        OD, 159
        osteonecrose do tálus, 159
        OA da base do hálux, 160
        AR, 160
        gota, 161
        hálux valgo, 161
        joanete, 161
        artropatia neuropática, 161
    de von Recklinghausen, 162
    do esôfago, 182
        deglutição normal, 182
        divertículo, 183
        acalasia, 184
        distúrbios, 185
            da peristalse esofágica, 185
        EED, 185
        esclerodermia, 185
        tumores, 185
        varizes, 185, 187
        carcinoma, 186
            da hipofaringe, 186
            esofágico, 186
        esofagite, 187
            na doença de Crohn, 187
        corpo estranho, 187
        compressão do, 188
    do intestino, 188
        delgado, 188
            enema do, 189
                com duplo contraste, 189
            divertículo, 189, 190
                duodenal, 189
            doença de Crohn, 190, 191
            intussuscepção, 191, 192
            doença ilíaca, 192
            tumores, 192
            lipoma do, 192
        grosso, 192
            enema do, 193
                com duplo contraste, 193

diverticulose, 194, 195
doença de Crohn, 194, 196
pólipo do cólon, 195
colite, 196
ulcerativa, 196
pós-radiação, 197
estenose retal, 197
tênia no cólon, 197
sangramento final, 197, 198
parasitoses do cólon, 198
celíaca, 192
do fígado, 200
lesão hepática, 200
focal, 200
cistos, 200, 201
hepáticos congênitos, 200, 201
equinocócico, 201
hidático, 202
abscesso hepático, 202
Caroli, 203
doença de, 203
síndrome de, 203
tumores hepáticos, 203, 204
benignos, 203
malignos, 204
hemangioma hepático, 204
adenoma hepático, 204
HNF, 205
metástases hepáticas, 206
CHC, 207
CCC, 207
difusa, 208
esteatose hepática, 208
fígado gorduroso, 208
cirrose hepática, 209
hemocromatose, 209
do sistema biliar, 200, 210
intra-hepático, 200
extra-hepático, 210
colecistolitíase, 210
carcinoma da vesícula biliar, 210, 211
obstrução biliar, 211
síndrome de Caroli, 211
do pâncreas, 211
pancreatite, 212
adenoma pancreático, 213
tumores, 213, 214
pancreáticos, 213
das células das ilhotas, 214
carcinoma pancreático, 213
do peritônio, 214
ascite, 214
teratoma, 215
carcinomatose, 215
do retroperitônio, 214
aumento de linfonodos, 215
linfoma, 216
fibrose, 216
renais, 226
com perda do volume, 226

neurodegenerativas, 255
volume cerebral, 255
alteração do, 255
diagnóstico, 256, 257
degenerativa, 256
do cérebro, 256
de Pick, 256
de Binswanger, 256
do nariz, 286
dos seios, 286
da orelha, 292
da ATM, 293
da órbita, 294
do pescoço, 299
Doppler
colorido, 10
funcionamento do, 10
princípio de, 10
Dor
abdominal, 177
aguda, 177
paciente com, 177
Dreno
inserção de, 107, 108
procedimento, 107
Droga(s)
intravenosas, 59
embolia séptica de, 59

E

Edema
alveolar, 51, 66
pulmonar, 51, 66
agudo, 66
pulmonar, 69
cerebral, 320
generalizado, 320
EED(Espasmo Esofágico Difuso), 185
EM(Esclerose Múltipla), 246
Embolia
séptica, 58, 59
por infecção, 58
fúngica, 58
de drogas, 59
intravenosas, 59
pulmonar, 78, 79
radiografia torácica, 79
diagnóstico, 80
por TC, 80
Embolismo
pulmonar, 81
cintilografia, 81
de ventilação-perfusão, 81
Embolização
procedimento, 111
de metástase, 112
de malformações, 112
arteriovenosas, 112
de aneurisma, 236
Encefalocele
nasofrontal, 287

Encondroma, 122, 123
Enema
com duplo contraste, 189, 193
do intestino, 189, 193
delgado, 189
grosso, 193
Enostose, 122
Entorse
do ligamento, 157
colateral, 157
cruzado, 157
Enxaqueca, 235
Ependimoma, 247
Epifisiólise, 155
Esclerodermia, 185
Esclerose
múltipla, ver EM
tuberosa, 260
Escoliose, 142
Esofagite, 187
na doença de Crohn, 187
Esôfago
doenças do, 182
deglutição normal, 182
divertículo, 183
acalasia, 184
distúrbios, 185
da peristalse esofágica, 185
EED, 185
esclerodermia, 185
tumores, 185
varizes, 185, 187
carcinoma, 186
da hipofaringe, 186
esofágico, 186
esofagite, 187
na doença de Crohn, 187
corpo estranho, 187
compressão do, 188
Espasmo
esofágico difuso, ver EED
Espondilite
anquilosante, 144, 146
Espondilodiscite, 141, 143, 144
abscesso na, 144
localização dos, 144
Espondilólise, 145, 266
espondilolistese com, 144
espondilolistese sem, 144
Espondilolistese
com espondilólise, 144
verdadeira, 144, 145
sem espondilólise, 144
degenerativa, 266
Estadiamento
em carcinoma, 55
broncogênico, 55
Estado
cerebral, 234
avaliação do, 234

Esteatose
  hepática, 208
Estenose
  do canal vertebral, 141, 263, 266
    trauma em, 263
      de coluna vertebral, 263
    congênita, 266
  retal, 197
  de canal espinal, 261
    preexistente, 261
  degenerativa, 264, 265
    dos forames neurais, 264, 265
Estresse
  fratura de, 126
Estudo(s)
  de casos, 93-96, 165-167, 216-218, 267,
    284, 342, 343
    tórax, 93-96
    osso, 165-167
    tecidos moles, 165-167
    gastrintestinal, 216-218
    SNC, 267
    mama, 284
    soluções, 342
Ewing
  sarcoma de, 127, 128
Exame(s)
  contrastados, 8
  não-indicado, 27
    riscos, 27
      minimização do, 27
      medidas profiláticas, 27
  mal preparado, 28
    riscos, 28
      minimização do, 28
      medidas profiláticas, 28
  seccional, 233
    do crânio, 233
      análise do, 233

F

Face
  imagem da, 285-303
    modalidades diagnósticas, *285*
      sugestões, *285*
    doenças, 286
      do nariz, 286
      dos seios, 286
      da orelha, 292
      da ATM, 293
      da órbita, 294
      lesões, 294
        da órbita, 294
      dentes, 302
Fenômeno(s)
  em imagem, 18-26
    análise da, 18
      qualidade do estudo, 18
      como, 18
      características do tecido, 18
      achado normal, 21

achado patológico, 21
onde está a patologia, 21
exatidão histológica, 26
  diagnóstico próximo da, 26
em percepção, 18-26
  erro na, 25
  exatidão histológica, 26
    diagnóstico próximo da, 26
Fibroadenoma, 272, 273, 275
Fibroma
  não-ossificante, 124
Fibromatose
  plantar, 164
  palmar, 164
Fibrose
  pulmonar, 74, 75
    idiopática, 74, 75
  cística, 76, 78
  retroperitoneal, 216
Fibrossarcoma, 163
Fígado
  doença do, 200
    lesão hepática, 200
      focal, 200
    cistos, 200, 201
      hepáticos congênitos, 200, 201
      equinocócico, 201
      hidático, 202
    abscesso hepático, 202
    Caroli, 203
      doença de, 203
      síndrome de, 203
    tumores hepáticos, 203, 204
      benignos, 203
      malignos, 204
    hemangioma hepático, 204
    adenoma hepático, 204
      HNF, 205
    metástases hepáticas, 206
    CHC, 207
    CCC, 207
    difusa, 208
      esteatose hepática, 208
      fígado gorduroso, 208
      cirrose hepática, 209
      hemocromatose, 209
Filtro
  de veia cava, 109
    implantação de, 109
      procedimento, 110
    inserção do, 110
Fístula
  carotídeo-cavernosa, 297
  arteriovenosa, 301
  no pescoço, 301
Forame(s)
  neurais, 264
    estenose dos, 264
      degenerativa, 264
Fratura(s), 161, 331
  de estresse, 126
Funil
  tórax em, 90

G

Galactografia
  achados normais, 280
Gânglio
  intra-ósseo, 151, 152
Glioma
  pontino, 247, 248
  nasal, 287
Glomo
  jugular, 254, 255
    tumor do, 254, 255
  tumor do, 300
Gota, 160, 161
Granulomatose
  de Wegener, 59
Gregory
  teste de, 114, 164, 216
  vernissage de, 266
    estudo de casos, 267
Gwilym Lodwick
  classificação por, *121*
    de lesões ósseas, *121*

H

Hálux
  base do, 160
    articulação da, 160
      OA da, 160
  valgo, 160, 161
Hannah
  teste de, 339
Heberden
  nódulos de, 150
Hemangioblastoma, 243
Hemangioma
  sinovial, 164
  hepático, 204
Hematoma, 275
  perirrenal, 223, 224
  na mama, 274, 279
  epidural, 321
  subdural, 321
  intraparenquimatoso, 323
Hemocromatose, 209
Hemorragia
  pulmonar, 69, 70
  cerebral, 235
    cefaléia súbita, 235
    diagnóstico, 235, 236
    subaracnóidea, *ver HSA*
    intracraniana, 236
Hemotórax, 62
Hérnia
  hiatal, 90
HFM(Histiocitoma Fibroso Maligno), 163
Hidrocéfalo
  normopressórico, 257
Hidronefrose, 227
Hiperlordose
  tomada em, 46
    da radiografia, 46
      torácica, 46

Hiperparatireoidismo, 136
Hiperplasia
nodular focal, *ver HNF*
Hipertensão
pulmonar, 91, 92
Hipertrofia
renal, 226
compensatória, 226
Hipofaringe
carcinoma da, 186
Histiocitoma
fibroso maligno, *ver HFM*
Histoplasmose, 74
HNF(Hiperplasia Nodular Focal), 205
Homem
carcinoma em, 283
de mama, 283
HSA(Hemorragia Subaracnóidea)
e conseqüências, 235

I

Íleo
mecânico, 177, 180, 181
paralítico, 181
Ilhota(s)
células das, 214
tumores das, 214
Imagem
processamento de, 8
na radiografia, 8
fenômenos em, 18-26
análise da, 18
qualidade do estudo, 18
como, 18
características do tecido, 18
achado normal, 21
achado patológico, 21
onde está a patologia, 21
exatidão histológica, 26
diagnóstico próximo da, 26
qualidade da, 40
na radiografia, 40
do tórax, 40
torácica, *41*
modalidades diagnósticas em, *41*
sugestões, *41*
musculoesquelética, *115*
modalidades diagnósticas em, *115*
sugestões, *115*
gastrintestinal, *169*
modalidades diagnósticas em, *169*
sugestões, *169*
do SNC, *231*
modalidades diagnósticas em, *231*
sugestões, *231*
da mama, *268*
modalidades diagnósticas em, *268*
sugestões, *268*
da face, 285-303
modalidades diagnósticas, *285*
sugestões, *285*

doenças, 286
do nariz, 286
dos seios, 286
da orelha, 292
da ATM, 293
da órbita, 294
lesões, 294
da órbita, 294
dentes, 302
do pescoço, 285-303
modalidades diagnósticas, *285*
sugestões, *285*
doenças do, 299
do trauma, *304*
modalidades diagnósticas por, *304*
sugestões, *304*
Implantação
do *stent*, 101
na oclusão arterial, 101
de TIPSS, 108
procedimento, 108
de filtro, 109
de veia cava, 109
procedimento, 110
de *port*, 110
procedimento, 110
Implante
mamário, 280, 281
reconstrução com, 282
de mama, 282
carcinoma recorrente em, 282
Infarto
ósseo, 126
renal, 225
cerebral, 237, 257
diagnóstico, 237, 239
venoso, 240
Infecção
fúngica, 58
embolia séptica por, 58
intracraniana, 245
Infiltração(ões)
com lidocaína, 113
com corticosteróides, 113
Inflamação
da articulação, 151, 152
do quadril, 151, 152
Inserção
do introdutor, 99
de dreno, 107, 108
procedimento, 107
do filtro, 110
de veia cava, 110
Insuficiência
cardíaca, 63, 73
esquerda, 63, 73
com congestão venosa pulmonar,
63
crônica, 73
Intervenção(ões)
angiografia e, *98*
modalidades, *98*

sugestões, *98*
em doença vascular, 99
oclusiva, 99
em oclusão, 100, 101
arterial, 100, 101
em sangramento arterial, 102
extenso, 102
Intestino
delgado, 188
doenças do, 188
enema do, 189
com duplo contraste, 189
divertículo, 189, 190
duodenal, 189
doença de Crohn, 190, 191
intussuscepção, 191, 192
doença ilíaca, 192
tumores, 192
lipoma do, 192
grosso, 192
doenças do, 192
enema do, 193
com duplo contraste, 193
diverticulose, 194, 195
doença de Crohn, 194, 196
pólipo do cólon, 195
colite, 196
ulcerativa, 196
pós-radiação, 197
estenose retal, 197
tênia no cólon, 197
sangramento final, 197, 198
parasitoses do cólon, 198
Introdutor
inserção do, 99
o que é, 100
Intussuscepção, 191, 192

J

Joanete, 161
Joelho
OA do, 157
Junção
occipitocervical, 317
lesões da, 317
até C2/C3, 317

K

Kerley
linhas de, 65

L

Laceração
meniscal, 158
Legg-Calvé-Perthes
doença de, 154, 155
Lesão(ões)
no pulmão, 56
múltiplas, 56
diagnóstico, 56, 59
no mediastino, 83
superior, 83

alargamento, 83
bócio, 84
teratoma, 84
aneurisma aórtico, 85
acalasia, 86
inferior, 86
achados normais, 86
cardiomiopatia, 87
pericardite constritiva, 88
aumento do coração, 88, 89
esquerdo, 88
direito, 89
aneurisma, 89
da parede cardíaca, 89
tórax em funil, 90
hérnia hiatal, 90
ósseas, 121
focais, 121
classificação de, *121*
por Gwilym Lodwick, *121*
dos ligamentos, 157
cruzados, 157
hepática, 200, 208
focal, 200
difusa, 208
da mama, 272
benignas, 272
malignas, 272
da órbita, 294
da junção, 317
occipitocervical, 317
até C2/C3, 317
da coluna cervical, 319
abaixo de C3, 319
aórtica, 324
cardíaca, 324
Lidocaína
infiltrações com, 113
Ligamento
colateral, 157
entorse do, 157
ruptura do, 157
cruzado, 157
entorse do, 157
ruptura do, 157
lesões dos, 157
Linfangioleiomiomatose, 76
Linfangite
carcinomatosa, 74
Linfoma(s), 84, 91, 227, 245, 298
não-Hodgkin, 82
retroperitoneal, 216
renal, 222, 223
intracraniano, 246
Linfonodo(s)
retroperitoneais, 215
aumento de, 215
intramamários, 275, 276
Linha(s)
de Kerley, 65

Lipoma, 162
pleural, 53
do intestino, 192
delgado, 192
Lipossarcoma, 162, 163
Lobo(s)
superiores, 65
redistribuição venosa, 65
pulmonar, 65
Luxação(ões), 161, 331
do ombro, 147, 148
da ATM, 294

M

Mafucci
síndrome de, 162
Malformação(ões)
arteriovenosas, 112, 249
embolização de, 112
do cérebro, 258-260
congênitas, 258-260
de Arnold-Chiari, 258
Mama, 268-284
imagem da, *268*
modalidades diagnósticas em, *268*
sugestões, *268*
mamografia, 270
análise da, 270
achados normais, 271
lesões da, 272
benignas, 272
tumores de, 272
malignas, 272
tumores de, 272
implante mamário, 280
masculina, 282
tumores da, 284
Dra. Skywang, 283
teste da, 283
estudo de casos, 284
Mamilo(s)
tumores de, 59
Mamografia
análise da, 270
achados normais, 271
Mancha
no pulmão, 47
diagnóstico, 47, 54
Massa(s)
renais, 221
diagnóstico, 221, 225
Mastite
de células plasmáticas, 277, 278
MC(Meios de Contraste)
na TC, 10
estudos com, 29
em radiografia, 29
em TC, 29
em RM, 31
em ultra-som, 31

iodados intravasculares, 29
definição, 29
dosagem, 29
doenças, 29
do coração, 29
hematológicas, 29
oncológicas, 29
metabólicas, 29
renais, 29
da tireóide, 29
reações, 29, 30
alérgicas, 29
adversas, 30
moderadas, 30
graves, 30
contra-indicações, 30
extravascular, 31
definição, 31
dosagem, 31
contra-indicações, 31
do coração, 29
hematológicas, 29
oncológicas, 29
metabólicas, 29
renais, 29
da tireóide, 29
Mediastino
lesões no, 83
superior, 83
alargamento, 83
bócio, 84
teratoma, 84
aneurisma aórtico, 85
acalasia, 86
inferior, 86
achados normais, 86
cardiomiopatia, 87
pericardite constritiva, 88
aumento do coração, 88, 89
esquerdo, 88
direito, 89
aneurisma, 89
da parede cardíaca, 89
tórax em funil, 90
hérnia hiatal, 90
Medula
espinal, 261
tumores da, 261
diagnóstico, 261, 263
Meduloblastoma, 247, 248
Meio(s)
de contraste, *ver MC*
Meningioma, 254, 298
na TC, 241
na RM, 242
do ângulo, 254
cerebelopontino, 254
Meningocele, 258
Metástase(s), 53
de carcinoma, 57
de testículo, 57

de osteossarcoma, 57
embolização de, 112
ósseas, 128, 129, 133, 134
hepáticas, 206
na supra-renal, 229
cerebrais, 243, 244
    detecção de, 244
na órbita, 298
Mielolipoma, 229
Mieloma
múltiplo, 130, 133
Miosite
ossificante, 163

N

Nariz
doenças do, 286
NAV(Necrose Avascular)
da cabeça femoral, 151, 152
Necrose
avascular, *ver NAV*
gordurosa, 277
    na mama, 277
Nervo
simpático, 113
lombar, 113
    bloqueio do, 113
Neurofibroma
plexiforme, 299
Neurofibromatose
tipo I, *ver NF1*
de von Recklinghausen, 163
NF1(Neurofibromatose tipo I), 162, 163
Nódulo(s)
de Heberden, 150
de Bouchard, 150

O

OA(Osteoartrite)
das articulações, 140, 141, 159, 160
intervertebrais, 140, 141
do tornozelo, 159
da base do hálux, 160
do quadril, 151
do joelho, 157
Obstrução
venosa, 102
trombose, 103
    venografia, 103
procedimentos, 103
    venografia, 103
    ultra-som Doppler, 103
intestinal, 177
biliar, 211
Oclusão
arterial, 99
procedimentos, 99
    punção arterial, 99
    inserção do introdutor, 99
    dilatação com balão, 100
    implantação do *stent*, 101

trombólise, 102
intervenção em, 100, 101
OD(Osteocondrite Dissecante), 159
Oftalmopatia
endócrina, 296
Oligodendroglioma, 241, 242
Ombro
articulação do, 147, 148
degeneração da, 147
doença degenerativa da, 148
    conseqüências da, 148
luxação do, 147, 148
Opacidade(s)
no pulmão, 47
solitária, 47
circunscrita, 47
singular, 47
carcinoma broncogênico, 48, 52, 55
    estadiamento em, 55
derrame, 49
    pleural, 49
atelectasia, 50, 54
    pós-obstrutiva, 50
pneumonia, 50
edema alveolar, 51
    pulmonar, 51
tuberculose, 51
aspergiloma, 52
lipoma, 53
    pleural, 53
metástases, 53, 57
    de carcinoma de testículo, 57
    de osteossarcoma, 57
lesões múltiplas, 56
embolia séptica, 58, 59
    por infecção fúngica, 58
    de drogas intravenosas, 59
granulomatose de Wegener, 59
tumores de pele, 60
homogênea difusa, 60
    derrame pleural, 61
    hemotórax, 62
    síndrome de Swyer-James, 62
Orelha
doença da, 292
Osso, 115-167
imagem óssea, 120
análise da, 120
    articulações, 120
    tecidos moles, 120
    anormalidade, 121
doenças do, 121, 132
lesões focais, 121
enostose, 122
osteoma, 122, 123
    osteóide, 123
encocondroma, 123
osteocondroma, 123
fibroma, 124
    não-ossificante, 124
tumor, 124, 131

de células gigantes, 124
marrom, 132
diplasia fibrosa, 125
cisto ósseo, 125
fratura, 126
    de estresse, 126
infarto ósseo, 126
osteossarcoma, 127
sarcoma de Ewing, 128
metástases, 129
mieloma múltiplo, 130
osteopoiquilose, 130
de Paget, 131
generalizadas, 132
osteoporose, 133
metástases, 134
densitometria óssea, 134
osteomalacia, 135
hiperparatireoidismo, 136
congênitas, 137
osteoartropatia hipertrófica, 138
atrofia por desuso, 138
de Sudeck, 139
da coluna vertebral, 139
osteocondrose, 140
OA, 141
estenose do canal vertebral, 141
escoliose, 142
prolapso discal, 142
espondilodiscite, 143, 144
    abscessos na, 144
espondilolistese verdadeira, 145
espondilólise, 145
espondilite anquilosante, 146
das articulações, 146
da extremidade superior, 147
do ombro, 148
luxação do ombro, 148
AR, 149
artrite psoriática, 150
nódulos, 150
    de Heberden, 150
    de Bouchard, 150
da extremidade inferior, 151
OA, 151, 157
    do quadril, 151
    do joelho, 157
coxartrose, 151
gânglio intra-ósseo, 152
inflamação do quadril, 152
NAV da cabeça femoral, 152
osteoporose transitória, 153
condromatose sinovial, 153
sinovite transitória, 154
de Legg-Calvé-Perthes, 155
epifisiólise, 155
displasia do quadril, 156
lesões dos ligamentos cruzados, 157
laceração meniscal, 158
OD, 159

osteonecrose do tálus, 159
OA da base o hálux, 160
AR, 160
gota, 161
hálux valgo, 161
joanete, 161
artropatia neuropática, 161
fratura, 161
luxação, 161
testes de Gregory, 164
estudos de casos, 165-167
Osteoartrite, *ver OA*
Osteoartropatia
hipertrófica, 136, 138
Osteoclastoma, 131
Osteocondrite
dissecante, *ver OD*
Osteocondroma, 123, 124
Osteocondromatose
sinovial, 153
Osteocondrose, 139, 140
Osteoma
osteóide, 122, 123
Osteomalacia, 135
Osteomielite, 127, 128
Osteonecrose
do tálus, 159
Osteopetrose, 298
Osteopoiquilose, 130
Osteoporose, 133
transitória, 153
Osteossarcoma, 126, 127
metástases de, 57

P

Paget
doença de, 130, 131
Pâncreas
doença do, 211
pancreatite, 212
adenoma pancreático, 213
tumores, 213, 214
pancreáticos, 213
das células das ilhotas, 214
carcinoma pancreático, 213
Pancreatite, 212
aguda, 179
Paquigiria, 260
Paraganglioma, 300
Parasitose(s)
do cólon, 198
Parede
cardíaca, 89
aneurisma da, 89
intestinal, 177, 179
ar na, 177, 179
Pectus
excavatum, 90
Pele
tumores de, 59, 60
alterações da, 279
pós-cirúrgicas, 279

Pelve
renal, 224
tumor da, 224
Percepção, *16*
nossa, 15, 17
influência na, 17
fenômenos em, 18-26
erro na, 25
exatidão histológica, 26
diagnóstico próximo da, 26
Perfusão
cerebral, 235
distúrbios de, 235
hemorragia, 235
infarto, 237
Pericardite
constritiva, 88, 89
Peristalse
esofágica, 185
distúrbios da, 185
Peritônio
doença do, 214
ascite, 214
teratoma, 215
carcinomatose, 215
Pescoço
imagem do, 285-303
modalidades diagnósticas, *285*
sugestões, *285*
doenças do, 299
Pick
doença de, 256
Pielonefrite, 226, 227
Plexo
celíaco, 113
bloqueio do, 113
Pneumoconiose(s), 73
Pneumocystis
carinii, 69, 70
pneumonia por, 69, 70
Pneumonia, 50, 82
viral, 67
por *Pneumocystis carinii*, 69, 70
Pneumonite
por hipersensibilidade, 69
por alérgenos exógenos, 69
Pneumotórax
após biopsia, 106
pulmonar, 106
Pólipo(s)
no intestino, 194
grosso, 194
do cólon, 195
Politrauma
US abdominal, 308
radiografia, 308, 316, 324, 329, 331
do tórax, 308, 324
da coluna cervical, 316, 329
lateral, 316
da pelve, 331
TC, 324, 328, 331
do tórax, 324

do abdome, 328
da pelve, 331
Port
implantação de, 110, 111
procedimento, 110
Procedimento(s)
radiológicos, 32
riscos dos, 32
da radiografia, 32
da TC, 32
do ultra-som, 35
da RM, 35
na oclusão, 99
arterial, 99
punção arterial, 99
inserção do introdutor, 99
dilatação com balão, 100
implantação do *stent*, 101
trombólise, 102
na obstrução, 102
venosa, 102
venografia, 103
ultra-som Doppler, 103
nas biopsias teciduais, 104
pulmonar, 104-106
pneumotórax após, 106
mediastinal, 104
abdominal, 105
pélvica, 105, 106
retroperitoneal, 105
óssea, 105, 107
na inserção, 107
de dreno, 107
na implantação, 108
de TIPSS, 108
de filtro, 109
de veia cava, 109
de *port*, 110
na embolização, 111
Prolapso
de disco, 141, 261, 264
intervertebral, 141, 261, 264
maciço, 261
discal, 142, 263
Pseudo-espondilolistese, 144, 266
Pulmão
opacidades no, 47
solitária, 47
circunscrita, 47
singular, 47
carcinoma broncogênico, 48, 52, 55
estadiamento em, 55
derrame, 49
pleural, 49
atelectasia, 50, 54
pós-obstrutiva, 50
pneumonia, 50
edema alveolar, 51
pulmonar, 51
tuberculose, 51
aspergiloma, 52
lipoma, 53

pleural, 53
metástases, 53, 57
  de carcinoma de testículo, 57
  de osteossarcoma, 57
lesões múltiplas, 56
embolia séptica, 58, 59
  por infecção fúngica, 58
  de drogas intravenosas, 59
granulomatose de Wegener, 59
tumores de pele, 60
homogênea difusa, 60
  derrame pleural, 61
  hemotórax, 62
  síndrome de Swyer-James, 62
doença crônica do, 72
  padrão, 72
    linear, 72
    reticular, 72
    micronodular crônico, 72
    intersticial, 72
Punção
  arterial, 99

Q

Quadril
  OA do, 151
  articulação do, 151
    inflamação da, 151
  irritável, 154
  displasia do, 155, 156

R

Radiografia
  raios X, 6, 7
    geração de, 6, 7
    atenuação de, 6
    detecção dos, 6
  exposição, 8
    técnicas de, 8
      tomografia convencional, 8
      fluoroscopia, 8
  exames contrastados, 8
  imagem, 8
    processamento de, 8
  MC em, 29
    iodados intravasculares, 29
      definição, 29
      dosagem, 29
      reações, 29, 30
        alérgicas, 29
        adversas, 30
      contra-indicações, 30
  riscos da, 32
  do tórax, 40, 308
    análise da, 40
      qualidade da imagem, 40
      modalidades diagnósticas, 41
    posição ereta, 43
      achados normais, 43
    sinal da silhueta, 44

em aparelho móvel, 44
  achados normais, 44
costelas, 45
  achados normais, 45
  anormalidade, 46
  hiperlordose, 46
  tomada em, 46
  apropriada a idade, 47
Radiologia
  ferramentas da, 6-17
    radiografia, 6
      raios X, 6
      ASD, 8
      técnicas de exposição, 8
      exames contrastados, 8
      processamento de imagem, 8
    TC, 9
      princípio de funcionamento, 9
      MC, 10
    US, 10
      princípio de funcionamento, 10, 11
    RM, 10, 12
      sinal, 11, 13, 14
        geração do, 11, 13
        alocação espacial do, 14
        análise do, 14
      campos magnéticos, 13
        externo, 13
        interno, 13
    nossa percepção, 15
      influência na, 17
  cardiovascular, 97-114
    e intervencionista, 97-114
      em doença vascular oclusiva, 99
      biopsias teciduais, 104
      inserção de dreno, 107
      implantação, 108, 109
        de TIPSS, 108
        de filtro de veia cava, 109
        de *port*, 110
      embolização, 111
      bloqueios neurais, 113
      teste de Gregory, 114
  intestinal, 168-218
    colonoscopia virtual, 168
    imagem gastrintestinal, *169*
      modalidades diagnósticas em, *169*
    abdominal, 174
      análise da, 174
    paciente com dor abdominal, 177
      aguda, 177
    doenças, 182, 188, 192, 200, 210, 211
      do esôfago, 182
      do intestino delgado, 188
      do intestino grosso, 192
      do fígado, 200
      do sistema biliar, 200, 210
        intra-hepático, 200
        extra-hepático, 210
      do pâncreas, 211

do peritônio, 214
do retroperitônio, 214
defecação, 198
  problemas na, 198
  teste de Gregory, 216
    estudos de casos, 216-218
lateral, 316
  da coluna vertebral, 316
Raio(s)
  X, 6, 7
    geração de, 6, 7
    atenuação de, 6
    detecção dos, 6
Redistribuição
  venosa, 65
    pulmonar, 65
      lobos superiores, 65
Retocele
  anterior, 199
Retroperitônio
  ar no, 177, 178
  doença do, 214
    aumento de linfonodos, 215
    linfoma, 216
    fibrose, 216
Rim(ns)
  policísticos, 222
  em ferradura, 222, 223
Risco(s), 27-37
  exame, 27, 28
    não-indicado, 27
    mal preparado, 28
  estudos, 29, 31
    com MC, 29, 31
      em radiografia, 29
      em TC, 29
      em RM, 31
      em US, 31
    falso achado, 31
      negativo, 31
      positivo, 31
  dos procedimentos, 32, 35
    radiológicos, 32, 35
      radiografia, 32
      da TC, 32
      do ultra-som, 35
      da RM, 35
  da intervenção, 36
  minimização do, 27-37
    exame, 27, 28
      não-indicado, 27
      mal preparado, 28
    estudos com MC, 29, 31
      em radiografia, 29
      em TC, 29
      em RM, 31
      em US, 31
    falso achado, 31
      negativo, 31
      positivo, 31

dos procedimentos radiológicos,
32, 35
radiografia, 32
da TC, 32
do ultra-som, 35
da RM, 35
da intervenção, 36
medidas profiláticas, 27-37
exame, 27, 28
não-indicado, 27
mal preparado, 28
estudos com MC, 29, 31
em radiografia, 29
em TC, 29
em RM, 31
em US, 31
falso achado, 31
negativo, 31
positivo, 31
dos procedimentos radiológicos, 32,
35
radiografia, 32
da TC, 32
do ultra-som, 35
da RM, 35
da intervenção, 36
das trombólise, 239
RM(Ressonância Magnética), 10, *12*
sinal de, 11, 13, 14
geração do, 11, 13
num salame, 13
alocação espacial do, 14
análise do, 14
campos magnéticos, 13
externo, 13
interno, 13
MC em, 31
riscos da, 35
angiografia por, 97
meningioma na, 242
Ruptura
do ligamento, 157
colateral, 157
cruzado, 157

S

Saline
tunnel, 106
tecnique, 106
Sangramento
final, 197, 198
SARA(Síndrome da Angústia Respiratória
Aguda), 71, 72
Sarcoidose, 74-76, 91
Sarcoma
de Ewing, 127, 128
Schwannoma, 264, 266
do acústico, 254
Seio(s)
doenças do, 286

Sela
vazia, 252, 253
Silhueta
sinal da, 44
Silicose, 74, 91
Sinal
da silhueta, 44
Síndrome
de Swyer-James, 61, 62
da angústia respiratória aguda, *ver SARA*
de Mafucci, 162
de Caroli, 203, 211
Sinovite
transitória, 154
tóxica, 154
Sinusite, 289
Sistema
biliar, 200, 210
intra-hepático, 200
doença do, 200
extra-hepático, 210
doença do, 210
nervoso central, *ver SNC*
SNC(Sistema Nervoso Central), 231-267
imagem do, *231*
modalidades diagnósticas em, *231*
sugestões, *231*
exame do crânio, 233
seccional, 233
análise do, 233
perfusão cerebral, 235
distúrbios de, 235
tumores, 240, 250, 253, 261
cerebrais, 240, 250
periselares, 250
do ângulo cerebelopontino, 253
da medula espinal, 261
doenças, 255
neurodegenerativas, 255
transtornos cerebrais, 258
congênitos, 258
vernissage de Gregory, 266
estudo de casos, 267
Stent
implantação do, 101
na oclusão arterial, 101
Sudeck
doença de, 139
Supra-Renal
tumores, 228
diagnóstico, 228, 229
adenoma da, 228
metástases na, 229
Swyer-James
síndrome de, 61, 62

T

Tálus
osteonecrose do, 159
TC(Tomografia Computadorizada)

funcionamento da, 9
princípio de, 9
componentes corpóreos, *9*
diferentes, *9*
atenuação de, *9*
MC na, 10, 29
iodados intravasculares, 29
definição, 29
dosagem, 29
reações, 29, 30
alérgicas, 29
adversas, 30
contra-indicações, 30
riscos da, 32
diagnóstico por, 80
da embolia pulmonar, 80
meningioma na, 241
do crânio, 320
Tecido(s)
moles, 115-167
imagem musculoesqueléticas, *115*
modalidades diagnósticas, *115*
ligamentos cruzados, 157
lesões dos, 157
laceração, 158
meniscal, 158
tumores de, 162
neurofibromatose, 163
de von Recklinghausen, 163
lipossarcoma, 163
fibrossarcoma, 163
miosite ossificante, 163
hemangioma sinovial, 164
Tênia
no cólon, 197
Teratoma, 84, 215
Teste(s)
de Gregory, 114, 164, 216
da Dra. Skywang, 283
estudo de casos, 284
de Hannah, 339
Testículo
carcinoma de, 57
metástases de, 57
Timo, 85
Timoma, 85
TIPSS(Derivação Portossistêmica
Intra-Hepática Transjugular)
implantação de, 108, 109
procedimento, 108
Tireóide
doenças da, 29
MC nas, 29
iodados intravasculares, 29
Tomografia
computadorizada, *ver TC*
de ressonância magnética, *ver RM*
Tórax, 40-96
diagrama do, 40
radiografia do, 40, 308
análise da, 40

qualidade da imagem, 40
modalidades diagnósticas, 41
posição ereta, 43
achados normais, 43
sinal da silhueta, 44
em aparelho móvel, 44
achados normais, 44
costelas, 45
achados normais, 45
anormalidade, 46
hiperlordose, 46
tomada em, 46
apropriada a idade, 47
opacidades no pulmão, 47, 60
solitária, 47
circunscrita, 47
singular, 47
carcinoma broncogênico, 48, 52, 55
estadiamento em, 55
derrame, 49
pleural, 49
atelectasia, 50, 54
pós-obstrutiva, 50
pneumonia, 50
edema alveolar, 51
pulmonar, 51
tuberculose, 51
aspergiloma, 52
lipoma, 53
pleural, 53
metástases, 53, 57
de carcinoma de testículo, 57
de osteossarcoma, 57
lesões múltiplas, 56
embolia séptica, 58, 59
por infecção fúngica, 58
de drogas intravenosas, 59
granulomatose de Wegener, 59
tumores de pele, 60
homogênea difusa, 60
derrame pleural, 61
hemotórax, 62
síndrome de Swyer-James, 62
alterações pulmonares agudas, 63
padrão, 63, 69
linear, 63
reticular, 63
reticulonodular difuso, 63
intersticial difuso, 63
acinar, 69
confluente difuso, 69
alveolar, 69
redistribuição venosa, 64
para os lobos superiores, 64
linhas de Kerley, 65
bronchial cuffing, 66
edema alveolar, 66
pneumonia, 67, 70
viral, 67
por Pneumocystis carinii, 70
tuberculose miliar, 68

hemorragia pulmonar, 70
SARA, 71, 72
doença crônica do pulmão, 72
padrão, 72
linear, 72
reticular, 72
micronodular crônico, 72
intersticial, 72
insuficiência cardíaca esquerda, 73
crônica, 73
silicose, 74
asbestose, 75
sarcoidose, 75, 76
fibrose pulmonar, 77, 78
idiopática, 77
cística, 78
sintomas pulmonares, 78
sem achados na radiográfica, 78
embolia pulmonar, 79, 80
embolismo pulmonar, 81
dissecção aórtica, 81, 82
terapia da, 82
linfoma não-Hodgkin, 82
lesões no mediastino, 83
superior, 83
alargamento do, 83
bócio, 84
teratoma, 84
aneurisma aórtico, 85
acalasia, 86
inferior, 86
achados normais, 86
cardiomiopatia, 87
pericardite constritiva, 88
aumento do coração, 88, 89
esquerdo, 88
direito, 89
aneurisma, 89
da parede cardíaca, 89
tórax em funil, 90
hérnia hiatal, 90
alargamento hilar, 91
carcinoma broncogênico, 92
hipertensão pulmonar, 92
último exame, 93
estudo dos casos, 93-96
Tornozelo
articulação do, 159
OA das, 159
Transtorno(s)
cerebrais, 258
congênitos, 258
diagnóstico, 258, 260
Trato
geniturinário, 219-230
condições do, 219
estudo radiológico das, 219
US renal, 220
avaliação da, 220
normal, 221
massas renais, 221

cisto renal, 222
rins, 222, 223
policísticos, 222
em ferradura, 223
abscesso renal, 223
angiomiolipoma renal, 223
linfoma renal, 223
carcinoma, 224
hematoma perirrenal, 224
urinoma, 224
tumores, 224, 225
da pelve renal, 224
de Wilms, 225
volume renal, 225, 226
perda de, 225
aumento do, 226
atrofia renal, 225
cálculo renal, 227
tumores, 228
supra-renais, 228
Trauma, 304-341
espinal, 261
preexistente, 261
de coluna vertebral, 263
em esteatose, 263
do canal vertebral, 263
politrauma, 304
ultra-som abdominal, 308
radiografia, 308, 316, 324, 329, 331
do tórax, 308, 324
da coluna cervical, 316, 329
lateral, 316
da pelve, 331
TC, 324, 328, 331
do tórax, 324
do abdome, 328
da pelve, 331
imagem do, 304
modalidades diagnósticas por, 304
sugestões, 304
luxações, 331
fraturas, 331
teste de Hannah, 339
Trombólise, 102
risco da, 239
Trombose
venografia, 102
ultra-som, 102
Doppler, 102
da veia, 227
renal, 227
dos seios, 239, 240
venoso, 240
Tuberculose, 51, 91
miliar, 67, 68, 74
Tumor(es)
de pele, 59, 60
de mamilos, 59
mediastinal, 82
pulmonar, 82
de células, 124, 214

gigantes, 124
das ilhotas, 214
marrom, 131, 132
de tecidos moles, 162
neurofibromatose, 163
de von Recklinghausen, 163
lipossarcoma, 163
fibrossarcoma, 163
miosite ossificante, 163
hemangioma sinovial, 164
esofágicos, 185
do intestino, 192
delgado, 192
hepáticos, 203, 204
benignos, 203
malignos, 204
pancreáticos, 213
da pelve, 224
renal, 224
de Wilms, 225
supra-renais, 228
diagnóstico, 228, 229
cerebrais, 240
diagnóstico, 241, 246
periselares, 250
diagnóstico, 250, 252
outros, 252
do ângulo, 253
cerebelopontino, 253
diagnóstico, 254
do glomo, 254, 255, 300
jugular, 254, 255
da medula espinal, 261
diagnóstico, 261, 263
espinal, 261, 262
extradural, 261, 262

intradural, 261, 262
de mama, 272, 282
masculina, 282
no nariz, 290
benigno, 290
maligno, 290
no pescoço, 299
maligno, 299

U

Ultra-Som
Doppler, 102
trombose, 102
abdominal, 308
politrauma, 308
Ultra-Sonografia, *ver US*
Urinoma, 224
US(Ultra-Sonografia)
funcionamento da, 10, *11*
princípio de, 10, *11*
Doppler colorido, 10
MC em, 31
riscos do, 35
renal, 220, 221
avaliação da, 220
normal, 221

V

Varizes
esofágicas, 185, 187
Veia
cava, 109
filtro de, 109
implantação de, 109
procedimento, 110

inserção do, 110
renal, 227
trombose da, 227
Venografia
trombose, 102
na obstrução, 102
venosa, 102
Ventrículo
esquerdo, 89
aneurisma do, 89
Vesícula
biliar, 210, 211
carcinoma da, 210, 211
Volume
renal, 225
perda de, 225
diagnóstico, 225
doenças renais com, 226
aumento do, 226
diagnóstico, 226, 227
cerebral, 255, 257
alteração do, 255
perda do, 257
aumento do, 257
von Recklinghausen
doença de, 162
neurofibromatose de, 163

W

Wegener
granulomatose de, 59
Wilms
tumor de, 225